手の先天異常

発生機序から臨床像，治療まで
congenital hand differences

［著］**荻野利彦** 元 整形外科 北新東病院 札幌手外科・手の先天異常センター長

［監修］**阿部宗昭** 城山病院 上肢機能再建研究所・所長／大阪医科大学名誉教授

医学書院

| 手の先天異常——発生機序から臨床像，治療まで |
| 発　行　2016年10月1日　第1版第1刷Ⓒ |

著　　　荻野利彦（おぎの　としひこ）
監　修　阿部宗昭（あべ　むねあき）
発行者　株式会社　医学書院
　　　　代表取締役　金原　優
　　　　〒113-8719　東京都文京区本郷1-28-23
　　　　電話　03-3817-5600（社内案内）
印刷・製本　アイワード

本書の複製権・翻訳権・上映権・譲渡権・公衆送信権（送信可能化権を含む）は株式会社医学書院が保有します．

ISBN978-4-260-02441-9

本書を無断で複製する行為（複写，スキャン，デジタルデータ化など）は，「私的使用のための複製」など著作権法上の限られた例外を除き禁じられています．大学，病院，診療所，企業などにおいて，業務上使用する目的（診療，研究活動を含む）で上記の行為を行うことは，その使用範囲が内部的であっても，私的使用には該当せず，違法です．また私的使用に該当する場合であっても，代行業者等の第三者に依頼して上記の行為を行うことは違法となります．

JCOPY　〈出版者著作権管理機構　委託出版物〉
本書の無断複製は著作権法上での例外を除き禁じられています．複製される場合は，そのつど事前に，出版者著作権管理機構（電話 03-3513-6969，FAX 03-3513-6979，info@jcopy.or.jp）の許諾を得てください．

本書を監修して

　本書の著者,故荻野利彦先生は1946年,静岡県でお生まれになり,1971年に北海道大学を卒業され,石井清一先生のもとで手外科の研修を始められた.手の先天異常には当初から関心をもたれており,ハンブルグのBuck-Gramcko氏のもとで手の先天異常の臨床,とりわけ診断と治療に関して学ばれた(1981～82年).以来,北海道大学,札幌医科大学,山形大学で手の先天異常の発生機序から臨床像を検討され,治療法の開発に力を入れてこられた.山形大学退任後も,札幌と山形で手の先天異常患者の診療を続けられ,手の先天異常は荻野先生のライフワークであった.

　私が荻野先生と親しくお付き合いするようになったきっかけは,第1回国際手外科学会(1980年)がオランダのロッテルダムで開催されたときではなかったかと思う.当時,日本で手の先天異常に力を入れておられたのは,田島達也,児島忠雄,三浦隆行,江川常一,津下健哉の各先生方であった.大阪大学の江川常一先生は手の先天異常の諸問題を検討する目的で手の先天奇形研究会(1975年)を立ち上げられ,先天異常に関心のある先生方に案内を出して,春と秋に開催される中部日本整形外科災害外科学会の開催前日に手の先天異常に関する講演と症例検討を行う会が始まった.当初の参加者は20人前後で,中部日本整形外科災害外科学会の圏内の先生方がほとんどであったが,圏外の北海道から荻野先生が参加されるようになり,臨床例だけでなく,先天異常発生の実験結果を教えてもらい,会が充実していったのを記憶している.この手の先天奇形研究会は20年近く続いたが,1995年に発展的に解消して,日本手外科学会(以下,日手会)先天異常委員会主催の「先天異常懇話会」として,日手会学術集会時に開催されるようになり今日まで続いている.

　日手会の先天異常委員会は1993年に常設委員会となったが,1994年から荻野先生が委員長を担当され,委員長退任後も担当理事,顧問,アドバイザーを務め,委員会をリードしてこられた.従来,手の先天異常は外見上の形態によって診断・分類されていたが,類似した変形でも発生機序が異なることが明らかになり分類法の再考が必要になってきた.米国手外科学会と国際手外科学会連合の先天異常委員会が検討を重ね,先天異常の発生機序を考慮に入れた新しい分類法をSwanson氏が報告した(1976年).この分類法の基本は,異常が胎生期の肢芽のどの部位に生じたかによって7つのカテゴリーに分けている点にある.一方,荻野先生のグループは,このSwanson分類で別々のカテゴリーに分類されていた中央列多指症,合指症,裂手症は指列誘導異常によって生じることを,多くの臨床例の分析とラットによる実験的研究から明らかにされ,Swanson分類を改良して日手会の新しい分類法としてまとめられた(1986および1996年).その後もこの分類法は改良が加えられ,日手会「手の先天異常分類マニュアル改訂版」(2012年)として日手会ホームページからもダウンロードができるようになっているが,本書ではこれにさらなる改良が加えられている.荻野先生は国際手の先天異常学会(International Symposium of Congenital Differences of the Upper Limbs)の主たるメンバーであり,2000年,京都でこの国際学会を主催された.荻野先生の分類法の理念は次第に国際的に理解され,認知されてきている.

　本書はこの分類法に則って臨床例が分類され,膨大な数の先天異常の肉眼所見とX線所見が示されているので,読者が初めて経験する症例であっても病態を理解するうえで参考になるであろう.治療法も多方面の文献からの考察と荻野先生自身が40数年間に経験したことを踏まえ,模式図や術中写真でわかりやすく説明されており,患児にとって機能的,整容的に最も望ましい治療法を読者が選択できるようになっている.読者にとって初めての症例であっても,本書を読めば適切に対応できると考える.

　荻野先生は相当前から手の先天異常の著書を出したいと思っておられたようであるが,実際に出版に向けて資料を整理され始めたのは15年ほど前からであり,本書の原稿の執筆は5,6年くらい前か

ら始めたと伺っている．2015年春にはようやく原稿が揃い，東京での第58回日手会学術集会のあとに医学書院に原稿と付図を提出された．荻野先生は同年3月末から4月初めにかけてマウイ島カアナパリで開催された第6回日米手外科合同会議に参加されており，会場の近くのコンドミニアムにこもって最後の仕上げをしておられた姿が印象的であった．この会議には私も参加していたので，会期中の夕方，コンドミニアムに招いていただき，荻野先生の夫人の手料理をあてにワイングラスを傾けながら歓談することができた．荻野先生が本書の原稿がほぼできあがったと嬉しそうに話されていたのが思い出される．心臓疾患のため，ある時期からお酒はあまり飲まなくなっていたが，このときはワインを楽しまれていたので，体調がよくないようにはまったく思えなかった．しかし，残念なことに同年4月末に診療から帰られたあと倒れられ，意識が戻らぬままに5月22日，享年68歳で帰らぬ人になってしまわれた．その数か月後，夫人からの依頼があり，私が本書の校正をすることになった．校正には7か月あまりを要したが，膨大な症例写真とX線を整理分類されていたこと，臨床から基礎まで数多くの文献を集められ，またそのすべてに目を通されていたことは驚きであった．所々，荻野先生に直接聞いて確かめたい箇所もあったが叶うはずもなく，私の判断で修正した箇所もある点についてはご容赦願いたい．荻野先生は本書の序文も書いておられ，あとは校正だけであったのに，先生自身が本書を手にすることができなかったことは誠に残念でならない．

　本書が多くの読者の心をとらえ，手の先天異常の臨床と研究の発展につながるとともに，手の先天異常患者の治療結果が向上することを願い，荻野利彦先生のご冥福を祈りたい．

2016年9月

阿部宗昭

序

　手の先天異常(先天性疾患)は手の奇形と呼ばれていた．しかし，奇形という用語は「普通と異なった珍しい姿・形」という意味を持ち，当事者が使ってほしくない用語であるため，次第に使われなくなっている．米国でも手の先天異常の呼び方は congenital hand anomalies から congenital hand deformities に変わり，最近では congenital hand differences という用語が使用されている．人にはそれぞれ背の高さや顔の形など生まれつきの個人差(特徴)がある．先天異常を意味する用語の表現が変化した根底には，手の先天異常を体の個人差としてとらえようとする考え方がある．医学的観点からは「背の高低の個人差」と「治療を必要とする生まれつきの疾患」を同一に論じることには無理があるとも考えられる．しかし，このような考え方への理解が浸透することにより，患者あるいは家族の精神的負担が軽減する可能性がある．

　手の先天異常の症状，病態や重症度は多様である．したがって治療は個々の患者により異なる．変形が手の機能の面からはほとんど障害とならないものから，手の機能をすべて失うものまである．治療計画を立てる際には，合併症による全身的な機能障害の有無や，両上肢の障害であるのか，片側肢のみの問題であるのかなどを考慮する必要がある．一方，このような機能的な問題のみならず，整容的な改善も治療の重要な目的の一つである．治療法の選択に際しては，手の機能改善の可能性を考えるのと同時に整容的な面からよりよい治療を考えることも忘れてはならない．実際の治療にあたっては，皮膚の処置，皮膚移植(植皮)，骨切りや骨接合，靱帯再建，筋腱の再建などの手外科の基本的な手技が要求される．さらに，指延長術や指移植術などの応用的な技術を含む幅広い手術手技も必要になる．手の先天異常は頻度の高い疾患ではないが，一定の比率で発生するため，整形外科医，形成外科医，手外科医にとっては避けて通ることのできない疾患の一つである．

　手の先天異常の患者が外来を訪れたとき，まず必要なのは的確な診断である．的確な診断によって，疾患の原因，病態，遺伝性の有無，放置した場合の機能的および整容的予後や保存療法の可能性が予測できる．同時に，手術をする場合の時期，手術法，それに術後合併症などの予防を含めて的確な治療計画を立てることができる．著者が手外科を始めた当時は，手の先天異常の術後変形や医原性の変形がしばしばみられた．手外科の普及や手術手技の進歩とともに合併症は減少しているが，手外科の術後結果のすべてが満足できるわけではなく，不満足な結果に終わることもある．手の先天異常の治療結果も同様である．われわれはどのような合併症が起こりうるかを知る必要があり，同時に術後瘢痕，移植皮膚の色素沈着，指自体の低形成など外科的には解決できない問題があることも知る必要がある．このような知識をもつことにより，患者あるいはその家族への適切な説明が可能になる．手術による改善が期待できない場合にも，障害をもった患児が成長過程で遭遇する諸問題を，患児と家族がうまく解決するためには，十分な知識をもった医師による定期的な経過観察が重要な役割をもつ．同時に，患者の支援団体としての先天性四肢障害児父母の会などの情報を患者の家族に知らせることが必要なこともある．手の先天異常の治療にあたって何にも増して大切なのは，疾患と治療内容に対する家族の理解である．時にはそれによって治療の内容が大きく変わることもあるし，計画された治療が円滑に行われるか否かを左右することもある．

　本書では，手の先天異常の分類・診断をよりよく理解するために欠指症の病態と発現機序を概説し，現在用いられている『手の先天異常分類マニュアル(日本手外科学会先天異常委員会　改訂版2012年)』を著者が改変した改良版(総論，D 手の先天異常の分類法⇒14頁参照)に沿って，手の先天異常の各疾患の病態と治療法を概説し，主に著者自身が行っている治療法を詳述する．原因遺伝子とその詳細については，日々新しい知見が加わり更新されている点と，PubMed や OMIM などを利用することで最新の知見が容易に検索できる点から，本書では多くを取り上げなかった．

本書が手の先天異常を扱う読者諸氏の参考となり，患児の手の機能と整容がさらに向上すれば，手の先天異常をライフワークにしてきた著者にとってこのうえない喜びである．

　最後に，本書の企画に賛同していただき，出版にあたって，編集から校正まで多大なご支援をいただいた医学書院医学書籍編集部の北條立人氏をはじめ，関係者の皆様に深謝する．また本書に付図として掲載した膨大な数の肉眼写真とX線写真は，妻とも子の協力なくしてはありえなかったことも附記しておきたい．

2015年4月

荻野利彦

目次

総論

A 手の先天異常を理解するための基礎的知識
1. 正常手の発生　1
2. 手の先天異常──先天性指欠損の病態と発現機序　3

B 遺伝相談
C 手の先天異常の頻度と疫学
D 手の先天異常の分類法
E 手の先天異常の治療の原則

column Teratogenic sequence　18

第1章　形成障害（発育停止）

A 横軸（横断性）形成障害（いわゆる合短指症）
□ 臨床像　19 ／□ 分類　22 ／□ 合併症　23 ／□ 鑑別診断　25 ／□ 治療　25

B 縦軸形成障害（長軸形成障害）

1. あざらし肢症　36
   □ 臨床像・分類　36 ／□ 治療　36 ／□ 本邦におけるサリドマイド胎芽症　36

2. 橈側列形成障害　37
   □ 臨床像　39 ／□ 分類：橈側列形成障害全般　40 ／□ 分類：母指形成不全　40 ／□ 肘，神経，血管の異常　42 ／□ 橈側列形成障害の合併異常　43 ／□ 治療：橈側内反手に対する手術　45 ／□ 治療：母指形成不全に対する手術　50 ／□ 橈側列形成障害の合併異常：内転母指　66 ／□ 母指形成不全の術後合併症　67

3. 尺側列形成障害　67
   □ 定義と病態　67 ／□ 成立機序　67 ／□ 臨床像　67 ／□ 合併異常　70 ／□ 分類：尺側列形成障害全般　71 ／□ 分類：尺側列形成障害の手の異常　72 ／□ 治療　73

C 筋腱形成障害（先天性筋欠損）

1. 短母指伸筋欠損，長母指伸筋欠損　78
   □ 臨床像と病態　78 ／□ 治療　78

2. 総指伸筋欠損　78
   □ 臨床像と病態　78 ／□ 治療　80

3. 長母指屈筋欠損　80
   □ 臨床像と病態　80 ／□ 治療　80

4. 深指屈筋欠損　80

5. 長掌筋欠損　81

6. 上腕二頭筋欠損　81

D 爪形成障害（先天性爪甲欠損症） …………………………………………………………………… 82

1 爪無形成・爪低形成：先天性爪欠損　82
- □定義と病態　82 ／□合併症　83 ／□治療　83

2 末節骨短縮を伴う爪欠損　84

column 血管の発達と上肢先天異常の血管造影　85

第2章　分化障害　89

A 先天性骨癒合症 ……………………………………………………………………………………… 89

1 上腕尺骨癒合　90

2 上腕橈骨癒合　90

3 上腕骨と橈骨および尺骨の癒合　90

4 橈尺骨癒合　91
- □臨床像　91 ／□病因　93 ／□前腕の回旋運動の測定法と手関節部での回旋代償運動　93 ／□先天異常症候群の部分症としての橈尺骨癒合　94 ／□分類　94 ／□治療　95 ／□術後合併症　98

5 手根骨癒合　98
- □単独で出現する手根骨癒合　98 ／□手根骨癒合と他の先天異常および先天異常症候群　100

6 中手骨癒合（第 4-5 中手骨癒合）　101
- □病態と臨床像　101 ／□手の変形　104 ／□治療　104

B 先天性橈骨頭脱臼 ………………………………………………………………………………… 110
- □症状　110 ／□X線所見　110 ／□診断　111 ／□治療　112 ／□自然経過と予後　113

C 指関節強直 ……………………………………………………………………………………………… 114
- □病態　114 ／□臨床症状　116 ／□分類　117 ／□X線像　118 ／□指節骨癒合症の成立過程　119 ／□先天異常症候群の部分症としての指節骨癒合症　120 ／□治療　120

D 拘縮・変形（軟部組織の拘縮と骨変形に起因する異常） …………………………………… 122

i 軟部組織に起因する異常

1 先天性多発性関節拘縮症　122
- □病態と原因　122 ／□臨床症状　122 ／□自然回復と機能的予後　124 ／□治療　124

2 翼状肘　127
- □病態と臨床症状　127 ／□X線像　128 ／□合併症　128 ／□治療　128

3 握り母指症　128
- □臨床症状と分類　128 ／□病態　130 ／□治療　130

4 風車翼手と多発性屈指症　134
- □臨床所見　135 ／□手の変形の病態　135 ／□遺伝形式　135 ／□合併症　135 ／□風車翼手あるいは類似の手の変形を示す疾患　136 ／□治療　137

5 屈指症　142
- □単一指罹患の屈指症：臨床像とX線像　142 ／□単一指罹患の屈指症：診断基準　143 ／□単一指罹患の屈指症：原因と病態　144 ／□単一指罹患の屈指症：治療　145 ／□多数指罹患の屈指症　147

6 迷入筋症候群 150
□疾患概念 150 ／□過去の報告例のまとめ 151 ／□臨床所見 152 ／□治療 153

7 爪変形 153
□先天性爪肥厚症 154 ／□斜走指を伴う爪変形 154 ／□末節骨の低形成を伴う爪変形 154 ／□小指の低形成と指節骨癒合症を伴う爪変形 154 ／□爪変形を伴う先天異常症候群 156

8 先天性筋短縮症 156
□手関節・手指屈筋短縮症 156 ／□手関節伸筋群の短縮症 157 ／□総指伸筋短縮症 157

ii 骨変形に起因する異常

1 Kirner 変形 162
□臨床像 162 ／□X 線像 162 ／□逆 Kirner 変形 162 ／□原因と病態 163 ／□Kirner 変形の発症時期 163 ／□治療 164

2 三角状骨，三角指節骨 165
□臨床像 165 ／□三角状骨を伴う手の先天異常 166 ／□X 線像 166 ／□治療 167 ／□三角状骨（三角指節骨を含む）の術後合併症 168

3 Madelung 変形 171
□臨床像 171 ／□X 線像 171 ／□Madelung 変形と Leri-Weil 症候群（異軟骨骨症，dyschondrosteosis）の関係 171 ／□遺伝性と遺伝子異常 173 ／□手関節と前腕変形の病態 173 ／□治療 173

column 形成障害と重複の合併 179

第3章 重複（多指症）　　181

A 母指多指症　　181
□臨床像 181 ／□合併異常 184 ／□症候群の部分症 184 ／□治療 184

B 中央列多指症　　214

C 小指多指症　　215
□分類 215 ／□合併症 216 ／□小指多指症を伴う先天異常症候群 216 ／□治療 216 ／□術後合併症 217

D 対立可能な三指節母指　　219
□頻度と臨床像 219 ／□三指節母指の成因 220 ／□著者らの症例の分析 221 ／□治療 222

E 過剰指節症　　226
□定義と病態 226 ／□過剰指節症を伴う症候群とその手の変形 226 ／□治療 227

F 鏡手　　228
□鏡手変形 228 ／□鏡手様変形（前腕骨の異常のない鏡手様変形） 229 ／□鏡手と重複手の分類 230 ／□治療 230

G 上肢の重複　　232
□二重複肢 232 ／□三重複肢 232

H 掌側の重複，背側の重複　　233

1 掌側の重複，背側の重複の概念 233
□掌側重複 233 ／□背側重複 234

2 著者の提案する掌背側重複異常の分類　236

　　column Super digit　237

　　column X線像でみられる骨端線の異常　238

第4章　指列誘導異常　239

A 合指症（皮膚性，骨性）　239
□疾患概念 239 ／□遺伝性 239 ／□外科的分類 239 ／□基盤疾患による分類 240 ／□治療 249 ／□術後合併症 259 ／□術後成績に影響する因子 260 ／□各種合指症の術後合併症と注意点 261

B 深い指間陥凹（指欠損を伴わない裂手症）　265

C 中央列多指症　266
□分類上の位置づけ 266 ／□遺伝性と遺伝子異常 266 ／□成立機序 266 ／□分類 266 ／□分岐高位別の臨床所見の特徴 268 ／□治療 270 ／□環指多指症 274 ／□治療計画を立てる場合の注意点 274

D 裂手症　277
□定義 277 ／□頻度と遺伝 277 ／□裂手症と他の縦軸形成障害の違い 278 ／□日本手外科学会の改良分類法における裂手症の位置づけ 279 ／□指列誘導異常の表現型としての裂手症 279 ／□臨床症状 281 ／□その他の臨床所見 283 ／□成立機序 284 ／□分類 285 ／□合併症 286 ／□先天異常症候群の部分症として発現する裂手症 286 ／□治療 286

E 尺側裂手症（第4指間の深い指間陥凹）　300

F 手の低形成を伴う指列誘導異常（裂手症を含む）　302

　　column hypodactyly　304

　　column 単指症と欠指症　305

第5章　過成長　307

A 巨指症　307
□定義 307 ／□病態 308 ／□病因 309 ／□臨床像 309 ／□術中所見と病理所見 310 ／□治療 310 ／□術中・術後合併症 314 ／□手術の結果 315 ／□Proteus症候群 315

　　column 母指が手の平面上にある先天異常　318

第6章　低成長　319

A 矮手症　319

B 短指症　320
□定義と発現部位 320 ／□診断基準 320 ／□Bellの分類 322 ／□遺伝性 325 ／□原因 326 ／□頻度 326 ／□短指症を合併する骨系統疾患 326 ／□短指症の各型を合併する先天異常症候群と骨系統疾患 327 ／□治療 328

C 斜指症（斜走指） 333
- 定義 333 ／ 出現頻度と診断 333 ／ 分類 333 ／ 治療 334

第7章 先天性絞扼輪症候群　341
- 臨床像 341 ／ 成因 341 ／ 臨床所見 341 ／ 診断 342 ／ 切断型のX線像 343 ／ 絞扼輪症候群に伴った末梢神経麻痺 343 ／ 治療 344

第8章 骨系統疾患および症候群の部分症　349

第9章 その他（分類不能例を含む）　351
- column 浮遊中手骨，浮遊指 352
- column 上腕骨滑車形成不全 353

第10章 手の先天異常治療での合併症　355
1. 母指多指症 355
2. 他の型の多指症 356
3. 合指症 356
4. 対立運動が可能な三指節母指 357
5. 三角状骨（三角指節骨を含む）による斜指 357
6. 屈指症 357
7. 風車翼手 357
8. 短指症と横軸欠損 357
9. 橈側列欠損 358
10. 先天性橈尺骨癒合症 358

付録　361
A 先天異常の用語 361
B 先天異常における用語の使用上の留意点 361

索引 365

総論

A 手の先天異常を理解するための基礎的知識

1 正常手の発生

　手の発生は肢芽の形成により始まる．肢芽は植物に例えると木の芽に相当する．芽は大きくなり枝を出して葉が付いて木として成長していく．ヒトでは受精後4週で上肢芽が形成される．受精後5週で肢芽は肥大して手板を形成し，受精後6週になると手板内で各指に相当する部に細胞が凝集して，将来指になる部位に指放線と呼ばれる細胞集団を形成する（図1）．指放線の中に将来骨になる軟骨が形成され，各指節骨の原基である軟骨と軟骨の間に関節が形成される．隣接する指と指との間は最初は皮膚と皮下組織で癒合している．その後，オタマジャクシの尻尾がなくなるようにそれぞれの指放線の間に生理的細胞死が起こり，みずかきが消失して正常の指間陥凹が形成される（図2）[1,2]．

1）手の縦方向への成長

　近年の分子生物学的研究の進歩とともに手・指の発生や手の先天異常についてもその機序が解明されつつある．正常では，四肢の原基の発生は体幹の両側に形成される膨隆として始まる．これは上肢では上述のごとく上肢芽と呼ばれる．上肢芽が発現する前に，その予定領域の神経管の左右にある側板中胚葉に限局してFGF10（fibroblast growth factor 10）が発現する．このFGF10の発現にTBX5（T-box transcription factor 5）およびWnt（wingless/int-1に類似の遺伝子をあわせてWntと総称されている）の相互作用が加わり，その表層を覆っている上皮にFGF8の発現を誘導し上肢芽の形成が始まる[3]．同時に，掌側と背側の上皮が接する肢芽の先端では上皮の細胞が増えて厚くなり上皮頂堤（apical ectodermal ridge：AER）を形成する（図3a）．上皮頂堤は指を誘導する作用があると考えられている．上皮に分泌されたWnt3とFGF8を含むいくつかの種類のFGFは，上皮で覆われている下層の間葉細胞のFGF10の発現を維持する[4]．FGF10の発現は間葉を未分化な状態に保ち細胞増殖を維持し近位から遠位方向の肢芽の成長に寄与

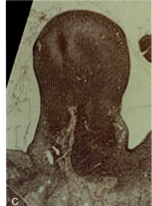
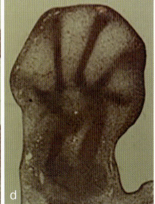

図1　正常手における指放線形成
a：肢芽形成初期：未分化な間葉細胞が上皮で覆われている．
b：肢芽は大きくなり細胞数を増やすが，まだ指放線は形成されていない．
c：手板内で各指に相当する部に細胞が凝集して，指放線と呼ばれる細胞集団を形成し始める．
d：細胞密度の高い5本の指放線が形成される．

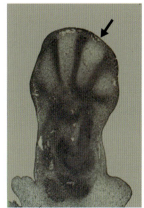
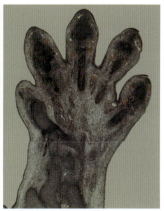

図2　正常手における指間陥凹の形成
指放線の間に存在している細胞に，生理的細胞死が起こり，指間の組織が退縮し，指間陥凹が形成される．

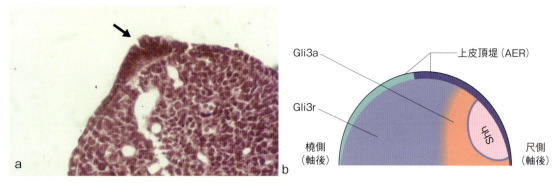

図3 上皮頂堤による指の誘導[5, 6]
a：肢芽の掌背側方向の断面を示す．掌側と背側の境界の上皮が肥厚している．この肥厚は，上皮頂堤(AER)と呼ばれ，肢芽の縦方向への成長に関与し，さらに極性化活性帯を誘導し，これを介して指の誘導に関与する．
b：手板の手背と平行な断面の模式図(肢芽形成期から手板形成期)である．肢芽遠位端は橈側から尺側にかけて，上皮が肥厚して形成された上皮頂堤(AER)に覆われている．上皮頂堤は手板尺側の間葉に極性化活性帯を誘導し，Shhを発現させて，尺側指を誘導する．反対側の橈側にはGli3が誘導されて，Shhによる指の尺側指化を抑制し，その結果として母指を誘導する．ShhとGli3の均衡により手の橈尺側方向の分化が決定される(Gli3rはGli3 repressor, Gli3aは, Gli3 activatorを指す)．
〔文献5)および6)の図を改変〕

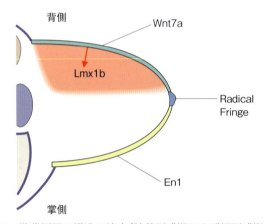

図4 掌背側面の構造の決定(肢芽形成期から手板形成期)[1]
上肢芽の掌背側方向の断面の模式図である．肢芽の背側を覆う上皮にWnt7aが分泌される．Wnt7aは間葉に発現させたLmx1bを介して，手の背側の構造を誘導する．掌側の上皮にはBmpが分泌され，そのBmp信号は掌側上皮にEn1を活性化する．En1の活性化は，掌側でのWnt7aの発現を抑制し，掌側には背側の構造が形成されないため，掌側の構造が形成されると考えられている

する(図3b)[5, 6]．

2)橈側・尺側方向の決定

　上皮頂堤に接する深部の間葉はprogressive zoneと呼ばれる．上皮のWntとFGFは同時に上肢芽の間葉の後縁(尺側)に極性化活性帯(zone of polarizing activity：ZPA)と呼ばれる細胞集団を誘導する．極性化活性帯からはsonic hedgehog(Shh)が分泌される．手板内の間葉のFGF10の発現は上皮頂堤のFGF8およびZPAからのShhの発現と相互的に作用する．一方，ZPAに発現するShhの信号は，Bmp(bone morphogenic protein)を下流で発現させ，肢芽後方部(小指側)の認識シグナルを間葉細胞に与えて手の橈尺側方向のパターン形成を調節

している(図3b)．とりわけ，Shhは尺側指を誘導すると考えられており，ZPAに近い部が尺側の指になる．しかし，Shhのpathwayの転写因子の下流にあるGli3は，Shhの機能である尺側指誘導を抑制していると考えられている．Gli3の正常な機能は多指症の抑制である．したがって，Shh/Gli3 pathwayが，指の数と特性を調節していると考えられている．

3)掌側・背側面の決定

　一方，肢芽の背側を覆う上皮にWnt7aが分泌される．Wnt7aは間葉に発現させたLmx1bを介して，手の背側の間葉の構造を誘導する．掌側の上皮にはBmpの分泌が誘導される．掌側のBmp信号は掌側上皮のEn1を活性化する．En1の活性化は，掌側でのWnt7aの発現を抑制することにより掌側には背側の構造が形成されないと考えられている(図4)[1]．これら掌背側に発現した因子の境界に上皮頂堤が形成される．

4)*Homeobox*(*Hox*)遺伝子

　Homeobox(*Hox*)遺伝子と呼ばれる転写因子ファミリーも四肢の発生に重要な役割を果たしている．HoxAとHoxDが上肢の発生の過程で限局的に発現して体の決められた場所に特定の構造をつくる．すなわち，Hox9は肩甲帯，Hox10は上腕，Hox11は前腕，Hox12は手根部，それにHox13は手部の形態形成を司っている．HoxD13の異常が，ヒトの中央列多合指症の1型であるpolysyndactylyを発症させることが明らかにされている．

　これら正常の手・指の分化の機序の解明と同時に，一家系内に発生した複数患者の遺伝子解析や疾患動物モデルを使った研究により，遺伝子異常が上肢の先天異常の一部を発現させることがわかってきている．しかし，上

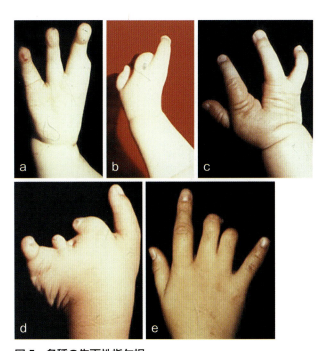

図5　各種の先天性指欠損
a：橈側列欠損，b：尺側列欠損，c：中央列欠損（裂手症），d：横断性（横軸）形成障害，e：絞扼輪症候群による指切断．

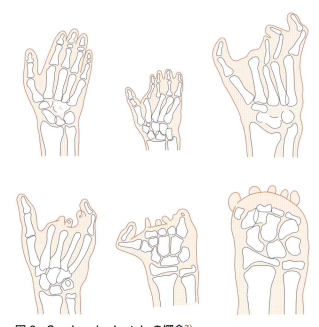

図6　Symbrachydactyly の概念[7]
Müller は手全体を横断するように発現する指の低形成を symbrachydactyly という概念でまとめた．

肢の先天異常のほとんどを占める散発例の先天異常の原因および成立機序についてはいまだ不明である．

2 手の先天異常─先天性指欠損の病態と発現機序

上述の手の発生段階で異常が起こると手の先天異常が発現する．異常の原因には，手の設計図である遺伝子の異常と，胎児の身体の外から加わる原因がある．臨床例では多くの場合原因を明らかにすることが困難である．

肢芽の形成前の障害により指芽内の細胞が不足すると橈側の指欠損や尺側の指欠損（縦軸欠損）が起こる．指の数は手板内の指放線形成期に誘導される指放線の数により決まるが，指放線が余計に形成されると多指症が起こる．2つの指放線が互いに癒合して形成されると骨性合指症が起こる．指の間のみずかきで生理的細胞死が起こらないと皮膚性合指症が起こる．欠指症の原因には種々あり，指放線の形成が完了した後の手板内での出血や壊死，あるいは羊膜による絞扼により外傷と類似した指欠損（絞扼輪症候群）が起こる（図5）．以下に先天性指欠損の病態と発現機序について述べる．

1）横断性（横軸）形成障害：合短指症

上肢の縦軸方向に障害が限局して出現する縦軸形成障害に対して，形成障害が上肢を横断するように出現する上肢先天異常は横断性形成障害〔横軸形成障害（transverse deficiency），横軸欠損〕と呼ばれる．横軸欠損はかつて先天性切断と呼ばれていた異常と同義である．

ドイツ語圏の論文では横軸欠損は非定型的裂手症，合短指症と同一範疇の先天異常と考えられており，Müller[7] や Blauth ら[8] はこれらの先天異常全体を symbrachydactyly（合短指症）という概念で呼んでいる（図6，7a）．しかし，英語圏の論文ではこれらの先天異常は各々別の範疇の先天異常と考えられている．Blauth の分類によると軽症例の grade1 は短指型と呼ばれ，指が短く皮膚性の合指症が存在する典型的な合短指症である．grade2 は非定型的裂手症と呼ばれ中央指3指列が欠損するが，指欠損部には痕跡指が残り，定型的裂手症で認められる V 字状の深い指間陥凹の形成はない．grade3 は単指型で母指が残存し他の指列では指節骨が欠損し痕跡指や痕跡爪が存在する．grade4 は無肢型で全指が欠損する先天性切断である（図7）．grade1 の短指型の典型的な例では示指から小指にかけての中節骨短縮あるいは中節骨欠損と皮膚性合指症を伴う．皮膚性合指症の程度はわずかにみずかき形成を示すものから，指尖部までの完全な合指症を示すものまである．各指の指節骨の形成障害は重症になるにしたがって，中節骨欠損さらには2つの指節骨が欠損する指列が出現する（図8）．残存した指節骨はいずれも低形成である．Symbrachydactyly における指列低形成の進展は，軽症例では中節骨短縮が起こる．次に中節骨欠損が起こり，中節骨と基節骨の欠損，指節骨の全欠損，中手骨の短縮を伴う低形成，さらに中手骨の欠損の順で重症になる（図9）．この指列低形成は手を横断するようにすべての指に起こるが，指によって重症度には差がある．短指型で

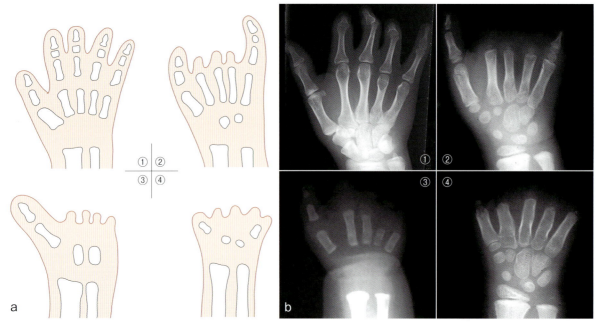

図7　Symbrachydactyly の分類〔重症度：Blauth 分類(a)と X 線像(b)〕
①：合短指型，②：非定型的裂手症(2指型)，③：単指型，④：無指型．

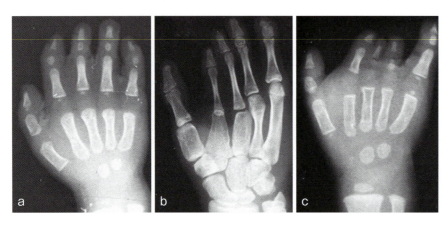

図8　Symbrachydactyly の短指型の X 線像
短指型は，横断性（横軸）形成障害で指短縮と皮膚性合指症を合併する型である．軽症例では，3指節型(a)は中節骨短縮，2指節型(b)は中節骨欠損，1指節型(c)は中節骨と基節骨の欠損が認められるが，すべての指に骨の低形成がある．

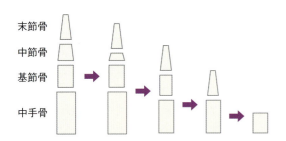

図9　Symbrachydactyly の指列低形成の進展様式
中節骨短縮→中節骨欠損→中節骨と基節骨の欠損→指節骨の全欠損→中手骨の短縮を伴う低形成→中手骨の欠損の順で重症になる．

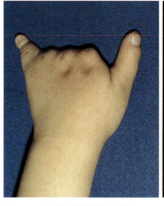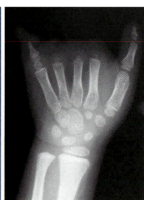

図10　非定型的裂手症（Symbrachydactyly の2指型）
中央3指列の指節骨がすべて欠損し母指と小指が残存しているが，両指ともに低形成がある．

は指節骨の形成障害は示指，中指，環指の中央指列で強く，次いで，小指，母指と続く．したがって短指型の重症例では中央指列で指節骨が欠損し，母指および小指が残存する状態となる．これが非定型的裂手症である（図10）．短指型，非定型的裂手型，単指型と無肢型（先天性切断）は極めて類似の病態を示す．すなわち，各型の間には中間型と考えられる異常がある（図11）．一方，片側罹患であること，中央指列に形成障害が強いこと，罹

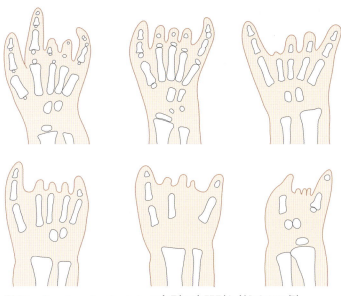

図 11　Symbrachydactyly の各型の中間型と考えられる例
中央 3 指列の指節骨の低形成や欠損が著明で，低形成の母指と小指が残存している．

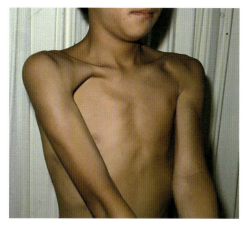

図 13　Symbrachydactyly に伴う大胸筋欠損（Poland 症候群）
大胸筋の胸鎖部が欠損している．

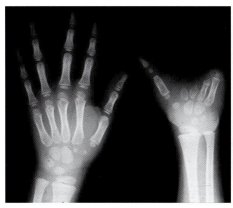
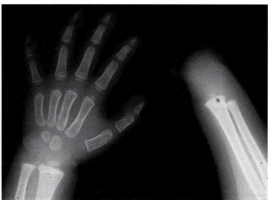

図 12　罹患上肢に認められる骨の低形成
2 例とも罹患手に低形成が著明で，指欠損の高位から近位に骨の低形成がみられる．

患指，隣接指のほかに罹患上肢全体に骨の形成障害があること（図 12），大胸筋欠損を合併（図 13）する場合があることなど，各型に共通の所見が認められる．これらの事実から合短指症からいわゆる非定型的裂手症を経て全指欠損に至る一連の異常は，手の骨格の形成障害を基盤に成立する同一範疇の異常ととらえられ，横軸形成障害と呼ばれている．家系内発生が認められないことから，外的要因による間葉の障害により発現すると考えられている．胎生期の鎖骨下動脈の閉塞あるいは狭窄による血行障害が原因であるとする説が注目されている[9]．

2）縦軸形成障害

上肢の縦軸方向に障害が限局して生じる先天異常は縦軸形成障害（縦軸欠損，長軸形成障害）と呼ばれる．縦軸欠損のなかで尺側指列の欠指症と尺骨の低形成や欠損を尺側列形成障害という．橈側指列の欠指症と橈骨の低形成や欠損は橈側列形成障害という．

a）尺側列形成障害

尺側列形成障害では，手，尺骨，肘の異常が各種の組み合わせで出現する．尺側指列あるいは尺骨の低形成や欠損があれば尺側列形成障害と診断できる．すなわち，尺側指列の欠指症は単独で出現しても尺骨の低形成を伴っていても尺側列形成障害ということになる．尺側列形成障害の指欠損を軽い順に並べると小指の低形成，小指欠損，小指環指欠損，尺側 3 指列欠損，尺側 4 指列欠損となる（図 14）．小指の低形成のなかには小指球筋の形成障害とそれに伴う第 4-5 中手骨癒合症や皮膚と血管神経束のみで環指の尺側に着いている浮遊小指が含まれる[10-12]（図 15）．指列欠損が重度な場合，尺骨にも形成障害が出現する．尺骨の形成障害には尺骨の全欠損，部分欠損と低形成がある（図 16）．尺側指列欠損が重度で，尺骨の形成障害が強い場合は，上腕骨橈骨間の軟骨性癒合や骨性癒合，橈骨頭脱臼や肘関節の高度の屈曲拘縮がみられる．指欠損が強くなるにしたがって，尺骨欠損の出現頻度は高くなる傾向がある．

著者らの動物実験では，妊娠の一定時期に Wistar：Gun ラットに慢性白血病の治療薬であるブスルファン

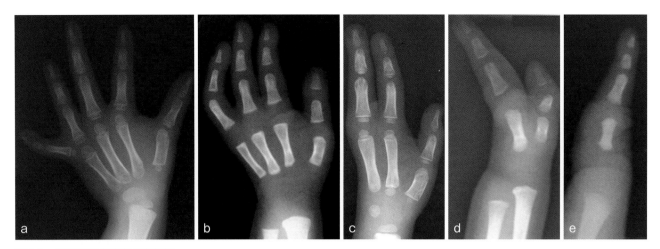

図14　尺側列形成障害の指欠損
尺側列形成障害の指欠損は軽い順に，小指の低形成(a)，小指欠損(b)，小指環指欠損(c)，尺側3指列欠損(d)，尺側4指列欠損(e)である．指欠損と同時に種々の程度の尺骨低形成を伴う．

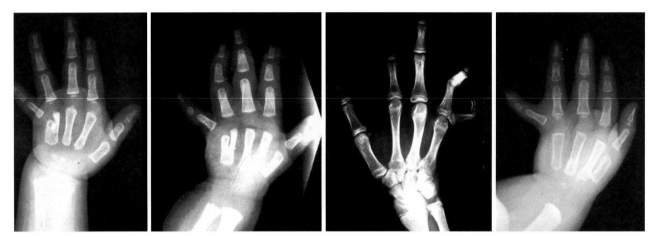

図15　尺側列形成障害に伴う小指形成障害
浮遊小指や第4-5中手骨癒合症の不完全型と完全型がある．

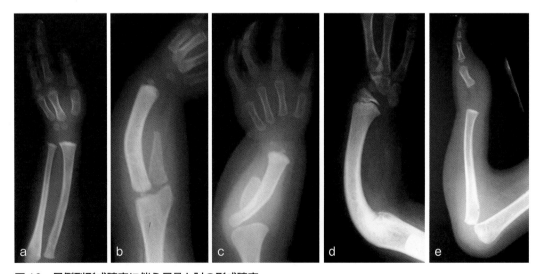

図16　尺側列形成障害に伴う尺骨と肘の形成障害
尺骨の形成障害には尺骨の低形成(a)，部分欠損(b, c)と全欠損(d, e)がある．肘では，橈骨頭脱臼(c)，上腕骨と橈骨が癒合していることもある(b：軟骨性癒合, d：骨性癒合)．

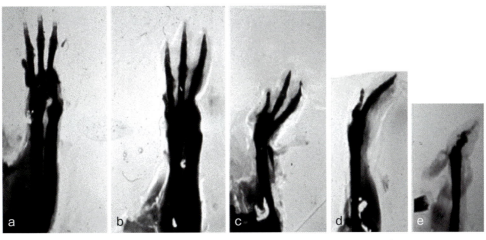

図17 妊娠ラットへのブスルファン投与で胎仔に誘発された尺側列形成障害[11]
臨床例と類似した小指の低形成(a)、小指欠損(b)、小指環指欠損(c)、尺側3指列欠損(d)、尺側4指列欠損(e)が誘発された。また、種々の程度の尺骨低形成を伴っていた。

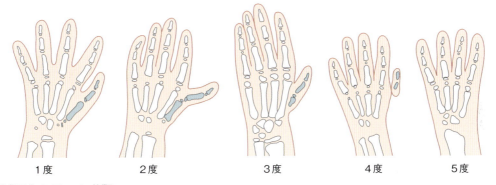

1度　　　　2度　　　　3度　　　　4度　　　　5度

図18 母指形成不全のBlauth分類
1度：母指列と母指球の低形成が軽度認められる。2度：母指球筋と第1中手骨に低形成と母指の内転位拘縮があり、母指の橈側外転が障害されている。3度：第1中手骨の低形成と基部の欠損がある。4度：自動運動のみられない浮遊母指、5度：母指の完全欠損。

を投与すると、臨床例と類似の病態を示す尺側列形成障害が胎仔に誘発された[11]（図17）。尺側列形成障害は薬剤を肢芽発現より前に投与した時、つまり橈側列形成障害を含む他の先天異常よりも早期の障害によって出現していた。尺側列形成障害の臨界期は、器官形成期より前であり薬剤の障害による胎児死亡率の高い時期であった。このことが尺側列形成障害の出現頻度が低い原因であることが推測された。

b）橈側列形成障害

一方、縦軸欠損のなかで主に母指と橈骨に形成障害が出現する異常は橈側列形成障害である。橈側列形成障害にみられる母指の形成障害はBlauthが次のように分類している（図18）。すなわち1度は最も軽症例で母指列がわずかに小さく短くて、母指球の低形成が軽度認められる。2度は母指球筋と第1中手骨に低形成があり、母指は内転位にあり、第1指間が狭い。母指の橈側外転が障害されている。3度は母指全体と第1中手骨に低形成があり第1中手骨基部が欠損している。4度は第1中手骨は欠損し、低形成の母指は基節骨と末節骨のみで、自動運動のみられない浮遊母指であり、5度は母指の完全欠損である。その他に母指球筋の低形成を伴った三指節母指がある。本症の指列欠損は母指に限局する場合がほとんどであるが、母指を含む橈側の複数指が欠損することもある。橈骨の形成障害には橈骨の低形成、部分欠損、それに全欠損がある（図19）。橈側列形成障害においても尺側列形成障害と同様に、指列の形成障害が強くなるに従って、橈骨欠損の出現頻度も高くなる傾向がある。Katoら[13]の動物実験によると、妊娠の一定期間にブスルファンを投与すると臨床例と類似の橈側列形成障害がWKAH/Hkmラットに誘発された（図20）。橈側列形成障害の出現時期は肢芽形成前であるが、尺側列形成障害よりやや遅い時期であった。

c）著者らによる縦軸欠損過程の観察

著者らはラットの脛骨列形成障害をモデルに用いて縦軸欠損の指列形成過程を組織学的に観察している。その結果、縦軸欠損における欠指症は肢芽の局所的な障害により形成されるものではなく、肢芽形成前の障害により引き起こされた肢芽間葉成分の不足がその成因に関与している可能性が示唆された[14]。ラットを用いた実験における脛骨列形成障害と橈側列および尺側列形成障害の間で認められる先天異常の発現様式の類似性は、ヒトの橈側列および尺側列形成障害においても肢芽形成前の障

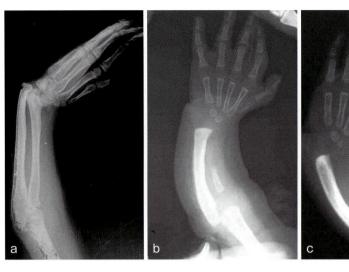
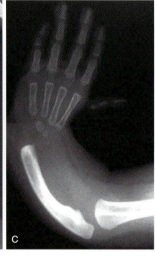

図19 橈側列形成障害に伴う橈骨の形成障害
橈骨の低形成(a), 部分欠損(b), 全欠損(c).

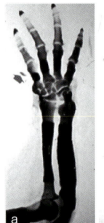
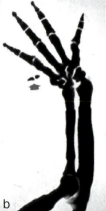
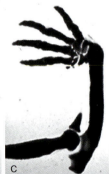
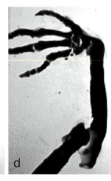

図20 妊娠ラットへのブスルファン投与で胎仔に誘発した橈側列形成障害[13]
母指形成不全(a), 橈骨の低形成(b), 部分欠損(c), 全欠損(d).

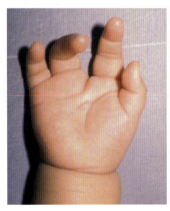
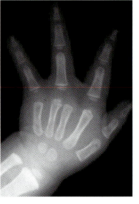

図21 定型的裂手症でみられる中央指列欠損と指間陥凹（cleft）

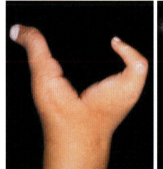
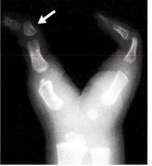

図22 中央3指列が欠損した裂手症（矢印：三指節母指の三角指節骨）

害による肢芽間葉成分の不足が欠指症の成因に関与している可能性を示していた.

3）裂手症（指列誘導異常，指列誘導障害）

従来，縦軸欠損の一型と考えられていた中央列形成障害は裂手症と同義語として用いられている．Barskyは裂手症を定型的と非定型的の2つに分類している[15]．定型的裂手症では中央指列の欠損部に一致してV字状の深い指間陥凹が生じる（図21）．一方，非定型的裂手症では中央三指列が欠損して同部に痕跡指を認めることが多い（図10 ⇒ 4頁）．後述のように両者は異なった範疇の先天異常と考えられる．以下，本書では裂手症は定型的裂手症を意味する．

裂手症の軽症例では中指の指節骨がすべて欠損し，その部にV字状の深い指間陥凹がみられる．第3中手骨も同時に欠損すると，指間陥凹はさらに深くなり，橈側，尺側の隣接指間に皮膚性合指症が出現する頻度が増す.

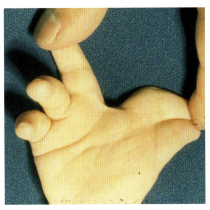

図 23　指列欠損を伴わない深い指間陥凹のある裂手症

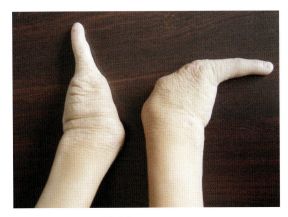

図 24　4 指列欠損の裂手症
小指のみが残存している．前腕骨に異常はない．母指のみ残存例については第 4 章の裂手症，図 8a(⇒ 280 頁)を参照のこと．

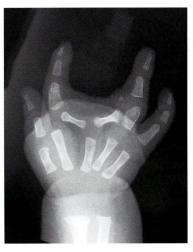

図 25　裂手症に合併する異常
2 本の横走骨と環指の基節部に三角指節骨がみられる．斜指症，三指節母指は図 22(⇒ 8 頁)を，三角指節骨は第 4 章の裂手症，図 19b(⇒ 283 頁)を参照のこと．

障害がさらに強くなると，中央 2 指列あるいは中央 3 指列が欠損する[16, 17](図 22)．指列欠損を伴わないで深い指間陥凹が形成される特殊な型の裂手症もある[18](図 23)．さらに重症な例では 4 指列が欠損し 1 本の指が残る．この場合には深い指間陥凹の形成はないが，ほとんどの例で欠損するのは橈側の指列であり，小指が残存する(図 24)．しかし，きわめて稀に母指が残存することもある(第 4 章の裂手症，図 8a ⇒ 280 頁参照)．罹患手には合指症の他に，示指や小指の斜指症，三指節母指，横走骨(cross bone)や三角指節骨(delta phalanx)などが合併する(図 25，および第 4 章の裂手症，図 19b ⇒ 283 頁参照)．罹患肢以外の四肢には多指症，合指症，裂手症，裂足症が高頻度に合併する[19]．下肢に脛骨列欠損が合併する場合も稀にある．

著者らは，臨床例の分析結果から，裂手症は中央列多指症および合指症と類縁関係の先天異常であり，縦軸形成障害に含まれる他の欠指症(尺側列欠損や橈側列欠損)とは成立機序が異なることを指摘してきた[20]．すなわち，裂手症は中央列多指症，合指症と同様に指放線形成期の手板内における指列の数の誘導異常を基盤に成立した先天異常であるという見解である[21]．そのような観点に立って，臨床例の X 線像を観察してみると，中指-環指間の骨性合指症において骨性合指の程度が近位に進行するにつれて，裂手症へと進展していく過程が観察された(図 26)．中央列多指症では，多指症変化が近位に及ぶに従って末梢の骨は隣接指と骨性合指症を呈する．この骨性合指の程度が近位に進行するにつれて，他の骨性合指症と同様に裂手症へと進展していく過程が観察された(図 27, 28)．実際の症例では，両側罹患の患者の左右の手に中央列多指症，骨性合指症および裂手症が種々の組み合わせで合併して出現していることもある．また，同一手にこれらの所見が認められ，診断が困難な例もあった(図 29, 30)．中央列多指症，骨性合指症および裂手症で観察されたこれらの所見は裂手症が中央列多指症および合指症と近縁関係の先天異常である可能性を示唆していた(図 31)．Wistar：Gun ラットにブスルファンを投与して誘発した裂手症，中央列多指症および合指症の分析結果では，臨床例と同様に中指-環指間の骨性合指症あるいは環指多指症で骨性合指の範囲が近位に及ぶにつれて，裂手症へと進展していく過程が観察された(図 32, 33)．また，裂手症の出現する時期(臨界期)は中央列多指症および合指症のそれと一致していることが明らかになった．さらに，単一の原因が肢芽発生のある一定の感受期に加わった時に手板外胚葉頂堤の中央の限局した部分に機能低下が起こり，生理的細胞死を伴わない手板辺縁部の陥凹が生じる(図 34)．この陥凹が指列の誘導異常を引き起こすことが明らかになった[22, 23]．生理的細胞死を伴わない陥凹が指放線の部位に起こると中央列多指症を生じ，指放線から外れると骨性合指症を生じる．指列の誘導異常により成立した中央列多指症および合指症の変化が中枢に及び裂手症が発現する(図 35)[22, 23]．一方，手足に裂手症および裂足症をきたす遺

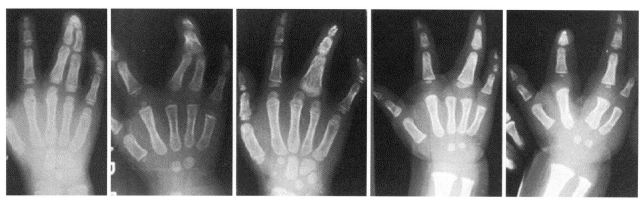

図26　中指-環指間の骨性合指症から裂手症への進展
骨性合指の程度が近位に進行する(左から右)につれて裂手症へと進展している.

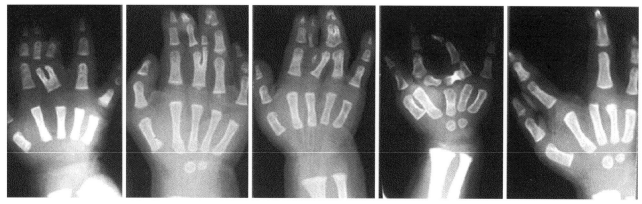

図27　中央列多指症から裂手症への進展
多指症と骨性合指の程度が近位に進行する(左から右)につれて裂手症へと進展している.

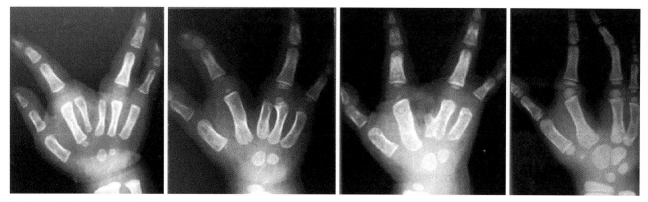

図28　中指多指近位型の裂手症
中手骨に骨癒合を思わせる所見が認められる.

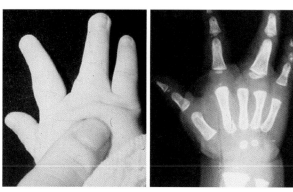

図29　合指症中間型の裂手症

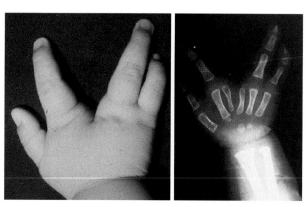

図30　中指多指症中間型の裂手症

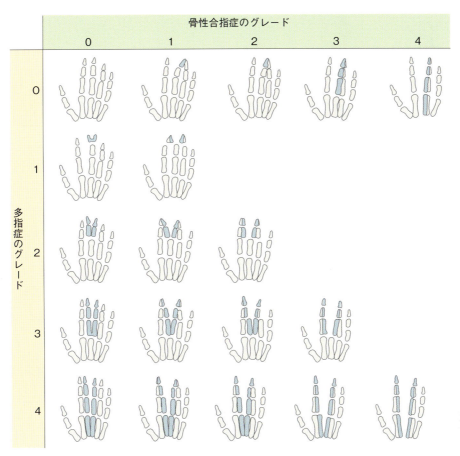

図31 裂手症でみられる多指症と骨性合指症のグレードの対比図
中指-環指骨性合指症あるいは中央列多指症の多指症成分が隣接指と骨性合指症を呈する場合，骨性合指症の程度が基節骨より近位に及ぶと，中指は欠損したかのように見えて，裂手症へと進展する．

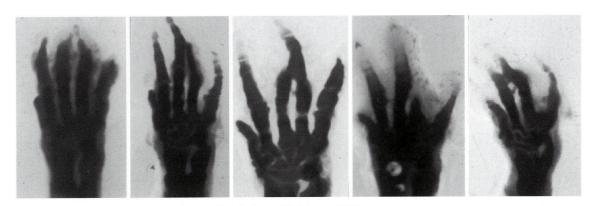

図32 ラットに誘発した中指-環指間骨性合指症から裂手症への進展
臨床例と同様に骨性合指の程度が近位に進行する（左から右）につれて裂手症へと進展する．

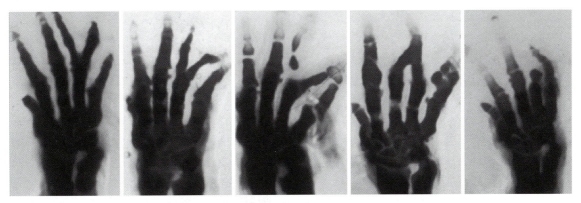

図33 ラットに誘発した中央列多指症から裂手症への進展
臨床例と同様に多指症と骨性合指の程度が近位に進行する（左から右）につれて裂手症へと進展する．

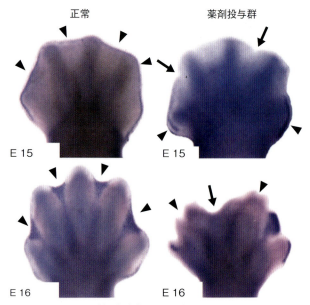

図 34 ラットの手板中央部の外胚葉頂堤の限局した機能低下による生理的細胞死を伴わない陥凹
左は正常，矢頭の部位は生理的細胞死を伴う陥凹．右は薬剤投与群．薬剤投与群では矢印で示す部位に生理的細胞死を伴わない陥凹が認められる．

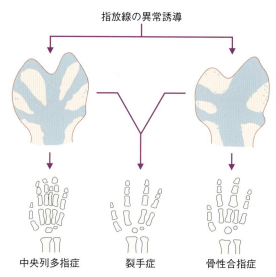

図 35 ラットの手板に生じた生理的細胞死を伴わない陥凹から指列誘導異常への進展
生理的細胞死を伴わない陥凹が指放線の部位に起こると中央列多指症を生じ，指放線から外れると骨性合指症を生じる．中央列多指症および合指症の変化が中枢に及び裂手症が発現する．

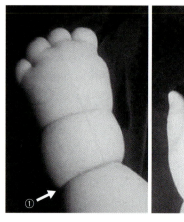
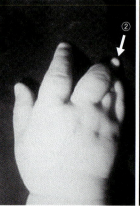
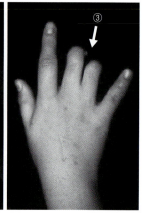

図 36 先天性絞扼輪症候群で認められる絞扼輪
リンパ浮腫を伴う絞扼輪(①)，先端合指症(acrosyndactyly)(②)および切断(③)．

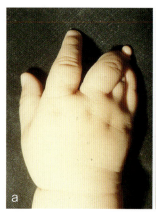
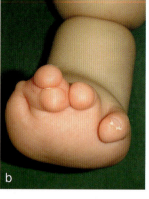

図 37 先端合指症(acrosyndactyly)でみられる立体的な指趾の癒合
a：中指と小指が環指の背側で癒合している．
b：足の先端合趾症を趾先から見た図で，立体的に趾が癒合し2, 3趾は足底と背側に位置している．

伝性の先天異常は裂手/裂足奇形 split-hand/split-foot malformation (SHFM) と呼ばれる．この疾患の動物モデルである Dactylaplasia mutant (Dac) の先天異常の発現状態を観察した結果をみると，上皮頂堤の中央部が変性し，その尺側と橈側は正常である．この事実から手板中央部の上皮頂堤の維持機能の障害が本疾患の要因であると考えられている[24, 25]．同時に裂手/裂足奇形の表現型には裂手症の他に合指症や多指症が含まれることが指摘されている．すなわち，外因による裂手症と内因による裂手症の動物モデルでは，障害の本質が同じと考えられる．発生学を基盤に手の先天異常を分類する場合，中央列多指症，骨性合指症および裂手症を手板内における指

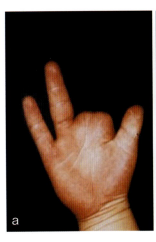
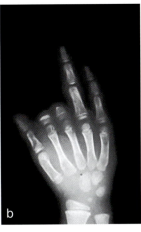
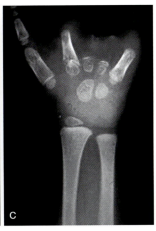

図38　切断型のX線像
aとbは絞扼輪症候群，cは横断性（横軸）形成障害である．
絞扼輪症候群では近位の骨の低形成がないのが特徴である．cの横断性（横軸）形成障害では，指欠損の近位に骨の低形成がみられる．

列数の誘導異常（指列誘導異常症候群）としてまとめ，同一範疇の先天異常として理解していくべきである．

4）先天性絞扼輪症候群

先天性絞扼輪症候群の臨床症状は絞扼輪，リンパ浮腫を伴う絞扼輪，先端合指症（acrosyndactyly）および切断に分けられる[26]．これらの症状は同一肢あるいは四肢における各種の組み合わせで出現する（図36）．絞扼輪は指，前腕あるいは上腕を半周取り囲むこともあるし，全周取り囲むこともある．絞扼輪の深さもさまざまであるが，深い場合はその末梢にリンパ浮腫を伴い，さらに重症例では切断に至る．先端合指症は指列誘導異常に含まれる合指症とは異なり，指尖部が癒合し，癒合部の近位に指間陥凹が認められる．そのため有窓合指症（fenestrated syndactyly）とも呼ばれる．先端合指症の癒合部より末梢に指の変形が認められる．指の癒合が立体的に起こるのも先端合指症の特徴である（図37）．切断は絞扼輪の出現する部位と一致しており，指尖から前腕あるいは下腿中枢に及ぶものまである．一般に切断はいったん形成された四肢が何らかの原因により欠損する状態である．いわゆる先天性切断〔横断性（横軸）形成障害〕は四肢が部分的に形成されない状態であり，欠損部より近位に骨の低形成が存在する．絞扼輪症候群でみられる切断では近位の骨の低形成がないのが特徴である（図38）．絞扼輪症候群の原因については羊膜が関与しているとする説と局所の壊死によるとする説がある．Kino[27]はラットに羊水穿刺を行い，実験的に絞扼輪を作製した．その結果，手板内への出血が皮下の壊死を作り，臨床例と類似の切断および先端合指症が発現する可能性を明らかにした．また，絞扼輪症候群の障害の出現時期は指放線の形成が完了した後と考えられている．

B　遺伝相談

家族内，家系内の先天異常の発生の状態をみて，子どもに同一の先天異常が発生する可能性（危険率）を予想する．次の子どもが欲しいなどの理由で，これらのことについて詳しく知りたい場合には，遺伝相談外来を受診することを勧める．それに先立って大切なのは，手を含め運動器の先天異常を正確に診断することである．これを基に遺伝相談が進められる可能性があるからである．現在，手の先天異常で遺伝しないと考えられている疾患は，短合指症やPoland症候群を含む横断性（横軸）形成障害と先天性絞扼輪症候群である．著者らの症例943例の分析では3.6%で家族歴が陽性であった．家系内発症の高い順に爪欠損50%，風車翼手25%，指節癒合症25%，Kirner変形20%，合指症10%，筋腱の異常9%，多指症7%，屈指症7%，橈尺骨癒合症5%，裂手症4%，短指症3%であった[28]．家系内に異なった範疇の異常が発現した例としては，絞扼輪症候群の患者の母に尺側列欠損がみられた例が1例，橈側列欠損の患者の従兄弟に合指症がみられた例が1例あった．

C 手の先天異常の頻度と疫学

　上肢の先天異常の疫学的資料は，保健医療や外科的治療に必要な医師数の推定や，発生頻度のモニタリングにより変動が起こった場合に新しい催奇形因子の危険を知らせる指標，研究にも重要な役目を果たす．しかし，出生あるいは人口に対する上肢の先天異常の頻度についての報告はほとんどない．あるのは，病院を訪れた手の先天異常の患者の割合や各手の先天異常の頻度についての報告である．

　Gieleら[29]は南オーストラリアのパースでの11年間の，Ekblomら[30]はスウェーデンのストックホルムでの10年間の全人口に対する手の先天異常の頻度の研究結果を報告している．頻度を示すために用いた分類は前者では国際手外科学会連合(IFSSH)の分類法[31]を用いている．各カテゴリーの出現頻度を著者らが過去に報告した札幌の病院を訪れた患者の統計[28]と比較したものを表1に示す．いずれの報告においても合短指症に含まれる異常の分類と裂手症，中央列多指症，それに裂手症の分類の問題が解決されていない分類法を用いていること，ストックホルムの統計では小児の弾発指が115例含まれていること(本邦では小児の弾発指のほとんどが先天性疾患ではないと考えられており，手の先天異常から

表1　手の先天異常の出現頻度の比較

調査地 (先天異常の総症例数)	パース (509例)	ストックホルム (562例)	札幌 (943例)
I. 形成障害 　　(発育停止)	15%	18%	11%
II. 分化障害	32%	47%	52%
III. 重複	38%	27%	19%
IV. 過成長	0.8%	1.7%	0.5%
V. 低成長	8%	3%	9%
VI. 絞扼輪症候群	3%	2%	5%
VII. 骨系統疾患および 　　症候群の部分症	3%	2%	3%

は除外されている)，パースの論文ではその点が不明なことなど，直接比較することには問題がある．しかし，上肢の先天異常の大まかな出現頻度を把握することはでき，類似の出現頻度を示しているようにみえる．日本手外科学会の改良分類法の普及とさらなる改良が必要である．

D 手の先天異常の分類法

　上肢の先天異常を診察した場合，診断名をつけることとは，その疾患を分類することと同じ意味を持つ．正しく診断するためには，診断基準に対する知識が要求される．また，用いた分類法が適切であるか否かという点も重要である．胎生のある時期に，遺伝子あるいは外因による障害が胚子あるいは胎児に加わることにより先天異常が発生する．われわれはこの異常が部分的に修復された状態を先天異常としてみることになる．すなわち，胎生期の病的状態により引き起こされた機能障害(impairment)が先天異常である．したがって，手の先天異常を分類する場合，できあがった形態により分類すべきとの意見と，可能なかぎり胎生期の障害を基盤に分類すべきとの意見がある．

　従来より手の先天異常の診断に際しては外見上の形態がそのまま診断名として用いられてきた[32]．すなわち，指が癒合していれば合指症，多ければ多指症，短ければ短指症，欠損していれば欠指症と診断された．この方法で診断名を付けることは容易である．しかし，欠指症を例にとると，前述の通り，欠指症には外傷性の切断に類似しているもの，上肢全体の形成障害を伴うもの，上肢の橈側あるいは尺側のみに欠損が限局しているものなどさまざまなものが含まれる．これら欠指症は異なった機序で発現し，その病態も異なると考えられているが，従来の診断名の付け方では発現機序と病態が異なる指欠損が一括して欠指症と診断される不都合がある．一方，手の先天異常の統計学的報告は多くみられるが，それぞれの分類法や用語に対する定義が異なることから，個々の先天異常の出現頻度を把握することはしばしば困難である．

　臨床像の特徴と変形の解剖学的分布を根拠にした分類の試みが，Entin[33]により1960年に発表され，その後，改良が加えられた．米国手外科学会と国際手外科学会連合の先天異常委員会が作成した分類法がSwanson，BarskyとEntinにより1968年に報告[34]された．この

分類法では，ある病的な概念の共通性に注目して分類し，亜分類は主に重症度を指標にしている．分類法の目的は，混乱なく臨床例を分類できて，複雑な例も分類（categorization）できることであった．本分類法が有用かどうかを調べるために，Flatt[35]は専門医，後期研修医，前期研修医，それに7か国の手外科医に，21例の先天異常の資料を送ってこの方法による分類を依頼した．その結果は，手の外科医としての経験の長さで診断の正確性に差がでるが言語による差はなかった．

その後，分類法に改良が加えられ，発生学の知識を取り入れた分類法を1976年にSwanson[36]が発表した．この分類法は国際手外科学会連合（IFSSH）の改良分類法として広く用いられている．しかし，この分類法にもいくつかの問題点がある[28,37]．1981年にMiura[38]は，臨床例の分析から裂手症は指の癒合により成立した先天異常であり，合指症，中央列多指症，裂手症，母指多指症を上皮の異常により誘導された指の数の異常として，同じカテゴリーに分類することを提唱している．

1986年に著者らはこれらの点を改良した分類法を発表した[39]．この改良分類法は日本手外科学会先天異常委員会により手が加えられ日本手外科学会IFSSH改良分類法（日本手外科学会改良分類法）として報告され，本邦において広く用いられている[40]（その後も改訂されている）．IFSSH分類原法では，Ⅰ．形成障害（発育停止），Ⅱ．分化障害，Ⅲ．重複，Ⅳ．過成長，Ⅴ．低成長，Ⅵ．絞扼輪症候群，Ⅶ．骨系統疾患および症候群の部分症に先天異常を大別して体系化を図っている．日本手外科学会IFSSH改良分類法（日手会改良分類法）での，大きな改良点は2つある．その一つはIFSSH分類原法におけるⅢ．重複に分類される中央列多指症，Ⅱ．分化障害に分類される合指症，およびⅠ．形成障害（発育停止）の中の縦軸形成障害に分類される裂手症に関するものである．これらの異常は胎生の同一時期に加わった同一の原因により発現するにもかかわらずそれぞれ別のカテゴリーに分類されている．日手会改良分類法では，これらの変形を指列誘導異常という単一のカテゴリーに加えて独立させた．もう一つは，IFSSH分類原法でそれぞれ別のカテゴリーに分類されている合短指症，非定型的裂手症と横軸形成障害をⅠ．形成障害（発育停止）の横軸障害の一項目としてまとめた点である．

Manskeらは，2009年にIFSSH分類原法の問題点を指摘して，わずかな変更を提案している[2]が，これらの問題点は日手会改良分類法ではすでに変更改良されている．ひるがえって，これらの分類法の改良の流れとは別に，病態の解明が不完全な現時点では分類は解剖学的な変形の記述のみにとどめるべきであるという意見もある．同時に発生学の知識を全面的に取り入れた全く新しい分類法の試みも行われている[41]．Obergらの分類法がその1例である．彼らは，上肢の発達分化を3次元に分けて考えた．すなわち，橈尺側方向，近位遠位方向，それに掌背側方向である．上肢では，初めに上腕が形成されて次に前腕が形成される．次の時期に手板が形成され手板の分化が始まる．これらの発達時期の上肢を先の3つの方向に分けてどの部位に障害が強く起こっているかにより分類しようと試みている．この分類は上肢の発達段階の障害を3次元に分けて表現した形態学的分類と言える．従来からの分類法では，臨床像や病態の似ている先天異常をグループに分けて各疾患の概念と範疇を検討し，病名を決めて分類してきた．そのため疾患名あるいは分類上の名称からその疾患の特徴と範囲を想定できた．しかし，Obergらの新分類ではこの疾患の範疇を発達時期で分けたため，この新分類法に基づいた疾患名を言っても，ある範囲の疾患の一部のみを意味する可能性がある．このことは，分類上の項目が病気の特徴と範囲を示すという現在の分類法の最大の利点を失うことを意味する．

Obergらの新分類法は臨床的に実際に広く用いるには無理があるように思われるが，長所は掌背側方向の異常を分類に取り込んだことである．この点は現在の日手会改良分類法には記述がなく，改良しなければならない．本書では，日本手外科学会改良分類法に掌背側の分化の異常と爪の異常の分類などの変更を加えた著者の新たな改良分類法に沿って疾患を説明する．

E 手の先天異常の治療の原則

手の先天異常そのものは，命にかかわる病気ではないので，治療をせず放置することもできる．治療の目的は，手の機能・整容を改善することにより，患者の命の質，生活の質（quality of life：QOL）を上げることである．そのためには，まず手術を含めた治療をすべきか否かを判断することになるが，患児（乳児や幼児）自身ではその判断はできない．患児の両親や家族のなかで相談して決めることになる．判断が難しく，決められない場合には経過をみるのも一つの方法である．また外科的治療には限界があり，手術を行っても正常にはならないことを患児

とその家族は理解している必要がある．しかし，手術によってしか得ることのできない多くの利点もある．治療を決める場合には，主治医は家族とよく相談することが大切である．手の先天異常の治療の選択にあたって最も大切なのは，疾患と治療内容に対する家族の理解である．

手の先天異常の多くは，多指症や合指症などのように生下時から変形がありその後も変形が変わらない疾患である．しかし，短指症や屈指症のなかには生下時には変形が明らかではなく，成長過程で変形が明らかになりその後も変形が進行する例もある．生下時から変形があるが，その後も変化しない疾患では，家族と相談のうえ適切な手術時期を選択することになる．その場合，家族はなるべく早期の手術時期を望むが，時期が早すぎると手技的に困難である．一方，手術時期が遅すぎると再建した指を患児が用いないなどの適応困難を生じる．手術時期の遅れは患児に不必要な心理的負担を強いる可能性もある．つまみ動作が不可能な例でつまみ機能再建を行う場合や，放置した場合に成長障害や二次的変形をきたす可能性がある場合には手術を早めに行う．短指症などでは成長完了まで変形増強の可能性があるので，成長完了直前まで待って手術を行うことにより変形の再発を予防できる．一方，同じ短指症でも三角状骨を伴うものでは，早期に成長線の骨性架橋を切除することにより，骨成長による自然矯正が期待できる．その場合には術後に十分な骨成長期間が必要になる．両手罹患，複数肢罹患，および肘や肩関節の罹患例では複数回の手術が必要である．複数指や複数肢の手術を同時に行うなどして，手術回数を減らす工夫も必要である．腱移行などを行う場合には，術前に適切な評価を行い，術後のリハビリテーションを円滑に進めるために患児の協力が得られるまで待つ必要もある．心疾患や呼吸器疾患などの四肢以外の器官の合併症の治療が優先される場合もある．乳幼児の場合，正確な方向のX線像を得ることがしばしば困難である．指の偏位の評価などでは手の正面X線像ではなく，罹患指の正確な正面X線像を撮影して評価する必要がある．これらのことを考慮して全体の治療計画を立てることが大切である．

■ 文献

1) Oberg KC, Greer LF, Naruse T: Embryology of the upper limb: the molecular orchestration of morphogenesis. Handchir Mikrochir Plast Chir 36：98-107, 2004
2) Manske PR, Oberg KC: Classification and developmental biology of congenital anomalies of the hand and upper extremity. J Bone Joint Surg Am 91 Suppl 4：3-18, 2009
3) Ng JK, Kawakami Y, Büscher D, et al: The limb identity gene Tbx5 promotes limb initiation by interacting with Wnt2b and Fgf10. Development 129：5161-5170, 2002
4) Boehm B, Westerberg H, Lesnicar-Pucko G, et al: The role of spatially controlled cell proliferation in limb bud morphogenesis. PLoS Biol 8：e1000420, 2010
5) Barrow JR, Thomas KR, Boussadia-Zahui O, et al: Ectodermal Wnt3/beta-catenin signaling is required for the establishment and maintenance of the apical ectodermal ridge. Genes Dev 17：394-409, 2003
6) Kawakami Y, Capdevila J, Büscher D, et al: WNT signals control FGF-dependent limb initiation and AER induction in the chick embryo. Cell 104：891-900, 2001
7) Müller W: Die angeborenen Fehlbildungen der menschlichen Hand. Leipzig: Georg Thieme; 1937
8) Blauth W, Gekeler J: Zur Morphologie und Klassifikation der Symbrachydaktylie. Handchirurgie 3：123-128, 1971
9) Bavinck JN, Weaver DD: Subclavian artery supply disruption sequence: hypothesis of a vascular etiology for Poland, Klippel-Feil, and Möbius anomalies. Am J Med Genet 23：903-918, 1986
10) 荻野利彦, 石井清一, 三浪三千男, 他：上肢尺側列形成不全の発現様式．臨整外 13：997-1003, 1978
11) Ogino T, Kato H: Clinical and experimental studies on ulnar ray deficiency. Handchir Mikrochir Plast Chir 20：330-337, 1988
12) 荻野利彦：特集／四肢先天異常診療マニュアル：尺側列形成障害．PEPARS 5：25-31, 2005
13) Kato H, Ogino T, Minami A, et al: Experimental study on radial ray deficiency. J Hand Surg Br 15：470-476, 1990
14) Otsuji M, Takahara M, Naruse T, et al: Developmental abnormalities in rat embryos leading to tibial ray deficiencies induced by busulfan. Birth Defects Res A Clin Mol Teratol 73：461-467, 2005
15) Barsky AJ: Cleft hand: classification, incidence, and treatment. Review of the literature and report of nineteen cases. J Bone Joint Surg Am 46：1707-1720, 1964
16) 荻野利彦：裂手症の成立機序に関する研究—多指症および合指症の関与について—．日整会誌 53：535-543, 1979
17) 荻野利彦, 石井清一, 三浪三千男, 他：裂手症と多指症との関連．整形外科 28：1508-1511, 1977
18) Ogino T, Kato H: Cleft hand without absence of a finger. Handchir Mikrochir Plast Chir 20：184-188, 1988
19) Ogino T: Cleft hand. Hand Clin 6：661-671, 1990
20) Ogino T: Clinical features and teratogenic mechanisms of congenital absence of digits. Dev Growth Differ 49：523-531, 2007
21) Ogino T: Teratogenic relationship between polydactyly, syndactyly and cleft hand. J Hand Surg Br 15：201-209, 1990
22) Naruse T, Takahara M, Takagi M, et al: Early morphological changes leading to central polydactyly, syndactyly, and central deficiencies: an experimental study in rats. J Hand Surg Am 32：1413-1417, 2007
23) Naruse T, Takahara M, Takagi M, et al: Busulfan-induced central polydactyly, syndactyly and cleft hand or foot: a common mechanism of disruption leads to divergent phenotypes. Dev Growth Differ 49：533-541, 2007
24) Ianakiev P, Kilpatrick MW, Toudjarska I, et al: Split-hand/split-foot malformation is caused by mutations in the p63 gene on 3q27. Am J Hum Genet 67：59-66, 2000
25) Duijf PH, van Bokhoven H, Brunner HG: Pathogenesis of split-hand/split-foot malformation. Human Mol Genet 12：R51-60, 2003
26) Patterson TJ: Congenital ring-constrictions. Br J Plast Surg 14：1-31, 1961
27) Kino Y: Clinical and experimental studies of the congenital constriction band syndrome, with an emphasis on its etiology. J Bone Joint Surg Am 57：636-643, 1975

28) Ogino T, Minami A, Fukuda K, et al: Congenital anomalies of the upper limb among the Japanese in Sapporo. J Hand Surg Br 11：364-371, 1986
29) Giele H, Giele C, Bower C, et al: The incidence and epidemiology of congenital upper limb anomalies: A total population study. J Hand Surg Am 26：628-634, 2001
30) Ekblom AG, Laurell T, Arner M: Epidemiology of congenital upper limb anomalies in 562 children born in 1997 to 2007: A total population study from Stockholm, Sweden. J Hand Surg Am 35：1742-1754, 2010
31) Swanson AB, Swanson GD, Tada K: A classification for congenital limb malformation. J Hand Surg Am 8：693-702, 1983
32) Barsky AJ: Congenital Anomalies of the Hand and Their Surgical Treatment. Springfield, Illinois, Charles C Thomas, 1958
33) Entin MA: Congenital anomalies of the upper extremity. Surg Clin North Am 40：497-515, 1960
34) Swanson AB, Barsky AJ, Entin MA: Classification of limb malformations on the basis of embryological failures. Surg Clin North Am 48：1169-1179, 1968
35) Flatt AE: A test of a classification of congenital anomalies of the upper extremity. Surg Clin North Am 50：509-516, 1970
36) Swanson AB: A classification for congenital limb malformations. J Hand Surg Am 1：8-22, 1976
37) 荻野利彦, 石井清一, 三浪三千男, 他：Swanson 分類による当科における上肢先天奇形の分析. 臨整外 13：568-575, 1978
38) Miura T: A clinical study of congenital anomalies of the hand. Hand 13：59-68, 1981
39) 荻野利彦, 大塩至, 三浪明男, 他：当科における上肢先天奇形の分析—Swanson 改良分類法の試み—. 日手会誌 2：909-916, 1986
40) 日本手の外科学会先天異常委員会：手の先天異常分類マニュアル. 日手会誌 13：455-467, 1996
41) Oberg KC, Feenstra JM, Manske PR, et al: Developmental biology and classification of congenital anomalies of the hand and upper extremity. J Hand Surg Am 35：2066-2076, 2010

column Teratogenic sequence

　Müller[1]は，1937年に出版した"Die angeborenen Fehlbildungen der menschlichen Hand"（ヒトの手の先天異常）という著書の中で，同じ先天異常の異なる表現型を重症度順に並べる原則を示した．彼は，それをTeratologische Reihe（Teratogenic sequence，生物奇形学的連続あるいは，生物奇形学的な一連の変化）と呼んだ．この奇形学的な一連の変化をみると，表現型（あるいは外見上の変形）が大きく異なる軽症例と重症例が同じ機序で発現している可能性を示しており，ある種の先天異常の概念を理解するのに有効であった．奇形学的な一連の変化は，symbrachydactyly，母指形成不全，三指節母指，母指多指症，中央列多指症，合指症，裂手症にも応用された．以下に示す例がそれに相当する．

❶母指多指症の Wassel 分類[2]
　1型：末節骨の分岐
　2型：末節骨の重複
　3型：基節骨の分岐
　4型：基節骨の重複
　5型：中手骨の分岐
　6型：中手骨の重複

❷母指形成不全の Blauth 分類[3]
　1度：母指の軽度の低形成
　2度：母指球筋が低形成のため対立運動が障害される
　3度：第1中手骨の基部の欠損を伴う
　4度：自動運動のみられない浮遊母指
　5度：母指の完全欠損

❸symbrachydactyly の日本手外科学会の分類[4]，Blauth 分類，それに Sugiura 分類
　① 末梢低形成型
　② 合短指型（いわゆる合短指症）
　　1）三指節型
　　2）二指節型
　　3）一指節型
　③ 四指型
　④ 三指型
　⑤ 二指型
　⑥ 単指型
　⑦ 無指型
　⑧ 中手型
　⑨ 手根型
　⑩ 手関節型
　⑪ 前腕型
　⑫ 肘型
　⑬ 上腕型
　⑭ 肩型

■ 文献
1) Müller W: Die Angeborenen Fehlbildungen der Menschlichen Hand. Georg Thieme, Leipzig, 1937
2) Wassel HD: The results of surgery for polydactyly of the thumb. A review. Clin Orthop Relat Res 64：175-193, 1969
3) Blauth W: Der hypoplastische Daumen. Arch Orthop Unfallchir 62：225-246, 1967
4) 日本外科学会先天異常委員会：手の先天異常分類マニュアル 改訂版2012年．（http://www.jssh.or.jp/index.html より）

第1章 形成障害(発育停止)
failure of formation of parts

手の先天異常：国際手外科学会連合分類日本手外科学会改良法改訂版(荻野利彦, 2014)と各疾患の治療法
The Japanese Society for Surgery of the Hand Modification of the IFSSH classification revised by Ogino T (2014)

　日本手外科学会の改良分類法における国際手外科学会連合(IFSSH)の分類法との違いは，「Ⅳ. 指列誘導異常」という新しい大項目を加えたことと，骨の低形成が上肢を横断するように出現する異常，すなわち，Blauthらの言うsymbrachydactylyに含まれる異常である合短指症，非定型的裂手症と単指型や無肢型の横軸形成障害をすべて「Ⅰ. 形成障害(発育停止)」のなかの一項目である横軸(横断性)形成障害としてまとめた点である．日本手外科学会改良分類法2000年度版からの改訂は，①手の掌側に背側の性状の皮膚が存在する異常(背側の重複)，あるいは，手の背側に掌側の性状の皮膚が存在する異常(掌側の重複)を持つ先天異常の分類項目を「Ⅲ. 重複」の項目のなかに設けたこと，②爪の欠損と変形をそれぞれ「Ⅰ. 形成障害(発育停止)」と「Ⅱ. 分化障害」の項目内で細分類したこと，現在まで手の変形が分類不能であった③尺側裂手症(しばしば背側重複と同一変形である)と，④片側罹患で手全体の低形成を伴った指列誘導異常(中央列の多指症，合指症，指欠損)を臨床像の類似点から「Ⅳ. 指列誘導異常」のなかに加えたことである．以下この分類法に沿って，主に疾患の分類などの歴史と問題点，臨床像と治療法について述べる．

　ヒトの上肢を木に例えると，木の芽が発育してこなかった，あるいは木の枝が発育してこなかった変形がここに入る．低形成が上肢を横断するように出現する異常が横軸(横断性)形成障害であるのに対して，上肢の縦軸方向に低形成が限局して出現するのが縦軸(長軸)形成障害である．

A　横軸(横断性)形成障害(いわゆる合短指症)
transverse deficiencies (symbrachydactyly)

■ 臨床像

　1921年にPol[1]が合指症を伴う中節骨形成障害をsymbrachydactylyと呼んで以来，symbrachydactylyは，片側性に発症し，手の骨格の低形成，皮膚性合指症，矮手症を特徴とする先天異常として知られている．Müller[2]は，この先天異常の概念を広げて，単純な合短指症から，非定型的裂手症，それに指の全欠損に至る手の変化をsymbrachydactylyの範疇に統合し，その本態を骨の低形成を基盤に発生する欠指症であると考えた(図1)．Blauthら[3]は同じ考えのもとにsymbrachydactylyを短指型，非定型的裂手型，単指型，無指型の4型に分類した(図2)．このsymbrachydactylyの概念の中では，軽症例と重症例の形態があまりにも異なることから，これらの先天異常を同一範疇の異常として扱うことには長年同意が得られなかった．しかし，臨床例の分析結果の積み重ねで，外見上大きく異なる先天異常の症例の臨床像に多くの共通性があることが明らかになった．すなわち，片側罹患，罹患手の骨の低形成，矮手症，大胸筋欠損の合併の可能性が明らかになったのである．それぞれの型の間には移行型があり，明確に分類することが困難な例があることもわかった．また，軽症例では中節骨や中手骨などの低形成が手を横断するように発現する特徴〔横軸(横断性)形成障害〕があることがわかり，徐々にこの考えが受け入れられた[4-7]．狭義の合短指症，すなわち短指型の出現頻度は1万～10万人に1人の割合である．合指症を示す奇形全体の2.5～13.5%に

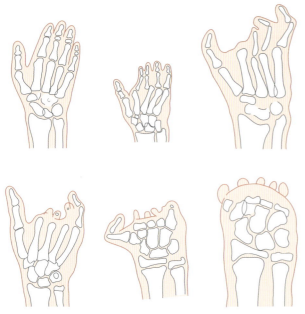

図1 symbrachydactyly の概念[2]（総論の図6を再掲⇒3頁）
Müller（1936）は単純な合短指症から，非定型的裂手症，あるいは指の全欠損に至る手の変化を symbrachydactyly の範疇に統合し，その本態を骨の低形成を基盤に発生する欠指症であると考えた．

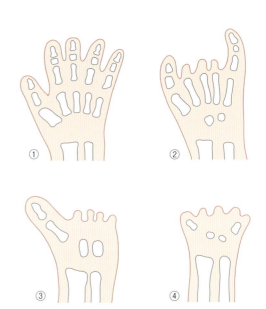

図2 合短指症の Blauth 分類（総論の図7a を再掲⇒4頁）
Blauth らは symbrachydactyly を，①短指型，②非定型的裂手型（2指型），③単指型，④無指型の4型に分類した．

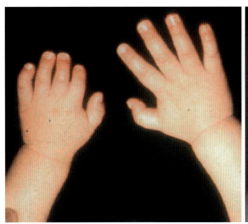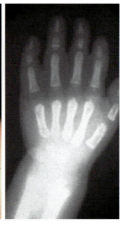

図3 合短指症の典型例
最も軽症の，指が短く皮膚性合指症を伴う短指型は，従来合短指症と呼ばれていた異常である．

Poland 症候群（大胸筋欠損の合併例）がみられる．男女差では，男性に多く，遺伝性は認められない．

　Symbrachydactyly には種々の程度の骨の低形成が観察される．しかし，骨の低形成が高度な例においても軟部組織は比較的保たれており，指がほとんど欠損しても爪や痕跡指などが残っている．前述のように，このことから Müller は，Symbrachydactyly の指列の低形成は骨原基の分化の障害の結果で発現すると考えた．最も軽症の，指が短く皮膚性合指症を伴う短指型は，従来合短指症と呼ばれていた異常である（図3）．Sugiura[8] はこの短指型の骨の低形成を3型に分けた．すなわち，各指列の中節骨は短縮するが指節骨は3つある3指節型，中節骨の低形成が高度になりついには中央指列の中節骨が欠損して指節骨が2つになる2指節型，また中央指列の指節骨が1つしかない1指節型である（図4）．指列の低形成の進展には一定の規則があり，中節骨短縮，中節骨欠損，基節骨欠損，中手骨短縮，中手骨欠損の順に重症になる（図5）．これらの骨短縮を指列別にみると，中央指列で著明であるが，X線像ではすべての型において小指と母指にも骨の低形成が観察される．すなわち，短指型で観察された指の低形成は中央3指列で強く，次に小指で，母指の低形成が最も軽度である（図6，7）．したがって，指の低形成が順に進行すると中央3指列が欠損して，母指と小指のみが残る非定型的裂手型に至る（図8）．低形成が進行すると小指が欠損して，母指のみ残る単指型に至る（図9）．さらに進行すると母指が欠損して無指型になる（図10）．指節骨がすべて欠損した指では，中手骨が低形成となり短縮した中手骨や骨端線のない中手骨がみられる．骨の欠損は重度になるに従って中手骨，手根骨，前腕骨，肘関節など近位に及ぶ[9]（図11〜14）．そ

A. 横軸(横断性)形成障害(いわゆる合短指症)

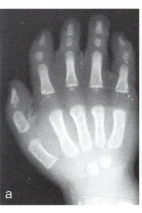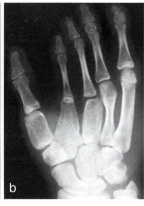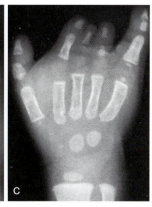

図4 横軸(横断性)形成障害の短指型の指節骨の低形成(杉浦の分類)(総論の図8を再掲⇒4頁)

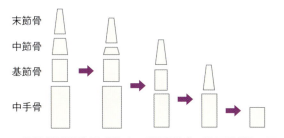

図5 横軸(横断性)形成障害の指低形成の進展(総論の図9を再掲⇒4頁)

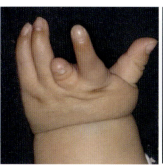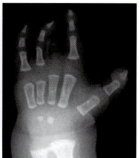

図6 4指型

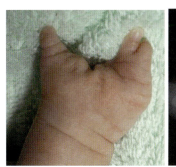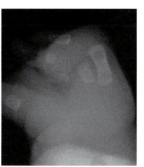

図7 3指型

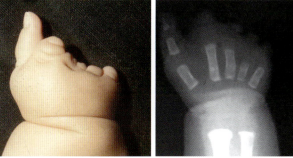

図8 2指型(総論の図10を再掲⇒4頁)

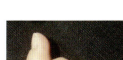

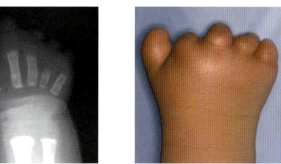

図9 1指型(単指型)

図10 無指型

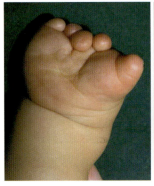

図11　中手型

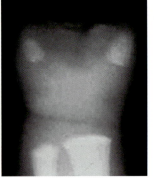

図12　手根型

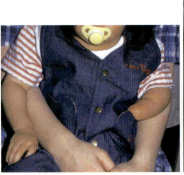

図13　手関節型

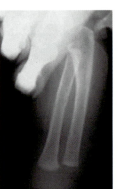

図14　前腕型(a)と肘型(b)

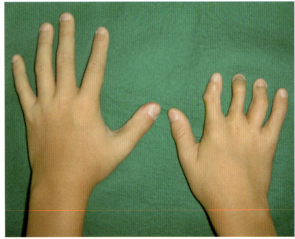

図15　横軸(横断性)形成障害の罹患手でみられる手の低形成

の際に欠損部の近位の上肢に骨の低形成が認められる．この骨の低形成がみられる点が，類似の切断状態を呈する絞扼輪症候群の切断型との大きな違いである(図15)．

■ 分類[10]

1)末梢低形成型

合短指症では中節骨の低形成が優位であるのに対して，末梢低形成型では末梢の指節骨の低形成がより優位である(図16)．したがって末節骨の低形成や欠損を伴い，合指症を認めず爪の欠損が高率に認められる．指は先細りになり，指関節の伸展位強直が合併する．

2)いわゆる合短指症

典型例では示指から小指にかけての中節骨の低形成と皮膚性合指症を伴う．合指症の程度はさまざまであり，軽度のみずかき形成から指先まで癒合するものまである．指節骨の変化は軽症例では中節骨の短縮，重症例では中節骨欠損さらには2つの指節骨が欠損する．指節骨の低形成の程度は中央指列で強い．したがって重症例では中央3指列で指節骨が欠損し，母指および小指が残存し，2指型に移行する(図6〜8)．

3)4指型(図6)

示指から環指のいずれか1指列の指節骨が全欠損する．

4)3指型(図7)

示指から環指のいずれか2指列の指節骨が全欠損する．

5)2指型(図8)

示指から環指の3指列の指節骨がすべて欠損する．従

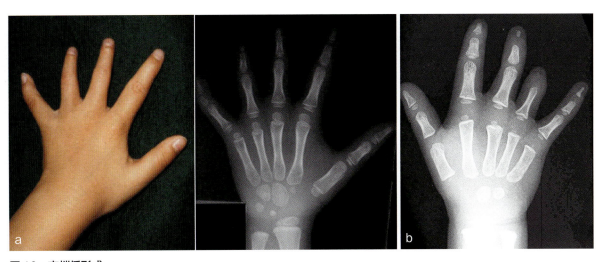

図16 末梢低形成
末梢の骨の低形成がより優位であり，末節骨の低形成や欠損を伴う．合指症を認めず爪の欠損が高率に認められる．

来，非定型的裂手症と呼ばれていた異常であるが，定型的裂手症と同一範疇の異常ではないため，用語として適切でないと考えられ，国際手外科学会連合(IFSSH)先天異常委員会からこの用語を使用しないようにとの通達が手外科関連の雑誌に掲載されている[11]．

6) 1指型(単指型)(図9)

示指から小指の指節骨がすべて欠損する．母指の指節骨は存在する．4指型から単指型では，指節骨が全欠損した以外の指列においても指節骨短縮や欠損が認められる．

7) 無指型(図10)

全指の指節骨がすべて欠損する．多くは中手骨に低形成があり中央指列でその程度が強い．Blauth の無肢型は，全指欠損より重症の変形に対する総称である．

8) 中手型(図11)

中手骨の一部が残存し，その末梢が欠損する．

9) 手根型(図12)

手根骨の一部が残存し，その末梢が欠損する．

10) 前腕型(図13，14a)

前腕の一部あるいはすべてが残存し，その末梢が欠損する．

11) 肘型(図14b)

前腕骨がすべて欠損する．

12) 肘上型

上腕骨の一部が残存し，その末梢が欠損する．

■ 合併症

合併症として，大胸筋欠損，乳房の形成障害，肋骨欠損，肺ヘルニア，右胸心，肩甲骨高位，脊椎奇形，腎奇形などがある．先天性両側顔面麻痺(facial diplegia)を呈する Möbius 症候群の合併もある[12]．また，Poland 症候群に合併して発症した白血病の報告が散見される．

横軸(横断性)形成障害に大胸筋欠損を合併すると

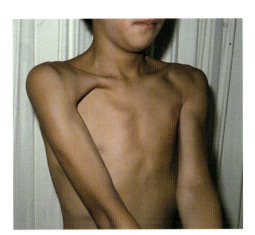

図17 横軸(横断性)形成障害に合併する大胸筋欠損(総論の図13を再掲⇒5頁)
大胸筋欠損を合併した場合には Poland 症候群と呼ばれる．

Poland 症候群と呼ばれる(図17)．大胸筋の欠損は主に胸肋部に起こり，鎖骨部は欠損しないことが多い．典型的な Poland 症候群では手の変形は短指型である．大胸筋欠損が合併する例では，手の低形成は軽度のことが多い．大胸筋欠損の合併の有無により，手の骨の低形成の発現パターンに差がみられることはない．また，横軸(横断性)形成障害の軽症例では右側罹患の頻度が高いのに比べて，重症例では左側罹患の頻度が高い．両側例はきわめて稀で Hanhart 症候群と呼ばれる[13](図18)．

Poland 症候群の発生原因については，いくつかの説がある．Lewis[14]によると胎生6週で指放線が形成され，大胸筋と小胸筋が分かれて，胸骨と肋骨に付くが，この付着がうまくいかないことによって胸筋が欠損する．Brown ら[15]は第7，8myotome の欠損により小胸筋と大胸筋の下方の欠損が起こると考えた．Epstein ら[16]は上皮間葉の相互作用により合指症が形成されるが，その際，前胸部の間葉細胞が上肢を形成する間葉の欠損を修復するために，胸筋が欠損すると考えた．その

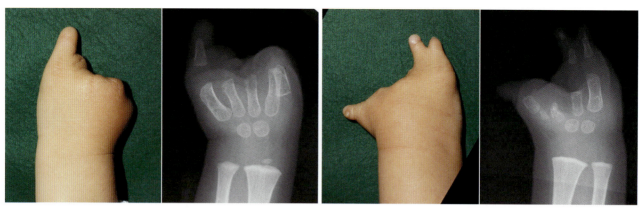

図18 Hanhart症候群：横軸（横断性）形成障害の両上肢罹患例

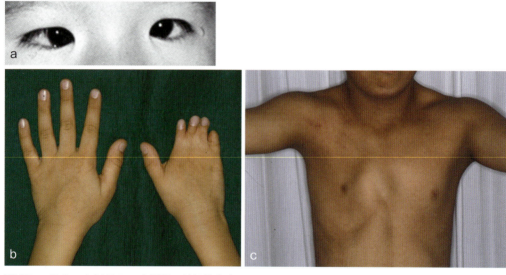

図19a Poland-Möbius症候群の外転筋麻痺
両外転筋麻痺による内斜視が認められる．
図19b Poland-Möbius症候群を伴った合短指型の横軸（横断性）形成障害
右手の合短指症と低形成が著明である．
図19c Poland-Möbius症候群に合併した大胸筋欠損
右手の合短指症と同側に大胸筋欠損を伴う．

表1 Poland-Möbius症候群における脳神経麻痺：（　）内は片側罹患例

3	動眼神経	3 （1）
4	滑車神経	2
5	三叉神経	3
6	外転神経	16
7	顔面神経	21 （3）
9	舌咽神経	3
10	迷走神経	3
11	副神経	1
12	舌下神経	5 （1）

他，胎生早期の間葉の局所的な欠損と考えているものもある．

前述のようにPoland症候群には，Möbius症候群を合併することがある（表1）．その場合，Poland-Möbius症候群と呼ばれる（図19）．顔面筋の麻痺のために笑い顔を作ることができない．Möbius症候群は，合短指症を合併することが知られている．Herrmannら[17]はMöbius症候群とPoland症候群の臨床像に共通性があることから，両者は同じ先天異常症候群の異なった範囲を意味しているものと考えた．両者が合併した例が，1971年のGütermannの第1例目の報告[18]から1984年の間に20例報告されている．合短指症を合併する19例の手の変形をみると，短指型：16手，単指型：2手，無指型：1手であった．軽症の合短指症の合併が多い．顔面の神経麻痺の分布を正確にみると，片側例もあり，動眼神経や外転神経にも麻痺が出現している．従来，Möbius症候群の顔面筋の異常は神経麻痺によるものと考えられてきたが，大胸筋や，下顎の低形成を合併することから合短指症を合併する中胚葉の障害に起因する筋の形成障害であると考えている研究者も少なくない．Möbius症候群のなかには，脳神経の異常がみられたも

のと，みられなかった例がある．また，筋電図学的検討で神経原性の所見が得られた例と筋原性の所見が得られた例があることから，Hansonら[19]は複数の原因により顔面筋の異常が起こっている可能性を指摘している．大胸筋欠損の症例で急性リンパ性白血病を罹患しやすいという報告[20]もある．

■ 鑑別診断

1)短指症
短指症ではほとんどの場合に指節骨の短縮が指を横断するように出現しない．指節骨の横径が減少する骨の低形成も多くの場合みられない．手の低形成がないことにより診断できる．

2)絞扼輪症候群の切断型
絞扼輪症候群の表現型の絞扼輪，リンパ浮腫，先端合指症が合併していることや，指切断の近位に骨の低形成がないことで診断ができる．しかし，絞扼輪症候群の年長児や成人例で環指の先端に切断や先端合指症がある例では，第4中手骨の低形成が認められることがある．しかし，この中手骨の低形成が複数指に発現して，骨の低形成が手を横断するようにみえることはない．

3)合指症，裂手症
これらの例では，指の低形成，矮手症，痕跡指がないことにより診断できる[21]（図15，および総論の図12⇒5頁，図38⇒13頁を参照）．

■ 治療
治療にあたっては，家族内発生がないこと，健側と比べた矮手症の程度は成長によって変化しないこと，狭義の合短指症（合短指型）では指間分離術が複数回必要になること，合指症の分離術により手の機能が改善すること，つまみ動作が不可能な例では，再建可能な場合には再建術が有用であること，片側罹患のために放置した場合でも成長すれば日常生活動作のほとんどで困らないこと，大胸筋欠損は特に女児では思春期以降に胸郭変形と乳房の低形成が整容上問題になることなどを患児あるいはその家族に説明する．大胸筋欠損は機能障害をきたさないので，機能再建の必要はないが，女児の場合は整容的な改善のため手術が行われることがある．

1)合短指型の治療
典型的な合短指型では，他の合指症と同様に指間分離術が必要である．複数指間の分離を行うので，手術を2回に分けて行う．第1指間が非常に狭く母指を用いるつまみ動作に障害があれば，1歳以前に第1指間を分ける．母指を用いるつまみ動作に障害がなければ，癒合の程度にもよるが，2歳頃に初回の指間分離手術を行う．通常は，示指と中指，環指と小指間の2か所を初回手術で分離する．2回目の手術で，母指と示指間のみずかき形成の分離と，中指と環指間の分離を行う．2回目の手術の際には，中指と環指の指間の深さを，すでに分離している隣接指間の中間の高位になるようにすると深さの調節が容易である（図20）．分離法は，背側長方形皮弁で指間を形成し，掌側はジグザグ皮切，背側は直線の皮切で指を分ける．皮膚性合指症の程度が軽い場合は，掌背側ともに直線の切開で分離する．皮膚欠損部は遊離全層植皮で被覆する．手および採皮部の手術瘢痕と周囲の皮膚の移動性が回復して，再度の採皮が可能になってから2回目の手術を行う．2回の手術は初回手術から8か月から1年以上あけることになる．3歳までに手術を終わらせると，ほとんどの患児は手術のことを覚えていない．

2)横軸(横断性)形成障害の合短指型に合併する異常とその対策

a)指動脈の遠位分岐
合短指型では癒合している隣接指との間で総指動脈から固有指動脈への分岐部が遠位に移動していることがある（図21）．とりわけ，手全体の低形成があり手が小さい例ではその頻度が高い．その場合には指を分離する場合に一側の固有指動脈を結紮する必要がある．その際には，次の手術で同じ指の反対側の指動脈を結紮しないようにする．また，遠位分岐の程度が軽度であれば，血管の分岐部に少し緊張が加わるが，血管を結紮しないでそのまま，背側皮弁を指間に入れて分離することも可能である．

b)DIP関節の多方向性不安定性
指の低形成が強くなるに従ってDIP関節の多方向への不安定性の発現頻度が増加する（図22）．指尖まで指が癒合しているときには，不安定性がはっきりわからないが，指分離後に明らかになることもある．通常は癒合指を分離しても，患児は，不安定な指を用いないで他の指と母指の間で物をつまむことが多い．家族が治療を希望することは少ないが，患児が10歳頃を過ぎると自分で不自由を訴えることがある．その場合は，靱帯による指関節の安定化は困難であり，成長線を残してDIP関節固定術を行う（図23）[22]．軟骨の切除により指が1～2mm短縮するが，屈曲位が矯正されることで相殺され，実際には指短縮はほとんど問題にならない．本手術の適応年齢は骨の低形成の程度によるが，指節骨の大きさが，軟鋼線やKirschner鋼線の刺入が可能になり，関節固定部の曲げと回旋が予防できるようになれば手術は可能である．

c)指の近位の骨性支持の不足
爪と末節骨が残っている癒合指の近位の中節骨や基節骨の低形成が高度であったり，欠損したりしていることがある．この場合，癒合指を分離すると指の近位には骨

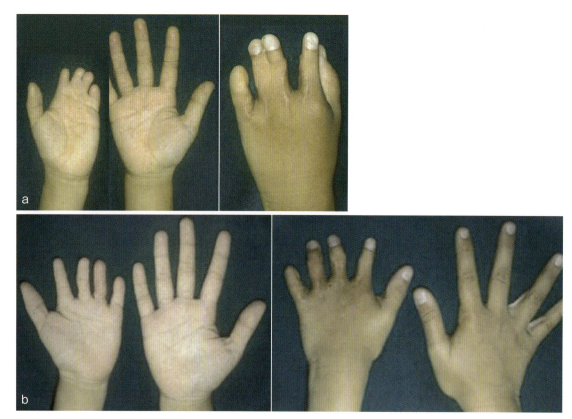

図20　合短指型の2期的指間分離
a：初回分離術．第2指間と第4指間を分離して遊離植皮で被覆した．指間はやや深めに形成してある．
b：二期手術術後．第3指間の分離を後にすると指間の高さが決めやすい．

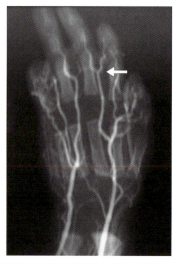

図21　合短指型における指動脈の遠位分岐
総指動脈から固有指動脈への分岐高位が遠位に移動している．

性支持がないために，術後には浮遊指となることが危惧される(図24a)．このような場合には，末節骨しかない指を切除して指分離を進める方法と，足趾の遊離趾節骨移植などをあらかじめ行い，骨性支持が得られた時期に指を分離する方法がある．

　足趾の遊離趾節骨移植術と合指症分離術の併用では，まず第4趾の基節骨を骨膜と靱帯をつけたまま採取する．癒合指の基節部の低形成のある部位を縦切開で展開して，中節骨や基節骨の遺残軟骨があればこれを切除する．切除した部分に足趾からの遊離趾節骨を移植し，近位はMP関節の関節包を再建する．遠位は，末節骨と骨癒合するように骨接合をする(図24b，c)．伸筋腱などを元に戻して創を閉じる．1年程度待機して，移植骨内に血行が再開した頃に，指分離術を行う(図24d，e)[23]．足趾の遊離趾節骨移植術後1年位で骨シンチグラフィを行うと血行再開が認められる．

3) つまみ動作が不可能な例に対する治療

　単指型および無指型ではつまみ動作や，握り動作が不可能であり，つまみ機能再建術が適応になる．つまみ機能の再建法としては，指節化術(phalangization)，指延長術，足趾からの自家遊離趾節骨移植術，および血管柄付き趾移植術などがある．これらの方法を組み合わせて行うことによりつまみ機能を再建する．その場合，各術式の長所と短所を平易な言葉で患児あるいは家族に説明し，十分な理解を得る必要がある．骨化の遅延があるため中手骨の輪郭がはっきりするまで待って手術を行うこともある．可能であれば就学前に治療を終了することを目指す．一つの方法にこだわらず，各種の方法の組み合せでつまみ動作を獲得することが大切である．

　手関節高位の欠損では特に外科的処置を行わずに経過をみる．片側罹患であるので，ほとんどの日常生活動作が健側手で可能である．就学後に必要になる縄跳び，鉄棒，笛を吹く動作など，そのままでは不可能な動作では，

A. 横軸（横断性）形成障害（いわゆる合短指症) 27

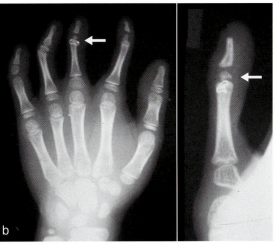
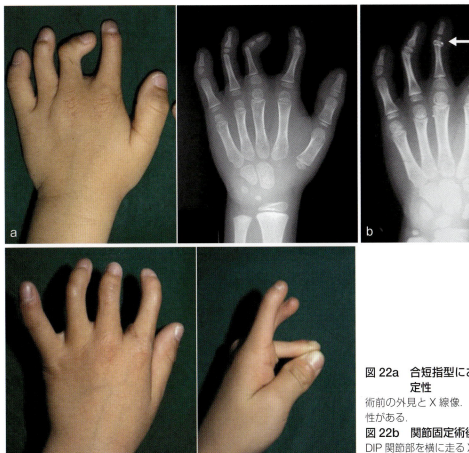

図 22a　合短指型における DIP 関節の多方向への不安定性
術前の外見と X 線像．中指の DIP 関節に多方向性の不安定性がある．
図 22b　関節固定術後の X 線像
DIP 関節部を横に走る X 線透亮部（矢印）は成長線である．
図 22c　術後の外見と機能
中指の DIP 関節の安定性が獲得できている．

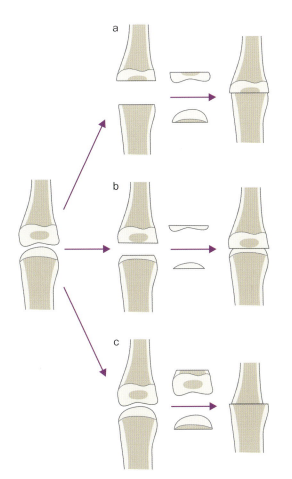

図 23　小児に対する指関節固定術
a：成長線を温存した関節固定．近位の骨幹端と遠位骨の骨端核を癒合させる．
b：軟骨固定術．相対する関節面の軟骨を一部切除して，軟骨面同士を合わせて固定する．
c：関節を切除して固定．成長抑制を目的として行われる．

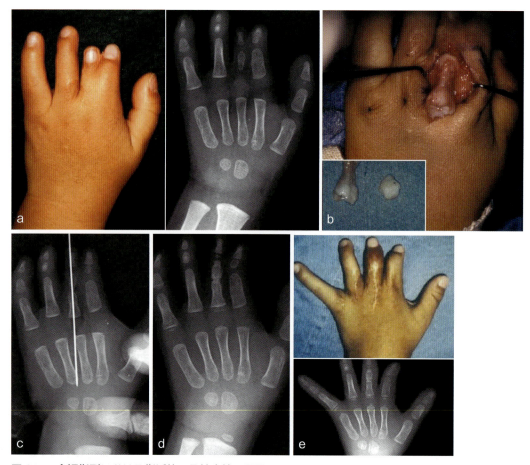

図24a 合短指型における指近位の骨性支持の不足：中指を通常の方法で分離すると，指の不安定性の問題（浮遊指）が生じることが予測される．
図24b 合指症の分離1年前の遊離足指節骨移植
図24c 移植直後
図24d 移植後1年
図24e 指分離後の手の肉眼写真とX線像：遊離移植した足の指節骨骨端線は開存している．

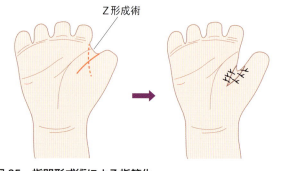

図25 指間形成術による指節化
Z形成術あるいは局所皮弁と遊離植皮を用いて第1指間を深く広くする（phalangization）．

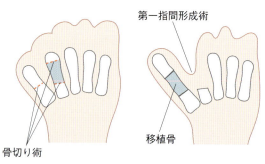

図26 指節骨化（phalangization，造指術）と一期的指延長によるつまみ機能再建術
指節骨化と同時に第2中手骨を切除するとより第1指間を広くできる．切除した第2中手骨を第1中手骨の骨切り部に移植して，母指を延長する方法や腸骨移植を行う方法等がある（一期的延長法）．指の骨の先端に遊離骨移植を行うと小児ではすぐに吸収されて，移植骨は消失する．

自助具などの工夫や片手笛などの使用を考慮する必要がある．全指欠損でも手関節を利用して鉄棒をしたり，ピアノを弾いたり，両手でリボンを結んだりする動作が可能な患児がいる．両親や医師が心配していることを患児自身が克服し，うまく手を使っていることにしばしば遭遇する．子どもの成長をよくみて，支援することも主治医の役割である．知覚のない義手で覆うと手指の多くの機能を失う可能性があるので注意が必要である．前腕より高位の欠損では義手の装着を考慮することもある．

a）指節化術（造指術）

第1中手骨の指節化術では，第1指間の合指症の分離に準じて，Z形成術，示指背側からの回転皮弁と遊離植

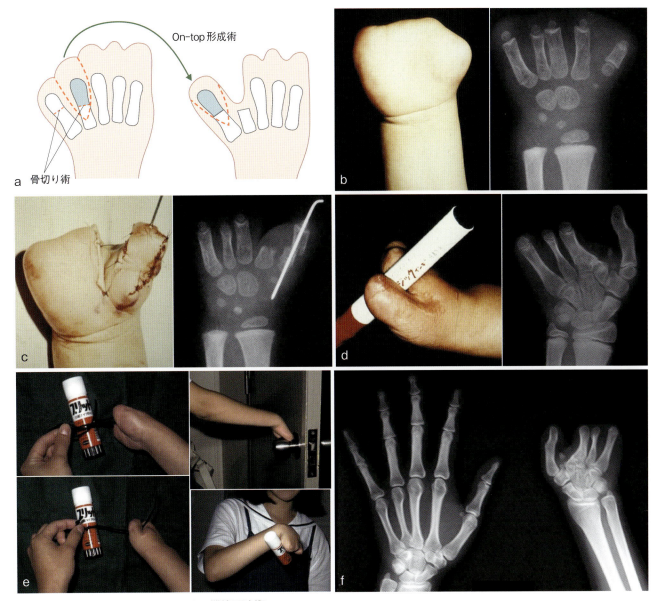

図 27a　On-top plasty によるつまみ機能再建術
図 27b　無指型(2歳)の術前の外見と X 線像
図 27c　On-top 形成術と指節骨化の組み合わせの治療：第 2 中手骨を骨切りして遠位骨片を表面を覆う皮膚とともに第 1 中手骨の遠位端に移動して骨接合した．同時に第 1 指間を深く広くした．
図 27d　術後 8 年(10 歳)の状態
図 27e　術後 20 年(22 歳)の手の機能
図 27f　術後 20 年(22 歳)の手の X 線像

皮の組み合わせ(Brand 法)あるいは掌背側の三角皮弁と遊離全層植皮により母指-示指間の指間を深くする術式を選択する(図 25)．指節化術は他の方法と比べて簡単な術式でつまみ機能を獲得できる．第 2 中手骨を切除すると第 1 指間の形成が容易になる．また，中手骨の延長と組み合わせるとより効果的である(図 26)．第 2 中手骨の遠位部を覆っている局所の皮膚(知覚)をつけて第 2 中手骨を第 1 中手骨の遠位に移動する on-top plasty も第 1 中手骨の指節化術と同様の効果がある(図 27)．移動する指節骨の周囲の軟部組織を過度に剥がしたり，遊離で骨移植をすると移植骨の吸収が起こる危険性が高いので注意する．

b)指延長術

指延長術には一期的な延長法と創外固定器を用いる持続延長法がある[24]．一期的な延長法では，骨切りを行い術中に骨片に牽引を加えて，できた間隙に骨移植を行う．著者らの経験では一期的な延長法で術中に可能な延長距離は通常 1 cm までである．本法を小児に行う場合，軟部組織の圧迫力に対抗できる十分な内固定を行わないと移植骨片の圧壊を生じる．軟部組織の圧迫力に対抗する内固定は，小さいプレートとスクリュー固定，あるいは Kirschner 鋼線固定を用いる．後者を用いる場合には，母床の骨片と移植骨を縦に鋼線で固定する(図 28)．さらに，延長した遠位骨片を隣接中手骨に横方向から鋼線

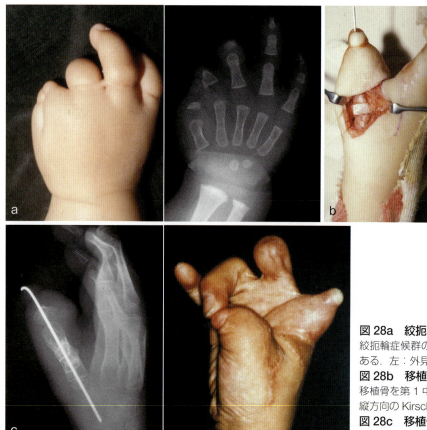

図 28a　絞扼輪症候群の母指短縮に対する一期的延長術
絞扼輪症候群の母指短縮を伴った先端合指症の術前の状態である．左：外見，右：X 線像．

図 28b　移植骨を用いた一期的延長術の術中
移植骨を第 1 中手骨の骨切り部に移植して，母指を延長し，縦方向の Kirschner 鋼線で固定した（一期的延長法）．

図 28c　移植骨を用いた一期的延長術の術後
母指は 6 mm 延長された．

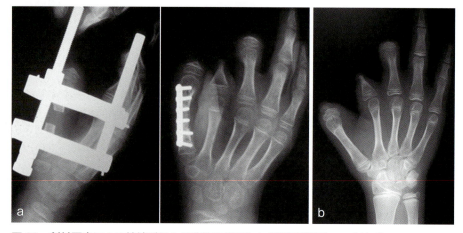

図 29　創外固定による持続延長と骨移植を併用した指延長術（Matev 法）①
a：図 28 で示した絞扼輪症候群の同一母指を再度延長した．Matev の創外固定器で 12 mm 持続延長し，骨移植を行いプレートで固定した．
b：最終観察時の X 線像である．手指の骨の成長は間もなく完了するが延長した第 1 中手骨の成長線の早期閉鎖はみられない．

固定して遠位骨片の近位移動を防ぐ．一方，軟部組織の緊張をとるために軟部組織の剥離を十分に行うと延長は容易になるが移植母床の骨の血行が障害される可能性がある．指延長術の合併症である骨の遷延癒合，短縮，偏位などはほとんどが一期的延長術で生じている．

指の持続延長法には創外固定による指延長器を用いるが，軟部組織の延長を得た後で骨移植を併用する方法と仮骨延長法がある（図 29～33）．手術では骨切り予定線を挟んで遠位と近位にそれぞれ 2 本のピンを刺入する．

小児では Kirschner 鋼線と 15 番の円刃あるいは骨ノミを用いて骨切りを行い，創外固定器でピンを固定する．延長する骨が小さく骨切り線を挟んで，遠位骨片に 2 本，近位骨片に 2 本のピンが刺入できないときには，骨切り線を挟んで遠位と近位にそれぞれ 1 本のピンを横方向に刺入する．骨切り後に遠位と近位の骨片を縦方向に貫いて Kirschner 鋼線を刺入して，骨片の偏位を予防しながら，この鋼線に沿って骨延長を行う．創外固定に牽引力を加えることにより骨はこの Kirschner 鋼線に沿って延

A. 横軸(横断性)形成障害(いわゆる合短指症) 31

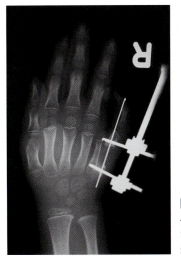

図30 持続延長法に併用する縦方向のKirschner鋼線
小児の骨延長で創外固定器に鋼線が各骨片に1本しか入らないときには，Kirschner鋼線を縦に刺入して，この鋼線に沿って指を延長する．

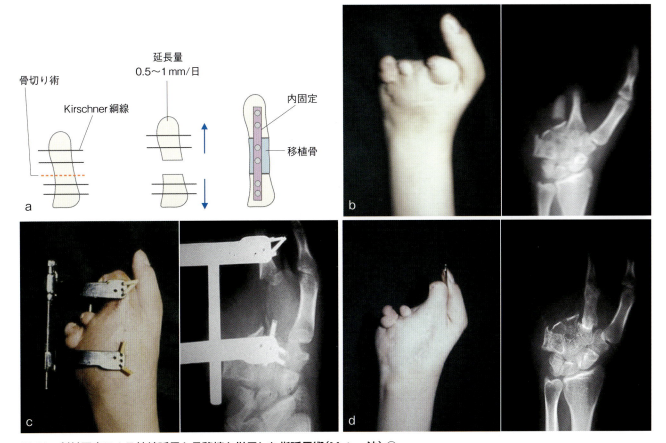

図31 創外固定による持続延長と骨移植を併用した指延長術(Matev法)②
a：延長する骨に創外固定のピンを刺入後に，骨切りを行い，創外固定器を装着する．その際，初期延長そして数mm延長して，その後は，0.5～1mmを1日に2～3回に分けて延長する．予定の延長が達成できたら自家腸骨を移植しプレートで固定する．
b：単指型の横軸(横断性)形成障害で術前の状態では，つまみ動作が不可能であった．
c：示指の短い中手骨を創外固定器で30mm持続延長し，骨欠損部に自家腸骨移植を行った．
d：術後，母指と示指間でのつまみ動作が可能になった(17歳)．

長される(図30)．延長後はピン刺入部で縦にピンによる創瘢痕が残る可能性がある．中央指列の延長では不可能であるが，ピンの刺入部と骨切りのための縦皮切は，可能な限り背側から見えにくい位置にする．ピンの刺入にあたっては皮膚を骨切り予定線の方向にずらして，近位と遠位骨片のピンの間に皮膚の余裕を作る．骨移植を併用する方法では，術中5mm程度延長し，その後1日1mmを2～3回に分けて延長する．指延長の目標の長さより数mm長く延長し，1週間程度の待機期間を置く．このことにより軟部組織の緊張は軽減する．第2回目の手術では，創外固定器を除去し，自家腸骨移植と内固定を行う(図31)．多くの場合，内固定にはKirschner鋼

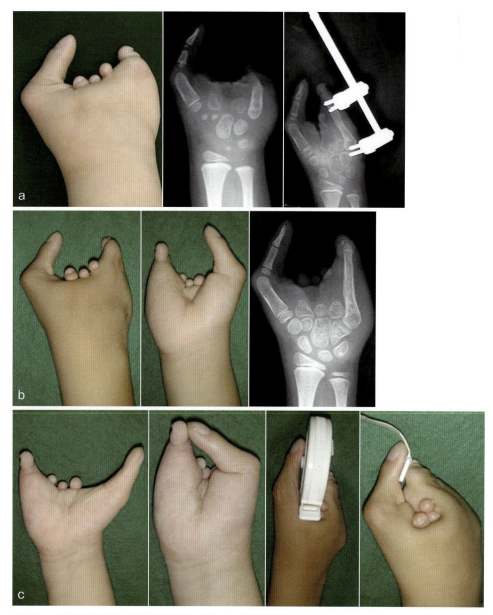

図 32a　仮骨延長法による指延長術：単指型の横軸（横断性）形成障害で術前の状態では，つまみ動作が不可能であった．小指の中手骨を母指の先端まで届くように創外固定器で仮骨延長した．
図 32b　仮骨延長術後の外見と X 線像
図 32c　仮骨延長術後の手の機能：母指と小指間でのつまみ動作が可能になった．

線を使用する．回旋と屈曲の予防の他に，先に述べたように遠位骨片の近位移動を防ぐように鋼線刺入を行う．

仮骨延長法では初回手術後 4〜7 日間待機した後に延長を開始する．年少児では，1 日あたり 0.25 mm，年長児あるいは成人では 0.5 mm を 3〜4 回に分けて延長する．また，年少児では延長期間中の早期骨癒合を防ぐ必要がある．目的の長さまで延長した後，骨癒合が完成するまで創外固定を続ける（図 32）．成人の中手骨の仮骨延長では，骨形成は不良である（図 33）．著者らは指の持続延長を行う場合，成人では骨移植併用を，小児では仮骨延長法を選択している[25]．仮骨延長で延長骨が成熟するためには延長に要した日数の 2〜3 倍かかることもある．年長児や成人ではその期間が長くなる傾向がある．小児では延長による成長軟骨板の障害が危惧されるが，通常の延長では障害は生じない．著者らは，これら延長術は 2〜3 歳を過ぎてから行っている．

c）遊離足指節骨移植術

横軸（横断性）形成障害で指節骨が全欠損し，中手骨が存在し，断端の軟部組織にゆとりがある例で適応になる．これらの例では中手骨の末梢で掌側の屈筋腱と背側の伸筋腱が結合して中手骨遠位端でループを作っている（図 34）．この腱のループと MP 関節の関節包の遺残を中手骨頭の軟骨面が出る深さまで掌背側方向に縦切して，できた隙間に移植指節骨を差し込む．移植骨周囲の軟部組織と関節包および伸筋腱を縫合して移植骨の安定性を得る．これらの操作により，指延長と同時に MP 関節の再

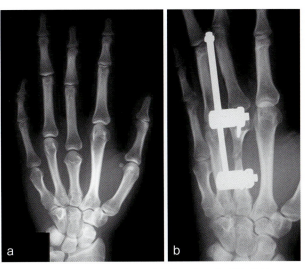

図33a 骨成長完了後の仮骨延長法による中手骨延長
中指の中手骨短縮症に対して延長を行った（横軸（横断性）形成障害）．

図33b 仮骨形成不良と仮骨骨折
1日0.5mmを4回に分けて延長したが仮骨形成は不良で，創外固定中に仮骨骨折が生じた．

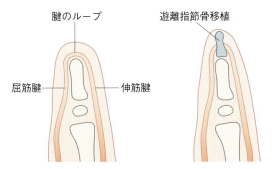

図34 横軸（横断性）形成障害による指欠損部の屈筋腱と伸筋腱のループと遊離指節骨移植
図は横軸（横断性）形成障害による指欠損部の掌背側方向の断面である．屈筋腱と伸筋腱は欠損指の先端でループを形成する．足から採取した遊離指節骨をこの腱の結合部（ループ）の先端を縦に少し切り，足から採取した遊離指節骨を差し込んで，腱の下層の関節包を修復して，腱と移植骨も縫合固定すると，移植指節骨の屈伸が可能になる．

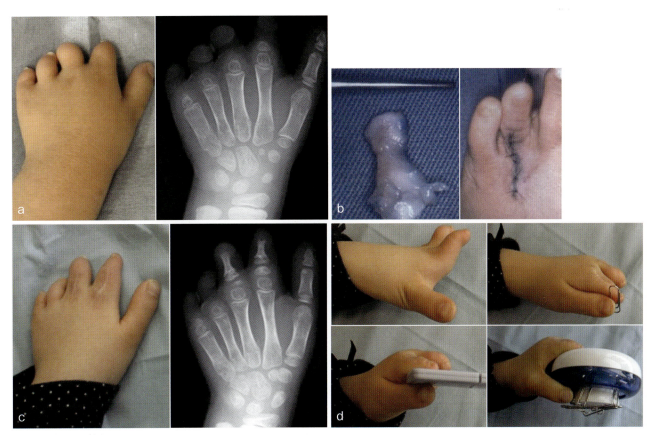

図35a 単指型横軸（横断性）形成障害に対する遊離足指節骨移植術
母指と第2中手骨のつまみ動作は，可能であるが不十分である．

図35b 足から採取した基節骨と採取部位の創閉鎖後の状態
足指の短縮の予防に屈筋腱と伸筋腱を中手骨の遠位で縫合してある．

図35c 術後の外見とX線像
移植した足指節骨の成長線は閉じかけている．

図35d 遊離足指節骨移植術後の手の機能
移植骨の可動性は良好で，母指と示指・中指間でのつまみ動作が可能になった．

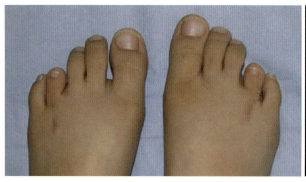
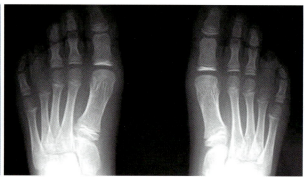

図36　遊離足指節骨移植術後の足指変形

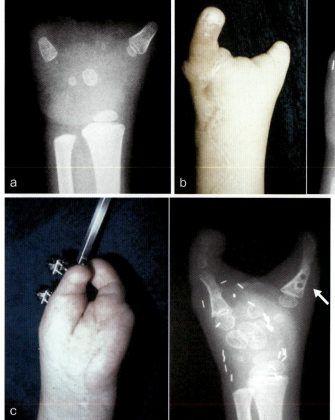

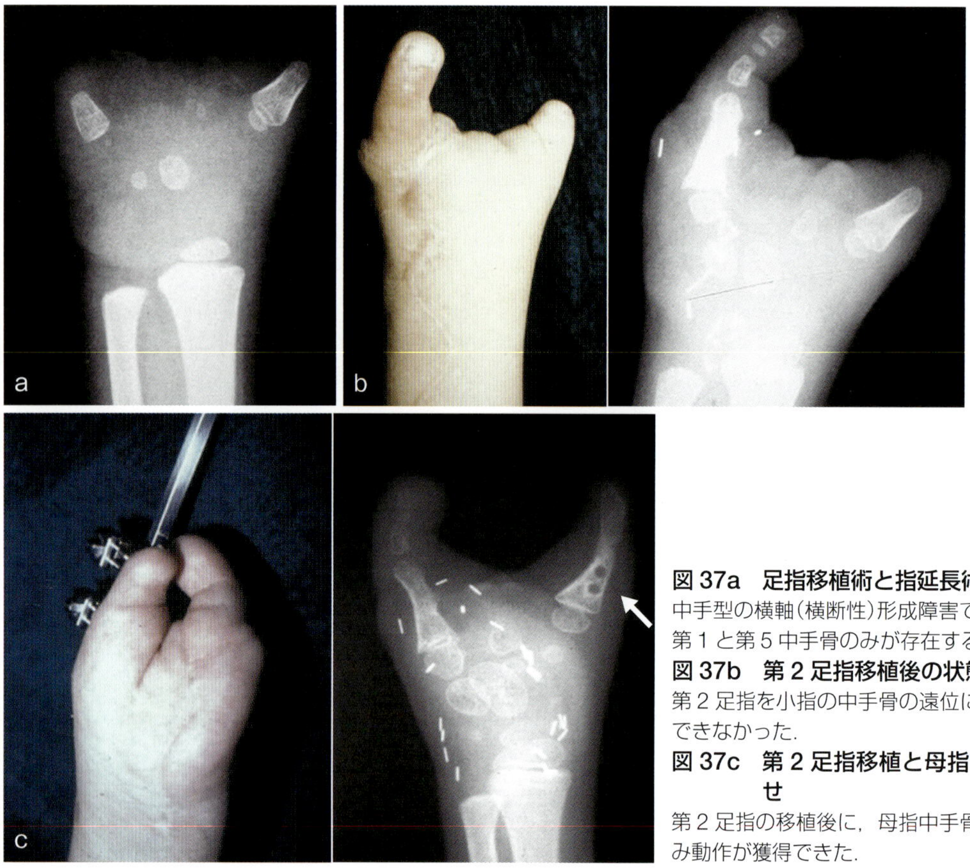

図37a　足指移植術と指延長術によるつまみ機能獲得
中手型の横軸（横断性）形成障害で，総ての指は欠損し，低形成の第1と第5中手骨のみが存在する．つまみ動作は不可能である．

図37b　第2足指移植後の状態
第2足指を小指の中手骨の遠位に移植したが，つまみ動作は獲得できなかった．

図37c　第2足指移植と母指中手骨の仮骨延長の組み合わせ
第2足指の移植後に，母指中手骨（矢印）の仮骨延長を行い，つまみ動作が獲得できた．

建と同部の自動屈曲伸展運動が可能になる．1歳前に手術を行うことにより成長軟骨板の早期閉鎖を予防できるため，早期手術を勧める報告が多い．Carrollら[26]は骨膜下に採取した指節骨では成長がないことを報告している．Goldbergら[27]は骨膜と側副靱帯を温存した指節骨では移植後長期にわたって骨端線が開存したことを報告している．Buck-Gramckoら[28]は手術が早期であればあるほど，手術後の骨成長が認められたと報告している．骨端線の開存には，移植指節骨の骨膜外の剝離，腱や側副靱帯の温存と母床への再縫合，および手術時年齢が生後12か月未満であることがよいと結論している．著者らは，無指型の横軸（横断性）形成障害に本法を行うときには，移植指節骨の骨吸収を防ぐために骨膜と側副靱帯を温存して指節骨に着けて採取する．これらの軟部組織で移植指節骨を安定化する．しかし，4～5歳まで待って足で成長した趾骨を移植しても十分につまみ機能の再建の目的を果たせるので，患児の家族に年少期に手術を行うか否かの決断を急がせる必要はない（図35）．指延長術との組み合わせも有効である[29]．足指の指節骨採取による指変形を予防するための試みが行われている[30]（図36）．

切除した基節骨の遠位で屈筋腱と伸筋腱を縫合して軟部組織による牽引力が趾に作用するのを防ぐのも一つの方法であるが，十分な効果があるとは言えない．手指の先端に骨化していない軟骨がある場合には，これを足指の指節骨採取部に移植する方法もあるが，長軸成長は望

めない．骨突起をつけた腸骨稜を指節骨の長さに採形して移植する方法が変形予防に効果的との報告がある[31]．

d）血管柄付き趾移植術

爪がついた可動性のある指を再建できる唯一の方法である．国外では両足から2本ずつの足趾を採取して4本の指を再建する試みも行われている[32]．しかし，足指を何本移植するかは手の変形により異なるし，手術の目的により変わる．本術式の術後の整容的改善は比較的良好であるが，機能的な改善は原疾患により異なり，腱の形成の程度が機能的予後を左右する．すなわち，絞扼輪症候群での本法の機能的予後は良好であるが，横軸（横断性）形成障害では期待された機能が得られないこともある．術後の指の獲得可動域の総和は，平均60°との報告がある[33]．本法を行うことにより足指の数が減ることに患児の家族が同意することは必ずしも多くなく，わが国では広く行われるには至っていない．しかし，他の方法と組み合わせることにより，他の方法では不可能なつまみ機能の再建が可能になることもあり，きわめて有用な再建術の一つである（図37）．

■ 文献

1) Pol R: Brachydaktylie, Klinodaktylie, Hyperphalangie und ihre Grundlagen: Form und Entstehung der meist unter dem bild der Brachydaktylie auftretenden Varietäten, Anomalien und Mißbildungen der Hand und des Fußes. Virchows Arch Pathol Anat 229：388-530, 1921
2) Müller W: Die angeborenen Fehlbildungen der menschlichen Hand. Georg Thieme, Leipzig, 1937
3) Blauth W, Gekeler J: Zur Morphologie und Klassifikation der Symbrachydaktylie. Handchirurgie 3：123-138, 1971
4) 家常敏弘：Symbrachydactyly の自験例とその分類についての考察．日整会誌 48：245-263，1974
5) 山内裕雄，中村修司，安藤正，他：Symbrachydaktylie について．整形外科 26：1437-1440，1975
6) 荻野利彦，石井清一，三浪三千男，他：Symbrachydactyly のX線学的分析—指列の形成障害と重症度との関連について．日整会誌 52：1753-1760，1978
7) Ogino T, Minami A, Kato H: Clinical features and roentgenograms of symbrachydactyly. J Hand Surg Br 14：303-306, 1989
8) Sugiura Y: Poland's syndrome. Clinico-roentgenographic study on 45 cases. Cong Anom: 16：17-28, 1976
9) Kallemeier PM, Manske PR, Davis B, et al: An assessment of the relationship between congenital transverse deficiency of the forearm and symbrachydactyly. J Hand Surg Am 32：1408-1412, 2007
10) 日本手の外科学会先天異常委員会：手の先天異常分類マニュアル．日手会誌 17：353-365，2000
11) Manske PR: Symbrachydactyly instead of atypical cleft hand. Plast Reconstr Surg 91：196, 1993
12) 荻野利彦，薄井正道，三浪明男：Poland-Moebius 症候群の2例．北海道整災誌 29：105-110，1984
13) 加藤博之，他：Hanhart 症候群と類似の四肢奇形を呈した1例．北海道整災誌 32：187，1988
14) Lewis WH: The development of the arm in man. Am J Anat 1：145-183, 1902
15) Brown JB, McDowell F: Syndactylism with absence of the pectoralis major. Surgery 7：599-601, 1940
16) Epstein LI, Bennett JE: Syndactyly with ipsilateral chest deformity. Plast Reconstr Surg 46：236-240, 1970
17) Herrmann J, Pallister PD, Gilbert EF, et al: Studies of malformation syndromes of man XXXXI B: nosologic studies in the Hanhart and the Möbius syndrome. Eur J Pediatr 122：19-55, 1976
18) Gütermann F: Ein Fall von multipler Hirnnervenlähmung mit gleichzeitigen Missbildungen an Thorax und an der rechten oberen Extremität. Dtsch Z Nervenheil 57：203-226, 1917
19) Hanson PA, Rowland LP: Möbius syndrome and facioscapulohumeral muscular dystrophy. Arch Neurol 24：31-39, 1971
20) Miller RA, Miller DR: Congenital absence of the pectoralis major muscle with acute lymphoblastic leukemia and genitourinary anomalies. J Pediatr 87：146-147, 1975
21) Ogino T, Saitou Y: Congenital constriction band syndrome and transverse deficiency. J Hand Surg Br 12：343-348, 1987
22) 荻野利彦，石井清一：先天異常手に対する指関節固定術．日手会誌 13：922-924，1997
23) Kanauchi Y, Takahara M, Ogino T, et al: Intercalary non-vascularised toe phalanx transplantation for short finger-type symbrachydactyly. Hand Surg 8：243-247, 2003
24) Ogino T, Kato H, Ishii S, et al: Digital lengthening in congenital hand deformities. J Hand Surg Br 19：120-129, 1994
25) Tanaka J: Lengthening middle hand and finger segment stumps by external distraction devices following traumatic amputations and in congenital abnormalities. Handchir Mikrochir Plast Chir. 20：198-203, 1988
26) Carroll RE, Green DP: Reconstruction of the hypoplastic digits using toe phalanges. J Bone Joint Surg Am 57：727, 1975
27) Goldberg NH, Watson HK: Composite toe (phalanx and epiphysis) transfers in the reconstruction of the aphalangic hand. J Hand Surg 7：454-459, 1982
28) Buck-Gramcko U, Buck-Gramcko D: Free toe transplantation in congenital hand defects. Handchir Mikrochir Plast Chir. 27：181-188, 1995
29) Patterson RW, Seitz WH Jr: Nonvascularized toe phalangeal transfer and distraction lengthening for symbrachydactyly. J Hand Surg Am 35：652-658, 2010
30) Bourke G, Kay SP: Free phalangeal transfer: donor-site outcome. Br J Plast Surg 55：307-311, 2002
31) 川端秀彦．整形外科手術・私のポイント：足趾骨移植術．整・災外 56：1498-1499，2013
32) Gilbert A: Toe transfers for congenital hand defects. J Hand Surg Am 7：118-124, 1982
33) Kay SP, Wiberg M, Bellew M, et al: Toe to hand transfer in children. Part 2: Functional and psychological aspects. J Hand Surg Br 21：735-745, 1996

B 縦軸形成障害（長軸形成障害）
Longitudinal deficiencies

　上肢の長軸方向に障害が限局して出現する先天異常は縦軸形成障害，あるいは縦軸欠損と呼ばれる．縦軸形成障害には，橈側列形成障害と尺側列形成障害がある（図1）．中央列形成障害は，Swansonら[1,2]および国際手外科学会連合（IFSSH）の分類では縦軸形成障害の項目に分類されている．しかし，中央列形成障害は裂手症と同義語で呼ばれる異常であり，通常は中央3指列の一部あるいはすべてが欠損するが，前腕骨に障害が出現することはない．中央列形成障害は橈側列形成障害と尺側列形成障害とは発現機序が異なり，中央列多指症や合指症と同一機序で発現することが明らかになっている．そのため，日本手外科学会の改良分類法では中央列多指症や合指症とともに第4のカテゴリーの指列誘導異常に分類されている[3]．

1 あざらし肢症
phocomelia

■ 臨床像・分類

　上肢がアザラシの胸びれのような変形に見えることからこの名称が付いた．手では指の数や機能が正常ではない．上腕骨，橈骨や尺骨が完全あるいは不完全に欠損する（図2）．典型的な例では上腕と前腕が欠損し，手が体壁に付着する．上腕骨と前腕骨が欠損するあざらし肢症では，肩甲帯が小さいが，鎖骨は存在している．烏口突起と肩甲窩の骨核が欠損している．肩甲骨の外縁は肩峰から下で翼状に弯曲している．体幹から出ている手では，指が1本で，指節骨が2つか3つ存在することもあるが，指の欠損は，2指か3指欠損が多い．三角筋欠損のために肩鎖関節の輪郭が外側に突出して見える．手と体幹の間には軟骨や骨は触れない．上肢の中間部に相当する上腕や前腕の形成障害（欠損）で，種々の程度の上肢の短縮をきたす（図3）[4]．

　FrantzとO'Rahilly[5]は，あざらし肢症を以下の3型に分類した．

- 1型（完全あざらし肢症）：手か指が直接体幹に付く
- 2型（近位あざらし肢症）：前腕骨より遠位が体幹に付く
- 3型（遠位あざらし肢症）：手が上腕骨に付く

　臨床的にはこのように分類することが難しく，橈側列欠損や尺側列欠損の重症型と類似している例が多い[6]．Tytherleigh-StrongとHooperの報告[7]によると，24例44肢を分類した結果，肩甲骨と鎖骨は欠損しない．しかし，肩甲骨の体部と肩甲骨窩には異常があったので，肩に異常のないあざらし肢症はないといえる．FrantzとO'Rahillyの分類[5]では1型が9肢，3型が2肢で，2型は存在しなかった．これらの分類に当てはまらなかった残りの33肢は以下の3群に分けられた．

- A型（16肢）：上腕骨の異常（例：近位の欠損と前腕骨が1本）
- B型（4肢）：上腕骨の異常と橈骨と尺骨の異常（例：橈骨と尺骨の癒合）
- C型（13肢）：異常な上腕骨が前腕骨や他の骨と癒合している例

　手が正常な例はなく，指が欠損していた．手根骨は同定不能であった．しかし，中手骨と指節骨は識別できた．母指が正常な例もなかった．指は1本の例が9肢，2本の例が6肢，3本の例が18肢，4本の例が11肢であった．本症では，肘の異形成や完全欠損を伴う．橈骨と尺骨が癒合する例では，種々の程度の上腕骨欠損を伴う．出現頻度は，上肢の先天異常全体の0.8％と報告されている．

■ 治療

　外科的な治療の適応はほとんどない．あざらし肢症の手や指が，機能がなく見た目に醜いと思われたときは切断が稀に行われた．骨切りや腱移行で機能が改善したこともあった．義肢も患児の要求に合えば，機能的に用いられることがある．上腕の長さがある程度ある場合には，上腕延長術が有効なこともある．鎖骨を胸骨から外し，上腕骨の欠損を補うSulamaa手術が行われたが，実用的でなかった[8]．

■ 本邦におけるサリドマイド胎芽症

　睡眠薬としてサリドマイドが使用開始されたのは，1958年1月であった．1959年からあざらし肢症のような変形の先天異常の発現が増加した．ドイツでは，1961年11月にLentzが妊婦のサリドマイド服用があざらし肢症を含む一連の先天異常を発現させていることを発表した．その8日後にはサリドマイドはドイツの市場から完全に消えた．本邦では，1962年9月13日に販売停止が決められ，1963年末頃に薬の引き上げが終了した．サリドマイドによる障害児の発生がみられなくなったのは1964年の後半である．本邦においては，妊娠初期，すなわち受精後38～54日目のサリドマイド服用により60％の新生児に本症が発生した．痕跡的な上腕骨の遠位端は常に存在していた．手関節と指は動くが，力はきわめて

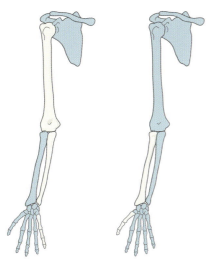

図1　縦軸形成障害
橈側列形成障害(左)と尺側列形成障害(右)に分けられる．青い部分が低形成や無形成となる．

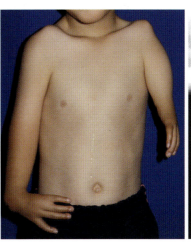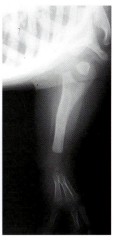

図2　あざらし肢症
左あざらし肢症であるが，上腕骨の遠位端の欠損と橈骨および橈側2指列の欠損がある．

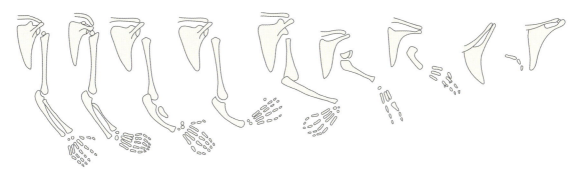

図3　サリドマイド胎芽症の上肢の変化[4)]
サリドマイド胎芽症でみられる上肢の変化を軽症例から順(左→右)に並べてある．

弱かった．サリドマイドにより発現した四肢の先天異常は，thalidomide dysmelia と呼ばれる(図3)[4)]．サリドマイドによる障害児は，本邦では303人，ドイツでは3,000人，英国では700人が認定されている．本邦における303人のうち242人は橈側列形成障害であった．Sugiuraら[9)]は本邦の上肢のthalidomide dysmelia を5型に分けた(図4a)．①母指球筋低形成型53肢，②母指列低形成-欠損型159肢，③橈側列内反手型225肢，④あざらし肢症型43肢，⑤無肢型4肢であった．

　これらは，橈側列形成障害の形態学的 sequence を示しており，他の先天異常に当てはめることのできる貴重な資料である．母指形成不全には2指節の母指および3指節母指から徐々に母指の全欠損に至る2つの経路が認められた(図4b)．橈側内反手を呈する橈骨の変形は，近位橈尺関節に異常のない型と近位橈尺関節癒合を呈する2つの型で，橈骨低形成が進行して起こる全欠損に至る経路がある(図4c)．後者の近位橈尺関節癒合を合併していた例が，全体の20%に認められた[10)]．

2 橈側列形成障害
radial deficiency

　橈側列形成障害は，内反手，橈側内反手，先天性橈骨欠損，橈側半肢症などという名称で呼ばれていた先天異常である．尺側列形成障害とともに縦軸形成障害に分類される(図1)．橈側列形成障害は，出生数3万分娩に1人の割合で出現すると言われている．男女の発生比は1：1である．橈側列形成障害は尺側列形成障害に比べて出現頻度が高く，尺側列と橈側列形成障害の比は，報告者により1：1〜10である．橈側列形成障害では家系内発生の報告は少ない．サリドマイドの服用により発現したことから，病因については環境因子が主因と考えられる．本邦では303人がサリドマイド胎芽症として登録され，242人484上肢に異常が出た．これらはSugiuraら[11)]により，①母指球筋低形成型，②母指低形成・欠損型，③橈側内反手型，④あざらし肢症型，⑤無肢型の5型に分けられた(図4a)．ヒトでは臨界期は胎生2週以内と考えられている．

　Katoら[12)]によるブスルファンを用いてラットに誘発

38 第1章 形成障害（発育停止）

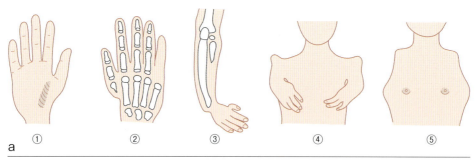

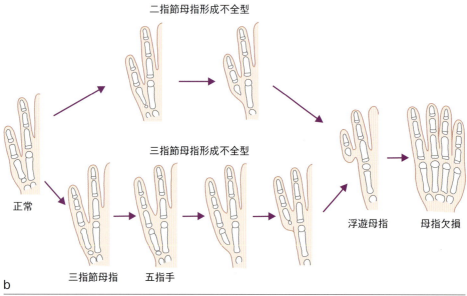

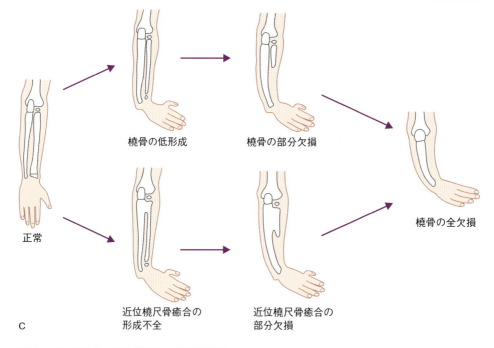

図4a　サリドマイド胎芽症の上肢の変化[9]
①母指球筋低形成型，②母指列低形成－欠損型，③橈側列内反手型，④あざらし肢症型，⑤無肢型．
図4b　サリドマイド胎芽症の母指形成不全のsequence
上段：母指の低形成が徐々に進行し母指欠損に至る経路
下段：三指節母指が形成され，その母指の低形成が徐々に進行し母指欠損に至る経路
図4c　サリドマイド胎芽症の橈骨の変化[9]
上段：橈骨の低形成，部分欠損から全欠損に至る経路
下段：近位橈尺骨癒合があり，その橈骨の低形成が上段と同様に進行し橈骨欠損に至る経路

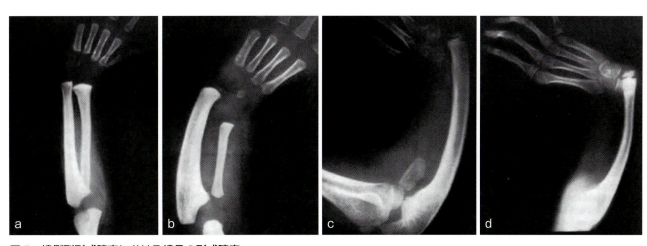

図5 橈側列形成障害における橈骨の形成障害
a：Type 1：橈骨遠位の成長抑制．b：Type 2：低形成．c：Type 3：部分欠損．d：Type 4：全欠損．

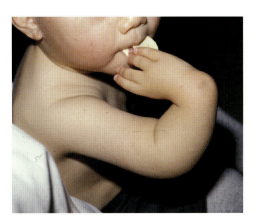

図6 橈骨全欠損による橈側内反手

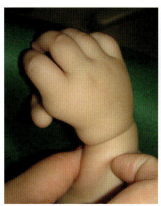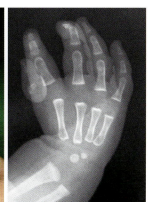

図7 0型の橈側内反手
橈骨の短縮はないが，橈側手根骨の低形成のために手関節で橈屈変形を示す．

した橈側列形成障害の実験結果によると，橈側列形成障害は尺側列形成障害と同様に，肢芽形成前の障害により誘発された．また，投与薬剤の量が多いほど，投与時期が早いほど発現する障害の程度が強くなる傾向が認められた．指列欠損と前腕骨の障害の関係では，橈側指列欠損の程度が強くなるに従い橈骨の低形成の程度が強くなっていた．一連の実験結果は橈側列形成障害が肢芽の局所の障害で出現するのではなく，肢芽内の間葉細胞の不足が橈側列形成障害の発現と関連していることを示唆していた[13,14]．橈側列形成障害と尺側列形成障害は，同じ薬剤で誘発されるが，尺側列形成障害が誘発されたのは，Gun：Wistar ラットであり，WKAH/Hkm ラットには誘発されなかった[15]．一方，橈側列形成障害は，Gun：Wistar ラットには誘発されず，WKAH/Hkm ラットにのみ誘発された．このことは，ラットの系の違いによる薬剤に対する感受性の差が橈側列形成障害あるいは尺側列形成障害の発現を規定している可能性を示している．ヒトにおいても遺伝的な要因が尺側列形成障害と橈側列形成障害の発現を規定している可能性が考えられる．

臨床像

橈側列形成障害では，母指を中心とする橈側指，橈骨，それに肘に異常が出現する可能性がある．これらの変形は単独で出現する場合と合併して出現する場合がある．米国カリフォルニアの病院の統計では，橈側列形成障害の約半数は，母指のみの異常であり，残りの半数が母指と橈骨の異常を伴う[16]．

著者らの経験した橈側列形成障害 112 例では，母指を含む橈側指の低形成のみが 75％で，橈骨の欠損と母指の低形成を合併していた例が 25％であり，米国の統計とは比率が異なっている．

橈骨の形成障害には，①橈骨遠位成長線での成長抑制があり，長軸成長がわずかに障害される軽症例（橈骨低形成），②橈骨遠位の欠損（橈骨の部分欠損），それに③橈骨全欠損まである[17,18]（図5）．橈骨の形成障害を伴うときは手関節で橈屈変形を示し，橈屈手，橈側内反手と呼ばれる（図6）．橈骨の短縮がない場合にも橈側手根骨の低形成のために手関節で橈屈変形を示す例があり，④0型の橈側内反手とも呼ばれる[19]（図7）．生下時に低形成が高度で橈骨の原基が軟骨である場合には，成長と

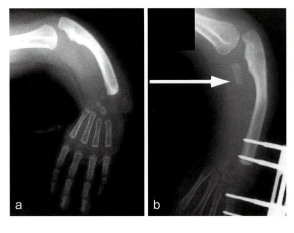

図8 成長による橈骨全欠損から部分欠損への型の変化
a：3歳時：全欠損．b：4歳時：部分欠損．
橈骨全欠損に見えた例であるが，中心化術前の軟部組織延長時のX線像で橈骨の骨化部が出現し部分欠損であることが明らかになった．

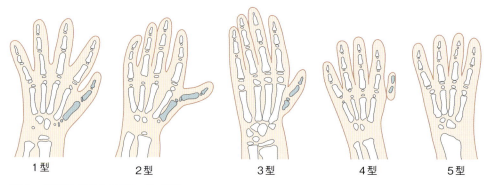

図9 母指形成不全のBlauth分類
a：1型，母指の軽度の低形成，b：2型，母指球筋の低形成による対立運動の障害，c：3型，第1中手骨基部の欠損，d：4型，浮遊母指，e：5型，母指の完全欠損．

ともに軟骨の原基が骨化して，橈骨全欠損から部分欠損に型が変化する場合がある（図8）．

■ 分類：橈側列形成障害全般

1）Katoらの分類[12]

①橈骨の全欠損，②橈骨の部分欠損，③橈骨の長軸成長がわずかに障害される低形成，それに④橈骨の低形成を伴わない母指形成不全の4型である．①〜③では，種々の程度の母指低形成を伴う．

2）BayneとKlug[17]の分類

- 1型（橈骨遠位端の短縮）：橈骨遠位骨端核が遅く出現して，成長が遅れる．手関節の橈側偏位はほとんどない．母指形成不全を合併する．
- 2型（橈骨低形成）：橈骨には近位と遠位に骨端があるが成長は遅い．尺骨に対する橈骨の低形成の比率が変わらないで成長する．
- 3型（橈骨部分欠損）：橈骨が部分的に欠損する．欠損は，近位，中央，あるいは遠位のいずれの部位にも起こるが，遠位あるいは遠位と中央が欠損する割合が多い．尺骨は骨が厚くなり，橈側に弯曲し，手関節は橈骨による支持がない．
- 4型（橈骨全欠損）：手関節は橈骨による支持がなく強く橈側に偏位する．

3）Jamesら[19]の分類

- Type N：手根骨と橈骨は正常．
- Type 0：手根骨は低形成か癒合，橈骨は遠位が正常で，近位に橈尺骨癒合や橈骨頭脱臼を伴うこともある．
- Type 1：橈骨の遠位が尺骨より2 mm以上短い．近位に橈尺骨癒合や橈骨頭脱臼を伴うこともある．
- Type 2：橈骨の遠位と近位に低形成がある．
- Type 3：橈骨の遠位骨端線がない．近位に低形成がある．
- Type 4：橈骨欠損．

Type N〜4まで，いずれも母指の低形成か欠損を伴う．Type 0〜4までいずれも手根骨は低形成か癒合を伴う．

■ 分類：母指形成不全

1）Blauth（1967）の分類

多くの分類でBlauth分類[20]を基盤としている．

Blauth分類は，①1型：母指の軽度の低形成，②2型：母指球筋の低形成のため対立運動が障害される，③3型：第1中手骨の基部の欠損を伴う，④4型：母指が軟部組織のみの茎により手に連続していて，自動運動のない浮遊母指，⑤5型：母指の完全欠損の5型である（図9）．その他に，⑥母指球の低形成を伴う三指節母指（五指手）や，⑦母指を含む橈側の2指列以上の欠損がある（図10）．また，⑧母指の欠損と示指の低形成，それに

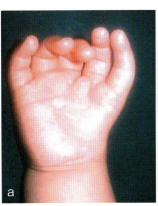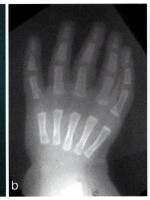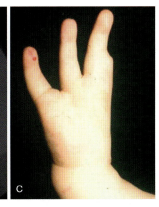

図10 五指手と橈側複数指列欠損
a：五指手の外見，b：五指手のX線像，
c：母指と示指の複数指欠損例．

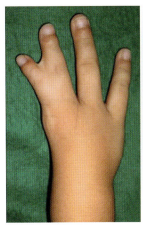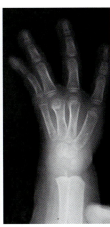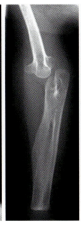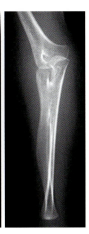

図11 母指の欠損，示指の低形成に示指と
中指の合指症を合併する特殊な型
ほとんどの例で広範な橈尺骨癒合を伴っている．

示指と中指の合指症を示す手の変形がある[21]．この変形を伴う例では，しばしば，橈骨と尺骨の全長あるいは，広範囲にわたる癒合が認められる（図11）．橈側列欠損の手では，母指の低形成，あるいは欠損が合併するため手の機能障害は高度であることが多い．母指の機能再建が遅れると患児は示指と中指の間で物をつまむようになる．また，示指や中指に可動制限があり，屈筋や伸筋が十分効いていないときには，小指や環指などの尺側の指を用いてつまみ動作を行うようになる（図12）．これらの例では多くが橈側内反手を伴う．

その他の母指形成不全の分類としては，以下のようなものがある．

2）Manskeらの分類[22]

- Type 1：母指がわずかに短く，第1指間が狭い．
- Type 2：第1指間が狭い，母指球筋が低形成，MP関節が不安定である．
- Type 3A：Type 2の特徴に加えて，外在筋の異常，中手骨は低形成であるが，CM関節は安定している．
- Type 3B：Type 2の特徴に加えて，外在筋の異常，中手骨の近位部の部分欠損や低形成があり，CM関節の不安定性がある．
- Type 4：浮遊母指．
- Type 5：母指欠損．

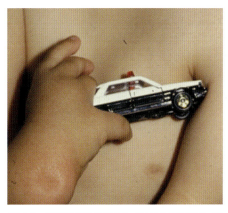

図12 橈側列形成障害における尺側指を用いてのつまみ動作
右手の母指欠損，示指と中指の拘縮がある例で，環指と小指でおもちゃをつまんでいる．

3）Jamesらの分類[23]：Blauth修飾分類

母指形成不全をType 1, 2, 3A, 3B, 4, 5の6型に分類した．母指の大きさ，第1指間の形態，母指球筋を構成する内在筋の形成状態，長母指屈筋と長母指伸筋の外在筋の状態，MP関節の靱帯，指節骨と中手骨の状態により分類し，Blauth分類を改良した．本分類の3Aは，骨の形態で分類したBlauth分類では，2型である．同様に3Bは3型である．本修飾分類は複雑であり，乳幼児では判定できない項目があるなどの欠点もある．母指球筋の形成状態などは，手術をしないとわからないことも

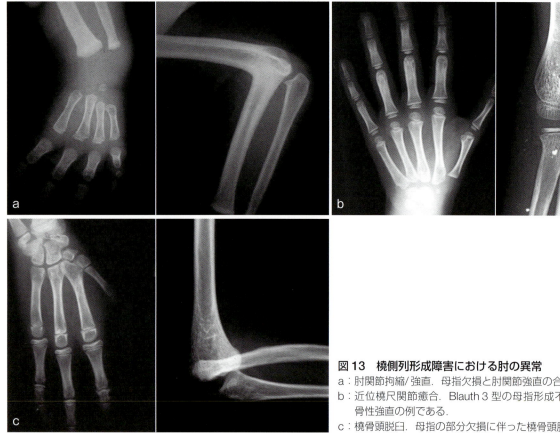

図13 橈側列形成障害における肘の異常
a：肘関節拘縮/強直．母指欠損と肘関節強直の合併例である．
b：近位橈尺関節癒合．Blauth 3型の母指形成不全と橈尺骨の軟骨性強直の例である．
c：橈骨頭脱臼．母指の部分欠損に伴った橈骨頭脱臼例である．

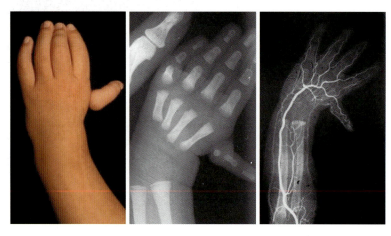

図14 橈側内反手と橈骨動脈欠損
0型の橈骨欠損とBlauth分類4型の母指形成不全の血管造影で，橈骨動脈欠損が認められる．

あり，場合によっては手術をしても展開の方法によっては判定できないものもある．術前に分類して手術法を検討するためには用いることが困難である点で，臨床的には有用とは思われない．

肘，神経，血管の異常

肘の異常として，①肘関節拘縮，②近位橈尺関節癒合，③橈骨頭脱臼がある（図13）．肘の可動制限がある例に，手関節の偏位を手術により矯正しまっすぐにすると手は口に届かなくなる．両側の手関節に橈側内反手があり，母指欠損が合併している患児では，両手の橈屈偏位を利用して物を把持しており，矯正手術により機能障害が増す可能性がある．また肘の強い屈曲制限があると排泄の後始末が自分でうまくできない．肘の可動制限のある場合には，手関節の変形矯正を行わないほうが機能的に良好なことがある．とりわけ，両側例で肘関節の可動制限のある橈側内反手変形は矯正すべきではない．

日本手外科学会の改良分類法では，本症の上肢の変形を橈骨の低形成の程度，手の異常，それに肘関節の異常の組み合わせで表現する．

その他の軟部組織の異常としては，橈骨動脈欠損がある（図14）．Inoueら[24]の橈側列と尺側列形成障害で血管造影所見を比較した報告によると，橈骨動脈欠損は，橈側列形成障害で85%，尺側列形成障害で50%であった．正中動脈の遺残は，前者で77%，後者で17%であった．橈骨動脈の形成異常が強い例では深掌動脈弓の形成

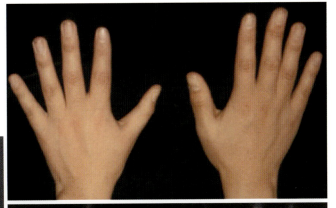
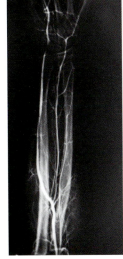
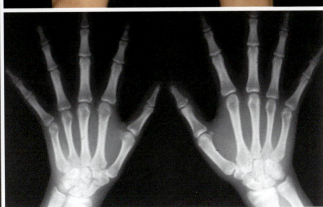

図15 橈側列形成障害における橈骨動脈欠損
Blauth分類1型の左手の指形成不全の血管造影で、橈骨動脈欠損が認められる.

が不良の場合が多かった. 橈骨動脈の脈が触れにくいことを主訴に医療機関を受診することもある(図15). 橈骨動脈が存在する場合, 正常では嗅ぎタバコ窩の深層で第2中手骨の橈側を通り背側から掌側に抜けて深掌動脈弓を形成するが, 母指形成不全では, 長橈側手根伸筋と短橈側手根伸筋の間を通ることがあるので, 第2中手骨の骨切りなどの際には注意を要する. 母指と示指の間の指神経が同部の総指動脈と静脈を囲んで輪を形成していることがある. 母指化術などで指を移動する場合には移動を制限することがあり, その処置には注意を要する.

橈骨神経は肘の高位まで来ているが, 手の橈骨神経支配領域は正中神経で支配されているという報告がある.

X線像で認められる罹患肢の異常には, 大菱形骨, 小菱形骨や舟状骨の欠損や低形成などの橈側手根骨の低形成(図16), 月状骨と三角骨の癒合, 有頭骨と有鉤骨の癒合, 橈骨茎状突起の形態異常や橈骨茎状突起と低形成の手根骨の癒合などがある[19]. これらの変化は小児期には明らかではなく, 成長とともに明らかになる(図17). 近位橈尺骨癒合症や先天性橈骨頭脱臼は橈骨がわずかに短い場合に頻度が高く, Type 1 (Jamesらの分類[19])の44%に合併する. 同様の所見は橈骨が正常で母指形成不全を伴うときにもみられる[19].

■ 橈側列形成障害の合併異常

橈側列形成障害は先天異常症候群の部分症として発症することがある. Goldfarbらの報告[25]によると, 164例

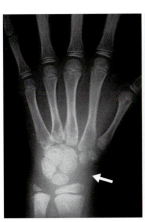
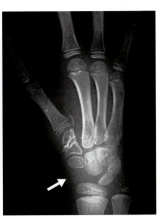

図16 橈側列形成障害における手根骨の異常
両手の舟状骨欠損と母指化術後の右手の大菱形骨が欠損している.

の橈側列形成障害のうち先天異常症候群の合併は55例(34%)にみられた. Thrombocytepenia-absent radius症候群(TAR)15%, VACTERL連合13%, Holt-Oram症候群4%, Fanconi症候群0.6%であった. 脊椎, 下肢などの筋骨格系の先天異常の合併は37%であった. 合併症が多いほど, 橈側列形成障害の重症度が増していた. 橈骨の形成時期と内臓の器官形成期が一致しているために多彩な合併症を呈する可能性がある[26]. 橈側列形成障害と母指多指症では, 食道閉鎖症, 鎖肛, 心異常, 腎異常, 脊椎異常など類似の先天異常を合併することが報告されている[27]. この臨床所見は両先天異常の臨界期がともに器官形成期に一致していることを示唆している.

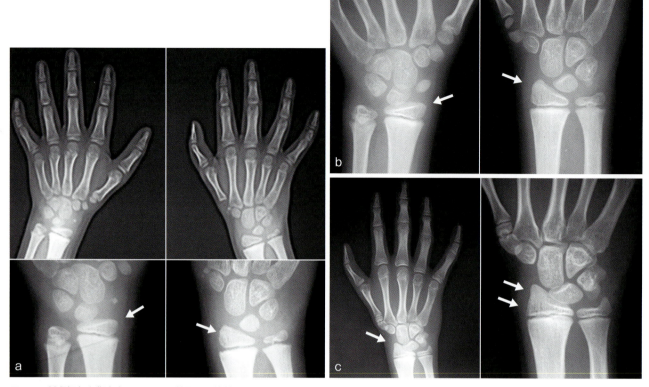

図17　橈側列形成障害における手根骨と茎状突起の異常
a：9歳時の左手舟状骨の低形成と骨化遅延．右手では，舟状骨欠損と大菱形骨の低形成，橈骨遠位骨端核の厚み（矢印）の増加が認められる．
b：右手の橈骨遠位骨端核の厚み（矢印）の増加は，橈骨遠位骨端核と低形成の舟状骨の癒合の可能性が考えられる．
c：12歳時のX線像では，橈骨遠位骨端核と低形成の舟状骨の癒合の可能性がきわめて高いことを示す所見である．

1）Fanconi 症候群

　貧血を伴う．常染色体劣性遺伝，生下時より身体は小さく，その後も小さい．5〜10歳頃に出血，紫斑，感染の再発などで発症が明らかになる．皮膚の小さな色素沈着，心奇形，消化管，腎臓の異常と知的障害が20％にみられる．本症候群は発症後2〜3年で死亡することも少なくなかった．しかし，近年，骨髄移植など造血回復を目指した治療が行われるようになっている．矢部の報告[28]によると，本症候群はDNA架橋剤高感受性の染色体不安定性を特徴とする遺伝子疾患で，15の遺伝子異常が報告されている．診断の際は，臨床像としては，①汎血球減少，②皮膚の色素沈着，③身体奇形，④低身長，⑤性腺機能不全の存在が役に立つ．しかし，その表現型は多様で，汎血球減少のみで，身体異常を伴わない場合もある．Fanconi症候群を疑った場合は，DNA架橋剤を添加した染色体断裂試験を行うことが勧められている[28]．

2）Holt-Oram 症候群

　*TBX5*遺伝子の異常により発症する．HoltとOramが1960年に最初の例を報告している[29]．本来は，橈側列形成障害に心房中隔欠損を伴う場合にHolt-Oram症候群と呼ばれるが，他の心奇形を伴う場合もここに含まれる[30,31]．家族性の場合95％に心奇形を合併する．常染色体性優性遺伝で，心房中隔欠損34％，心室中隔欠損25％，心電図の異常39％である．2/3の患者は手術で治癒すると言われている．心奇形の合併は他の橈側列形成障害を伴う症候群でもみられるが，腎，消化器および口腔顔面の異常，血液疾患，聴覚障害や精神発達遅延を伴った場合は本症とは区別すべきである[32,33]．

3）VATER および VACTERL 連合

　脊椎異常（V：vertebral defects），鎖肛（A：anal atresia），食道閉鎖を伴う気管食道瘻（T with E：tracheoesophageal fistula with esophageal atresia），橈骨あるいは腎の異形成（R：radius or renal dysplasia）のうち3種類以上が合併する場合にVATER連合と呼ばれる．また，VATERに心奇形（C：cardiac malformations），橈骨以外の四肢の異常（L：limb anomalies）を加えてVACTERL連合とも呼ばれる．VATERおよびVACTERL連合は症候群ではない．上肢の変形が最も目立つので，これを診たときに他の異常を次のような検査で調べることが大切である．①顔形，下顎，口蓋の観察，②血算，③四肢，心，消化器，泌尿生殖器の異常の家族歴聴取，④授乳や食事の問題聴取，⑤胸部X線像，心電図，心エコー，⑥尿の検査と腎臓のエコー，⑦発育障害の有無の確認，⑧多くの異常がある場合には，染色体検査を行う[34]．

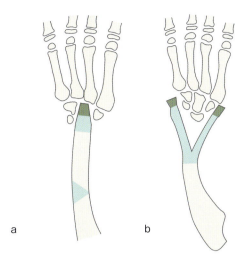

図18 橈側内反手に対する手関節安定化術 ①
a：Sayre PA（1893）による．橈側内反手に対する手術として月状骨と有頭骨を切除してそこに尺骨の遠位を差し込む術式．
b：Bardenheuer B（1894）による．尺骨遠位を縦に二分して，その間を開いて手根骨を入れて手関節を安定化する術式．

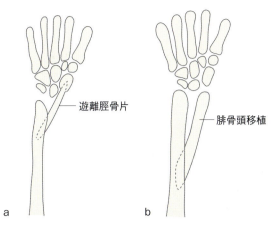

図19 橈側内反手に対する手関節安定化術 ②
a：Albee FH（1928）による．尺骨の遠位橈側で尺骨と手根骨の間を支えるように遊離脛骨片移植を行い，橈側の支持を再建する術式．
b：Starr DE（1945）による．Albee の術式の脛骨片移植に替えて，近位の成長線をつけた遊離腓骨頭移植により橈側の支持を再建する術式．

4）Nager 症候群

下顎，上顎の低形成，唇裂口蓋裂，目，外耳の変形などの顔面と頭蓋の異常を伴う．Acrofacial dysostosis（mandibulofacial dysostosis with limb anomalies）とも呼ばれる．橈側列形成障害の程度はさまざまであるが，橈尺骨癒合症を合併する．*SF3B4* 遺伝子の異常で発症する[35]．麻酔の挿管には注意を要する．

5）Thrombocytepenia-absent radius 症候群（TAR）

TAR では，橈骨の全欠損があるが，母指は常に存在する．母指には，軽度の形成不全を伴うが，その場合の母指形成不全は，Blauth 分類では分類できない．常染色体性劣性遺伝で，血小板減少に起因する点状出血や紫斑病は新生児期から認められる．血小板数は1歳頃は 15,000 μL 程度のこともある．手術や感染などの非特異的な負荷が血小板減少を促進する．血小板は年齢とともに増加し，5歳位で正常値となる．血小板数が 90,000 μL 以下では手術は延期すべきである．手術時と術後数日は 90,000 以上の値を保持すべきである．30％ が心奇形を合併し，Fallot 四徴症が多い．合指症，中節骨短縮や斜指症を合併する．40％ の患者に下肢の異常，特に膝の異常（膝関節回旋亜脱臼，膝蓋骨脱臼，膝の伸展不全など）を合併する[36]．

■ 治療：橈側内反手に対する手術

1）治療法の歴史

a）橈骨を再建する方法から中心化術へ

Sayre[37] は橈側内反手に対する手術として月状骨と有頭骨を切除してそこに尺骨の遠位を差し込む手術を考案した（図18a）．Bardenheuer[38] は遠位尺骨を中央で分けて，その間を開いて遠位にできた間隙に手根骨を入れ

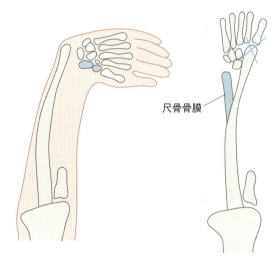

図20 橈側内反手に対する手関節安定化術 ③
Define D（1970）による．尺骨の中央から遠位部の骨膜を剥がして筒を作り，尺骨の骨膜の位置を変えずに，骨膜の中から取り出した成長線をつけた尺骨の遠位部を第2中手骨の基部に移動し橈側を支持する．骨形成が骨膜の筒の中で起こり，手根骨をY字状の尺骨で支える術式である．

て手関節を安定化しようとした（図18b）．Antonelli[39] は尺骨を2分して2本の前腕骨を作製しようとした．Albee[40] は，遊離脛骨移植で，Starr[41] は，近位の成長線をつけた遊離腓骨移植で橈骨を再建しようと試みた（図19）．後者の方法は Riordan[42] によって改良された．すなわち，橈側に内反している手を尺骨頭の遠位に移動して橈側に腓骨移植を行った．しかし長期成績では，移植骨の成長はみられなかった．この発表の後からは橈側内反手に対する治療の流れは，手根骨を支持する橈骨を再建する方法から中心化術に変化した．Define[43] は尺骨の橈側への移動と骨膜を利用する方法を考えた（図20）．

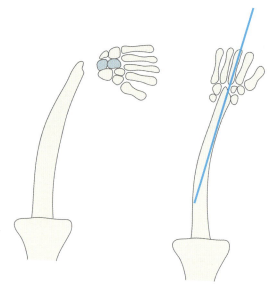

図21　橈側内反手に対する尺骨中心化術の術式①：手根骨に溝を作る方法
手関節の安定化のためには中心化術の際に作る手根骨の溝は尺骨頭の幅と同じ深さがよい．中心化術での髄内固定の鋼線（青線）は，6か月以上入れておく．

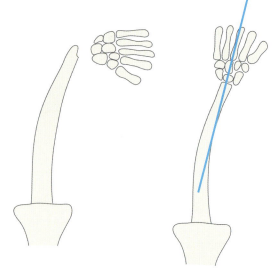

図22　橈側内反手に対する尺骨中心化術の術式②：手根骨に溝を掘らない方法
中心化術の際に手根骨に溝を作らない術式を考案して，手関節の運動をある程度温存することが可能になった

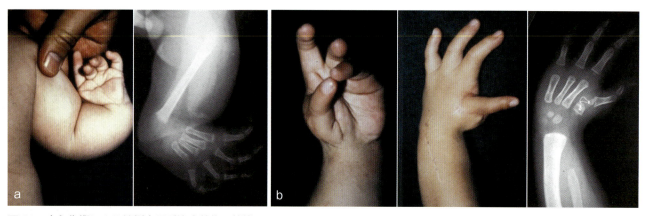

図23　中心化術による橈側内反手治療前後の状態
a：術前．橈骨と母指の全欠損が認められる．
b：術後．尺骨中心化術と示指の母指化術の術後．尺骨の遠位端は弯曲が残存しているが肥大している．

すなわち，尺骨の中央から遠位部の骨膜の橈側に縦切開を加え尺骨を骨膜下に展開する．尺骨の骨膜を元の位置に残したまま骨端を付けた尺骨の遠位部を第2中手骨の基部に移動して，Kirschner鋼線で内固定する．残った骨膜を筒状にする．骨形成が骨膜の筒の中で起こり，手根骨をY字状の尺骨で支える方法である．この方法は本邦において，柏木ら[44]により追試され短期経過ではあるが良好な結果であった．本法は中心化術の変法であると考えられている．

b）中心化術の術式の工夫

Lambら[45]は中心化術の際に作る手根骨の溝は手関節を安定化するためには尺骨頭の幅と同じ深さがよいことを発表している（図21）．中心化術後の髄内固定は，変形の再発を防ぐ可能性があることをDelorme[46]が発表した後は一般的に用いられるようになった．Watsonら[47]は中心化術の際に手根骨に溝を作る必要がないことを報告した．手根骨の溝を作製しないことにより手関節の運動をある程度温存することが可能になった（図22, 23）．Watsonら[47]の報告では橈側の線維性索状物を切除して軟部組織を解離することが変形の矯正と再発予防に重要であると述べている．尺側進入で中心化術を行うManskeら[48]の方法では，橈側軟部組織の解離が十分できない可能性がある．尺骨の弯曲も手関節の橈側偏位を増強させる位置に腱が走行している可能性がある．尺骨の弯曲の矯正を中心化術とともに行うか，後日行うかを選択する必要があるが，特別な問題がなければ同時に行ったほうがよい（図24）．尺骨の弯曲矯正と骨延長を同時に行う考えもある．中心化術の適応年齢としては，生後6か月程度の早期の手術が勧められる傾向にある．中心化術を行う時期が1歳を過ぎると，手術時に

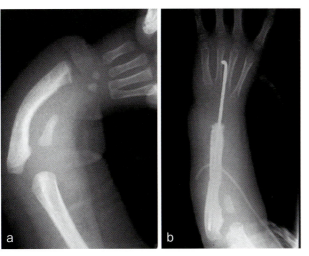

図24　尺骨弯曲に対する矯正骨切り術
a：術前．橈骨の部分欠損と橈側内反手の変形と尺骨弯曲が認められる．
b：術後．尺骨中心化術と同時に尺骨の弯曲を骨切りにより矯正した．

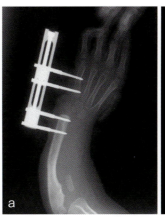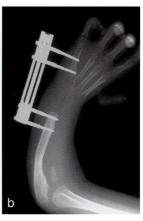

図25　中心化術前の創外固定器による軟部組織延長
a：尺骨と小指中手骨に刺入したピンにより創外固定を用いて軟部組織を延長し始めた状態のX線像．
b：中心化術の直前で，創外固定器の延長限界まで延長した状態．

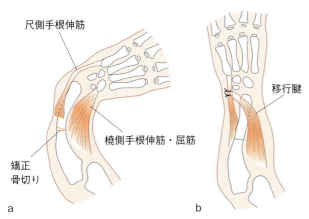

図26　橈側内反手に対する橈側化術
a：術前：尺骨の弯曲を矯正する骨切り予定線が記載されている．
b：術後．尺骨頭の遠位端を手根骨の橈側に移動する．橈側手根伸筋腱と橈側手根屈筋腱を尺側手根伸筋腱に移行する．

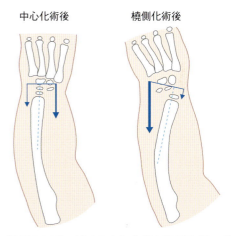

図27　橈側内反手に対する中心化術と橈側化術の手関節の筋バランスの比較
中心化術では，術後も筋の牽引は変形を再発させる方向の力が強いのに対して，橈側化術では，橈側内反手を矯正する方向の力が強い．同時に尺骨頭を橈側に押し出す力が強くなる．

尺骨遠位端と手根骨の中心を合わせることが，軟部組織の緊張のため次第に困難になる．広範囲の展開と剥離を行えば移動は容易になるが，尺骨遠位骨端の血行を障害する危険性が増す．広範な展開を避けるため，手術前の創外固定による軟部組織の延長や，創外固定器装着時の軟部組織の解離などが必要である（図25）．一方，手根骨に溝を作る方法では手術は遅いほうがよいという意見もある．この方法では数mmの短縮効果が得られるので，他の方法が選択できない場合には考慮してもよいだろう．

c）橈側化術

Buck-Gramcko[49]は尺骨遠位端を手根骨の橈側に移動する橈側化術という新しい手術法を報告した（図26）．この方法では術中に尺骨遠位端を手関節の橈側に移動することにより背側を走行する腱は手関節の尺側に移動させられることになり，指伸展力は手関節の橈側偏位を矯正する力として働く（図27）．しかし，本手術の適応例では橈側手根骨の低形成がある例が多く，尺骨遠位端の支持性には不安がある．短期成績では良好な結果を得ていたが，長期観察例のなかに尺骨が橈側に脱転したり，手根骨と尺骨の間の解離を生じる例が出てきている[50]．

d）変形の再発への対応

中心化術後の変形の再発に対して，Kawabataら[51]はIlizarov法を用いて手関節の変形を矯正し，尺骨も延長する方法で，良好な結果を報告している．中心化術後の尺骨の長さは，片側罹患では正常な反対側の約半分であり，整容的にも延長術が適応になる（図28）．

2）手関節安定化手術の適応

手関節の橈側内反手変形では，矯正をしても，しなく

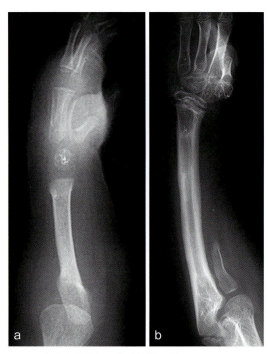

図28 橈側列形成障害の前腕短縮に対する尺骨延長術
a：橈骨完全欠損に対する中心化術後の尺骨短縮.
b：仮骨延長により尺骨を延長した後のX線像.

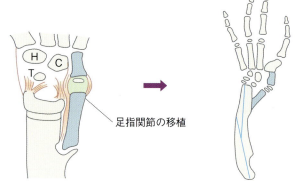

図29 橈側内反手に対する血管柄付き足指関節移植による矯正手術
術前に手関節部橈側の軟部組織解離と創外固定による軟部組織延長を行い，手関節の橈側に足指の関節を移植し，橈側の支持を与えて変形を矯正し，同時に手関節の可動性を得る術式.

ても患児は日常生活に適応できる．その場合，上肢の機能的予後に最も影響を与えるのが肘関節の可動性である[52]．手関節の変形矯正の適応は，肘の可動性を考慮に入れて決定する．橈側内反手では，まずは徒手矯正と装具により手関節偏位を矯正する．しかし，罹患側肘関節の可動制限の有無，前腕の短縮を考慮し，橈側内反手を矯正して，食事動作あるいは排泄動作が障害されるようであれば手術は行わない．橈側内反手の矯正には，尺骨の遠位端を手根骨の中央，あるいは中央よりやや橈側に移動して手関節の変形の矯正と安定性を得る尺骨の中心化術，あるいは橈側化術を行う．これらの手術は生後6〜8か月位に行う．前述のように年長児では，術前に手関節部橈側の軟部組織解離と創外固定による軟部組織延長を行うと術中の矯正が容易になる．手関節の橈側に足指の関節を血管柄を付けて遊離移植し，橈側の支持を与えて変形を矯正すると同時に手関節の可動性を得る手術（Vilkki法）がフィンランドのVilkki[53]により開発され試みられている（図29）．足趾を1本犠牲にするために本邦では広く行われる手術にはなっていない．

　橈側内反手と母指形成不全を合併している場合で，両方の治療が必要であれば，手関節の変形矯正を先に行う．橈側内反手の矯正を行うと術後に指の屈筋の筋力が増加する．特に橈側指で改善が著明である．これは橈側変形で弛んでいた屈筋腱に適度な緊張が加わるためである．

3）中心化術

　手術の適切な年齢は6〜10か月未満と考えている．空気止血帯下に手術を行う．手関節の背側に，"く"の字あるいはS字状の皮膚切開をする（図30a）．皮切を加えた後に手関節部の橈側の軟部組織の拘縮を解離する．正中神経と橈骨神経の浅枝を損傷しないように注意する．皮膚切開の尺側と尺骨頭の尺側を伸筋腱膜，伸筋支帯の直上で剥離しておく．伸筋支帯を橈側で切離して尺側に基部を持つ弁状の膜として残す．伸筋腱を必要により，橈側あるいは尺側によけて，尺骨手根関節の靱帯を手根骨寄りの部で切離する（図30b）．尺側で掌側の部分は手根骨の移動が容易になれば，完全に切除する必要はない．その場合，尺骨頭の周囲の軟部組織を剥がして，尺骨遠位端を手根骨の中央に移動するというより，手根骨の周囲を剥がして尺骨頭上に乗せるようにしたほうが，尺骨頭の血行温存にはよい．月状骨の凸面の軟骨を薄くシェービングして平坦にする．尺骨頭は，軟部組織を関節外で近位に向かって剥がし，茎状突起を切除して尺骨の遠位端を平坦にする（図31）．月状骨の中央から第3中手骨の橈側と尺側に向かって2本の0.045インチのKirschner鋼線を刺入して皮膚外に出しておく．月状骨近位の中央が尺骨の遠位中央に接するように移動して，Kirschner鋼線を近位に向けて刺入する（図31）．周囲の関節包などの軟部組織を縫合する．切離して弁状に残した伸筋支帯で伸筋腱を包むようにして，尺側に移動させて，その位置で伸筋支帯の切離部を基部に縫合する．これにより，手関節の橈側を走行していた伸筋腱は尺骨頭の中央か，尺側を走行するようになる．指を伸展すると橈屈変形の再発を予防する方向に伸筋腱の牽引力は働く．尺側に皮膚が余るが術後の時間の経過とともに適応して弛みはなくなる．

4）橈側化術

　橈側化術はBuck-Gramcko[49]が発表した橈側内反手に対する比較的新しい手術手技である．手関節橈側の線維性の組織を切除した後，手根骨の橈側に尺骨頭の遠位

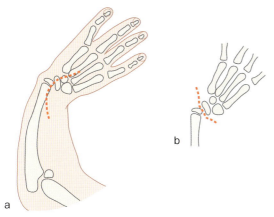

図30　尺骨中心化術；皮切と手関節包の切開線
a：皮切．
b：手関節包の切開線．尺骨手根関節の靱帯を手根骨寄りの部で切離する．

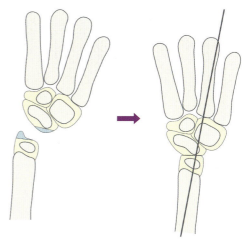

図31　尺骨遠位端と手根骨近位端の平坦化と固定
尺骨茎状突起と手根骨の近位端の軟骨を最小限に削り，平坦にする．月状骨近位の中央が尺骨の遠位中央に接するようにKirschner鋼線で固定する．

端を移動する．尺骨頭は舟状骨の位置に移動されることになる．原法では手根骨の切除は行わない．手は軽度尺屈位でKirschner鋼線固定を行う．橈側手根伸筋腱と橈側手根屈筋腱は尺側手根伸筋腱に移行縫合する．手を尺屈することにより，橈側を走行していた腱が尺側に移動して，変形矯正力として利用する点が中心化術に比較して改良された点である．しかし，多くの場合，手根骨面が円滑で尺骨頭の引っかかる部位がない．将来の尺骨遠位端の脱転を予防するために，尺骨頭の移動部位をやや手根骨の中央寄りに移動する．同時に近位手根列の橈側部の舟状骨と思われる部位の軟骨を一部切除して段差を作り，尺骨頭をその部に納めることが必要であると思われる．前述のように，術後経過の長い例で，手根骨と手が尺側に脱転する合併症がみられることが指摘されている．また，本手術の術後2年半の経過観察で8例中7例に手関節を固定していた鋼線の抜去後すぐに変形が再発したとの報告がある．この報告では，手関節の鋼線固定期間が6〜7週間であり，中心化術後の6か月の鋼線固定期間に比べて固定期間は非常に短い．このことが変形再発に関与している可能性が考えられる．報告では腱移行や軟部組織の縫縮では矯正できない変形であったことが記載されている[50]．尺骨頭の移動位置を原法の位置より中心化術に近い部位に移動し，手根骨橈側に浅い溝を作製することと，手関節の鋼線固定期間を6か月程度にすることで防ぎうる合併症であると考えている．しかし，著者は手根骨の切除を行わない中心化術のほうが成績が安定している印象があり，中心化術を続けて行っている．

5）Vilkki 法

本法は血管柄付き遊離足指関節移植による手関節機能再建術である．

生下時から他動伸張運動と夜間装具により手関節の変形矯正を行う．1歳か，遅くとも2歳までには治療を開始する．第1回目の手術では，手関節の尺側からの創外固定による軟部組織延長を行う．中手骨に1本と尺骨遠位に2本のピンを刺入してゆっくり延長する．延長期間は3〜10週間（平均6週間）である．Vilkkiの報告では，1日の延長量は0.7〜1 mm（平均0.8 mm）であった．延長は18〜50 mm（平均33 mm）で，手根骨が尺骨頭を越えるまで延長し，偏位も矯正する．手根骨と尺骨頭の間に十分な間隙ができているのを確認してから第2回目の手術を行う．第2回目の手術では，手関節を安定化するために第2中足骨全体と中足指節関節を血管柄付きで手関節橈側に移植する．関節を含む移植骨全体の長さは，42〜50 mmである．移植骨の遠位は，第2中手骨の基部と骨接合し，近位は尺骨の遠位骨幹端の近位部と骨接合する．血管縫合は，低形成の橈骨動脈と第2足底中足動脈，足の背側静脈と神経は，通常の手への第2足指移植と同様の方法で行う．長母指外転筋，橈側手根伸筋，腕橈骨筋，橈側手根屈筋は，背側と掌側に分けて移植関節の伸筋と屈筋になるように腱移行する．Monitoring flapとして皮膚をつけて移植する．創外固定は術後2か月間継続する．外固定は3か月間継続する．Vilkkiは，尺骨の長軸成長は正常の67%，手関節の安定性と，手関節の屈曲は良好であったが，伸展は最大で20°であり，手関節の橈側偏位は20°残存していたと報告している（図29）[53]．

6）橈側内反手の術後合併症

橈側内反手の矯正に広く用いられている中心化術の合併症として，手関節橈側偏位変形の再発，手関節強直，尺骨遠位骨端線の早期閉鎖による成長障害がある（図32）．著者は成長障害を防ぐために，尺骨遠位端を最小

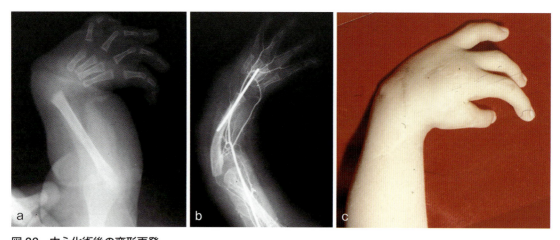

図32 中心化術後の変形再発
a：術前．b：中心化術後．c：鋼線抜去後の橈側偏位の再発．

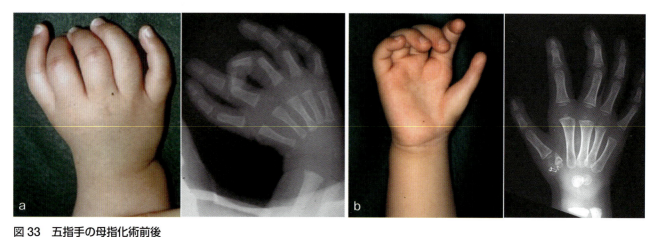

図33 五指手の母指化術前後
a：術前，b：術後．術前から母指の可動性が悪く，術後も示指と中指間で物をつまむ．大きな物は，母指と小指の間で把持する．

限に剥離して，近位手根列の近位関節面を十分展開することで月状骨を尺骨の遠位端に乗せるようにしている．しかし，前腕短縮は自然経過例の前腕成長をみても，正常の67%であり，避けられない合併症である[53]．手関節橈屈変形の再発については，伸筋支帯による伸筋腱の走行の矯正や尺骨の骨切りにより前腕筋の牽引力を尺側に移動させるのも手関節内反再発の予防になる．Buck-Gramcko[49]が開発した橈側化術（radialization）は橈屈変形の再発予防には有効である．しかし，尺骨遠位端を手根骨の橈側に移動するため，長期経過で手関節の脱臼や尺骨遠位端の転位が報告されている．このような術後の手関節の不安定性を予防する術式の工夫が必要である．

治療：母指形成不全に対する手術

母指形成不全は橈側列形成障害の部分症であり，単独で出現する場合と，橈骨の低形成や無形成を合併することがある．母指形成不全にはBlauth分類の1～5型，橈側の2指列以上の欠損，母指球の低形成を伴う三指節母指（五指手）がある．また，母指欠損に伴い示指と中指が皮膚性合指症をきたす特殊な型がある．治療法には，多くの方法があるが，変形の型や程度により使い分けられている[54]．

1）手術適応と年齢

母指の再建術の適応年齢については，多くの議論があった．手術適応年齢が4～7歳くらいが適切というもの[55,56]，2～4歳というもの[57-59]，1歳がよいというもの[60]などさまざまであった．手術時期の決定にあたっては，再建母指を患児が用いるかどうかという適応の問題，骨端線などを含んだ成長の問題や手術手技上の問題を考えて決める必要がある．再建母指を使用するかどうかについては議論がある．五指手や橈側内反手を伴い母指の自動運動が不可能な例では，放置していると示指と中指の間で物をつまむようになる．また，示指や中指に可動制限があると，小指と環指でものをつまむようになる．このような場合，腱移行や母指化術により母指のつまみ機能を再建しても，術後に患児は再建母指を使おうとはしない（図33）．しかし，示指と中指の間で物をつまみ，示指が母指の機能を代償している例では，手術時期が遅れ年齢が高くなっても示指を母指化した場合には母指化した示指を母指のように頻繁に用いる．自動運動

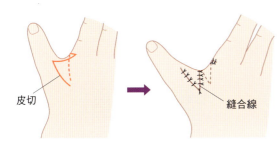

図34　母指内転拘縮の治療①：Z形成術
軽度の例に用いられる．

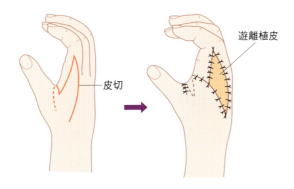

図35　母指内転拘縮の治療②：Brand法
中等度から高度の内転拘縮には示指橈背側からの回転皮弁と遊離全層植皮の併用で第1指間を広げる．

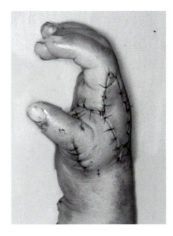

図36　Brand法の実際
術直後の皮弁と植皮部位．

のない母指であっても1歳前に筋腱移行術により自動運動を再建すると患児はこの母指を用いるようになる．低形成の母指の再建を計画した場合には，まず，1歳時に小指外転筋移行などで，母指の外転あるいは屈曲などの自動運動を再建する．このことにより患児は不安定ながら母指を使って物をつまむことや握ることが可能になる．生後比較的早期に母指の自動運動を再建することが，その後の母指の使用にとってきわめて重要である．関節の不安定性や運動障害はその後に再建しても，患児は再建母指として十分適応して使用する．

2）Blauth 分類1型の治療

母指球筋の低形成があるが機能障害はほとんどなく，外科的治療の適応にならない．

3）Blauth 分類2型の治療

母指球筋の低形成に母指の内転拘縮を伴っており，対立運動が障害されている．2型に対しては小指外転筋や環指の浅指屈筋腱移行による母指の対立運動再建術と母指-示指間の指間形成術が行われる．母指内転拘縮が軽度の場合はZ形成術（図34），four flap Z形成術により，また高度の場合はBrand法により第1指間を広げる（図35, 36）．対立再建の手術術式としては環指浅指屈筋腱の移行が一般的である．しかし，運動機能の再建と同時に低形成の母指球の膨らみを再建できる点から小指外転筋移行術がしばしば用いられる[61]．

小指外転筋移行術では，小指外転筋の起始部を豆状骨から剥離しない方法，尺側手根屈筋の一部と連続性を保ったまま豆状骨から剥離する方法が報告されている[62]．著者は，起始部を完全に剥離し長掌筋腱などに移動する方法を用いている（図37）[63]．Manskeら[64]は，サルの実験で小指外転筋への血行は豆状骨を通じて小指外転筋に入っているという結果を基に小指外転筋の起始部の切離に反対している．しかし，実際には，同筋の起始部切離時に多くの出血がみられることはなく，術後に筋の機能が低下したり外から触れる筋の量が減少するような問題は生じていない[65]．Uptonら[66]は筋皮弁として短母指外転筋を母指形成不全に用いて良好な結果を得ている．臨床的には，著者が用いている方法も十分信頼できる術式と考えている．

小指外転筋の停止部の移行部位についてもMP関節の尺側に移動し同関節の安定性を得る工夫が行われている．著者は起始部を長掌筋腱に移動し，停止部を2つに分けてMP関節の遠位で基節骨基部橈側に，近位で伸筋腱膜に移行する方法を用いている（図38）．対立再建術後に生じるMP関節の橈側偏位は同関節の尺側側副靱帯の不全によるものである．その予防には，尺側側副靱帯の縫縮と示指伸筋腱移行による母指内転筋再建術を行っている（図39）[65]．高山ら[67]は移行する小指外転筋の停止部を母指の背側を回してMP関節の尺側に移行して良好な結果を得ている．未治療の年長児が母指を用いたつまみ動作が不自由であることを主訴に来院する場合にも，小指外転筋移行による再建は可能である．しかし，年長児や就学後の児童の場合には，母指の回内位を確実に得て主訴をなくすためには環指の浅指屈筋腱の移行のほうが有利であると著者は考えており，これを第一選択にしている．移行する場合には，津下法に準じて浅指屈筋腱を2本に分けて，1本はMP関節の遠位で伸筋腱膜に移行する．他の1本は母指の背側で伸筋腱膜の深層を通してMP関節の尺側に移行し，尺側関節包と基節骨尺側基部に固定する（図40）．

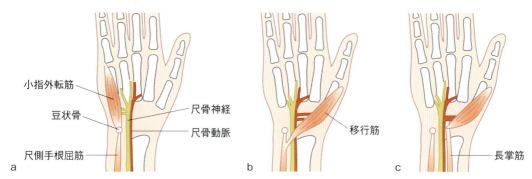

図37　小指外転筋移行による対立再建術
a：小指外転筋，尺骨神経・動脈，尺側手根屈筋，豆状骨の正常の解剖学的関係．
b：Littler法．尺側手根屈筋腱の半分との連絡を保ったまま，小指外転筋の起始部を豆状骨から剥がし，母指の対立再建を行う方法．
c：著者らの方法．小指外転筋の起始部を豆状骨から剥がし，長掌筋腱あるいは横手根靱帯に移動して，母指の対立再建を行う方法．

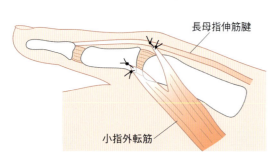

図38　小指外転筋移行の停止部縫合
小指外転筋の遠位端は，MP関節橈側で関節の遠位と近位の伸筋腱膜に移行する．

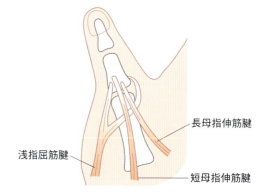

図40　浅指屈筋腱を用いた対立再建術における移行腱の固定位置
浅指屈筋腱を2本に分けて，1本はMP関節の遠位で伸筋腱膜に移行する．他の1本は母指の背側で伸筋腱膜の深層を通してMP関節の尺側に移行して，尺側関節包と基節骨尺側基部に固定する．

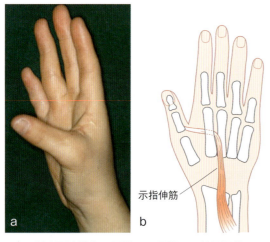

図39a　対立再建術後の母指MP関節での橈屈偏位
MP関節の不安定性がある例で第1中手骨の内転が残存していると術後に母指を外転したときにMP関節での橈屈偏位が起こる．
図39b　母指内転筋再建術
母指MP関節での橈屈偏位の矯正や予防には，第1中手骨の内転位の矯正，MP関節の尺側側副靱帯の縫縮と示指伸筋腱による母指内転筋再建術を行う．

a) IP関節運動制限に対する解離術

Blauth分類2型でIP関節の他動屈曲は可能であるが，自分で曲げようとするとMP関節が屈曲してIP関節がほとんど屈曲できない例がある．他動的に母指を外転しMP関節を伸展位に保持して母指の自動屈曲を行うとIP関節に屈曲力が伝わりわずかに屈曲ができる．このような場合には，pollex abductusと同様に母指の屈筋腱と伸筋腱の間に腱の癒合があり，これを解離することにより母指の自動屈曲が可能になる[68, 69]（図41）．対立再建術とこの屈筋腱と伸筋腱の間の解離を同時に行うと腱移行に対する固定期間中に解離部が再癒合する可能性がある．このような理由で，腱移行の効果が術後十分に確認できてから，母指の屈筋腱と伸筋腱の間の腱の癒合を解離して早期の自動運動を行うほうがよいと考えられる．しかし，初回手術時に前腕から母指の橈側を広く展開して，長母指屈筋と伸筋の結合，母指球筋の低形成，母指と示指の間の異常筋，筋腱が2本になっている例，長母指屈筋の異常な停止部や癒着が前腕に及んでいることがないかどうかを観察して，癒着の剥離，異常な結合

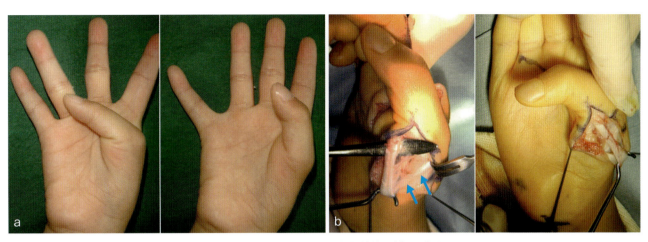

図41 Blauth 分類2型母指形成不全における pollex abductus 類似状態に対する処置
a：Pollex abductus の変形．
b：Pollex abductus で観察される長母指屈筋腱と母指の伸筋腱の間にある腱による連続性（矢印）．

の切離や腱の走行の正常化を行う．この操作により対立再建術は約半分の例で不要になったとの報告もある[70]．この報告は Manske の分類の3A に対する治療法としているが，Blauth 分類では2型に対する治療法である．しかし，術後の IP 関節と MP 関節の安定性や自動運動の獲得が難しいことなど，機能的にはいまだ問題を残しており，本手術のみで十分な機能が獲得できるとは言えないようである．

b）第1指間形成術

対立再建術を行う前に母指の内転拘縮があるか否かを評価して，ある場合には内転拘縮を除去する．Blauth 分類2型では必ず本手術が必要になる．内転拘縮に対しては，程度に合わせてZ形成術あるいは Brand 法を行う．橈骨動脈の欠損があり，第1CM 関節の可動性がなく母指内転拘縮が非常に強い場合には，腹壁皮弁で第1指間を開大し，第1中手骨基部の骨切りで母指を外転位にする方法などが1970年代には行われた．他の方法で治療できない場合の選択肢となる方法である（図42）．通常では Brand 法の皮切を加えた後に第1背側骨間筋と母指内転筋の背側と掌側の筋膜を切離するとほとんどの例で十分な外転が得られる．その後，Z形成術の場合は創を閉じる．Brand 法の場合は，示指の背橈側の回転皮弁を第1指間に回転移動する．示指橈側の創を一次的に縫合閉鎖する．残った皮膚欠損部は，欠損部の型紙を作り，通常は反対側の足の外果下方から紡錘状の全層遊離植皮を行う．植皮片は，色素沈着が起こりにくい外果下部から採取し tie over 法で固定する．皮弁を回転移動して生じた皮膚欠損が尺側の皮膚で容易に覆えることもあるが，その場合は，皮膚欠損部の尺側の皮下組織を腱の直上で剥離し，皮膚の可動性をよくしておく．このように皮膚欠損部を一次縫合して閉じる場合は，獲得できた母指の外転が減少しないよう確認することが必要である（図43）．

c）小指外転筋による母指対立再建術

小指の近位指節間皮線の高位から始まり近位に向かう尺側の側正中切開を MP 関節の尺側まで加える．MP 関節を越えた部から，弛く橈側に膨らみを持たせながら小指球を斜めに横切り，豆状骨の直上からさらに前腕橈側に向かう皮切を加える（図44，45）．まず尺骨動脈および尺骨神経の本幹を手関節近位で展開し，Guyon 管を開放する．尺骨動脈と同神経束をその橈側から剥がし尺骨神経の深枝と知覚枝の走行を確認する．小指外転筋に入る神経と血管の分岐部を愛護的に確認する．神経血管束の周囲組織を剥がす必要はない．尺側手根屈筋腱を半切し，その尺側の1本を2cm 程度近位で切離する．この腱を小指外転筋の起始部との連続を保ったまま豆状骨から剥がす．小指外転筋の尺側から筋腹の深層を剥離する（図46）．筋の遠位部は基節骨への停止部を剥がし伸筋腱の側腱索をつけて PIP 関節の近位で切離する．小指外転筋を遠位の切離部から持ち上げて近位に剥がす．小指外転筋に入る神経と血管の本幹からの分岐部，および小指対立筋などへの枝を損傷しないようにする．小指外転筋は筋への血管神経束と周囲の結合組織をつけた状態で浮きあがらせたようになる（図47）．母指 MP 関節背側に縦皮切か弛い橈側凸の皮切を加える．この皮切で，母指の伸筋腱と MP 関節橈側および尺側を展開する．この皮切から掌側手首皮線の中央に向かって，短母指外転筋の走行に一致するように鈍な鉗子で皮下にトンネルを作製する．駆血帯を開放して，小指外転筋からの出血を確認する．電気刺激が可能であれば，尺骨神経を電気刺激して小指外転筋の収縮を確認する．血管神経柄をつけて周囲を剥離した小指外転筋を本のページをめくるように橈側に反転する．筋の遠位端を皮下のトンネルを通して母指の MP 関節の橈側に引き出す．小指外転筋に

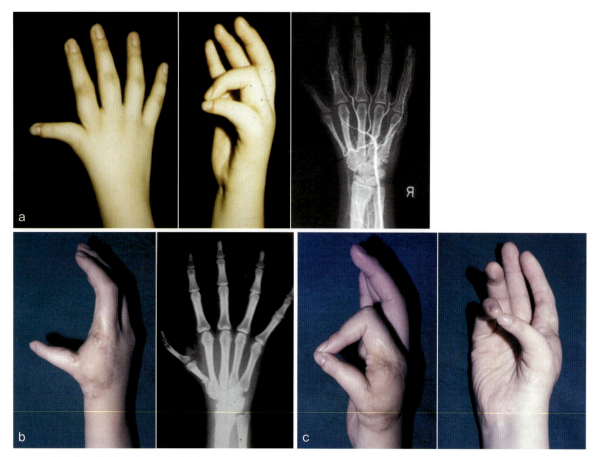

図42 第1指間拘縮に対する腹壁皮弁と第1中手骨基部での外転骨切り術によるつまみ機能再建
a：術前に母指CM関節の可動性がないために母指外転と回内不能．Blauth分類2型．
b：第1中手骨外転骨切りと有茎腹壁皮弁による第1指間開大術後．
c：術後のつまみ機能．

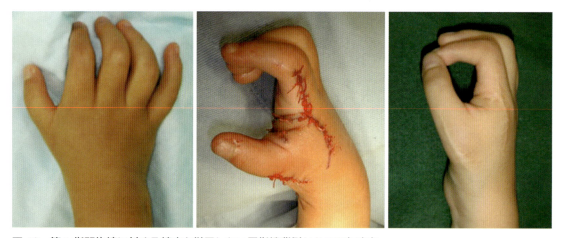

図43 第1指間拘縮に対する植皮を併用しない示指橈背側からの回転皮弁
Brand法と同じ手術を行い，遊離植皮予定の部分が一時閉鎖可能であれば，植皮を行わないで創を閉じる．

つけてある尺側手根屈筋腱の一部を長掌筋腱の遠位端に縫合固定する(図48, 49)．長掌筋腱が欠損している場合には，横手根靱帯近位縁の中央に固定する．移行した小指外転筋の遠位端は，MP関節を挟んで遠位と近位の伸筋腱膜に固定する．しかし，両者を縫合できないときは基節骨基部に固定する．創を閉鎖する前に可能であれば，電気刺激で筋収縮を確認する(図50)．創を閉じて，手関節中間位，母指外転位で前腕から母指の先端までを3週間ギプスで固定する．形成障害の程度がわずかに異なる2例に対して行った治療を示す．1例では母指内転拘縮に対してZ形成術，他の1例では，Brand法を行い，小指外転筋で対立再建を行っている(図51, 52)．

d)母指内転筋再建術(図39b ⇒ 52頁)

母指のMP関節の尺側に不安定性があれば，尺側側副

B. 縦軸形成障害（長軸形成障害）

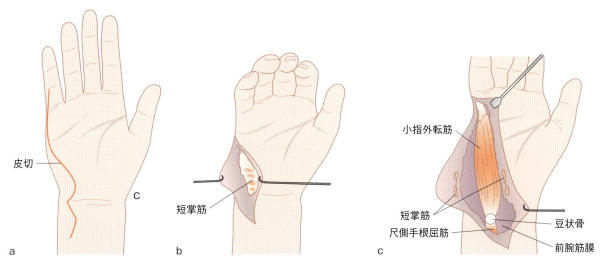

図44 小指外転筋移行による対立再建術
a：近位指節間皮線の高位から近位に向かう尺側の側正中切開を加える．MP関節を越えた部から橈側に膨らみを持たせながら小指球を斜めに横切り，豆状骨の直上からさらに前腕橈側に向かう皮切を加えて，小指外転筋を展開する．
b：短掌筋を切離する．
c：小指外転筋の表層を展開する．

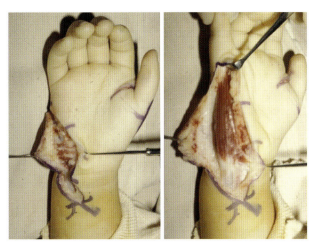

図45 実際の小指外転筋の展開

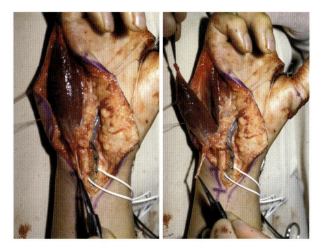

図47 実際の小指外転筋の剥離と遊離

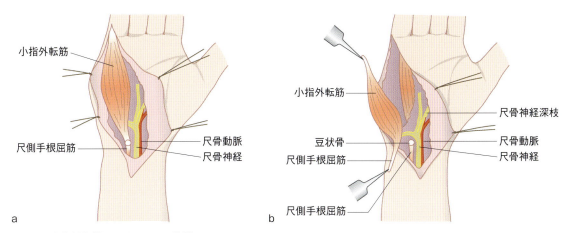

図46 小指外転筋の周囲からの遊離
a：尺側手根屈筋腱を半裁し，その尺側の1本を2 cm程度近位で切離して，小指外転筋の起始部との連続を保ったまま豆状骨から剥がす．
b：小指外転筋の筋腹は尺側列から深層を剥離する．小指外転筋は筋への血管神経束と周囲の結合組織をつけた状態で浮き上がらせたようになる．

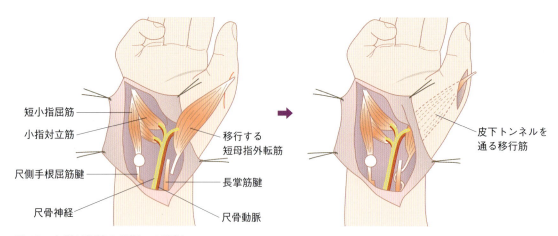

図48 小指外転筋の母指への移行
移行腱の走行に沿って皮下にトンネルを作製する．筋の遠位端を皮下のトンネルを通して母指MP関節の橈側に引き出す．

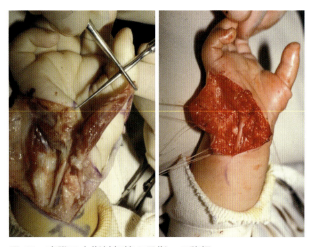

図49 実際の小指外転筋の母指への移行

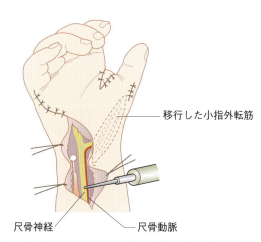

図50 移行した小指外転筋の術後の電気刺激

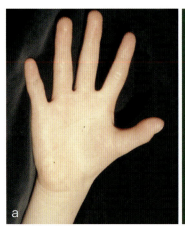

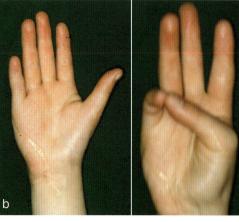

図51 小指外転筋で対立再建を行ったBlauth分類2型
a：術前の状態．第1指間の狭小と母指球筋の低形成が認められる．母指内転拘縮に対してZ形成術，小指外転筋で対立再建を行った．
b：母指球筋の膨らみと母指の外転が再建されている．

靱帯の掌背側中央を靱帯の線維に沿って縦方向に切離して短縮縫合する．次にBrand法の皮切を閉じる前に，示指伸筋腱の停止部の近位を縫合糸で縛り，できるだけ遠位でこれを切離する．Brand法の皮切の近位を利用して総指伸筋腱の深層で示指伸筋腱の遠位端を第2，第3中手骨間から掌側に回して母指MP関節の背側に加えた皮切に引き出す．母指を最大外転位にした状態で，こ

の腱を母指基節骨尺側基部に縫合固定する．腱が届かない場合は，母指内転筋の遠位に編み込み縫合する．

4）Blauth分類3型の治療

Blauth分類では3型は中手骨の基部が欠損したもので CM関節の不安定性を伴う．Manskeら[22]は，3型をAとBの2つの型に分けている（図53）．Manskeの3Aは，Blauth分類の2型に相当する．Blauth分類3型，

B. 縦軸形成障害（長軸形成障害）　57

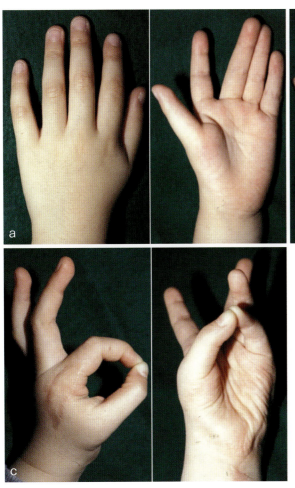

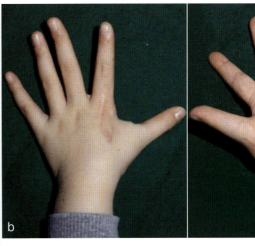

図52　小指外転筋で対立再建を行った Blauth 分類 2 型
a：術前の状態．第 1 指間の狭小化は図 51 の例より強い．母指球筋の低形成と母指の軽度の回外が認められる．母指内転拘縮に対して Brand 法での形成と小指外転筋で対立再建を行った．
b：術後の外見．母指の内転位は改善し，母指球筋の膨らみが形成されている．
c：術後の母指の運動．つまみ動作は著明に改善した．

すなわち Manske 分類 3B 型に対しては，微小血管外科の技術を応用して足趾の関節を母指の CM 関節に移植し，腱移行と皮膚移植を追加して母指の機能を再建する機能再建術が本邦では試みられている．国外では示指の母指化術が一般的に行われている．すなわち，低形成の母指を切除して，示指を短縮して母指の位置に移動し，腱移行により動きと安定性を得る．著者らは，3 型で中手骨の長さがある程度残存していれば再建術を試みている．この場合には 1 歳時に小指外転筋による母指対立再建術で，母指に自動運動を与えておく（図 54, 55）．

a）著者らの方法

過去の報告例で Blauth 分類 3 型の母指形成不全に対する上述の再建術の開始年齢をみると 4〜5 歳位に行われている．その年齢まで自動運動のない母指を再建せずに放置すると患児は通常は示指と中指の間を用いてつまみ動作を行う．この習慣はなかなか改善せずに母指を再建した後も続くことになる．著者らの経験では母指が不安定でも早期に動きを与えると母指を使用してのつまみ動作を開始する例がほとんどである．したがって，まず 1 歳頃に小指外転筋により対立再建を行い母指の自動運動を可能にする．これにより患児は不安定ながらつまみ動作を獲得する．その後，第 1 中手骨基部と第 2 中手骨

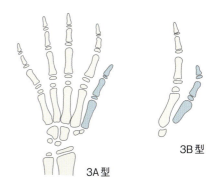

図53　Manske の母指形成不全分類：3A, 3B 型
Manske 分類の 3A 型は，Blauth 分類の 2 型に相当する．
Manske 分類の 3B 型は，Blauth 分類の 3 型に相当する．

に穿った骨孔を遊離腱移植により縫合することで母指基部の安定性を図る（図 54）．あるいは，第 2 中手骨の近位を縦に分割し，基部を中心に橈側の中手骨を外転させ，その遠位に低形成の母指を移動し固定することにより CM 関節の安定性を得ている（図 55）．後者の方法では CM 関節には可動性がなく，MP 関節が不安定になり，母指の分回し運動が可能になる．母指の低形成の程度に応じて腱移行による母指の屈曲，伸展，内転運動の再建を行う．これらの腱移行術は CM 関節の安定化と同時手術あるいは追加手術として行う．母指を再建するにあ

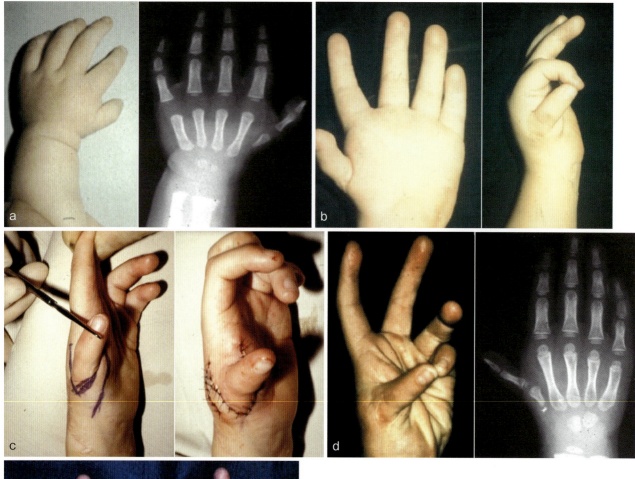

図54　Blauth 分類3型(Manske 分類の3B 型)に対する機能再建術の一法①：遊離腱移植によるCM関節靱帯再建

a：術前の状態で母指の自動運動はない．1歳4か月時に小指外転筋で母指の対立再建術を行った．その後の治療は，指の動きをみながら考えることにした．

b：術後には，不安定ではあるがつまみ機能が再建できた．初回手術後2年(3歳6か月)で，第1中手骨の基部と第2中手骨の近位に穿った孔を通して遊離長掌筋腱で縫合した．示指伸筋で母指の伸展と内転を再建した．

c：4歳6か月で第1指間を広げて，母指を対立位近位に移動した．

d：術後間もなくのつまみ動作．

e：最終手術5年後の状態．つまみ動作時に，再建母指を常時使っている．

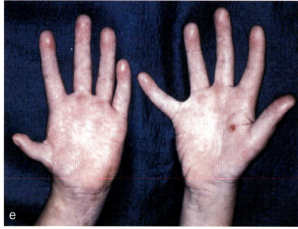

たって最も大切なことは，つまみ動作を開始する頃までに母指の自動運動を可能にしておくことであると著者は考えている．3型で低形成が強く中手骨の遠位のみしか残存していない例や4型に対しては母指化術を行う．

● 腱移植によるCM関節安定化(図54)

　Blauth 分類3型で自動運動が不能であり，中手骨基部が欠損しているが欠損の範囲が少ない例に適応になる．まず1歳頃に小指外転筋移行による母指の対立再建術を行い，母指の自動運動を可能にする．この対立再建術のみで，患児は母指と他の指の間で物を把持することが可能になり，母指を日常的に使うようになる．3歳半～4歳頃に長掌筋腱の遊離移植により中手骨基部を安定化さ

せる．中手骨基部を骨膜などの軟部組織をつけたまま展開し骨が割れないようにC鋼線や細いドリルポイントで骨孔をあける．第1中手骨の基部と同じ高位で第2中手骨にも骨孔をあける．長掌筋腱をそのままか，半切して両中手骨の骨孔に通して腱に緊張が加わるように縫合する．示指伸筋腱を停止部より切離して示指の総指伸筋腱の下を通して母指の基節骨尺側基部に移行する．母指のIP関節が伸展位を呈していたり，母指の屈曲力が不足していれば，環指の浅指屈筋腱を用いて母指の屈曲を再建する．環指のMP関節部の掌側の小さい斜め皮切で浅指屈筋腱を展開して，この腱を切離し，手根管の近位に引き出しておく．有鉤骨鉤の表層に当たる部位の手

B. 縦軸形成障害（長軸形成障害）

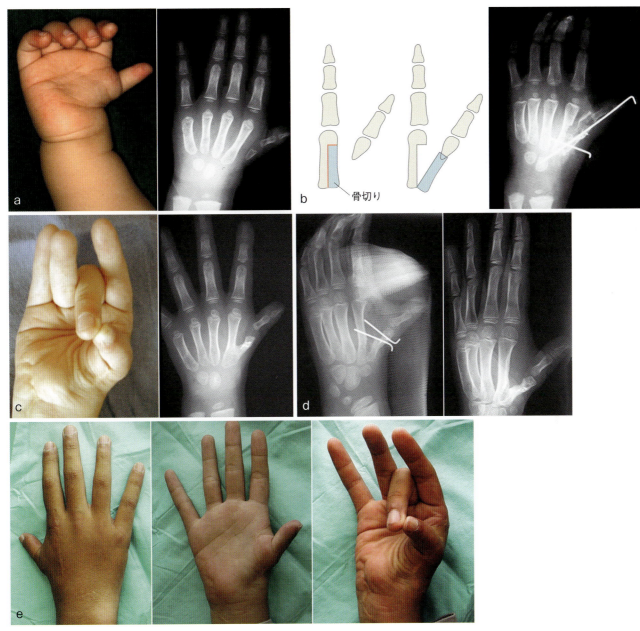

図55 Blauth 分類 3 型に対する機能再建術の一法 ②：第 2 中手骨分割外転法
a：術前の状態では，第 1 中手骨の低形成は図 54 の例より強い．1 歳時に小指外転筋で対立再建術を行い，不安定ながらつまみ動作が可能になった．
b：手術の模式図と術直後の X 線像．4 歳時に第 2 中手骨を縦割して，橈側半分を外転位に保持し，その遠位端に低形成の母指を移行して骨接合した．
c：術後数か月の状態．母指と示指，母指と中指の安定したつまみ動作が可能になった．
d：その後，分割した第 2 中手骨の内転位が増したため，再度，縦の骨切りによって外転位を広げた．
e：10 歳時のつまみ動作．母指と示指，母指と中指のつまみ動作が可能で，日常動作で再建母指を使用している．

掌腱膜に穴をあけて滑車を作製する．切離した浅指屈筋腱の断端をこの穴を通して皮下に出し，皮下のトンネルを通して母指 MP 関節掌側尺側に引き出す．腱断端を 2 分して，それぞれを基節骨の基部の尺側と橈側を通して背側に出し，適度な緊張になるように背側で縫合する．同時に基節骨の骨膜にも固定する．この方法で MP 関節の十分な安定性が得られる．成長過程で不安定性が出現して機能障害が出れば，足指からの関節移植など他の再建術で治療する．

● 第 2 中手骨の近位を利用する方法（図 55）

Blauth 分類 3 型で自動運動が不能であり，第 1 中手骨基部が欠損しており，欠損の範囲が広い例が適応になる．まず 1 歳頃に小指外転筋移行による母指の対立再建術を行い，母指の自動運動を可能にしておく．術後，患児は母指を日常的に使うようになる．3 歳半〜4 歳頃に第 2 中手骨の中央で背掌側方向に縦に骨切りする．橈側半分の骨を中手骨の頸部の近位で長軸に垂直に骨切りする．中手骨の骨切りの近位端からさらに中手骨の近位を縦に

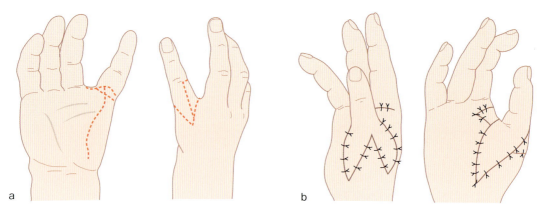

図 56　Buck-Gramcko 法による母指化術の皮切と術後の皮膚の縫合線
a：母指化術の皮切．b：術後の皮膚の縫合線．

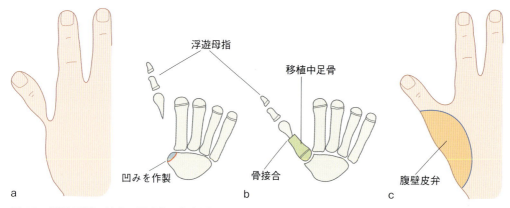

図 57　浮遊母指に対する再建術：矢部法
a：移植する中手骨頭に合わせて大菱形骨の関節軟骨に深さ 6 mm の陥凹を作る．
b：第 4 中足骨の遠位 1/2 を採取し，中足骨の骨頭側を近位にして母指に移植する．移植中足骨の遠位断端と第 1 中手骨近位端を対立位で骨接合する．
c：皮膚欠損部を腹壁皮弁で覆う．

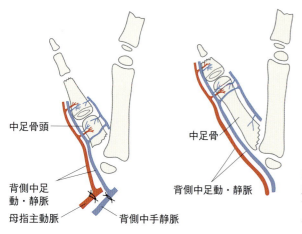

図 58　血管柄付き足趾関節移植術を併用した浮遊母指再建術：山内法
足指からの血管柄付き遊離 MP 関節移植をして母指の手根中手関節を再建する．母指の長さは，移植中手骨の長さ（図左は短め，右は長め）で調節する．筋腱移行術で運動機能を再建する．

第 2 CM 関節まで骨切りする．CM 関節の橈側関節包で近位とつながっている橈側の中手骨半分を外転位で固定する．半切し外転した中手骨の遠位端に低形成の母指の中手骨基部を乗せて骨接合する．母指の伸展内転と屈曲内転を示指伸筋と環指の浅指屈筋腱を移行して再建する．MP 関節の多方向性の不安定性が残存しているため，母指は分回し運動が可能で MP 関節は本来の CM 関節様の運動が可能になる．先の術式と同様に成長過程で CM 関節の可動性がないことが問題になれば，足趾からの関節移植など他の再建術で治療する．

5）Blauth 分類 4 型の治療

Blauth 分類 4 型は，母指が皮膚と血管神経束のみで手に付いており，自動運動のみられない浮遊母指である．一般的には，浮遊母指を切除して，示指を母指化する術式が選択される（図 56）．しかし，5 本の指を残したいという家族の希望がある例には，Blauth 分類 3 型に対する

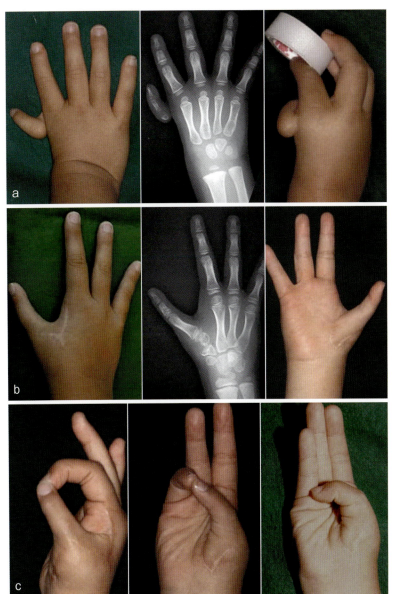

図59 示指と中指をつまみ動作に使用していた例に対する遅い時期の示指の母指化術
a：術前．5歳時のBlauth分類4型の母指形成不全のつまみ動作の状態．
b：母指化術4年後の外見とX線像．
c：母指化術4年後の母指の機能とつまみ動作．

方法と同じ再建術の工夫が行われている（図57，58）[71-73]．著者は母指化術による治療をBlauth分類4型のほとんどの例で行っている．Riordan[42]は浮遊母指では大脳皮質に支配領域が存在するので，広範な再建術は避けるべきであると記載している．しかし，実際の症例では，浮遊母指を切除した後の示指の母指化術の機能は良好であり，母指として用いているように見える．母指化術後に成長して成人になった例もあるが問題は生じていない．浮遊母指の症例で示指と中指をつまみ動作に使用していた例に対して，就学後に示指を母指化した場合には，術前と同様に母指化した示指と中指の間でつまみ動作はきわめて円滑であり，術後間もなく術前の状態に回復している（図59）．

a）第4中足骨遠位部の移植による再建術：矢部法（図57）

浮遊母指の基部に輪状の皮切を加えてさらに手掌橈側に延長する．同母指を支配する1本の神経血管束と背側の静脈1本を温存し，同母指をいくぶん近位で対立位になるように移動する．第2中手骨骨頭基部から第2中手骨基部，あるいは大菱形骨にかけて，自家腸骨片を架橋移植し，Kirschner鋼線で固定する．手掌橈側の皮膚欠損部は腹壁からの有茎皮弁で覆う．皮弁は3週間で切離する．以前はこの骨移植が思わしくない場合に用いていたが，近年は，手術を2期的に分けて行う．初回手術では，第4中足骨の遠位1/2を骨端線を含んで採取する．第4中足骨の骨頭に合わせて大菱形骨の関節軟骨に深さ6mm程度の陥凹を作る．少し長めの母指を作るように，移植中足骨の断端と第1中手骨の近位端を骨接合して，対立位に固定する．皮膚欠損部を上記の方法で覆う．骨癒合が完成した後に一定の期間をおいて第2期手術を行う．高山の改良法によると，第1期手術で，母指の内転筋を解離して外転位を確保する．第1指間は手背からの回転皮弁で広げる．第1中手骨の近位端の骨膜を花びらのように開き，中手骨の先端を移植第4中足骨に差し込めるようにしておく．第4中足骨は遠位1/2～3/4の

長さで骨頭と周囲の靱帯と関節包を含んで採取する．手に大菱形骨がない場合には，足の基節骨基部を含んでMTP関節とともに移植する．第4中足骨採取部位には腸骨のapophysisを含んだ骨片を採取して，骨欠損部に移植する．採取した第4中足骨は遠位と近位を反転して母指，移植骨，大菱形骨を貫いて2本のKirschner鋼線で固定する．第1期手術の6～12か月後に第2期手術を行う．第2期手術では低形成の程度に応じて小指外転筋による対立再建術を含んだ腱移行術を行う．環指浅指屈筋腱を長母指屈筋腱に，小指伸筋腱を長母指伸筋腱に，長母指外転筋腱，または短母指伸筋腱の遺残を長母指外転筋腱に移行する．小指外転筋で母指の対立運動を再建する．術後にCM関節の可動性が得られるのが本法の特徴である．中足骨による第1CM関節の形成術は大菱形骨の二次骨核が出現する前の4～5歳以前の幼・小児に適応があり，腱移行もこの年齢で行いうると矢部ら[71]は述べている．

高山ら[72]の本術式の術後の分析結果をみると，移植骨と母床骨の骨癒合は全例良好で，骨吸収はみられなかった．本法は血管柄付きでないものの，多くの症例で移植骨片の骨端線は5年以上開存し長軸方向への成長が認められた．特に母指CM関節が十分な可動性を持ちながら安定性が得られたことが，類似の方法に比較し優れ，母指は対立位で安定し母指と示・中指間での物体把持が可能であり，母指が温存できたことによる家族の満足度が高く，有用な治療方法と考えられたと述べている．また，本法の適応は，再建しようとする母指の大きさが小指より大きいことをあげている．本術式の術後に母指は太くならず，多くは機能的にも母指化術より劣るが，片側罹患例や，両側罹患例で反対側の低形成が軽い場合などで母指の温存を強く希望する場合には適応があると述べている．

b）血管柄付き趾関節移植術を併用した浮遊母指再建術（図58）

山内ら[73]は浮遊母指を再建するために，足趾からの血管柄付き遊離関節移植による母指の中手手根関節を再建する方法を考えた．その後いくつかの施設から類似の報告がされている[74]．手術は4～5歳以後に行う．第1指間を拡大して，同部の皮膚欠損部を手背橈側の回転皮弁で被覆する．第2趾MTP関節を足背動脈を茎にして母指CM関節部に移植する．縫合する血管は手では，橈骨動脈，橈側皮静脈を用いる．母指形成不全では橈骨動脈の欠損や低形成がしばしばあるので縫合血管の選択には注意が必要である．多くは術後1年以上成長を待ち6～9歳で多数腱移行術を行い母指の自動運動を獲得する．

c）血管柄付き趾移植による母指再建

Tuら[75]は，Blauth分類3～5型の母指形成不全に対して中足骨を含む足からの血管柄付き趾移植で母指を再建している．手術時年齢は1歳半～5歳くらいで，2/3は3歳以上である．術後8年の経過観察で母指化術を行った例と比較している．母指化術では，手術時間が短く，回復も早く，可動性も，趾移植よりよかった．しかし，母指化術と同様の結果を得たと報告している．その結果，母指化術に両親が同意できないときには有用な方法であると述べている[76]．

6）Blauth分類5型の治療

Blauth分類5型は母指の完全欠損である．Blauth分類5型，五指手，および複数指の欠損に対しては母指化術を選択する．母指化術の成績は，機能的にも整容的にも安定している．しかし，橈側内反手変形の合併例，母指化した指の可動制限がある場合，他の指の可動制限がある場合には良好なつまみ機能が得られないことがある．橈側内反手変形の合併例では，多くの例で橈側指の運動制限があること，指を曲げる前に手関節を橈屈し屈曲すること，橈側内反手の変形再発により指に屈曲力が作用しなくなることなどが指の屈曲力低下の理由としてあげられる．手関節の橈側内反手変形の矯正を早期に行うこと，母指化する指を含めて指の伸展あるいは屈曲拘縮を他動運動により矯正して早期に拘縮をとることなどが対策として考えられる．一方，Tuら[75]は，Blauth分類3～5型の母指形成不全に対して中足骨を含む足からの血管柄付き趾移植で母指を再建している．前述のように，母指化術と同様の結果を得たと報告しており，母指化術に両親が同意できないときには有用な方法であると述べている[76]．

a）母指化術

母指化術は，神経血管束を付けて指を母指の位置に移動する方法であるが，特別な皮切，骨の再適合，筋腱移行により安定化と運動を与えることから成り立つ．その術式には，Barsky[54]，Edgertonら[56]，Zancolli[77]，Blauth[78]，White[79]，Carroll[80]などの方法があり，皮膚切開や，骨の短縮適合などそれぞれの方法で工夫がされている（図60，61）．示指のMP関節で母指化した指のCM関節を再建する方法が行われていたが，従来の方法では再建されたCM関節は，過伸展変形を起こし母指の機能を損なうことがしばしばみられた．中手骨を骨頭のみ残して切除短縮し，CM関節固定を改良したのが，Buck-Gramcko法[60]である（図62a，b）．示指を母指の位置に移動する際に術中にMP関節を過伸展位でCM関節の部位に移行して，術後の過伸展変形を防ぎ，筋腱移行により新しい母指を安定化した（図62c）．この工夫と彼の発表した皮切による組み合わせで母指化術は飛

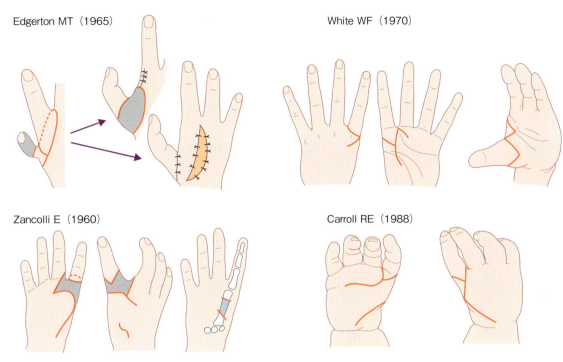

図 60　母指化術の皮切の工夫
母指化術に対する皮切の工夫が多く報告されている．この他にも多くの報告がある．

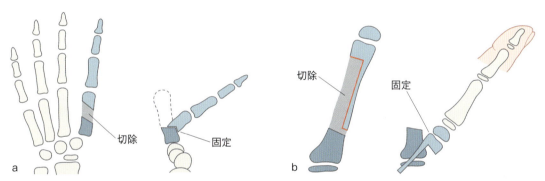

図 61　母指化術での新しい CM 関節再建の工夫
a：Barsky AJ(1948)による．中手骨の伸展骨切り術で対応．
b：White WF(1970)による．中手骨の伸展骨切り術と成長線閉鎖術で長さを調節する．

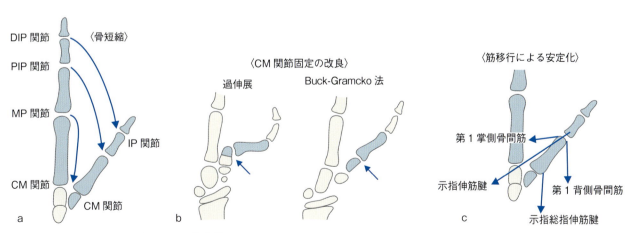

図 62　Buck-Gramcko 法による母指化術
a：中手骨の骨幹部切除による骨短縮で，示指の各関節は近位の関節としての役割を果たすことになる．
b：術後の過伸展変形予防の CM 関節形成．
c：筋移行による移行指の安定化．
　　示指総指伸筋腱は短縮，示指伸筋腱は長母指外転筋として移行指の近位に移行，第 1 背側骨間筋は短母指外転筋の役割を，第 1 掌側骨間筋は母指内転筋の役割を果たすように移行する．

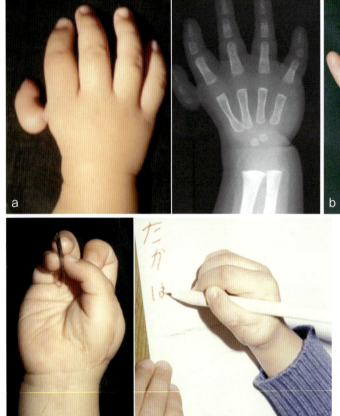

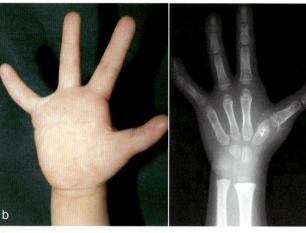

図63　Buck-Gramcko法による母指化術の術前後
a：Blauth分類4型の母指形成不全に対する母指化術の術前．浮遊母指を切除して，示指を母指化した．
b：術後約4年の状態．
c：左手は正常であるが，母指化術を行った右手を利き手として使用している．

躍的に良好な機能を獲得できるようになり，一般的な術式になった（図63）．Buck-Gramcko法では，伸筋腱の短縮を行うが，屈筋腱の短縮は行わない．術後4〜6か月で母指化した示指のIP関節の自動運動が可能になり始める．母指化術の際に示指の屈筋腱も伸筋腱も短縮の必要はないという意見や深指屈筋の短縮をすべきとの意見もある[81]．

b）著者らが行っているBuck-Gramcko法による母指化術

背側の皮切は示指MP関節を基部にして中手骨中央を頂点とする三角の皮弁を作る．後で行う指背腱膜の処置を容易にするために，PIP関節の高さより皮弁の頂点に向かう縦皮切を加える．掌側は近位指節間皮線のすぐ近位で示指を半周する．さらにこの部から第2CM関節の掌側にかけて弛く弯曲する皮切を加える．掌側より示指と中指間の総指動脈を確認して，中指への固有指動脈を分岐部より5mm以上遠位で結紮する．次いで示指と中指間の総指神経を確認して，近位方向に鈍的に分離する（図64）．背側の静脈を1〜2本温存することにより，示指の血管神経束が確保される．示指の短縮は中手骨の骨幹部を骨膜下に成長線を含んで切除する．この短縮により，示指のDIP，PIP，MP関節はそれぞれ新しい母指のIP，MP，CM関節とになる．短縮した示指は，Buck-Gramcko法に準じて40°外転，160°回内位で固定する．

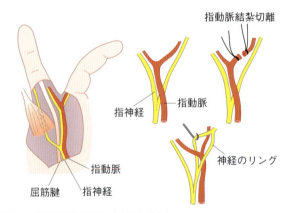

図64　指動脈と神経の剥離と変異
通常は，中指へ行く固有指動脈を総指動脈から分岐した遠位で結紮切離する．総指神経を近位に鈍的に剥離すると，示指の移動が容易になる．
総指神経の輪が指移動を障害する場合は，近位に向かい固有指神経を鈍的に分ける．その後に中指へ行く固有指動脈を結紮切離する．

その際，新しく形成された母指CM関節の過伸展変形を防ぐために示指MP関節は70〜90°過伸展させた状態で大菱形骨または第2中手骨基部に固定する．この固定法がBuck-Gramcko法の特徴である．著者らは両端針付きの36番の鋼線を用いてMP関節は90°過伸展中手骨頭の近位より掌側関節包を突き刺して固定することにより過伸展位を保持している（図65）．新しい母指に動きと安定性を与えるための筋腱の移行は，まず総指伸筋腱

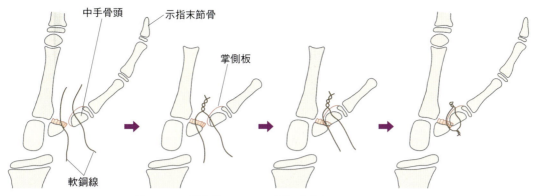

図65 Buck-Gramcko法による母指化指でのCM関節形成法
両端針付きの36番の鋼線を用い，90°過伸展中手骨頭の近位より掌側関節包を突き刺して固定することによりMP関節は過伸展位を保持できる．

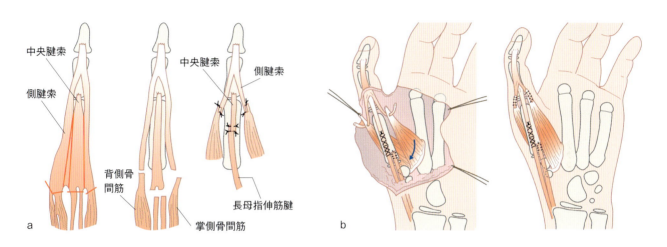

図66 伸筋腱の処理と内在筋および外在筋の再建
a 左：示指の両側の側腱索と中央腱索を分離する．a 中央：分離した伸筋腱膜．中央腱索を引いた時にPIP関節が伸展し，側腱索を引いた時にその方向に傾くことを確認する．a 右：腱の再縫合
b：第1背側，および掌側骨間筋をそれぞれの側腱索に移行して，母指の外転筋と内転筋を再建する．中央腱索は示指伸筋腱と短縮縫合する．示指の総指伸筋腱は移行した中手骨基部に長母指外転筋として移行する．

を切離し，長母指外転筋腱として基節骨基部に縫合する．指屈筋腱の短縮は行わず，屈筋腱の腱鞘の近位をPIP関節高位まで切離する．虫様筋を深指屈筋より切除する．次いで，示指の両側の側腱索と中央腱索を分離する（図66a）．中央腱索に示指固有伸筋腱を移行して長母指伸筋腱とする．第1背側，および掌側骨間筋をそれぞれの側腱索に移行して，短母指外転筋と母指内転筋を再建する（図66b）[82]．術後は3週間，母指を外転位としギプス固定で保持する．以後は自動運動を開始する．伸展拘縮を作りやすいので，家族に母指化した指のIP関節とMP関節の屈曲の他動運動を指導する．内転位を取りやすい場合には，術後3か月まで夜間就寝時は，母指の外転装具を装用する．

　術中の注意点としては，示指と中指の間の血管神経束の剥離がある．示指の神経血管束は可能であれば橈側と尺側の2本を温存すべきである．血管神経束周囲の軟部組織はなるべくつけて剥離を進めるが，示指と中指の間の総指神経で形成される輪の中を同部の総指動脈が走行していることがある．その場合は，この神経の輪で示指の移動性が制限されることになる．しかし，微小血管外科用の摂子を用いて指神経の神経外膜を把持して近位に鈍的に分離することで，血管の移動性は確保できる（図64）．背側静脈の温存は，必要ないとの意見もある．しかし，術後の循環障害の可能性を考えると少なくとも1本の静脈は確保して温存すべきである．掌側の血管神経束の確保より手技的には難しい．術前に駆血をして皮膚の上から色調を観察して静脈の位置を確認しておくのも一つの方法である．示指から中指へ向かう太めの静脈を初期に結紮することなく，より尺側の分岐を結紮することにより静脈の橈側方向への移動性を確保できることがある．指を移動した後の筋腱の移行により血管が押されたり曲げられたりする可能性があるので，腱移行の段階では駆血帯をゆるめて，それぞれの腱移行ごとに指の血行を観察しながら手術を進めるのも循環障害を防ぐ一つ

の方法である．本術式の今ひとつの難しさは皮切である．著者は本手術を行った最初の2例で皮膚移植を必要とした．掌側の皮膚で第1指間を形成することになるが，創の一次縫合が難しい場合に無理に閉じると，術直後の循環障害などの合併症が生じる可能性がある．このような合併症を防ぐためには植皮を躊躇ってはいけない．後日，植皮片の切除が可能になることもある．

c) 母指化術の成績と問題点

著者が行った母指化術の記録によると，手術時年齢は1～5.8歳であり，平均2.4歳であった．追加手術は6手に対して行われ，内訳はCM関節再固定，対立再建術，Brand法，中手骨回転骨切り術，母指内転筋再建術などであった[83]．筋腱移行は，元の変形に起因する筋の欠損などが原因であると考えられた．しかし，他の追加手術は初回手術を適切に行うことで防ぐことができた可能性があった．これらの追加手術のほとんどが初期に手術を行った例であり，手技の習熟により再手術例は減少している．術後は全例で通常のつまみ動作が可能になっていたが，実際の日常生活で大きな物を把持する時のみ使用している例も4人に1人程度みられた．一方，片側罹患例で母指化した手を利き手として使用していた例もあった．自動運動が測定可能な例の平均可動域は，IP関節では，伸展が-5°，屈曲が42°，MP関節では，伸展が-2°，屈曲が39°であった．また，片側罹患例で母指化した指と示指の間のつまみ力を反対側と比較すると，手術側で25～93%であり，平均48%であった．両親の満足度では全例が結果に満足しており，術後手の外見が改善したと答えた．内反手の合併のない例，指の拘縮や自動運動の制限のない例で成績良好例の割合が多い傾向がみられた．術後の母指の低形成は受容範囲であり，機能的にも整容的にも満足のいく結果が得られていた．とりわけ，橈側内反手と指の拘縮のない例に対しては母指化術は信頼できる治療法と考えられる．一方，母指化術後のつまみ機能が不完全な良と可の例は橈骨欠損に対して中心化術を行い変形が再発した例，低形成の母指が示指と皮膚性合指症を示した例，あるいは五指手であった．橈骨欠損例では指関節拘縮や腱の低形成による可動制限の他に，手関節の偏位の再発が指の可動性に影響して成績を低下させたものと思われた．低形成の母指が示指と皮膚性合指症を示した例では，母指化した指の橈側の骨間筋の低形成に加えて長さの異なる指の癒合により生じた関節運動の制限が成績に影響した可能性が考えられた．五指手について成績が不良であるという著者らの結果は，Manskeら[84]やSykesら[85]の報告と一致している．五指手では内在筋の低形成があることが，術後の再建母指の可動制限を引き起こして成績を低下させている可能性がある．これら術後成績に影響する可能性のある関節拘縮は，術前のリハビリテーションによる改善が多く望めない．術後のリハビリテーションも十分な効果を上げにくい．治療法の考え方そのものを検討し直す必要がある．一方，筋や腱の低形成による機能不全に対しては，早期の腱移行術による改善に期待が持てる．しかし，拘縮を伴った例では前者と同様の問題が残る．

■ 橈側列形成障害の合併異常：内転母指

橈側列形成障害の手に合併するその他の異常について，Tupperは1969年にpollex abductusという異常を報告している[86]．この異常は，MP関節での著明な外転を伴ったBlauth分類2型の母指形成不全である．外転変形は容易に徒手矯正できる．この変形では，長母指屈筋腱が第1中手骨から基節骨の橈側で2つに分かれ，掌側の通常の停止部に向かう主な腱と，母指の背側に周り長母指伸筋腱と一緒に末節骨の背側に停止する腱がある（図41b ⇒ 53頁）．長母指屈筋腱の緊張のためにこの変形を生じる．すなわち，この異常では長母指屈筋を収縮させて母指を屈曲しようとすると母指は外転する．腱の停止部によっては，母指の伸展変形が主になることもある．長母指屈筋は，母指球筋の浅層を走り，屈筋腱腱鞘のA1滑車が欠損していることがある．腱の近位が長母指外転筋の伸筋支帯に接して走行することもある．また，虫様筋が長母指屈筋から起始することもある．

治療は，長母指屈筋腱から起始し伸筋腱に停止している腱を切離する．母指の伸筋腱が橈側に亜脱臼していれば，この腱がMP関節の背側を走行するように内転筋の緊張を強くするか，停止部の縫縮や移行により伸筋腱の中心化術を行う．同時にMP関節の橈側側副靱帯の剥離延長や尺側側副靱帯の縫縮などが必要になることもある．長母指屈筋腱が背側を走行していれば，掌側に戻し屈筋支帯で滑車を再建する．A1と斜走する滑車が欠損していれば，伸筋支帯を用いて滑車を基節骨高位に再建する．その場合は，MP関節を伸展位で鋼線固定する．長母指屈筋腱の近位が良好な筋に連続していなければ，中指の浅指屈筋腱を移行する．

Blauth分類2型の治療（⇒51頁）で記載したとおり，母指と前腕の橈側を広く展開し，長母指屈筋周囲の他の異常にも対処する治療法がGrahamら[70]により行われている．術後の母指IP関節の獲得可動域は，Listerの報告では0～40°で平均25°であり，Tupperの報告では平均20°であった．Lister[69]は母指多指症のWassel分類4型でも類似の変形が起こることを指摘している．Grahamら[70]は，初回手術時に前腕から指の橈側を広く展開して，長母指屈筋と伸筋の結合，母指球筋の低形成，母指と示指の間の異常筋，筋腱が2本になっている例，長母指屈筋の異常な停止部や癒着が前腕に及んでいる例

などを観察して，癒着の剥離，異常な結合の切離や腱の走行の正常化を行った．先にも述べた通り，そのことにより対立再建術は約半分の例で不要になった．このような新しい治療法の報告もある．この著者はManske分類の3A型に対する治療として報告しているが，Blauth分類では2型に相当する変形に対する治療である（図54b ⇒58頁）．

■ 母指形成不全の術後合併症

1）Blauth分類2型に対する小指外転筋による対立再建術の合併症

母指球筋の低形成と母指の内転拘縮に対して，対立再建術と第1指間を広げる治療が行われる．MP関節の不安定性がある例で第1中手骨の内転が残存すると術後に母指を外転した時にMP関節での橈屈偏位が起こる（図39a ⇒52頁）．高山らは，移行した小指外転筋の停止部を母指の尺側に固定することにより本変形を予防している．著者は，第1中手骨の内転位の矯正，MP関節の尺側側副靱帯の縫縮と示指伸筋腱による母指内転再建術で予防をしている．術後にIP関節の自動屈曲の得られない例については前述した（⇒52頁）．

2）Blauth分類3型，Manske分類3B型の術後合併症

これらの変形では，母指化術か，腱移行と関節移植による再建術が選択されている．後者を選んだ場合，温存母指の低形成はそのまま残存することになる．またBlauth分類4，5型に対して行われる母指化術では，起こりうる合併症としては，指の循環障害がある．術中の操作を注意深く行うこと，術後の指の血行を定期的に点検して，循環障害の徴候があれば早めに処置をすることが重度の合併症を防ぐために大切である．皮膚切開線の計画を間違えると一次縫合が困難になり，植皮が必要になる．母指化した指のCM関節での過伸展変形はBuck-Gramcko[60]の方法で予防できる．母指化した指の骨間筋の低形成が術前にあると母指の内転および外転力が弱くなる．術中に筋の欠損あるいは高度の低形成が判明した場合には，腱移行による再建術を同時に行うことを検討すべきである．術後に十分な力がなくて機能障害があれば，同様の手術を追加する．Blauth分類4型に対する再建術後の骨吸収や発育障害などの合併症をみることもある（図67）．

3 尺側列形成障害
ulnar deficiency

■ 定義と病態

尺側列形成障害は，外反手，尺側外反手，先天性尺骨

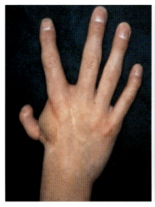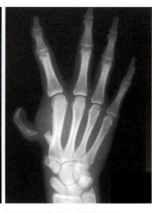

図67　Blauth分類4型に対する再建術後の遺残変形
Blauth分類4型に対する再建術後の骨吸収や発育障害などの合併症をみることもある．

欠損，尺側半肢症などという名称で呼ばれていた先天異常である．橈側列形成障害とともに縦軸形成障害に分類される[87-89]．尺側列形成障害の頻度は，出生数10万人あたり1〜4人と報告されている[90]．尺側列形成障害は橈側列形成障害に比べて頻度が低く，その比は1：3〜10である．原因は不明である．しかし，尺側列形成障害では家系内発生の報告はほとんどないことから，成因には環境要因が関与することが考えられている．Cornelia de Lange症候群，Schinzel症候群（ulnar-mammary症候群）やfemur-fibula-ulna症候群などの先天異常症候群に伴う尺側列形成障害では遺伝性が認められているものもある．しかし，Schinzel症候群の尺側指列でみられる変化は，縦軸形成障害の尺側列欠損でみられる指の低形成や欠損とは臨床像が異なる．

■ 成立機序

妊娠ラットへの薬剤投与でラット胎仔に誘発した尺側列形成障害のモデルの分析結果をみると，尺側列形成障害が肢芽形成前の障害により誘発され，その臨界期は橈側列形成障害より早い時期であった[91-94]．尺側列形成障害では，投与薬剤の量が多いほど，また投与時期が早いほど発現する障害の程度が強くなる傾向が認められた．また，尺側指列欠損の程度が強くなるに従い尺骨の低形成の程度が強くなっていた[95]．一連の実験結果は尺側列形成障害が肢芽の局所の障害で出現するのではなく，肢芽内の間葉細胞の不足が尺側列形成障害の形成と関連していることが示唆された[96]．

■ 臨床像

尺側列形成障害では，手，尺骨および肘の異常が種々の組み合わせで出現する[97-102]．

1）手の異常

①　小指球筋の低形成および第4-5中手骨癒合を伴う

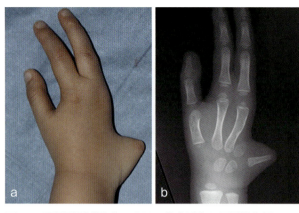

図68　尺側列形成障害における非定型的な尺側指欠損
a：外見．尺側指が欠損しているが，小指の基部が残存している．
b：X線像では環小指の不完全欠損である．

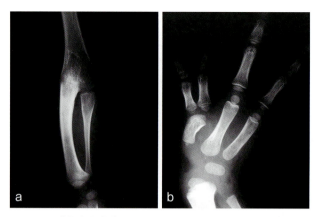

図69　尺側列形成障害に合併する橈側指の異常（母指多指症）
a：前腕と肘では，尺骨の低形成と上腕骨橈骨癒合が認められる．
b：尺側2指列欠損と母指多指の変化が認められる．

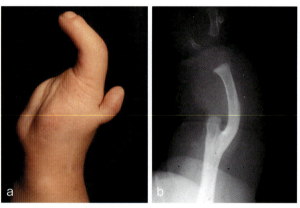

図70　尺側列形成障害に合併する橈側指の異常（母指形成不全）
a：手では，尺側3指列欠損と母指形成不全が認められる．
b：前腕と肘では，尺骨の全欠損と上腕骨橈骨癒合が認められる．

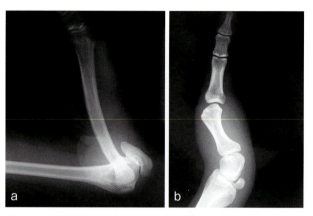

図71　尺側列形成障害でみられる手根骨の異常
a：尺骨は近位端を残して全体が欠損している．
b：尺側4指列欠損と尺側手根骨の欠損，橈側手根骨の癒合と低形成が認められる．

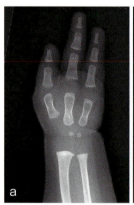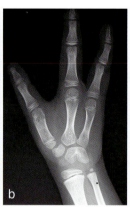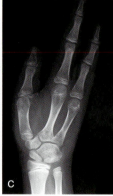

図72　尺側列形成障害でみられる手根骨の異常（発育に伴い骨癒合が明確になった例）
a：生後5か月時．尺側2指列の欠損があり，尺骨の軽度の低形成を伴う．有頭骨と有鉤骨の癒合はみられない．
b：8歳時．有頭骨と有鉤骨が癒合している．
c：12歳時．大菱形骨と舟状骨以外の手根骨は一塊となり癒合している．

小指低形成，②小指欠損，③尺側2指列以上の欠損があり，③には尺側3指列欠損，それに尺側4指列欠損が含まれる[94]．尺側指欠損には非定型的なものもある（図68）．罹患手の橈側指には母指多指症，母指形成不全，合指症や三角指節骨などを合併することがある（図69，70）．尺側指列の複数指の欠損ではしばしば尺骨の低形成や欠損を合併する．尺側列形成障害では，母指と示指が残存する率が高いため，つまみ機能が可能な例が多く

日常生活動作における手の機能障害は比較的少ない．また，手関節は橈骨低形成や橈骨欠損では不安定であるのに対して尺側列形成障害では尺屈変形がみられる例があるが，関節は安定しており機能障害はほとんどない．手関節のX線像では，有鉤骨の低形成，豆状骨の欠損，有頭骨と有鉤骨の癒合などがみられる[103]（図71，72）．

2）尺骨の異常

①低形成，②部分欠損，③全欠損がある[104]．尺骨の

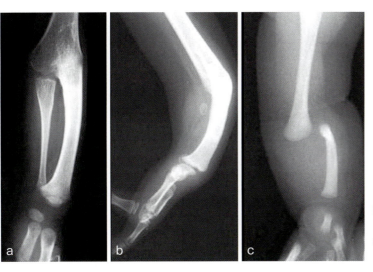

図73　尺側列形成障害にみられる橈骨の弯曲と肘の異常
aとbの例では肘関節強直，cの例では橈骨頭脱臼が認められる．

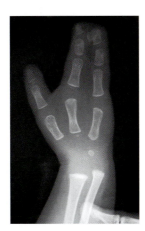

図74　尺側2指列が欠損しているが，橈骨に比べて尺骨が長い

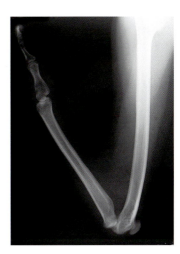

図75　尺側列形成障害にみられる尺骨の全欠損と肘の重度の屈曲拘縮

低形成や部分欠損がある場合には手関節には尺屈変形がある．尺骨部分欠損例では尺骨遠位端から手関節にかけて線維性遺残物（fibrous anlage）が存在する．遺残物は近位が硝子軟骨，遠位が線維軟骨で構成されている．これが手関節の尺屈の原因になっている．尺骨の部分欠損例の中には生下時に一次骨核が認められず全欠損にみえたものが，徐々に骨幹部が骨化して部分欠損であったことが明らかになる例がある．橈骨には橈側凸の弯曲があり前腕は短縮する（図73）．一方，尺側指が欠損している例で橈骨に比べて尺骨が長い例もあるが，極めて稀な例と考えられる（図74）．

3）肘の異常

①肘関節拘縮，②上腕橈骨癒合，③橈骨頭脱臼がある（図73，75）．尺骨の完全欠損では肘関節の高度の屈曲拘縮を呈する．尺骨の部分欠損では橈骨の弯曲と橈骨頭脱臼や上腕橈骨癒合をしばしば合併する．上腕橈骨癒合の例では肘の強直肢位は20〜90°であり，片側強直例では日常生活動作にはほとんど問題がなく，運動も可能である．しかし，両側強直例では日常生活や運動が制限される[105]．橈骨頭脱臼が高度になると肘関節の不安定性と前腕の回旋不安定性を生じる．重度の例では肘を90°屈曲位にしたときに一定の前腕の回旋肢位を保持できない例もある（図76）．動物実験の結果と同様に，尺側指列の欠損が重度になるほど，尺骨の形成障害が高度になり，肘関節異常の合併頻度が増す傾向がある．しかし，指の欠損と尺骨の欠損の程度は必ずしも比例しない．橈骨の弯曲と前腕の回旋変形のため肩関節を下垂させると手掌面が後方を向く変形が出ることがある（図77）．両側例で上腕骨橈骨癒合がある例，および尺骨完全欠損で肘関節に強い屈曲拘縮がある例では重度の機能障害をきたす．多発性骨軟骨腫の尺骨罹患，神経線維腫による尺骨偽関節などとの鑑別が必要なこともある．

その他に上腕骨，鎖骨や肩甲骨の低形成，肩甲帯の筋の低形成，肩関節の可動制限などがみられることがある[106]．血管の異常では，橈骨動脈の欠損は，橈側列欠損で84％であるのに対して，尺側列欠損では50％である[107]．正中動脈の開存は，前者で76.9％，後者で16.7％であった．尺骨の低形成のない尺側列欠損では，

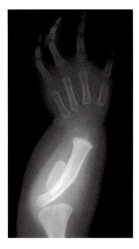

図76 尺側列形成障害にみられる尺骨の部分欠損と橈骨の弯曲と橈骨頭の脱臼
本例では，前腕の回旋不安定性が強度であり，前腕の回旋角度を一定の状態で保つことができない．

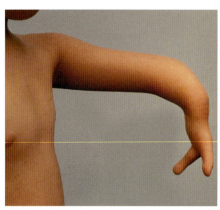

図77 前腕の回旋変形のため肩関節を下垂させると手掌面が後方を向く変形

前腕の血管の異常は認められなかった．尺骨に異常のある例でも主要動脈に異常のない例もある(図78)[107]．

■ 合併異常

橈側列形成障害で消化管，泌尿生殖器，血液および心臓の先天異常など四肢以外の広範な合併症が報告されているのに対して，尺側列形成障害では四肢の先天異常の合併が多い．上肢の合併症としては，母指多指症や合指症の他にあらゆる種類の異常が橈側指列に出現するといわれている．尺側裂手症と呼ばれる環指が欠損する異常の合併もある．この場合には，Schinzel症候群の合併も考える必要がある[108]．下肢の合併症としては，内反股，proximal femoral focal deficiency，大腿骨短縮，脛骨列形成障害，腓骨列形成障害や先天性下肢切断などがある[109]．Cornelia de Lange症候群，Schinzel症候群やfemur-fibula-ulna症候群などの症候群の部分症としても発現することもある[108,110,111]．Cornelia de Lange症候群では，尺側列形成障害，母指形成不全，指欠損，小顎症と多毛症を伴う特有の顔貌，それに知的障害を合併する．本症候群は尺側列形成障害を合併する代表的な先天異常症候群である．出生前と後に成長障害を伴う．左右の眉毛が続いていて一本のように見える．薄い口唇

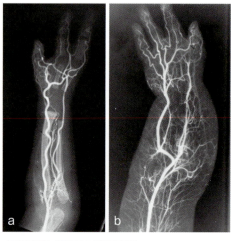

図78 尺側列形成障害の動脈造影
a：尺側2指列欠損と尺骨の低形成のある例．
b：尺側1指列欠損と尺骨の遠位の欠損のある例．

で，口の左右の端が下がっている．上肢の変形はさまざまで，あざらし肢症や橈骨欠損の合併が報告されているが，より頻度の高いのは尺骨の欠損である．Schinzel症候群では，尺側列形成障害，外性器異常，乳腺の低形成，アポクリン腺の低形成などを伴う．Femur-fibula-ulna症候群では，proximal femoral focal deficiency (PFFD)，腓骨列形成障害，尺側列形成障害を伴う．

B. 縦軸形成障害（長軸形成障害）

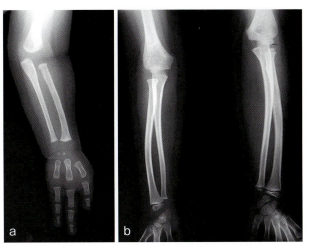

図79　Kummel 1型〔肘は正常（橈骨が正常か弯曲する）〕
a：生後5か月で右手尺側2指列欠損と尺骨の軽度の低形成がある．
b：7歳時：右尺骨遠位の低形成が明らかである．前腕の短縮があり骨端核骨化の遅延も認められる．

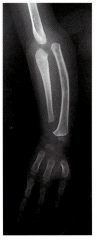

図80　Kummel 2型（橈骨頭脱臼）
尺側2指列の欠損があり，尺骨遠位の部分欠損を伴う．橈骨頭は前外側に脱臼している．

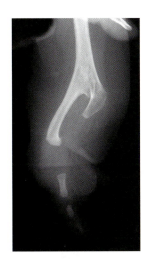

図81　Kummel 3型（上腕骨橈骨癒合）
尺側4指列の欠損があり，尺骨はほとんど欠損しているが，残った尺骨近位端と橈骨が上腕骨と癒合している．

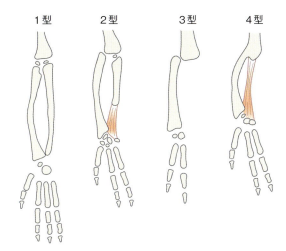

図82　尺側列形成障害のBayneの分類
1型：尺骨低形成：尺骨の近位と遠位に骨端軟骨がある．
2型：尺骨部分欠損：尺骨近位が存在し，遠位に線維性遺残物がある．
3型：尺骨全欠損：尺骨の線維性遺残物はない．橈骨の弯曲はない．
4型：上腕骨橈骨癒合：尺骨の遠位には線維性遺残物を伴う．

■分類：尺側列形成障害全般

尺側列形成障害では，前腕と肘の変形からの分類が試みられている．

1）Kummelの分類

Kummelは，肘（橈骨）の変形により3型に分類している（図79〜81）[104]．
・1型：肘は正常（橈骨が正常か弯曲する）
・2型：橈骨頭脱臼
・3型：上腕骨橈骨癒合

2）Riordanの分類[112]

① 尺骨の全欠損（図75）
② 尺骨の遠位骨端線を含む尺骨遠位の部分欠損（図80）
③ 上腕骨橈骨癒合（図81）

3）Ogdenの分類[113]

① 尺骨の遠位骨端線の障害を伴わない尺骨低形成（図79）
② 尺骨の遠位骨端線を含む尺骨遠位の部分欠損（図80）
③ 尺骨の全欠損（図75）

4）Swansonの分類[106]

尺骨の低形成の程度により4型に分類している．
・1型：尺骨の短縮あるいは部分欠損（図79，80）
・2型：尺骨全欠損（図75）
・3型：尺骨の部分欠損あるいは全欠損に伴う上腕骨橈骨癒合（図81）
・4型：尺骨の部分欠損あるいは全欠損に伴う手関節部での先天性切断

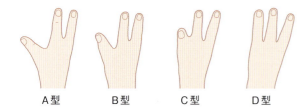

図 83 Cole and Manske の分類：尺側列形成障害の手の変形の分類

母指と第1指間の形成障害による尺側列形成障害の分類．A型：母指と第1指間が正常である．B型：母指と第1指間に軽度の低形成がある．C型：母指示指間の合指症があり，母指は回外位で他の指の平面に並ぶ．そのため対立運動が障害される．D型：母指が欠損．

5）Bayne の分類（図82）[113]

Ogden[114]は，尺骨の形成障害の程度により3型に分類した．その後，Bayne は Ogden の分類に肘関節強直を加え，以下のように4型に分類している．

・1型（Ogden 分類1型）：尺骨低形成：尺骨の近位と遠位に骨端軟骨がある．尺骨の線維性遺残物はない．橈骨の弯曲と手関節の尺側偏位はわずかにあるが進行しない（図79）．
・2型（Ogden 分類2型）：尺骨部分欠損：尺骨の遠位あるいは中央1/3が欠損する．尺骨近位が存在し，遠位に線維性遺残物がある．橈骨の弯曲と手関節の尺側偏位があり，橈骨頭脱臼を伴うことがある（図79）．
・3型（Ogden 分類3型）：尺骨全欠損（図75）：尺骨の線維性遺残物はない．橈骨の弯曲はない．橈骨頭脱臼を伴い肘は不安定である．時に肘関節の強い屈曲拘縮を伴う．
・4型：上腕骨橈骨癒合：肘が強直しており，尺骨の遠位には線維性遺残物を伴う（図81）．

6）Havenhill らの Bayne 修飾分類[115]

Bayne の分類に，尺骨に異常はなく手の尺側の異常のある型を加えた．

・0型：手の尺側の低形成のみのもの．
・1型：尺骨低形成：尺骨の近位と遠位に骨端軟骨がある（図79）．
・2型：尺骨部分欠損：尺骨の遠位あるいは中央1/3が欠損する（図80）．
・3型：尺骨全欠損（図75）．
・4型：尺骨全欠損に上腕骨橈骨癒合を伴う（図81）．

■分類：尺側列形成障害の手の異常

尺側列形成障害に伴う手の形成障害の分類も行われている．

1）Cole and Manske の分類

Cole と Manske[116]は，手の機能障害に対する治療を決める際に役立つように，母指と第1指間の形成障害により尺側列形成障害を分類している（図83）．

・A型：母指と第1指間が正常である．
・B型：母指と第1指間に軽度の低形成がある．
・C型：第1指間の中等度から高度の低形成があり，母指には種々の程度の形成障害がある．母指示指間の合指症があり，母指は回外位で他の指の平面に並ぶ，そのため対立運動が障害される．外在筋の機能不全を伴う．
・D型：母指が欠損．

従来の尺側列形成障害の分類では，高率に出現する橈側指の異常が無視されていた．本分類では，母指と第1指間の異常が手の障害の複雑さと相関していること，しばしば観察される橈側指の異常が外科的治療を必要とする理由であることの2つのことが前提になっている．著者らの経験した尺側列形成障害では，橈側指の合併症は，30例35手中，母指形成不全4手，第1指間がやや狭いもの2手，母指多指1手，示指と中指の合指症1手であり，第1指間の形成術を必要とした例はなかった．自験例は少数であるが，Cole and Manske の分類が尺側列形成障害の治療に有効であるとは感じていない．第1指間の問題よりは尺側から指欠損が進展し，示指が欠損するか否かが，手の機能を大きく左右している．合指症，母指多指症，母指形成不全が治療の対象になるが，その場合，他の指や上肢全体の状態が治療を行うか否かに大きく影響している．第1指間と母指の状態による分類は，母指の再建には役に立つ可能性があるが，分類の各型が，上肢あるいは手全体の変形や特徴を反映していない点が問題である．すなわち，分類の型を聞いたり，読んだりしても手の変形全体を思い浮かべることができない点があり，先天異常について語る際の共通の用語である分類法としては問題が残る．同じことが，裂手症の第1指間と母指の状態による分類についても言える．

2）Ogino and Kato の分類[94]

著者らは尺側指の低形成と欠損の程度により手の変形を分類した．A：小指低形成，B：小指欠損，C：尺側2指列欠損，D：尺側3指列欠損，E：尺側4指列欠損の5型に分けた．この分類の複数指欠損をまとめて，尺骨の低形成と肘の異常を加えて分類したのが，日本手外科学会分類の基盤になっている（図84）．

日本手外科学会の改良分類による尺側列形成障害の分類では，尺骨の異常，手の異常と肘の異常の組み合わせで上肢全体の変形を表現している．①尺骨の異常には，a)尺骨低形成，b)尺骨部分欠損，c)尺骨全欠損がある．②手の異常には，a)小指低形成，b)小指欠損，c)2指列以上の欠損がある．③肘の異常には，a)肘関節屈曲拘縮，b)上腕橈骨癒合，c)橈骨頭脱臼がある．ほとんどの例は，これらの表現系の組み合わせで変形を表現でき

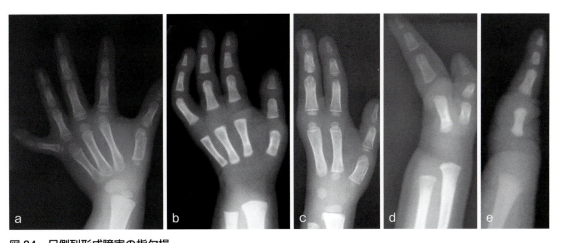

図84 尺側列形成障害の指欠損
a：小指低形成，b：小指欠損，c：尺側2指列（小指環指）欠損，d：尺側3指列欠損，e：尺側4指列欠損.

る．尺側列形成障害の手の異常に橈側指の異常を加えるべきであるという意見もあるが，著者はその必要性を感じていない．

■ 治療

肘関節の強直や強い屈曲拘縮例以外は，外見あるいはX線像から想像するよりは上肢の機能障害は少ないことが多い．したがって，将来起こるであろう機能障害を予測して手術治療を行うと不必要な治療をしてしまう可能性があるので注意を要する．手の変形に対する治療については主に合併する橈側指列の合指症や多指症の治療と手関節の尺屈変形の予防が主体になる．前腕と肘の変形に対する外科的治療は，手の治療が終了し上肢全体の機能障害を的確に評価できる年齢まで待って治療を行うことが勧められる．

1）手の変形に対する治療

多くの例でつまみ動作が可能であり，つまみ機能再建術が必要になることは少ない．第1指間が狭い例では，Z形成術やBrand法により指間を深くする．母指と示指の完全合指症では1歳前に合指を分離する．その場合，掌背側の大きい三角皮弁を用いて指間を形成し，皮膚欠損部を遊離全層植皮で覆う．母指が回外し示指と同じ平面にあるような場合には，Buck-Gramcko法による母指化術の皮切を用いて母指の回旋を矯正する．皮膚の形成と同時に中手骨での回内骨切り術を行うと変形矯正が容易になることがある[117]．母指多指症を合併した場合には低形成の強い側の指を切除し，通常の母指多指症に対して行う術式に準じて再建術を行う．これらの手術は1歳頃までに行う．

2）第4-5中手骨癒合症の合併に対する治療

第4-5中手骨癒合症の治療に準じる．本症があり第5中手骨が第4中手骨の方向に偏位し，小指がMP関節で外転している例では，中手骨の癒合部を縦に分離して，第5中手骨を外転させて，できた間隙に自家腸骨移植を行う．これによりMP関節での小指の外転偏位が自然矯正される．骨移植の代わりにシリコンを用いる方法，創外固定器を用いて指延長を行いながら変形を矯正する方法などが報告されている．第5中手骨が欠損して第4中手骨の遠位に環指と小指の基節骨が存在して，MP関節を共有して生じる変形で小指の自動運動がなく低形成の強い場合は，小指が手の使用の邪魔になり患児自身が切除を希望する場合もある[118]．

3）手関節変形に対する治療

尺骨部分欠損では，尺骨遠位端の遺残線維軟骨索状物が手関節尺屈変形，橈骨の弯曲および橈骨頭脱臼を増強させる一因と考えられている．遺残線維軟骨索状物の切除は1歳前後に行うことが勧められている（図85）．しかし，遺残線維軟骨索状物切除が変形の予防あるいは変形の改善に寄与するという根拠は必ずしも明らかではなく，その効果については議論がある．著者はまず手関節尺屈変形の徒手矯正を家族に指導している．変形の強い場合には装具を用いて変形の矯正および矯正位保持を行う．1歳前後で手関節の偏位が中間位まで徒手矯正できないときには遺残線維軟骨索状物の切除を行い，その後数か月間夜間装具を用いる[119]．1～2歳で行うべきであるとの意見もある．この手術により変形が矯正される[114]．早期の手術を行うべきという意見は，早期手術で，その後の成長が改善するという考えに基づくものであった．しかし，この手術によって成長を阻害している因子が除去され成長を促進することを示す明らかな根拠はない．しかし，術後に手関節の尺側偏位の進行はみられないことから，尺骨遠位の線維軟骨の切除は，手関節の尺側偏位の改善に効果があると述べているものもいる．

4）前腕と肘変形に対する治療

橈骨の弯曲変形が単独の場合は治療の対象にならない

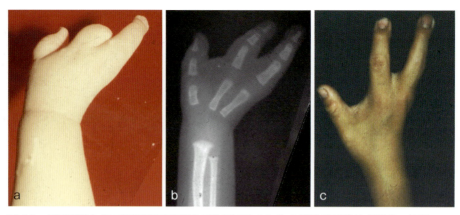

図85　尺骨部分欠損の手関節尺屈変形の進行予防のための遺残線維軟骨索状物の切除
a：外見では尺側2指列欠損と手関節の尺屈変形がみられる．
b：外見の所見に加えて，尺骨の低形成が認められる．
c：尺骨遠位端と手根骨の間の遺残線維軟骨索状物を切除した術後の状態．

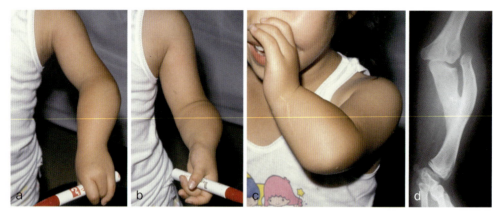

図86　One bone forearm 手術術後5年
図76に示した症例の尺骨部分欠損と橈骨頭脱臼による前腕不安定性に対してone bone forearm 手術を行った．術後5年の状態である．代償運動による前腕の回内・回外運動が認められる．
a：回内，b：回外，c：肘関節屈曲の状態，d：X線像．

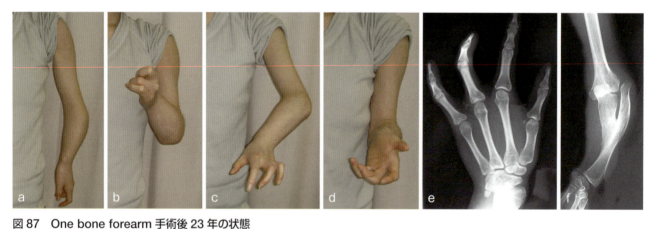

図87　One bone forearm 手術後23年の状態
a：肘伸展位，b：肘屈曲位，c：回内位，d：回外位，e：X線像．手，f：X線像．肘と前腕．

ことが多い．また，上腕橈骨癒合がある場合，片側例では治療の対象にならないことが多い．両側例で食事動作や排泄後の始末で不自由がある場合には，一側は食事動作を可能にして，他側は排泄後の始末ができるようにする．一方，上腕橈骨癒合と橈骨の弯曲内旋変形が同時にあって，手が体の後方を向くことがある．このような例に対しては，手が体の前方にくるように肢位を改善させる目的で橈骨近位での骨切り術を行う．上腕骨と肘関節強直により手の肢位異常が起こるが，この肢位の矯正は機能的改善をもたらすものと思われる．しかし，成人であっても橈骨の弯曲を楔状骨切り術で矯正すべきとの意見もある[112]．Riordanら[12]は，肘関節強直例にも線維

軟骨切除を行い，橈骨の弯曲矯正の楔状骨切り術を行うべきであると述べている．

尺骨完全欠損に伴う肘関節の高度の屈曲変形に対しては他動伸展運動を行う．創外固定による矯正も試みられているが改善の程度は限られている．本変形に対する確立した治療法はないのが現状である．橈骨頭の脱臼があり前腕の不安定性がある例では経過観察を行う．脱臼した橈骨頭により肘の疼痛を訴えたり，前腕不安定性が高度で回内外の調節が自動的にできない場合には尺骨と橈骨を癒合させて前腕骨を1本にする one bone forearm 手術を適応してもよい（図86，87）．本法では回旋は犠牲になるが除痛，安定性と整容的改善が得られる．本法を行う場合の条件は尺骨の近位端が残存していることが必須である．橈骨の遠位や手関節の状態がよい例では本法術後の機能的予後はよい．Sénès ら[120]は，one bone forearm 手術は Bayne 2 型の尺骨の部分欠損で橈骨の弯曲と橈骨頭の脱臼を伴い，肘の不安定性のある例，握る能力のある手の位置を改善できる場合，前腕の方向の異常がある例によい適応があるとしている．彼らは，1歳前に尺骨遠位の軟骨原基を切除，4〜5歳で one bone forearm 手術，9〜10歳で前腕延長を行っている．著者が行っている方法と類似しているが，延長を希望する患者は少ない．尺骨の遠位の軟骨原基の切除と one bone forearm 手術を同時に行うよりも期間をおいて2期的に行うと合併症が少ない[114]．Sénès ら[120]の方法は，著者が行っている方法と類似しており，手術時に後方から尺骨の遠位端と橈骨を展開する．その場合，後骨間神経を損傷しないような注意が必要である．

■ 文献

1) Swanson AB: A classification for congenital limb malformations. J Hand Surg 1A：8-22, 1976
2) Swanson AB, Swanson GD, Tada K: A classification for congenital limb malformation. J Hand Surg Am 8：693-702, 1983
3) 日本手の外科学会先天異常委員会：手の先天異常分類マニュアル．日手会誌17：353-365, 2000
4) Willert HG, Henkel HL. Klinik und Pathologie der Dysmelie: Die Fehlbildungen an den oberen Extremitäten bei der Thalidomid-Embryopathie (Experientelle Medizin, Pathologie und Klinik). Springer Verlag, Berlin, 1969
5) Frantz CH, O'Rahilly R: Congenital skeletal limb deficiencies. J Bone and Joint Surg Am 43：1202-1224, 1961
6) Goldfarb CA, Manske PR, Busà R, et al: Upper-extremity phocomelia reexamined: a longitudinal dysplasia. J Bone Joint Surg Am 87：2639-2648, 2005
7) Tytherleigh-Strong G, Hooper G: The Classification of Phocomelia. J Hand Surg Br 28：215-217, 2003
8) Sulamaa M, Ryöppy S: Early treatment of congenital bone defects of the extremities: Aftermath of Thalidomide disaster. Lancet 283：130-132, 1964
9) Sugiura Y, Tsuchiya K, Kida M, et al: Thalidomide dysmelia in Japan. Cong Anom 19：1-19, 1979
10) 土屋弘吉，鈴木俊，枋久保修，他：サリドマイド上肢奇形のコンピューターによる解析．整形外科30：1627-1630, 1979
11) Sugiura Y, Tsuchiya K, Kida M, et al: Thalidomide dysmelia in Japan. Cong Anom 19：1-19, 1979
12) Kato H, Ogino T, Minami A, et al: Experimental study on radial ray deficiency. J Hand Surg Br 15：470-476, 1990
13) Ogino T, Kato H: Clinical and experimental studies on teratogenic mechanisms of congenital absence of digits in longitudinal deficiencies. Cong Anom 33：187-196, 1993
14) Otsuji M, Takahara M, Naruse T, et al: Developmental abnormalities in rat embryos leading to tibial ray deficiencies induced by busulfan. Birth Defects Res A Clin Mol Teratol 73：461-467, 2005
15) Ogino T, Kato H: Clinical and experimental studies on ulnar ray deficiency. Handchir Mikrochir Plast Chir 20：330-337, 1998
16) James MA, Green HD, McCarroll HR Jr, et al: The association of radial deficiency with thumb hypoplasia. J Bone Joint Surg Am 86：2196-2205, 2004
17) Bayne LG, Klug MS: Long-term review of the surgical treatment of radial deficiencies. J Hand Surg Am 12：169-179, 1987
18) Bayne LG: Radial club hand. (Radial deficiencies). In Green DP (ed) Operative Hand Surgery. 3rd Ed. pp.261-274, Churchill Livingstone, New York, 1993
19) James MA, McCarroll HR Jr, Manske PR: The spectrum of radial longitudinal deficiency: a modified classification. J Hand Surg Am 24：1145-1155, 1999
20) Blauth W: Der hypoplastische Daumen. Arch Orthop Unfall-Chir 62：225-246, 1967
21) Satake H, Ogino T, Takahara M, et al: Radial longitudinal deficiencies with hypoplastic/absent thumbs and cutaneous syndactyly of the most radial digits. J Hand Surg Am 35：1497-1501, 2010
22) Manske PR, McCarroll HR Jr, James M: Type Ⅲ-A hypoplastic thumb. J Hand Surg Am 20：246-253, 1995
23) James MA, McCarroll HR Jr, Manske PR: Characteristics of patients with hypoplastic thumbs. J Hand Surg Am 21：104-113, 1996
24) Inoue G, Miura T: Arteriographic findings in radial and ulnar deficiencies. J Hand Surg Br 16：409-412, 1991
25) Goldfarb CA, Wall L, Manske PR: Radial longitudinal deficiency: the incidence of associated medical and musculoskeletal conditions. J Hand Surg 31：1176-1182, 2006
26) 加藤博之，荻野利彦，三浪明男，他：橈側列形成障害に合併する全身奇形の成立機序．日手会誌6：788-792, 1989
27) 初野英之：橈側列形成不全症および母指多指症における合併異常の検討．日手会誌10：766-777, 1993
28) 矢部みはる：Fanconi 貧血の診断と治療．日児誌116：1205-1212, 2012
29) Holt M, Oram S: Familial heart disease with skeletal malformations. Br. Heart J 22：236-242, 1960
30) 門司順一，石井清一，三浪三千男，他：当科における母指形成不全例の検討：特に心奇形との合併について．北海道整災誌20：233-237, 1975
31) Harris LC, Osborne WP: Congenital absence or hypoplasia of the radius with ventricular septal defect: Ventriculo-radial dysplasia. J Pediat 68：265-272, 1966
32) 要匡：小児の症候群；染色体異常・先天奇形症候群；Holt-Oram 症候群．小児科診療72：53, 2009
33) 賀藤均：目でみる骨系統疾患2004；各論 小児科医が知っておきたい骨系統疾患；心臓上肢症候群(Holt-Oram 症候群)．小児内科36：452-455, 2004
34) 升野光雄：各種疾患・病態にみられる心・血管・血圧異常；奇形症候群；VATER association (VACTERL association)．日本臨床

別冊循環器症候群 IV：309-310，1996
35) Petit F, Escande F, Jourdain AS, et al: Nager syndrome: confirmation of SF3B4 haploinsufficiency as the major cause. Clin Genet 86：246-251, 2014
36) 吉村公一：血小板減少・橈骨欠損症候群．日本臨床 45(春季増刊)：138，1987
37) Sayre PA. A contribution to the study of club hand. Trans Am Orthop Assoc 6：208-216, 1893
38) Bardenheuer B: Vorstellung von 4 Patienten, an welchen die totale Resektion des ganzen Hüftgelenkes ausgeführt worden war. Berich Verh Dtsch Gesellsch Chir 23：Kongr 105, 1894
39) Antonelli I: Sur un caso di mancanza congenita bilaterale del radio 55. Med Italiana Torino, Gazz 1905：501-505 (3, 519, 1904; 81)
40) Albee FH: Formation of radius congenitally absent. Condition seven years after implantation of bone graft. Ann Surg 87：105-110, 1928
41) Starr DE: Congenital absence of the radius. A method of surgical correction. J Bone Joint Surg 27：572-577, 1945
42) Riordan DC: Congenital absence of the radius. J Bone Joint Surg 37A：1129-1139, 1955
43) Define D: Treatment of congenital radial club hand. Clin Orthop Relat Res 73：153-159, 1970
44) 柏木大治，片岡修，藤原朗，他：内反手の観血的治療法．整形外科 19：100-102，1968
45) Lamb DW, Scott H, Lam WL, et al: Operative correction of radial club hand: a long-term follow-up of centralization of the hand on the ulna. J Hand Surg 22B：533-536, 1997
46) Delorme TL: Treatment of congenital absence of the radius by transepiphyseal fixation. J Bone Joint Surg 51A：117-129, 1969
47) Watson HK, Beebe RD, Cruz NI: A centralization procedure for radial clubhand. J Hand Surg Am 9：541-547, 1984
48) Manske PR, McCarroll HR Jr, Swanson K: Centralization of the radial club hand: an ulnar surgical approach. J Hand Surg Am 6：423-433, 1981
49) Buck-Gramcko D: Radialization as a new treatment for radial club hand. J Hand Surg 10A：964-968, 1985
50) Dana C, Aurégan JC, Salon A, et al: Recurrence of radial bowing after soft tissue distraction and subsequent radialization for radial longitudinal deficiency. J Hand Surg 37A：2082-2087, 2012
51) Kawabata H, Shibata T, Masatomi T, et al: Residual deformity in congenital radial club hands after previous centralisation of the wrist. Ulnar lengthening and correction by the Ilizarov method. J Bone joint Surg Br 80：762-765, 1998
52) Pardini AG Jr: Radial dysplasia. Clin Orthop Relat Res 57：153-177, 1968
53) Vilkki SK: Distraction and microvascular epiphysis transfer for radial club hand. J Hand Surg 23B：445-452, 1998
54) Barsky AJ: Restoration of the thumb by transplantation, plastic repair, and prosthesis. Surgery 23：227-247, 1948
55) Blauth W: Der hypoplastische Daumen. Arch Orthop Unfall-Chir 62：225-246, 1967
56) Edgerton MT, Snyder GB, Webb WL: Surgical treatment of congenital thumb deformities (including psychological impact of correction). J Bone Joint Surg Am 47：1453-1474, 1965
57) Tajima T: Classification of thumb hypoplasia. Hand Clin 1：577-594, 1985
58) Littler JW: On making a thumb: one hundred years of surgical effort. J Hand Surg Am 1：35-51, 1976
59) Harrison SH: Pollicization for congenital deformities of the hand. Proc R Soc Med 66：634-637, 1973
60) Buck-Gramcko D: Pollicization of the index finger. Method and results in aplasia and hypoplasia of the thumb. J Bone Joint Surg 53A：1605-1617, 1971
61) Huber E: Hilfsoperation bei Medianuslahmung. Deutsche Zeitschrift für Chirurgie 162：271-275, 1921
62) Littler JW, Cooley SGE: Opposition of the thumb and its restoration by abductor digiti quinti transfer. J Bone Joint Surg Am 45：1389-1396, 1963
63) 荻野利彦，石井清一，薄井正道，他：小指外転筋移行による母指対立再建術の経験—母指形成不全への応用．臨整外 14：867-873，1979
64) Manske PR, McCarroll HR Jr: Abductor digiti minimi opponensplasty in congenital radial dysplasia. J Hand Surg Am 3：552-559, 1978
65) Ogino T, Minami A, Fukuda K: Abductor digiti minimi opponensplasty in hypoplastic thumb. J Hand Surg Br 11：372-377, 1986
66) Upton J, Taghinia AH: Abductor digiti minimi myocutaneous flap for opponensplasty in congenital hypoplastic thumbs. Plast Reconstr Surg 122：1807-1811, 2008
67) 高山真一郎，仲尾保志，池上博泰，他：MP関節動揺性を伴う母指形成不全症に対する小指外転筋移行術の工夫．日手会誌 17：494-497，2001
68) Tupper JW: Pollex abductus due to congenital malposition of the flexor pollicis longus. J Bone Joint Surg 51 A：1285-1290, 1969
69) Lister G: Pollex abductus in hypoplasia and duplication of the thumb. J Hand Surg 16A：626-633, 1991
70) Graham TJ, Louis DS: A comprehensive approach to surgical management of the type Ⅲ A hypoplastic thumb. J Hand Surg 23A：3-13, 1998
71) 矢部裕，齋藤守，月村泰治：Floating thumbに対する機能再建術．整形外科 24：1207-1210，1973
72) 高山真一郎，関敦仁，中村俊康，他：母指形成不全Blauth IIIBおよびIVに対する母指温存治療．日手会誌 26：S177，2009
73) 山内裕雄，藤巻有久，柳原泰，他：浮遊母指を利用した母指再建の試み．整形外科 30：1645-1648，1979
74) Shibata M, Yoshizu T, Seki T, et al: Reconstruction of a congenital hypoplastic thumb with use of a free vascularized metatarsophalangeal joint. J Bone Joint Surg Am 80：1469-1476, 1998
75) Tu YK, Yeh WL, Sananpanich K, et al: Microsurgical second toe-metatarsal bone transfer for reconstructing congenital radial deficiency with hypoplastic thumb. J Reconstr Microsurg 20：215-225, 2004
76) Tan JS, Tu YK: Comparative study of outcomes between pollicization and microsurgical second toe-metatarsal bone transfer for congenital radial deficiency with hypoplastic thumb. J Reconstr Microsurg 29：587-592, 2013
77) Zancolli E: Transplantation of the index finger in congenital absence of the thumb. J Bone Joint Surg Am 42：658-660, 1960
78) Blauth W: Indikation und Technik des "Zeigefinger-Daumens" bei Daumenaplasien. Handchirurgie. 1：28-33, 1969
79) White WF: Fundamental priorities in pollicisation. J Bone Joint Surg Br 52：438-443, 1970
80) Carroll RE: Pollicization. In Green DP (ed): Operative Hand Surgery, 2nd Ed. pp.2263-2280, Churchill Livingstone, New York, 1988
81) Bartlett GR, Coombs CJ, Johnstone BR: Primary shortening of the pollicized long flexor tendon in congenital pollicization. J Hand Surg Am 26：595-598, 2001
82) Buck-Gramcko D: Angeborene Fehlbildungen der Hand. In Nigst H, Buck-Gramcko D, Millesi H (eds): Handchirurgie. Band 1: Allgemeines, Wahloperationen. Thieme, Stuttgart, S12.4-12.115, 1981
83) Ogino T, Ishii S: Long-term results after pollicization for congenital hand deformities. Hand Surg 2：79-85, 1997
84) Manske PR, Rotman MB, Dailey LA: Long-term functional results after pollicization for the congenitally deficient thumb. J Hand Surg Am 17：1064-1072, 1992
85) Sykes PJ, Chandraprakasam T, Percival NJ: Pollicisation of the index finger in congenital anomalies. A retrospective analysis. J

Hand Surg 16B：144-147, 1991
86) Tupper JW: Pollex abductus due to congenital malposition of the flexor pollicis longus. J Bone Joint Surg 51A：1285-1290, 1969
87) 日本手の外科学会先天異常委員会：手の先天異常分類マニュアル．日手会誌 17：353-365, 2000
88) 荻野利彦：先天異常手の分類と治療．日整会誌 72：447-461, 1998
89) Swanson AB: A classification for congenital limb malformations. J Hand Surg Am 1：8-22, 1976
90) Buck-Gramcko D: Ulnar deficiency. In Saffar P, Amadio PC. Foucher G (eds): Current Practice in Hand Surgery. Martin Dunitz, London, pp.371-390, 1997
91) Kato H, Ogino T, Minami A, et al: Experimental study of radial ray deficiency. J Hand Surg Br 15：470-476, 1990
92) 荻野利彦，石井清一，三浪三千男，他：上肢尺側列形成不全の発現様式．臨整外 13：997-1003, 1978
93) 荻野利彦，石井清一，薄井正道，他：橈(尺)側列形成障害と裂手症の合併奇形の臨床と実験的考察．整形外科 31：1612-1614, 1980
94) Ogino T, Kato H: Clinical and experimental studies on ulnar ray deficiency. Handchir Mikrochir Plast Chir. 20：330-337, 1988
95) Ogino T: Congenital anomalies of the hand. the Asian perspective. Clin Orthop Relat Res 323：12-21, 1996
96) Ogino T, Kato H: Histological analysis of myleran induced oligodactyly of longitudinal deficiency in rats. Handchir Mikrochir Plast Chir 20：271-274, 1988
97) Laurin CA, Farmer AW: Congenital absence of ulna. Can J Surg 2：204-207, 1959
98) Pingel P, Rompe G: Einteilungsprinzipien der Dysmelie, dargestellt am Beispiel der ulnaren Ektromelie. Z Orthop 109：137-144, 1971
99) 原瀬瑞夫，中村純次，家常敏弘，他：尺骨欠損と尺側列形成不全の 7 例．先天異常 12：278, 1972
100) 荻野利彦，石井清一，三浪三千男，他：尺側列形成不全の病態に関する臨床および実験的考察．整形外科 29：1530-1534, 1978
101) Carroll RE, Bowers WH: Congenital deficiency of the ulna. J Hand Surg Am 2：169-174, 1977
102) 泉類博明，江川常一，多田浩一，他：尺側列形成不全について．形成外科 20：382-385, 1977
103) 多田浩一，江川常一，堀木篤，他：手の先天奇形における手根骨の異常について．整形外科 26：1282-1285, 1975
104) Bayne LG: Ulnar club hand (ulnar deficiencies): Congenital hand deformities. In Green DP (ed): Operative Hand Surgery, 3rd ed, pp.289-303, Churchill-Livingston, New York, 1993
105) El Hassan B, Biafora S, Light T: Clinical manifestations of Type IV ulna longitudinal dysplasia. J Hand Surg Am 32：1024-1030, 2007
106) Swanson AB, Tada K, Yonenobu K: Ulnar ray deficiency: its various manifestations. J Hand Surg Am 9：658-664, 1984
107) Inoue G, Miura T: Arteriographic findings in radial and ulnar deficiencies. J Hand Surg Br 16：409-412, 1991
108) Schinzel A: Ulnar-mammary syndrome. J Med Genet 24：778-781, 1987
109) Lenz W, Zygulska M, Horst J: FFU complex: an analysis of 491 cases. Hum Genet 91：347-356, 1993
110) Pfeiffer RA, Correll J: Hemimelia in Brachmann-de Lange syndrome (BDLS): a patient with severe deficiency of the upper and lower limbs. Am J Med Genet. 47：1014-1017, 1993
111) Temtamy S, McKusick VA: The Genetics of Hand Malformations. Alan R. Liss, Inc., The National Foundation -March of Dimes. New York, pp.48-51, pp.149-157, 1978
112) Riordan DC, Mills EH, Aldredge RH: Congenital absence of the ulna. J Bone Joint Surg Am 43：614, 1961
113) Bayne LG: Ulnar club hand (ulnar deficiencies). In: Green DP (ed): Operative Hand Surgery, 1st ed. pp.245-257, Churchill Livingstone, New York, 1982
114) Ogden JA, Watson HK, Bohne W: Ulnar dysmelia. J Bone Joint Surg Am 58：467-475, 1976
115) Havenhill TG, Manske PR, Patel A, et al: Type 0 ulnar longitudinal deficiency. J Hand Surg Am 30：1288-1293, 2005
116) Cole RJ, Manske PR: Classification of ulnar deficiency according to the thumb and first web. J Hand Surg Am 22：479-488, 1997
117) Langer JS, Manske PR, Steffen JA, et al: Thumb in the plane of the hand: Characterization and results of surgical treatment. J Hand Surg Am 34：1795-1801, 2009
118) Ogino T, Kato H: Clinical features and treatment of congenital fusion of the small and ring finger metacarpals. J Hand Surg Am 18：995-1003, 1993
119) Miller JK, Wenner SM, Kruger LM: Ulnar deficiency. J Hand Surg Am 11：822-829, 1986
120) Sénès FM, Catena N: Correction of forearm deformities in congenital ulnar club hand: one-bone forearm. J Hand Surg Am 37：159-164, 2012

C 筋腱形成障害（先天性筋欠損）
tendon or muscle dysplasia (congenital muscle defect)

母指の伸筋腱欠損や指の伸筋腱欠損の頻度は比較的高いが，尺側手根伸筋や，橈側手根屈筋欠損の報告もある．以下に比較的頻度の高い筋欠損について述べる．

1 短母指伸筋欠損，長母指伸筋欠損
extensor pollicis brevis defect, extensor pollicis longus defect

■ 臨床像と病態

先天性握り母指症のなかで，装具などによる保存療法の効果がない例では母指の先天性伸筋腱欠損症が含まれている可能性がある．thumb in palm position が生後6か月を過ぎても改善しない場合に，母指伸展装具を用いて母指の伸展位を保持する．通常では数か月，遅くても6か月程度で自動伸展運動が可能になる．母指MP関節屈側に小結節がなく，他動伸展運動が制限されるなどの強剛母指の症状がなく，この時期を過ぎても母指の自動伸展運動が制限されていれば本症を考える．症状としては，長母指伸筋腱欠損では母指IP関節の自動伸展運動不能，短母指伸筋腱が欠損すると母指MP関節の自動伸展運動不能でIP関節の過伸展変形を伴う．しかし，母指伸筋欠損に伸筋腱膜の低形成を伴うとMPとIPの両関節の自動運動が不能などの症状が出る（図1）．握り母指症で改善がなく掌側解離を行った後に自動伸展運動が回復しなかった例には，全例で伸筋腱の低形成があったとの報告がある[1]．

■ 治療〔⇒第2章分化障害，握り母指症の項⇒128頁を参照〕

装具療法で母指の自動伸展が改善しない場合で，掌側皮膚の短縮があり，MP関節の他動伸展が制限されていれば，掌側の皮膚の解離を行う．その術後にMP関節の自動伸展運動が全くみられない場合には伸筋腱再建術を行う．治療法として，Zadek[2] は長橈側手根伸筋に腱移植を加えて延長し，末節骨に移行し固定した．Weckesser ら[3] は伸筋腱の再建術の代わりにMP関節の関節固定術を行った．White ら[4] や Broadbent ら[5] は短母指伸筋腱の欠損が第一の原因と考えて，示指の総指伸筋腱や示指固有伸筋腱を母指基節骨に移行し，MP関節の伸展を再建した．

Verdan[6] は，Z形成術と植皮で掌側と第1指間を解離して，短縮した母指内転筋と短母指屈筋を部分的に剥離した．同時に第1中手骨の回転骨切りを行った．その際

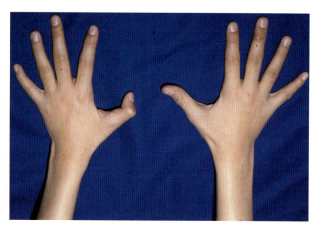

図1 長母指伸筋欠損症
左長母指伸筋腱欠損のため母指IP関節の自動伸展運動が不能である．短母指伸筋腱が効いておりMP関節の自動伸展運動は可能である．

に数mm短縮することにより内在筋の緊張を弱めた．これらの軟部組織の解離は2～3歳で行う．Crawfordら[1] は，十分な滑走性のある環指浅指屈筋腱を手関節の皮下で長母指外転筋を滑車にして腱の走行を変えて，母指の中手骨の遠位で中央腱索の中を通過させて滑車の役割をもたせ，末節骨に停止している伸筋腱に移行した．腱，靱帯，関節包の拘縮には手をつけない．腱移行は5～7歳で行う．

2 総指伸筋欠損
extensor digitorum communis defect

■ 臨床像と病態

単独で出現するものや先天性多発性関節拘縮症に合併する例が報告されている[7-9]．しかし，先天性多発性関節拘縮症に合併したと報告されている例では，distal arthrogryposis を先天性多発性関節拘縮症と診断している例がある．distal arthrogryposis に伴う風車翼手変形は，総指伸筋欠損症の手の変形ときわめて似ている．両者ともに指関節の拘縮は乳児期にはほとんどないが，掌側の皮膚の短縮が認められる．しかし，distal arthrogryposis では，手関節は伸展位拘縮であるのに対して，先天性多発性関節拘縮症では手関節は屈曲位変形を呈する．

総指伸筋欠損症の8割が両側罹患例である（図2）．高橋ら[10] の17例の報告例の分析によると，示指伸筋欠損は88%，長母指伸筋欠損は59%，小指伸筋欠損は35%，長母指外転筋欠損は24%に認められた．尺側手根伸筋

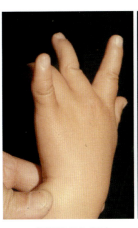
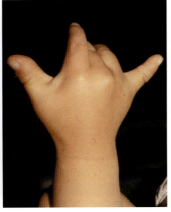

図2 総指伸筋欠損症
両側罹患例であり，左示指伸筋，両小指伸筋は効いている．

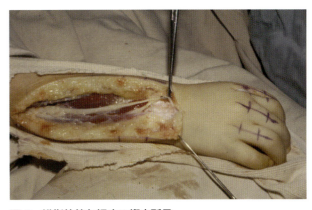

図3 総指伸筋欠損症の術中所見
総指伸筋の部位には，ひも状の組織が存在して，これに橈骨神経の枝が入っている．短母指伸筋は筋腹が存在していた．

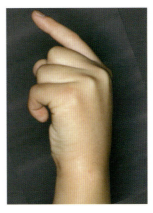

図4 示指伸筋欠損症
示指のMP関節の単独での伸展が不可能である．

の合併も6%に合併する．

　先天性握り母指症では長母指伸筋や短母指伸筋の発育不全を合併することがある．そのため伸筋発育不全が母指に限局したものが先天性握り母指症であるとの考えもある[11]．一方，津下らは，自験例の総指伸筋欠損症の中に短母指伸筋欠損を合併した例がないことより，先天性握り母指症と総指伸筋欠損は異なる疾患であると述べている．しかし，総指伸筋欠損症の報告例全体を見ると，総指伸筋欠損症ではすべての伸筋で欠損を合併する可能性がある．このことは先天性握り母指症と総指伸筋欠損の両者が前腕の伸筋の形成障害を示す疾患の部分症として発現している可能性を示唆している．また，二宮ら[12]は，先天性握り母指症，風車翼手，先天性多発性関節拘縮症，先天性伸筋欠損症は互いに関連を有する疾患であると考えている．手術時所見では欠損した筋が脂肪に置き換わっている例が多くみられる[13-15]．

　Swinyardら[16]によると胎生5週で前腕伸筋の塊が形成され，27週で筋終板が形成され，神経支配が開始される．以後の筋発育には神経支配が不可欠である．神経支配を失った筋は脂肪変性を起こす．Crawfordら[1]は，本症が多発性関節拘縮症や脳性麻痺の手に似ていることから神経の異常が原因であると考えた．総指伸筋欠損症のなかには橈骨神経の本筋への枝が欠損していた例も報告されている[17]．McMurtryら[15]は伸筋への橈骨神経支配の障害による筋欠損であると考えている．Hamanishiら[17]の報告した例では3例ともに知覚障害が確認されている．しかし，支配神経が確認された例もあることから筋原基の形成障害によるとする説も否定できない(図3)．総指伸筋欠損症に他の筋の形態異常や走行異常が合併する例もある．このことは筋欠損症が神経障害によりが発現したというより，むしろ筋自体の形成障害により発現したと考えると理解しやすい．家系内発生も認められており，常染色体劣性遺伝形式や，優性遺伝形式，伴性遺伝の形式も報告がある[17]．

　二宮ら[12]は，先天性伸筋欠損症について，①先天性握り母指症のうち母指伸筋の欠損を認めるもの，②風車翼手で伸筋腱の尺側脱臼によりMP関節の伸展不全があるが伸筋欠損はないもの，③先天性多発性関節拘縮症や内反足などを合併するものは先天性伸筋欠損症から除外すべきであると述べている．一方，土田ら[8]は，高橋ら[10]の報告例に自験例を加えたが，示指のみの伸筋欠損症を除外して，欠損した筋の分布を分析している．その結果，19手の総指伸筋欠損症のうち，示指固有伸筋の欠損が89%，長母指伸筋欠損68%，小指伸筋欠損が42%であり，前腕のその他の伸筋にも欠損が認められている(図4)．しかし，二宮らの報告している上記の①先天性握り母指症のうち母指伸筋の欠損と認めるものでは，伸筋欠損が原因であり，それにより先天性握り母指症の症状を呈していると思われる．したがって著者は，二宮らの報告している除外項目である②風車翼手で伸筋欠損がない例と③先天性多発性関節拘縮症や内反足を除外して，それ以外の例で，母指あるいは指の伸筋の欠損のある場合には，指伸筋欠損症という広い概念でとらえ，その中を亜分類すべきと考えている．

　本症の手術時所見では神経の欠損と筋の脂肪変性が認められたという報告と，変性した筋に神経が存在してい

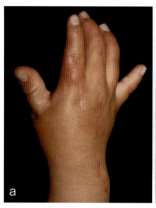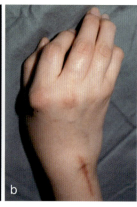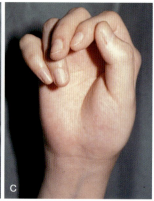

図5　総指伸筋欠損症の術後の長期経過観察例
a：術後半年，b・c：術後10年．
術後間もない時点と比べるとすべての指に軽度の屈曲変形がみられ，指の完全な自動伸展はできていない．

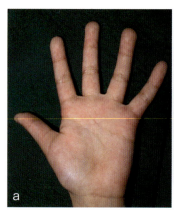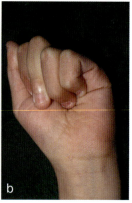

図6　深指屈筋腱欠損症
a：指伸展時，b：指屈曲時．
1歳時に中指DIP関節の自動屈曲ができないことに気づく．明らかな外傷歴はなく，気づいた当時に痛みを訴えたことはなかった．

たという報告がある．筋そのものがうまく分化しなかったのか，いったん分化した筋そのものの障害，あるいは神経の障害によりうまく発育しなかったと考えることもできる[15]．

■ 治療

　Crawfordら[1]は，浅指屈筋腱を総指伸筋腱に移行している．浅指屈筋腱は母指に対しては橈側の皮下を回して移行する．他の指に対しては尺側の皮下を回して移行する．示指に移行した腱の緊張を他の指より強くすることが大切である．McMurtryら[15]とTsuge[14]は長橈側手根伸筋腱あるいは橈側手根屈筋腱を遊離腱移植で延長して移行している．移行腱はいずれもMP関節を越えて遠位に移行する必要がある．Tsuge[14]は，橈側手根伸筋腱に腱移植を行い延長して用いており，良好な結果を得ている．著者らの術後の長期経過観察例では，手指のMP関節とIP関節の自動伸展はある程度可能で日常生活動作では不自由はないが，完全な指の伸展はできていなかった（図5）．

3 長母指屈筋欠損
flexor pollicis longus defect

■ 臨床像と病態

　本症では，母指のIP関節の自動屈曲運動ができない．IP関節の掌側の皮線がない．母指球筋や母指自体の低形成がない例がこの項目に分類される．母指の低形成に伴うことがあるので，母指の状態をよく見る必要がある．母指の低形成があれば橈側列形成障害に分類する．小児期に見つかることもあるが，成人になってから医療機関を受診する例もある．母指を使ってつまみ動作を行うとIP関節が過伸展する．成人では不自由を訴えない．

■ 治療

　小児には，環指浅指屈筋腱の移行術が適応になる．また成人では，IP関節固定術が適応になるという報告があるが，実際に治療を希望する例は少ない．

4 深指屈筋欠損
flexor digitorum profundus defect

　母指以外の指の屈曲ができないことが主訴である．著者が経験した2例では，中指DIP関節の屈曲が不能で中指の末節部より遠位にごく軽度の低形成を認めた（図6）．明確な外傷の既往はないが，外傷性の深指屈筋腱皮下断裂を確実に除外することはできない．1例は2歳から12歳まで経過観察，他の1例は9歳で初診したが，日常生活動作の障害もなく，治療は行っていない．

5 長掌筋欠損
palmaris longus defect

長掌筋欠損の頻度は，Adachi[18]によると日本人では3.4%，Nakano[19]によると中国人では2.2%と報告されている．Sebastinら[20]によると，手の外科の教科書には長掌筋欠損の頻度は10〜20%であり，ほぼ15%であると書かれている．Trohaら[21]の報告では，長掌筋欠損の頻度は白人が5.5〜22%，アジア人が4.8%，黒人3%であると述べている．Sebastinら[20]の報告では，白人が22%，アジア人が5%，黒人3%，トルコ人64%と述べている．人種による差がまだ明らかでない部分がある．長掌筋欠損では，障害もなく特に治療をする必要はない．

6 上腕二頭筋欠損
biceps brachii defect

両側の肩関節痛をきたした両側の上腕二頭筋長頭筋の欠損の例の報告がある．結節間溝の形成がないことで，外傷性と区別する．また，両側の上腕二頭筋と上腕筋の先天性欠損の1歳児の報告がある．その例では2歳時に肘の屈曲力改善の目的で，広背筋の筋皮弁移行術を行い良好な結果を得ている．

■ 文献

1) Crawford HH, Horton CE, Adamson JE: Congenital aplasia or hypoplasia of the thumb and finger extensor tendons. J Bone Joint Surg Am 48：82-91, 1966
2) Zadek I: Congenital absence of the extensor pollicis longus of both thumbs. Operation and cure. J Bone Joint Surg Am 16：432-434, 1934
3) Weckesser EC, Reed JR, Heiple KG: Congenital clasped thumb (congenital flexion-adduction deformity of the thumb): a syndrome, not a specific entity. J Bone Joint Surg Am 50：1417-1428, 1968
4) White JW, Jensen WE: The infant's persistent thumb-clutched hand. J Bone Joint Surg Am 24：680-688, 1952
5) Broadbent TR, Woolf RM: Flexion- adduction deformity of the thumb: congenital clasped thumb. Plast Reconstr Surg 34：612-616, 1964
6) Verdan C: Anomalies of muscles and tendons in hand and wrist (author's transl). Rev Chir Orthop Reparatrice Appar Mot 67：221-230, 1981
7) 徳橋泰明，板垣昌樹，江川雅昭，他：先天性多発性関節拘縮症に伴う指伸筋欠損症の4例．日手会誌1：332-335, 1984
8) 土田広，難波雄哉，西村剛三：両側上肢の総指伸筋欠損の1例．日手会誌1：336-339, 1984
9) 加東定，藤井正司，寺下徹也，他：先天性総指伸筋欠損症の1例：関節外科16：479-482, 1997
10) 高橋賢，石井清一，薄井正道，他：総指伸筋欠損症の1例．北海道整災誌23：95-98, 1978
11) 三浦隆行，木野義武，中村蓼吾：Congenital clasped thumbについて．臨整外9：1049-1054, 1974
12) 二宮節夫，阿部績，岩谷力，他：先天性伸筋欠損症．整形外科29：1577-1579, 1978
13) 三枝憲成，春日秀彦，難波健二，他：一側上肢の総指伸筋欠損の1例．整形外科29：257-260, 1978
14) Tsuge K: Congenital aplasia or hypoplasia of the finger extensors. Hand 7：15-21, 1975
15) McMurtry RY, Jochims JL: Congenital deficiency of the extrinsic extensor mechanism of the hand. Clin Orthop Relat Res 125：36-39, 1977
16) Swinyard CA, Bleck EE: The etiology of arthrogryposis (multiple congenital contracture). Clin Orthop Relat Res 194：15-29, 1985
17) Hamanishi C, Ueba Y, Tsuji T, et al: Congenital aplasia of the extensor muscles of the fingers and thumb associated with generalized polyneuropathy: an autosomal recessive trait. Am J Med Genet 24：247-254, 1986
18) Adachi B: Beiträge zur Anatomie der Japaner. Die Statistik der Muskelvarietäten. Z Morphol Anthropol 12：261-312, 1910
19) Nakano T: Beiträge zur Anatomie der Chinesen. Die Statistik der Muskelvarietäten. Folia Anat Jpn 1：273-282, 1923
20) Sebastin SJ, Puhaindran ME, Lim AY, et al: The prevalence of absence of the palmaris longus--a study in a Chinese population and a review of the literature. J Hand Surg Br 30：525-527, 2005
21) Troha F, Baibak GJ, Kelleher JC: Frequency of the palmaris longus tendon in North American Caucasians. Ann Plast Surg 25：477-478, 1990

D 爪形成障害(先天性爪甲欠損症)
nail dysplasia(congenital nail defect)

先天性の手指爪変形である先天性爪形成障害については，symbrachydactylyや絞扼輪症候群の指の低形成や変形に伴って出現することが知られている．また，Kirner変形では小指の末節骨の屈曲橈屈変形に伴い爪にも弯曲異常が出現する．その他に，爪単独の異常として示指爪甲欠損症や先天性鉤爪変形があり，各種の先天異常症候群に合併する爪変形も報告されている．しかし，先天性爪形成障害全体についてのまとまった報告はほとんどない．

先天性爪形成異常の用語について，Kelikian[1]によると，19世紀の報告では，爪の先天異常は，爪欠損，爪の数の増加，異所性爪に分けられていた．爪欠損には，全欠損(anonychia)から部分欠損(onychoatrophy)まである．爪形成異常(onychodystrophy)は一般的な名称で，時に爪無形成(anonychia)，爪萎縮(onychatrophy)と同義語で用いられる．しかし，多くの場合，爪形成異常というと，koilonychia(spoon-shaped nail)，leukonychia(white nail)，onychogryposis(過形成と肥厚)，pachyonychia(先天性爪肥厚症：肥厚と爪の遊離縁に角化の塊が詰まる)などの複数の爪変形を意味する．

先天性爪形成異常の分類については，Kelikianの分類が一般的なわけではなく，国際手外科学会連合(IFSSH)の分類にも爪変形の分類の記載はみられない．日本手外科学会の改良分類では，第一のカテゴリーの形成障害の一つとして，爪と皮膚の異常が記載されている[2]．一般に先天性爪形成異常は爪欠損群と爪変形群に分けられる．国際手外科学会連合の改良分類法(表1)では，前者の爪欠損群は，Ⅰ．D先天性爪欠損症に分類され，後者の爪変形群はⅡ．D拘縮・変形，①軟部組織に起因する異常，g．先天性爪変形に分類される．ここでは前者について記載する．

表1 先天性爪形成異常の国際手外科学会連合の改良分類法の位置づけ

Ⅰ．D先天性爪欠損症(congenital nail defect)
1．爪低形成(hypoplasia of the nail, so called onychodysplasia)
2．末節骨短縮を伴う爪欠損(nail defect associated with brachytelephalangia)

Ⅱ．D拘縮・変形，①軟部組織に起因する異常，g．先天性爪変形(congenital nail deformities)
1．斜走指を伴う爪変形(associated with clinodactyly)
2．末節骨の低形成を伴う爪変形(associated with hypoplasia of the distal phalanx)
3．指の低形成と指節骨癒合症を伴う爪変形(associated with hypoplastic digit and symphalangism)

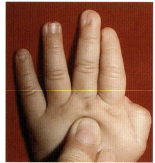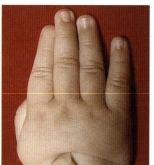

図1 示指爪甲欠損症
両側罹患例で家族歴，遺伝歴がない典型的な示指爪甲欠損症例である．

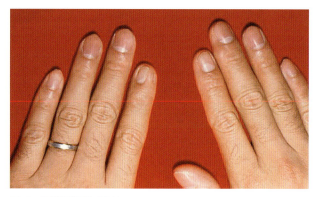

図2 示指爪甲欠損症
左手の片側罹患例で，示指のみに爪欠損がある．

1 爪無形成・爪低形成：先天性爪欠損
anonychia, onychodysplasia: congenital nail defect

■ 定義と病態

本症は先天性爪欠損症であり，礒[3]により先天性示指爪甲欠損症という疾患名で本邦で初めて報告された．その後も報告が続いたが，本邦以外の報告はほとんどみられない[4-6]．疾患概念は礒らの定義によると，①先天性，②両側の示指爪甲に発現，③無爪型(爪の全欠損)，矮爪型(爪が小さい)，多爪型(爪の中央が欠損し両側に細い爪が残る変形)のほか，④家族性，遺伝性がない，⑤骨，関節に異常がない，という5つの条件であった(図1)．しかしその後，村岡ら[7]や木下[8]が片側例を報告し，前田[9]が兄弟発生例を報告し，家系内発生の報告が増えている(図2)．遺伝性はないであろうと考えられていたが，遺伝する症例もある．一方，先天性示指爪甲欠損症の爪変形について，礒の報告した多爪型が真の爪の数の増加を意味しないことから，木下[8]は，礒[3]の報告した矮爪型を不全型，多爪型を分裂型，無爪型を欠損型と分

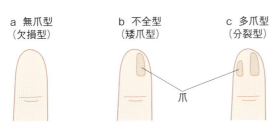

図3 示指先天性爪欠損症の分類
先天性爪甲欠損症でみられる欠損の型．

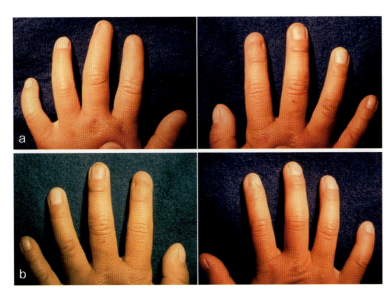

図4 先天性爪甲欠損症の家系内発生例
a：姉．左手では母指，示指，中指，右手では示指のみの罹患である．
b：弟．両側示指の罹患である．
示指以外の指の爪欠損や家族発生例が認められ，先天性示指爪甲形成不全症というより，先天性爪甲欠損症の病名が適切であると考えられる．

類することを提唱している（図3）．同時に，爪の変化が必ずしも欠損ではないため，本症を先天性示指爪甲形成不全症と呼ぶことを提唱している．しかし，罹患指については，示指以外に母指や中指などにも同じ爪の変化が発現している．また，両側罹患例では，片手に典型的な先天性示指爪甲欠損症があり，反対手に示指と中指の罹患例があったり，家族内発生例も報告されている（図4）．これらの例の個々の爪欠損は先天性示指爪甲欠損症の典型例のそれと差異がない．したがって，多数指罹患例や家族内発生例も先天性示指爪甲欠損症と同一範疇の異常と考えるべきである．また，本症の診断名としては，木下が提唱した先天性示指爪甲形成不全症というより，先天性爪甲欠損症の病名が適切であると考えられる．

Senrui[10]が文献上集めた先天性爪甲欠損症55例の分析結果によると，女性の罹患が男性より多く，両側罹患例が多い．完全欠損型と不完全欠損型に分けられる．前者は爪甲と爪床の全欠損である．後者は，橈側欠損型，分裂型，尺側欠損型があり，分裂型は中央部の爪甲欠損である．罹患指の75％が不完全型であり，そのうち1/3が分裂型，その他では橈側欠損型がほとんどで，尺側欠損型は稀であったと述べている[11]．

木下[8]は本症の全例に末節骨の側面X線像で末節骨遠位端の掌背側二分像を認めたと報告しており，X線像の異常が診断に役に立つことを述べている（図5）．著者らの例では末節骨の異常所見は2/3の症例に観察されている．症例数が増すに従い，磯らの定義から外れる症例が増加している．一方，これらのX線像の異常が本症に必発の所見ではないという意見もある．しかし，爪欠損症では，示指爪甲欠損症以外の症例にも末節骨の低形成があり，末節骨の形成と爪の形成には密接な関係があることがわかる．

先天性爪欠損（congenital nail defect＝onychodysplasia）は，①爪無形成・爪低形成〔aplasia/hypoplasia of the nail（いわゆるonychodysplasia）；示指爪甲欠損症を含む〕と②末節骨短縮を伴う爪欠損（nail defect associated with brachytelephalangia）（図6）に分類される．

著者らの経験した先天性爪欠損は，6例，9手，12指であった．家族内発生は，4例2家系であった．罹患指は母指1指，示指9指，中指2指であり，爪欠損の内訳は，木下の分類で不全型：6指，欠損型：6指であった．そのうち末節骨短縮を伴った爪欠損は2手に認められた．

■ 合併症

合指症，Poland症候群，第1趾の爪完全欠損，第2趾短縮症などがある[10]．

■ 治療

平坦な面に置かれた針などを指尖で持つためには爪は必須である．したがって，爪欠損は整容的な問題のみならず，機能的にも障害を引き起こす可能性がある．全指

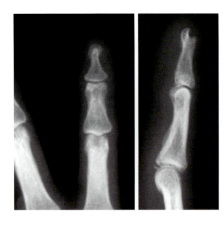

図5　爪甲欠損症でみられる末節骨のX線像の異常
正面像では，末節骨の先細り，側面像で末節骨遠位端の掌背側二分像が認められる．

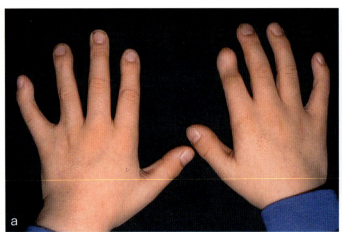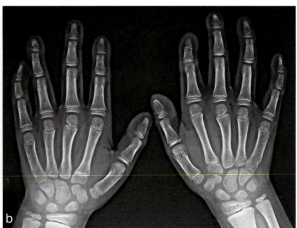

図6　末節骨短縮を伴う爪欠損
a：外見上，右示指の爪甲欠損と他指の爪の短縮を認める．
b：X線像では末節骨は短く遠位の低形成がある．

の爪欠損では，機能障害が問題になるが，母指と尺側指の爪欠損の頻度が低いことから，実際に障害を訴える症例はほとんどない．障害を訴えた場合には足趾からの爪移植などの治療が適応になる．

2 末節骨短縮を伴う爪欠損

Poland症候群，第1趾の爪完全欠損，第2趾短縮症などである[10]．

■ 文献

1) Kelikian H: Anomalies of the nail. in Congenital Deformities of the Hand and Forearm. WB Saunders, Philadelphia, 192-231, 1974
2) 荻野利彦，石井清一，杉本良洋：先天性爪形成異常の臨床像の検討．日手会誌 11：875-878，1995
3) 礒良輔：先天性示指爪甲欠損症とその形成手術．臨整外 4：672-677，1969
4) 東禹彦，池上隆彦，朝田康夫：先天性示指爪甲欠損症の2例．臨皮 29：699-701，1975
5) Kikuchi I, Horikawa S, Amano F: Congenital onychodysplasia of the index fingers. Arch Dermatol 110：743-746, 1974
6) 菊池一郎：Congenital onychodysplasia of the index finger(COIF)．形成外科 18：87-88，1975
7) 村岡道徳，谷太三郎，宮本義洋：先天性示指爪甲欠損について．形成外科 20：285-291，1977
8) 木下行洋：先天性示指爪形成不全症．形成外科 31：134-141，1988
9) Maeda K: Discussion on congenital onychodysplasia of index fingers. Jpn J Plast Reconstr Surg 18：87-88, 1975
10) Senrui H: Onychodysplasia. In Buck-Gramcko D (ed): Congenital malformations of the hand and forearm. pp.192-213, Churchill Livingstone, London, 1998
11) 泉類博明，江川常一，堀木篤：先天性爪甲形成異常について．中部整災誌 25：550-552，1982

column 血管の発達と上肢先天異常の血管造影

❶血管の発達(図1)[1]

上肢における動脈の発達段階は以下の順である.

- Stage 1：鎖骨下動脈から骨間動脈が出る.
- Stage 2：骨間動脈から正中動脈が出る．骨間動脈が退行する.
- Stage 3：上腕動脈から尺骨動脈が出て，正中動脈と吻合して，浅掌動脈弓を形成する.
- Stage 4：浅上腕動脈が腋窩から出て，内側を走り，次いで橈側に行き，手関節の背側に向かい，母指示指間に行く.
- Stage 5：正中動脈が退行し，正中神経の伴走動脈になる．浅上腕動脈が浅掌動脈弓と吻合する．上腕動脈と浅上腕動脈の交通枝が太くなり，浅上腕動脈が萎縮する.

❷上肢先天異常の血管造影

上肢先天異常の血管造影は過去に本邦の多くの施設で行われ，その報告も少なくない．しかし，個別の先天異常について，一定の所見が得られた後は，特殊な先天異常以外には血管造影が行われることは少なくなった．以下に，自験例と報告例にみられた血管造影の所見を述べる.

1）橈骨動脈と尺骨動脈の分岐

通常は肘の遠位で分岐するが，肘の近位で分岐する高位分岐は正常では14％，先天異常では8％である(図2).

2）正中動脈の遺残

Adachi[2]によると正常では8.2％，須藤ら[3]によると手の先天異常の17％に正中動脈の遺残がみられた．井上[4]は，橈側列形成障害の75％に正中動脈がみられたと報告しているが，骨間動脈を正中動脈と考えている可能性も否定できない.

3）橈骨動脈の欠損，あるいは形成不全

橈側列形成障害に高頻度にみられる．尺骨列形成障害にもみられることが報告されている.

4）浅掌動脈弓の形成不全，あるいは欠損

裂手症で指間陥凹が深くなると高頻度に発現する(図2, 3)．手の先天異常が重度になるほど欠損しやすい.

5）総指動脈から固有指動脈への分岐部の遠位移動

合短指症の短指型で認められることがあるが，すべての例ではない(図4)．指間形成のときに問題になることがある.

6）浅・深掌動脈弓の形成と外表奇形の関係

手に限局した異常では，前腕部の血管異常は認められないが，手掌動脈弓の異常は高率にみられる．浅・深掌動脈弓の欠損は，手部奇形の種類よりも，骨性障害の罹患高位に関係していた．すなわち，障害高位がMP関節より遠位の場合，浅・深掌動脈弓の両方が形成されている場合もあるが，浅掌動脈弓のみが欠損している場合もあった．障害高位が中手骨より近位の場合，深掌動脈弓の欠損が高率にみられた(図2)[5].

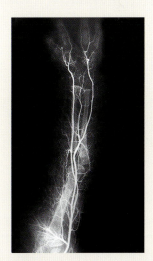

図2　第3中手骨が欠損している裂手症の血管造影

動脈弓の形成と骨性障害の関係からみると，通常は裂手症の骨性障害の罹患高位がMP関節より近位である場合は，浅・深掌動脈弓の両方が欠損している．本例でもその所見がみられた．同時に，橈骨動脈は肘より近位で分岐する高位分岐であった.

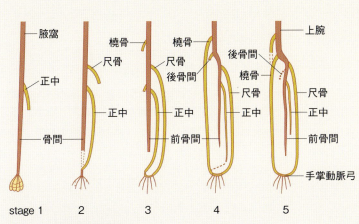

図1　血管(動脈)の発達[1]
本文で示すようにStage 1～5のように発達する.

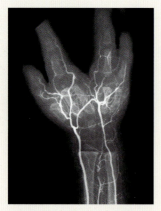

図3　第3中手骨が残っている裂手症の血管造影
通常は裂手症の骨性障害の罹患高位がMP関節より遠位である場合は，浅掌動脈弓・深掌動脈弓の両方が欠損するか，浅掌動脈弓のみが欠損している．本例では，浅掌動脈弓のみが欠損しており，深掌動脈弓は形成されていた．

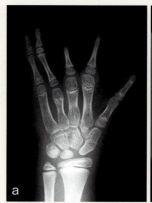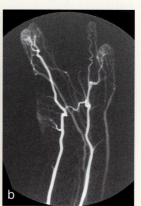

図4　合短指症
a：X線像．1指節型の短指型合短指症である．
b：血管造影．総指動脈から固有指動脈への分岐部が通常より遠位である．浅掌動脈弓が欠損し，指動脈は先細りである．

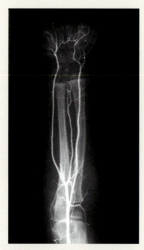

図5　横断性形成障害（無指型合短指症）
手関節より遠位では全体に血管の低形成があり，総指動脈に低形成がある．指動脈の先端は先細りになっている．

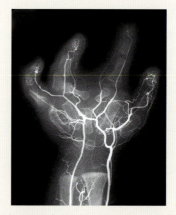

図6　中指合多指症（外見上は裂手症に見える）
中指の多指成分が cross bone として隣接指と癒合している．これらの癒合した指には2本の指の骨成分がみられるが，そこには動脈が1つしかない例がある．分岐した指の固有指動脈は細く未発達である．中央列多指間に行くべき総掌側指動脈が偏位している．

❸先天異常の疾患別の血管造影の所見・特徴

1）横断性形成障害の無指型
橈骨動脈，尺骨動脈に異常はない．指欠損の近位の血管の低形成がある（図5）．

2）橈側列形成障害
橈骨欠損や母指形成不全では橈骨動脈は欠損するか，低形成である．母指形成不全の程度が軽度でも橈骨動脈が欠損することもある．その場合，母指の低形成に気づかずに橈骨動脈欠損と診断されることがある．多くの例では，浅掌動脈弓の形成が良好で指動脈はここから分岐していた．深掌動脈弓の形成は不良であった．

3）尺側列形成障害
尺骨欠損や低形成のある例では，橈骨動脈は欠損するか，低形成である．尺側列形成障害が強いほど橈骨動脈の形成障害が高頻度にみられた．尺骨の障害を伴わない小指部分欠損や，尺骨の低形成が軽度の例では橈骨動脈の低形成はみられなかった．

4）母指多指症
橈側母指より尺側母指が血管に富む．固有指動脈は橈側母指に1つ，尺側母指に2つ走る例が最も多く，48%であった．また，これらの固有指動脈がすべて深掌動脈弓から起始する母指主動脈から分岐しているものが43.5%，母指主動脈と浅掌動脈弓から起始する指動脈の両方から分岐しているものが56.5%であったと報告されている[6]．

5）中指合多指症
中指の多指成分は隣接指と癒合するが，これらの癒合した指には2つの指の骨成分があっても，そこには動脈が1つしかない例がある[7]．分岐した指の固有指動脈は細く未発達である（図6）．中央列多指間に行くべき総掌側指動脈

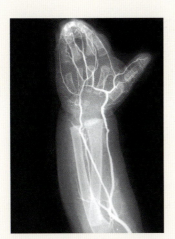
図7 Apert症候群
動脈弓の形成が不完全で，固有指動脈の分岐が遠位である．

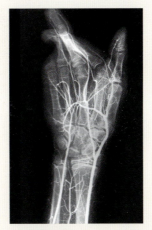
図8 絞扼輪症候群（示指・中指・環指先端合指症）
橈骨動脈，尺骨動脈に異常はない．深掌動脈弓と浅掌動脈弓の形成も良好である．絞扼輪のある指の固有指動脈は，絞扼輪より遠位で細くなっている．指切断の小指，先端合指症の環指尺側では，近位の血管も細く，詰まっているような所見が認められる．

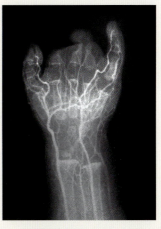
図9 絞扼輪症候群（示指・中指・環指先端合指症）
先端合指症に含まれる示指・中指・環指では，動脈弓より遠位の指動脈が非常に細くなり，先では消失している．

が橈側や尺側に偏位していたり，はっきり認められない例もある．隣接指の固有指動脈が中節骨高位で分岐して，その枝が多指成分に移行しているように見える例もある．on-top plastyなどの再建術を行うときには血管の分布がわかっていると手術計画が立てやすく，手術自体の安全性も増す．

6）合指症
井上[1]の報告では，中指-環指間合指症の15例中2例で橈骨動脈は高位で分岐していた．合指症の総指動脈から固有指動脈への分岐が遠位にあった例が15手中11手であった．骨性合指間の総掌側指動脈は欠損していた．

7）裂手症
深掌動脈弓の形成は認められるが，浅掌動脈弓は欠損や偏位を呈する．同時に欠損指の隣接指では，欠損指側の固有指動脈が細い例がある．中手骨の欠損を伴うcleftの深い1指列欠損や，複数指欠損では浅掌動脈弓と深掌動脈弓が欠損する例もある．

8）合短指症
総指動脈から固有指動脈への分岐部が通常より遠位の例がある．中央指列が欠損する二指型では，中央の総指動脈が欠損する場合があり，存在していても，指欠損部で先細りとなる．無指型では，総指動脈など近位の動脈が低形成である．

9）Apert症候群
橈骨動脈の高位分岐や前腕部での橈骨動脈の形成不全が認められることがある．固有指動脈の分岐は遠位である（図7）．

10）真の巨指症
巨指を示す指の凹側に血管が太い．神経の肥大がみられる凸側の血管は細い．他の指でも一側の指動脈のみが太く，反対側が細いことがある．

11）絞扼輪症候群
橈骨動脈，尺骨動脈に異常はない．麻痺がある場合には前腕でこれらの動脈が全体に押されているように見えることもある．深掌動脈弓と浅掌動脈弓の形成も良好である．しかし，絞扼輪部の固有指動脈は絞扼輪より遠位でほとんど消失するか，細い枝に分かれていた．指切断，先端合指症の指では，遠位のみならず近位の血管も細い所見が認められた（図8, 9）．

■ 文献
1) Kuczynski K: Development of the hand and some anatomical anomalies. Hand 4：1-10, 1972
2) Adachi B: Das Arteriensystem der Japaner. Kenkyu-Sha, Kyoto, 1928
3) 須藤容章，上羽康夫，坂本力，他：手の先天奇形に於ける血管造影所見．中部整災誌 20：532-539, 1977
4) 井上五郎：先天性奇形手における血管造影所見の検討．日整会誌 55：183-197, 1981
5) 加藤貞利，石井清一，荻野利彦，他：手掌動脈弓の臨床的意義の検討—先天奇形手と正常手の血管造影所見．臨整外 18：145-153, 1983
6) 井上五郎，三浦隆行，中村蓼吾，他：多指症における血管造影所見の検討．整形外科 32：411-415, 1981
7) 須藤容章，上羽康夫，梁瀬義章，他：裂手症と合指症における血管造影所見．整形外科 29：1549-1551, 1978

第2章 分化障害
failure of differentiation of parts

A 先天性骨癒合症
congenital synostosis

　先天性骨癒合症には，上腕骨と前腕骨の癒合，橈尺骨癒合(症)，手根骨癒合(症)，中手骨癒合(症)が含まれている．指関節の強直は独立した項目で分類されている．上腕骨と前腕骨の癒合する先天性肘関節強直には上腕尺骨癒合，上腕橈骨癒合と両者の合併がある(図1)[1]．杉本ら[2]の報告では先天性肘関節強直は9例13肢で，1型(腕橈関節と腕尺関節に骨性強直を認めないもの：軟骨性癒合)：1例2肢，2型(腕橈関節の骨性強直を認めるもの)：6例9肢，3型(腕尺関節の骨性強直を認めるもの)：1例1肢，腕橈関節と腕尺関節に骨性強直を認めるもの：1例1肢であった．Wood[3]は先天性肘関節強直にはType 1(伸展位で強直する場合)と，Type 2(90°で強直する場合)があり，Type 1がType 2より3倍多いと述べている(図2)．単独で出現する場合は両側罹患が多く，他の変形を伴っている場合は片側罹患が多い．片側罹患では日常生活動作にはほとんど障害がない．しかし，両側例では，屈曲位強直であれば口には手が届くが，排泄後の後始末が不自由である．伸展位強直では逆の障害が起こる．尺側列形成障害で指の欠損の程度が高度になり，橈側指の障害が加わり肘関節強直を合併すると，

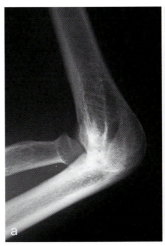
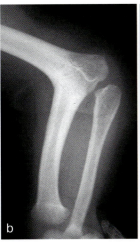
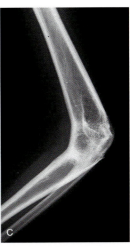

図1a　上腕尺骨癒合
橈骨の形成は比較的良好であるが，腕尺関節は骨性強直である．
図1b　上腕橈骨癒合
橈骨頭の短縮があり，腕橈関節は骨性強直である．
図1c　上腕-尺骨橈骨癒合
腕尺関節と腕橈関節は骨性強直である．

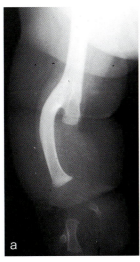
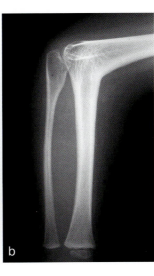

図2a　肘関節伸展位強直
尺骨欠損に伴う上腕橈骨癒合で肘はほぼ伸展位である．
図2b　肘関節90°屈曲位強直
上腕橈骨癒合で肘はほぼ90°屈曲位である．

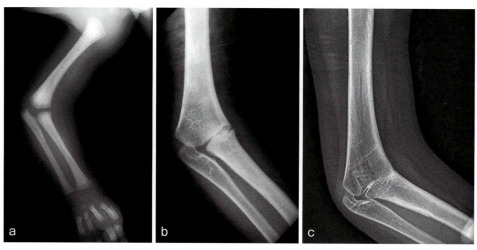

図3　肘関節強直進行
a：上腕橈骨軟骨性癒合．生後2か月では，腕橈関節は裂隙が狭い．
b：上腕橈骨軟骨性癒合．3歳では，腕橈関節の裂隙はさらに狭小化している．
c：上腕橈骨骨性癒合．6歳では，腕橈関節の裂隙はなくなり骨性強直になった．

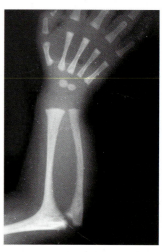

図4　生下時より認められる上腕橈骨癒合
Antley-Bixler症候群の例で，腕橈関節は生下時から骨性癒合を示していた．

両手の動作と罹患指のつまみ運動が障害されて，上肢の機能障害は極めて強くなる．

1 上腕尺骨癒合
humeroulnar synostosis

尺側列形成障害で遠位が欠損した尺骨と上腕骨が癒合する例が最も多い[4]．尺側列形成障害のうちで上腕尺骨癒合の占める頻度は，著者らの例では3/13（23％），Swansonらによると，34/65（52％）である[5,6]．

上腕骨と尺骨が骨性あるいは軟骨性に癒合する．そのため肘関節に可動性がないことで気づかれる[7]．軟骨性癒合ではX線像で上腕骨と尺骨の間の隙間が肘関節の関節裂隙に見えるが，これは成長軟骨板であり，骨の成長が完了すると軟骨癒合から骨性癒合になる．

2 上腕橈骨癒合
humeroradial synostosis

Apert症候群，Antley-Bixler症候群，尺側列形成障害などでみられる[4]．きわめて稀に母指形成不全を伴う橈側列欠損で認められることがある．上腕尺骨癒合と同様に肘関節に可動性がないことで気づかれる．X線所見では，成長に伴って腕橈関節が軟骨性癒合から骨性癒合になる場合（Apert症候群，図3）と，生下時から腕橈関節の骨性強直が認められる例がある（主にAntley-Bixler症候群，図4）[8]．後者がApert症候群に認められることもある[9]．

治療として，腕橈関節の骨性癒合を切除して，腕尺関節の可動性に期待する術式が試みられているが，長期の結果は不明である[10]．前述のように，両肘関節強直では，屈曲位強直であれば，排泄後の後始末が不自由であり，伸展位強直では口に手が届かないため，食事の動作に障害が出る．先天性の両肘関節強直の乳児や幼児では，現在は肘の可動性を得る適切な治療法がないが，将来，障害が明らかになれば骨切りなどの手術治療で障害を軽減できる可能性があることを両親に説明する．経過観察を行ううちに障害を何とか克服して，自立している例が多い．そのため，本症に対する外科的治療を行った経験は著者にはない．

3 上腕骨と橈骨および尺骨の癒合

Apert症候群に認められる．X線像で，小児期には両関節が軟骨性癒合にみえるが，成長とともに骨性癒合となる（図5）[2]．

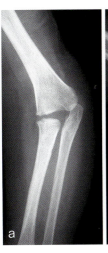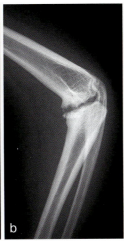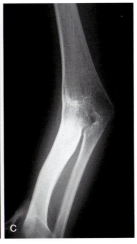

図5　Apert症候群の肘関節強直
a：生後2か月．腕尺関節は形成されているように見える．腕橈関節は裂隙は狭いが，わずかな可動域があるように見える．
b：1歳3か月．腕尺関節は低形成であるが形成されているように見える．腕橈関節は裂隙が狭くなり，不整である．
c：2歳4か月．腕橈関節と腕尺関節は骨性強直となる．

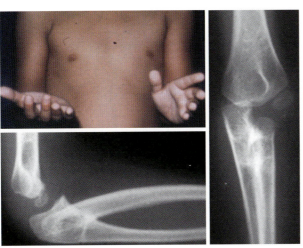

図6　先天性近位橈尺骨癒合による前腕回内変形
罹患肢の左前腕の回外ができない．X線像では近位橈尺骨癒合と橈骨頭の後方脱臼が認められる．

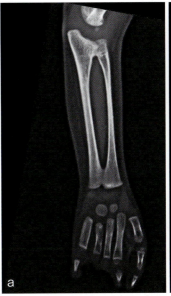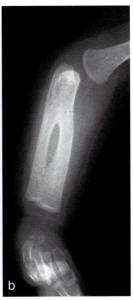

図7　先天性の近位および遠位橈尺関節骨性癒合
a：横断性形成障害に合併した症例で，癒合範囲は狭い．
b：橈側列形成障害に合併した症例で，癒合範囲は中央1/3を除いて橈骨と尺骨は広範囲に癒合している．

4 橈尺骨癒合
radioulnar synostosis

■ 臨床像

　先天性橈尺骨癒合のほとんどの例は先天性の近位橈尺骨癒合であり，この癒合に起因する前腕の回内位強直が主症状である（図6）．稀に遠位橈尺関節癒合や，橈骨と尺骨が全長にわたり癒合する場合がある（図7）．不完全強直と完全強直があり，不完全強直のなかには，前腕の回旋が少しできるように見えた例が成長とともに可動域が減少し骨性癒合が明らかになる場合もある（図8）．また，完全強直のなかに軟骨性癒合が含まれる（図9）．前腕の強直角度はさまざまである．完全強直例では前腕は回内位で強直しており回旋運動は不可能である．しかし，手関節部での回旋代償運動により，多くの例で前腕の回旋がある程度できるように見える（図10）[19]．肘関節の可動域では，伸展制限が30％の例にみられ，その程度は，10〜30°（平均15°），屈曲制限は約20％にみられ，平均の屈曲角度は122°とわずかに制限されている[11]．

　本症による障害は，手関節周囲の回旋運動により代償されるが，前腕の回内位強直の程度が強い例では日常生活動作で障害が出現する．乳児であれば「ちょうだい」のしぐさができない．就学前の児童では手のひらで水がすくえない，箸や茶碗を持つときに通常の方法ではできないなどを訴える（図11）．年長児では，逆手での鉄棒の握り，野球での転がってきたボールの捕球などのスポーツ動作の不自由を訴えることが多い．非利き手罹患の場合に障害を訴えるものの頻度が高い．一方で，本症の完全強直の患児でも野球をしている者がいる．その場合，外側尺側側副靱帯の弛みにより，橈骨頭が後方に移

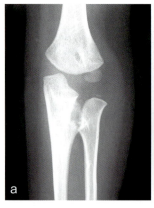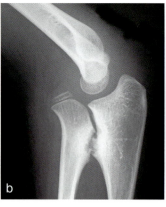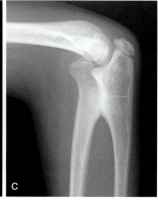

図8 成長とともに不完全強直から骨性強直に移行した例
a：3歳時にはわずかに前腕の回旋運動が可能であった.
b：7歳時には近位橈尺骨間に骨性癒合が進展している.
c：11歳時には骨性強直になっている.

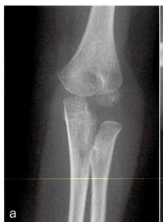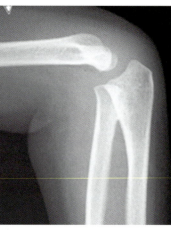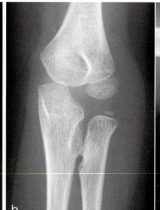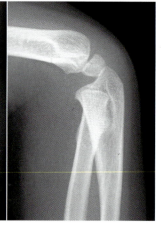

図9 軟骨性癒合の完全強直例のX線像
a：左は正面像．前腕の回旋可動性はなく，軟骨性癒合と思われる．右は側面像．
b：左は正面像．近位橈尺骨間に骨性癒合の所見が認められる．右は側面像．

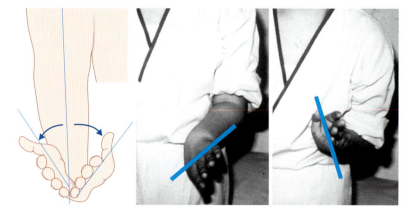

図10 手関節部での回旋代償運動
手関節部での回旋代償運動により手掌面が回旋し，前腕の回旋がある程度できるように見える．

動することによりわずかに前腕の回旋が可能な例がある．肘関節の後外側の不安性をうまく利用している例である．その他に幼児例で，外側尺側側副靱帯が高度に弛み，上腕骨内側上顆の尺側側副靱帯付着部を中心にした円の弧を描くように橈骨頭が後方に移動し脱臼して回外が可能な例がある．回内すると橈骨頭は整復位に戻る．先天性近位橈尺骨癒合症の関節の弛みがわずかにある例で，野球を続けており先天性近位橈尺骨癒合症に上腕骨小頭離断性骨軟骨炎を生じた例も報告されている[12]．

合併して出現する先天異常としては，種々の程度の母指形成不全，心奇形，橈骨頭脱臼などがある[13]．稀な合併症としては，大胸筋欠損，合短指症などがある．母指を含む橈側指の低形成と合指症を合併する例では，橈尺骨癒合の範囲が広く，両骨全体が癒合しているように見える例もある[14]．

X線像では近位橈尺関節の骨性癒合が認められる．骨性癒合の長さは1〜7 cmとさまざまであり，成長により伸びる場合もある（図12）．橈骨と尺骨の癒合の程度は，軟骨性癒合，皮質骨のみの癒合から，両骨の癒合部に皮質骨がなく骨髄を共有しているものもある（図12）．

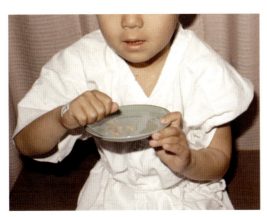

図11 左手罹患で通常の茶碗の持ち方ができない

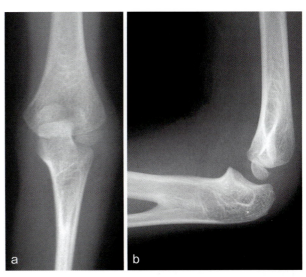

図12 近位橈尺骨間の癒合部が長く骨髄を共有している症例のX線像（a：正面像，b：側面像）

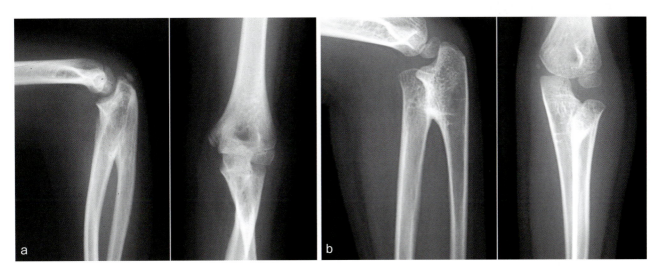

図13 橈骨頭後方亜脱臼と前方脱臼例
a：左は側面像．橈骨頭は後方へ亜脱臼している．右は正面像．回内位強直のため橈骨は尺骨と交叉している．
b：左は側面像．橈骨頭は前方へ亜脱臼している．右は正面像．橈骨頸部で外側偏位がみられる．

橈骨頭は形態と位置が正常に近いものから，骨頭の著しい変形を示す例や，前方あるいは後方へ亜脱臼している例もある（図13）．

橈尺骨癒合症で弾発現象を伴う例は，すべて橈骨頭の前方脱臼である[15]．本症で橈骨頭の前方脱臼を伴う例はClearyらによると17%である[16]．前方亜脱臼を伴う例では，橈骨頭の前方が突出する変形があることが多い．このような状態で肘伸展時に橈骨頭から輪状靱帯が近位にずれて強い痛みと肘関節の運動制限が出ることがある．整復されない例や弾発を繰り返す例では手術による治療が必要になる．関節鏡による病態の観察と輪状靱帯の切離は有効な治療法である（図14）[17]．

■病因

胎生期の2か月末から3か月初めの障害により関節の分化が障害されると本症が成立すると考えられている．母指形成不全を合併する例が比較的多いことから，橈側列形成障害の形成過程でその部分症として発現するという考えもある[18]．男性に多く，男女比は2：1である．家系内発生が13%に認められる．遺伝様式は優性遺伝である．Y染色体と密接な関係があると考えられている．

■前腕の回旋運動の測定法と手関節部での回旋代償運動

前腕の肢位の測定は，検者により異なる可能性がある．著者らは強直例について，肘90°屈曲位で上腕骨長軸に対する橈骨と尺骨の茎状突起を通る線がなす角度により前腕の強直肢位を測定している（図15）．この方法では，前腕の強直角度は，0～90°（平均40°）の回内位であった．部分強直の例では，平均可動域が，回内85°，回外10°で

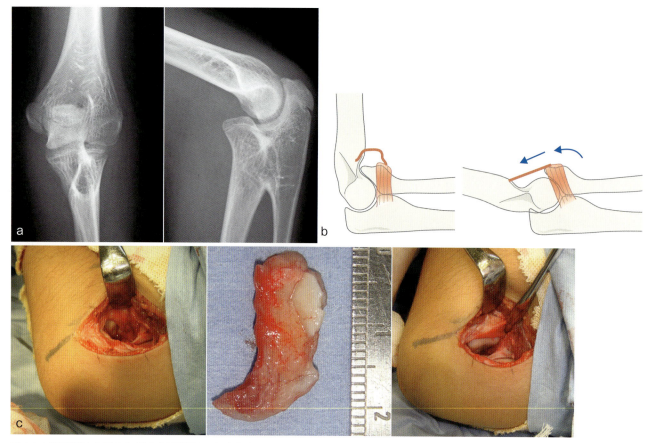

図14 橈骨頭前方脱臼を伴う先天性橈尺骨癒合症に合併した輪状靱帯の亜脱臼と関節内嵌入によるロッキング
a：橈骨頭の前方脱臼を伴う先天性橈尺骨癒合症のX線像.
b：橈骨頭前方脱臼を伴う先天性橈尺骨癒合症に合併したロッキングの機序.　左：肘屈曲位では輪状靱帯に停止している前方関節包は弛んでいる.　右：肘伸展位では前方関節包が緊張して，輪状靱帯を近位に牽引して，輪状靱帯の近位が腕橈関節内に嵌頓する.
c：術中所見.　左：近位に逸脱した輪状靱帯が橈骨頭の前方半分を覆っている.　中央：術中に切除した近位に逸脱した輪状靱帯.　右：術中に近位に逸脱した輪状靱帯を切除した直後の状態である.　術後，症状は消失した.

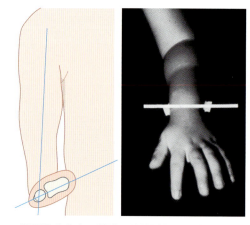

図15 橈尺骨癒合症の前腕の強直肢位の測定
上腕骨長軸に対する橈骨と尺骨の茎状突起を通る線がなす角度により前腕の強直肢位を表している.

あった．手掌面で前腕の肢位を測定すると，MP関節やCM関節など手関節と手の回旋代償運動を測定することになる．肘90°屈曲位で上腕骨長軸に対する手掌面がなす角度により前腕の強直肢位を測定すると，近位橈尺骨関節の強直例で，手掌面の平均回旋角度は回内81°，回外44°であり，手関節部で125°の回旋代償運動が認められた．術前後の評価では前腕の強直肢位と代償回旋運動の評価をそれぞれ行い，記録する必要がある（図10）[19].

■ 先天異常症候群の部分症としての橈尺骨癒合

橈尺骨癒合が症候群に合併する場合がある．

その場合の先天異常症候群には，尖頭合指症（acrocephalosyndactyly），尖頭多合指症（acrocephalopolysyndactyly），多発性関節拘縮症（arthrogryposis），Nager症候群〔acrofacial dysostosis（短く小さい下顎骨，橈尺骨癒合，橈骨あるいは母指の欠損）〕，下顎・顔面異骨症（mandibulo-facial dysostosis），多発性外骨腫（multiple exostosis），Nievergelt-Pearlman症候群，XXY症候群，XXXXY症候群（42％に橈尺骨癒合症の合併）などがある．

■ 分類

先天性橈尺骨癒合症の分類にはいくつかの方法が報告されている．

1) Chasin 分類[20]

橈骨頭の脱臼と骨肥厚の有無により以下のように分類している.
① 近位の癒合
② 近位の癒合＋橈骨頭脱臼
③ 近位の癒合＋橈骨が肥厚し，尺骨が細い

2) Kienböck 分類

橈骨と尺骨の癒合の程度により分類されている.
・1 型：橈骨と尺骨の皮質骨のみの癒合
・2 型：橈骨と尺骨の骨髄の癒合，肘に異常あり

3) 田島の分類

強直の程度により完全強直と不完全強直に分けている.
① 癒合が完全で著しい回内位
② 癒合が不完全で中間位

4) Wilkie 分類[21]

橈骨と尺骨の癒合の程度が骨髄腔まであるか否か，橈骨骨幹の変形，橈骨頭の脱臼の方向などを考慮して 2 型に分類している.
① 原発性あるいは真の橈尺骨癒合症：橈骨と尺骨の 3〜6 cm の癒合で，骨髄腔の交通，橈骨が長く骨幹部で前方に突出する.
② 橈骨頭脱臼を伴う橈尺骨癒合症：橈骨頭は前方か，後方に脱臼して，その遠位で橈尺骨が癒合する．橈骨骨幹部の前方弯曲は，前者と同じである.

5) Cleary ら[16]の分類

以下の 4 型に分類している.
・1 型：骨癒合がなく橈骨頭の形態が正常で整復位にあるもの
・2 型：骨癒合があるがその他の異常を認めないもの
・3 型：骨癒合があり，低形成の橈骨頭が後方に脱臼しているもの
・4 型：短い骨癒合があり，橈骨頭はしばしばマッシュルームのような形態で前方に脱臼しているもの

一方，Miura ら[18]は，同一肘でも型が変化する可能性があり，分類する意味がないと述べている.

■ 治療

前述のように日常生活あるいはスポーツ活動で障害を訴える場合，あるいは，これらの障害がきわめて強い場合が手術適応になる．手術法は回旋運動を再建する授動術と前腕不良肢位矯正を目的とした回旋骨切り術に大別される．回旋運動を再建する方法にはいくつかの方法があるが，癒合部の切離の後に血管柄付き脂肪移植を行う方法で良好な結果が報告されている．後者の方法としては，橈骨と尺骨の癒合部での短縮骨切り術と橈骨中央での回旋骨切り術，橈骨と尺骨を違う高位で骨切りする方法がある．いずれの方法によっても患児が術後に肘関節 90°屈曲位で手掌をほぼ完全な回外位にできれば主訴は消失する．以下，両手術法について述べる.

1) 前腕回旋授動術

著者が整形外科医になった 1970 年代には当疾患に対する前腕の回旋運動を再建する方法としては，橈骨頭切除や橈骨頭切除後に肘筋を挿入する方法[18,20]，骨癒合部の切離後に中間膜あるいは回外筋を挿入して再癒合を防止する方法，橈骨骨幹部を切除して偽関節を作製し前腕遠位の回旋運動を可能にした後に腱移行で回外運動を再建する方法[18]などがあった．また，橈骨骨幹部を部分的に切除し，その部に回旋運動を可能にする金属製の人工挿入物（人工関節）を入れる方法[22]などが報告されていた．Swivel 手術と呼ばれる本術式では，橈側あるいは尺側手根屈筋腱，尺側手根伸筋腱を用いて回外の再建を行う．尺骨の遠位を切除するなどの工夫がされている．本術式の適応年齢は 12〜16 歳がよいと記載されている．しかし，これらの術式は広く用いられることはなかった．文献をみると，本手術を受けた多くの例で術後に骨癒合が再発して，回内位で強直したとの記載が多くみられる[23]．成績不良の原因は，骨性癒合のみならず周囲軟部組織，とりわけ筋の拘縮のため回旋可動域の獲得が困難であると考えられていた．そのなかで 1971 年に矢部は骨癒合部の切離後に肘筋を挿入して回旋運動を再建する方法を報告している[24]．矢部によると，この方法の特徴は，① 骨癒合部の切離後に肘筋を筋弁として挿入する点，② 上腕二頭筋を橈骨に再縫着し回外筋となるようにする点，③ 適時，回内筋の切離や尺骨頭の切除などを加える点であり，術後に 20〜110°の可動域が獲得されたと報告している．当時この方法が多くの施設で追試されたが，初期の成績良好な報告に加えて，経過観察が長くなるにつれて再癒合の報告が増加していった．軽症例には適応があるが，すべての例に行いうる術式とは考えられていない.

外傷性橈尺骨癒合に対して，癒合部を切除して遊離脂肪移植を行い前腕の可動域を改善させる術式が Yong-Hing ら[25]により報告されているが，先天性の癒合に対しては試みられていない．金谷ら[26,27]は，先天性橈尺骨癒合症の癒合部を分離して，分離部に遊離血管柄付き筋膜脂肪弁を充填する術式を考案した．同時に脱臼した橈骨頭の整復あるいは，腕橈関節の適合性を高めるために橈骨の骨切り術を併用して，安定した成績の得られる授動術が可能であることを示した．その後，微小血管縫合を必要としない有茎筋膜脂肪弁移植を用いる授動術に変更し，手術はより安全に短時間で行えるように改良された[28-31]．有茎筋膜脂肪弁移植では，後骨間動脈を茎と

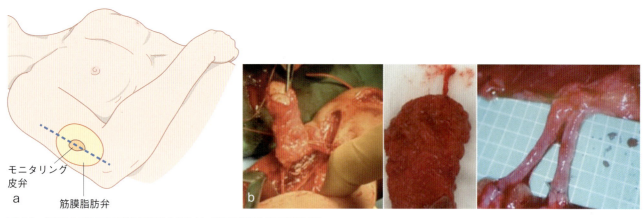

図16　遊離上腕外側筋膜脂肪弁を用いた橈尺骨癒合症の授動術
a：上腕外側筋膜脂肪弁の範囲（外側の丸）とモニタリング皮弁（内側の丸）．この目印を指標にして前方より上腕深動脈を展開する．脂肪弁を挙上する際には，この範囲の皮下脂肪と上腕深動脈の連絡性を断たないように注意する．〔文献32）より改変〕
b：橈尺骨癒合症に対する遊離血管柄付き上腕外側筋膜脂肪弁移植の実際．左：遊離血管柄付き上腕外側筋膜脂肪弁の挙上，中央：切離された筋膜脂肪弁，右；血管縫合部．（写真提供：射場浩介先生）

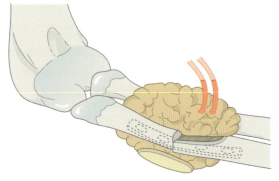

図17　橈尺骨癒合症に対する遊離血管柄付き上腕外側筋膜脂肪弁移植による授動術：癒合部分離の後の脂肪弁挿入
橈骨骨切り後，遊離血管柄付き上腕外側筋膜脂肪弁の橈尺骨分離部への挿入．

する方法[28]や，それに加えて背側の皮静脈を含めたveno-accompanying fascio-cutaneous flapとして移植する方法がある[31]．しかし，有茎で筋膜脂肪弁を用いた場合には再癒合の例も報告されており，有茎の場合に筋膜脂肪弁の体積が小さくなる傾向があることを指摘している．手術時年齢は，4歳未満では橈骨の強固な内固定ができず，それに術後のリハビリテーションが困難である．一方，加齢とともに遠位橈尺関節の変化が出現する可能性があることより，手術適応は5～13歳と報告している．術後合併症として，骨切除部に筋肉，脂肪を挿入する授動術では経時的に可動域が減少する可能性や，再強直が起こる可能性が危惧される．

● 近位橈尺関節授動術の術式

Kanayaら[27]と金城ら[32]の報告によると，授動術ではまず癒合部の分離を行うために，上腕骨外側上顆から肘頭を通り尺骨茎状突起に向かう皮切を加える．肘筋を尺骨付着部から剥離，翻転し橈尺骨癒合部を展開する．癒合部は骨膜を含めて骨を完全にエアートームを用いて切除し，10 mm程度の間隙を作製する．屈側の骨膜を切除して，上腕二頭筋腱付着部を同定し，上腕二頭筋腱に縫合糸をかけて後方に引き出しておく．次に橈骨頚部で台形切りし脱臼した橈骨頭を整復する．橈骨頭の脱臼がなく分離部の可動域が十分でない例では，橈骨短縮骨切りを行う．拘縮が強い場合は，最大回外位でプレート固定を行う．この時点で，90～120°の前腕回旋可動域が得られる．

橈骨近位背側に骨孔を作製し，上腕二頭筋腱を縫着する．肘筋を掌側の上腕筋付着部に縫合し，分離部間隙を充填する．次に血管柄付き筋膜脂肪弁を作製する（図16）[32]．遊離血管柄付き筋膜脂肪弁移植では，前方皮切により吻合に適当な皮静脈を1本確保しておく．上腕外側より遊離血管柄付き筋膜脂肪弁を上腕外側皮弁の挙上の手技で深上腕動脈を長めに採取する．脂肪弁は分離部の大きさより約1 cm大きく作製する．筋膜脂肪弁を屈側から分離した間隙部に挿入し前腕背側の筋膜に縫着する（図17）．深上腕動脈を橈側反回動脈に，深上腕静脈を橈側反回動脈の伴走静脈もしくは皮静脈に吻合する．

有茎筋膜脂肪弁移植の場合は，前腕背側の皮切を遠位橈尺関節の方向に延長し，前腕の遠位2/3の範囲で後骨間動静脈を展開する．この血管周囲の皮下脂肪を筋膜脂肪弁として約10 cm挙上する[28]．栄養血管は後骨間動脈であるが，太い皮静脈を含めた筋膜皮弁としての血流も利用する．後骨間動・静脈は遠位端で凝固して切離する．この筋膜脂肪弁は薄く容積が少ないため，できるだけ大きく採取する．橈骨頭が整復される位置で，ギプス固定する．橈骨頭が亜脱臼を示す場合にはKirschner鋼線を用いて回外位に仮固定し，肘関節90°屈曲位でギプス固定を行う．

術後3週でギプスとKirschner鋼線を除去し，肘屈曲と前腕回旋の自動運動と抵抗のない範囲で他動運動を開

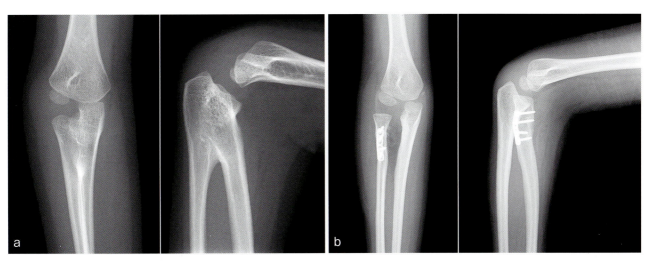

図18 橈尺骨癒合症に対する授動術の術前後のX線像
a：術前X線像．橈骨頭後方脱臼を伴う橈尺骨癒合症．血管柄付き脂肪移植による橈尺骨癒合部の授動術を行い，橈骨頭整復のための橈骨頸部骨切り術を行った．
b：術後X線像．近位橈尺骨間が少し開いているが，橈骨頭は整復位にある．

始する．術後4週から，徐々に他動運動の負荷を増加する．肘関節は他動屈曲運動のみを行い，術後6週から肘他動伸展を追加する．自動運動は制限しない．術後7週からは前腕回旋矯正装具を装着し前腕回旋の矯正を行う．術後3か月で制限なしに運動を許可する（図18）．

金城ら[33]の成績では，術前平均回内強直位は30.9°であった．術後回旋可動域は遊離血管柄付き筋膜脂肪弁移植例（27肢）で平均82.6°，有茎筋膜脂肪弁移植例（11肢）で平均89.0°であった．橈骨頭後方脱臼，癒合部が長い例，橈骨の弯曲が強い例で，術後可動域獲得が難しくなる．再癒合が3肢にみられた．

2）前腕不良肢位矯正のための前腕骨骨切り術

前腕の不良肢位矯正を目的とした回旋骨切り術には，尺骨の骨切り[34]，橈骨の骨切り[35]，橈骨と尺骨の骨切り[36]，近位橈尺骨癒合部の骨切り[19]などが報告されている．しかし，従来の骨切り術では多くの合併症が報告されており安全な術式とは言えなかった．Greenら[37]により前腕矯正骨切り術による術後合併症が少ない結果が報告されて以来，本法が広く行われるようになった．しかし，前腕骨の回旋骨切り術では，循環障害，区画症候群や神経麻痺の術後合併症が発症する可能性がある．その頻度としてはSimmonsら[38]の36％，Mital[39]の23％の再手術率などの報告がある．これら合併症のために手術に対して消極的な意見もあった[16]．また，安全に回旋骨切りを行うため，骨切り後に二期的に回旋を行う方法[40]やIlizarov法により徐々に肢位を改善するなどの工夫が行われている[41]．

Muraseら[36]は尺骨と橈骨の骨幹部での骨切りを行うと合併症を予防できると述べている．

著者は，1976年以後，橈骨と尺骨の近位癒合部を後方より展開し，同部で前腕骨を5mm短縮して軟部組織の緊張を少なくして回旋骨切り術を行い，tension band wiring様の内固定で行っていた．この術式では骨癒合部で5mm程度短縮することにより回旋矯正が容易になり，合併症の発生が少なくなった．骨の短縮によって軟部組織の緊張を弛めることが大切であり，術中に過度な回旋矯正を試みなければ，術中の神経麻痺の発生は予防できると考えていた．しかし，一過性の後骨間神経麻痺が3例に生じた．麻痺の原因としては，術中に内固定を行う前に回旋を過剰に行った可能性が考えられた．その後，1994年に，橈骨の円回内筋停止部を前腕屈側より展開し，円回内筋停止部の腱と骨膜を縦切し，橈骨のみを骨切りして回旋を矯正し，内固定なしでギプス固定で骨癒合を待つ方法を考案した．以後，34例に本法を行っているが，骨癒合遅延，神経麻痺，循環障害などの術後合併症を生じていない．母指形成不全を合併した症例で，術中に骨切り後に他動的に前腕を回外する際に遠位橈尺関節の拘縮があった例以外では，成人例も含めて骨切り後の回外は容易であった．尺骨と橈骨の骨幹部での骨切りを行うMuraseらと著者らの方法では，骨切りを行い，ギプスで固定をして，術後問題が生じる徴候があれば，矯正位を容易に戻すことができる点が長所であり，従来の方法と比べてより安全な手術法と考えられる．著者は尺骨単独の骨切り術の経験はないが，その他の方法では橈骨骨切り術が最も容易で侵襲が少ない方法であると感じている．本術式の至適年齢は4〜10歳である．これら矯正骨切り術によっても術後期待通りの安定した結果が得られる．そのため機能障害を訴えて手術を必要とする先天性橈尺骨癒合症のほとんどが，前腕回旋骨切り術の適応になる．

矯正角度については，片側例では中間位から20°回外位を勧めている報告が多い[22, 37-39, 42]．両側例では利き腕を10～20°回内位，非利き腕を中間位に矯正することを勧めているものもいる[38]．しかし，右が中間位，左が20°回外位を勧めている報告や，一側：20～35°の回外位，他側：30～45°の回内位を勧めている報告もある[37]．著者らは手関節での代償性の回旋運動を考慮に入れ，手掌面がほぼ90°回外するまで矯正しているが，その際の橈骨と尺骨茎状突起を通る線で測定した前腕の肢位はほぼ回外20°である．術中に手掌面が完全に90°の回外位を獲得できない例では，患児および家族の満足度が低い．回外20°の肢位ではキーボードの操作に障害が出る可能性を指摘している報告もあるが，実際には障害を訴えるものはいない．骨切り術後の合併症としては，年長児で骨癒合が遷延することがある．成人での骨切り術では内固定を行っている．術前に不可能であった日常生活動作は術後に全例で可能になった．両親に骨切り術の説明を術前にしても，術後の日常生活動作の改善を想像することはしばしば困難なようである．しかし，両側罹患例で，一側の手術を行うとほとんどの例で反対側の手術を希望することからもわかるように，術後の満足度はきわめて高い[43]．

- 著者らによる橈骨回旋骨切り術の術式(図19a, b)

前腕屈側橈側で近位1/3から遠位1/3にかけて約4 cmの縦皮切を加える．腕橈骨筋と同腱の尺側で前腕筋膜を切離する．近位部の腕橈骨筋の深層で橈骨神経の浅枝を確認して橈側による．橈骨動脈と伴走静脈を尺側による．円回内筋の上縁を遠位にたどり，円回内筋の橈骨停止部を展開する．円回内筋腱の橈骨停止部中央を下層の骨膜と一緒に縦切する．骨膜下に橈骨を展開する(図19c)．橈骨の長軸に垂直な骨切り線を想定して，骨切り線に沿って直径1.2 mmのC鋼線で骨に複数の孔をあける．それぞれの穴を骨ノミで切ってつなげて，1 mm程度の骨短縮が起こるように骨切りを行う(図19d)．橈骨と尺骨の茎状突起を術者の手で触れて，肘関節を90°屈曲位で前腕骨の茎状突起を通る線を20～30°回外位に矯正する．手掌を持って手掌面が容易に回外90°に達したのを確認する(図19e)．先に切離した円回内筋腱と骨膜を丈夫な縫合糸で縫合し骨切り部を閉鎖する．駆血帯を解除して，止血操作を行う．皮下と皮膚をそれぞれ縫合して創を閉じる．肘関節を90°屈曲位で手掌を持って手掌面が抵抗なく回外90°になるのを確認する．橈骨動脈，尺骨動脈の脈を触れ，弱くないことを確かめる．綿包帯を巻き，肘関節の近位からMP関節までを肘関節90°屈曲位，前腕回外位(手掌面が90°回外位)，手関節屈伸中間位でギプス固定する(図19f)．術後1週目にギプスを開窓して創の状態を確認する．疼痛の増強や発熱など，特別な徴候がなければ，4週に1度X線像で仮骨形成を確認して，12週でギプス固定を除去する(図19g)．4～5歳児であれば，通常骨癒合は完成しており，すべての活動と動作を許可する．特別なリハビリテーションは必要ない．術前にあった前腕の回旋障害に起因する症状は，術後，ほぼ消失する(図19h, i, 20)[44]．

■ 術後合併症

前腕骨の回旋骨切り術では，種々の骨切りが行われる．橈尺骨癒合部の回旋骨切り術では，一過性の後骨間神経麻痺が発生することがある．癒合部での短縮を行わないで回旋させる従来の方法では，筋の阻血性拘縮など重度の合併症の報告がある．橈骨の単独骨切り術による回旋矯正では術後合併症を経験していない．不十分な矯正による回旋の不足に注意すべきである．

前腕の授動術では，癒合分離部の再癒合，機能的ではない範囲の前腕の可動性，橈骨頭の脱臼などが起こる可能性がある．

5 手根骨癒合

手関節には8つの手根骨が存在する．手根骨の骨化は生後始まる．骨化の時期は，早い骨から順に，有頭骨：生後6週，有鉤骨：3～4か月，三角骨：7～24か月，月状骨：3～4歳，大菱形骨・小菱形骨・舟状骨：3～6歳，豆状骨：8～12歳であり，14～18歳で骨成熟に至る．手根骨の先天異常には，①前腕と手の先天異常に伴う異常，②手根骨癒合，③種子骨様の副骨，④二分手根骨，⑤形態の異常がある．手根骨癒合(症)は，いくつかの手根骨が骨性に癒合するものである．上肢芽が発現するのが受精後25日であり，その後4週間で完全に発育するので，この期間に手根骨癒合が形成される[45]．

■ 単独で出現する手根骨癒合

手根骨癒合が他の先天異常や先天異常症候群の部分症の場合もあるが，この項目では他の先天異常を伴わないものを扱う．

本症による障害はほとんどなく，手関節周辺の外傷などで，たまたま撮ったX線像により見つかる[46]．本疾患では2つの手根骨の軟骨の原基は癒合しているが，早期のX線像ではそれぞれの骨化核が分かれて骨化して，後に癒合することが多い(図21)．骨化核の骨化部の癒合が起こるのは，6歳から15歳とさまざまである．ほとんどの手根骨間の癒合が報告されている．月状骨-三角骨間癒合が最も多い[47]．有頭骨-有鉤骨間の癒合がそれに続く．月状骨-舟状骨間，小菱形骨-有頭骨などが比較

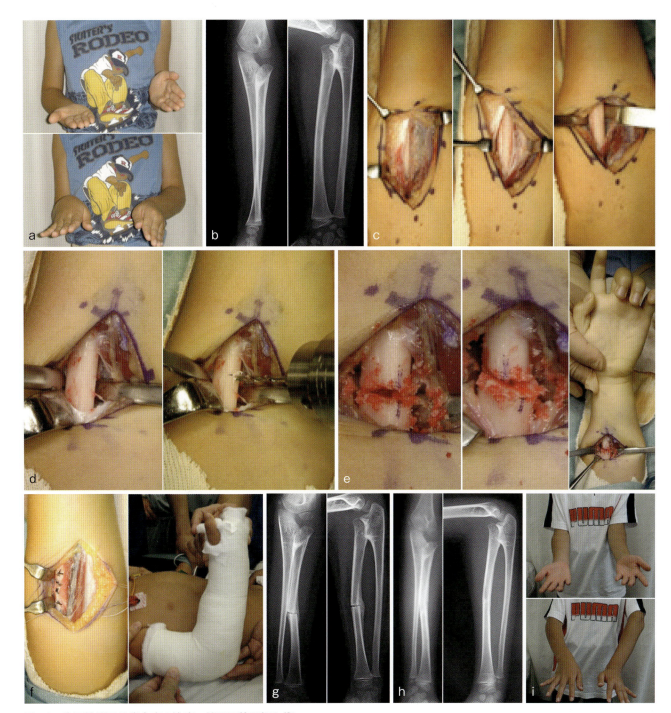

図19 先天性橈尺骨癒合症の治療：橈骨回旋骨切り術
a：術前の回内外．左が罹患肢である．
b：術前X線像．橈骨頭前方脱臼を伴う先天性橈尺骨癒合症．
c：橈骨の骨切り部の展開．円回内筋停止部の腱と骨膜を縦切して，前方からの橈骨骨幹部を展開する．
d：橈骨骨切り．骨切り部をドリルポイントで穿孔して，それぞれの孔をつなげて骨切りを行う．
e：橈骨の術中回外矯正．骨切り後，手を持って遠位橈骨片を徒手的に回外して，手掌面で90°回外位を得る．
f：閉創とギプス固定．円回内筋停止部と骨膜を一緒に密に縫合する．層々縫合を行い創を閉じる．
g：術後1か月X線像．橈骨中央部の骨切り部に仮骨形成がみられる．
h：術後1年X線像．橈骨中央部の骨切り部は完全に骨癒合している．
i：術後の回内外の状態．

的多い．出現頻度は人種により差がある．月状骨-三角骨間癒合の出現頻度は，おおよそ黒人で2～9%，白人とアジア人で0.05～0.3%である．有頭骨-有鉤骨間癒合は，黒人で0.4～0.8%，白人とアジア人で0.1～0.3%である．他の異常を伴わないで複数の手根骨が一塊になっ

て癒合するのは，きわめて稀である[48-50]．Cockshottは，人種による頻度の違いがあり，さらなる調査が必要であると述べている．

Minaar[50]は，月状骨-三角骨間癒合の癒合の程度を，Ⅰ型：偽関節様の不完全癒合型，Ⅱ型：種々の深さのV

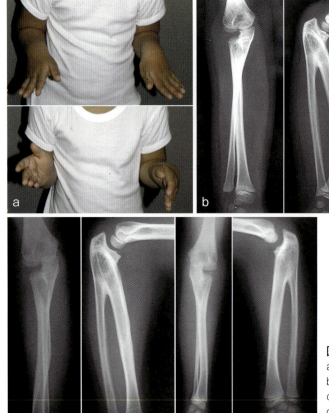

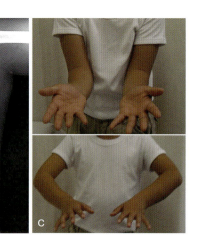

図20　橈骨骨切り術の術前後の回内外とX線像
a：術前回内外．両側罹患例．
b：右術前X線像．
c：術後回内外の状態．
d：術後X線像．左は右手，右は左手．骨癒合は得られ，術前交叉していた橈尺骨は平行になっている．

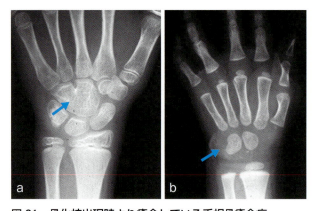

図21　骨化核出現時より癒合している手根骨癒合症
a：有頭骨-有鉤骨間癒合，b：有鉤骨-三角骨間癒合．

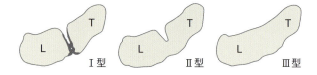

図22　月状骨-三角骨間癒合の分類[50]
Ⅰ型：偽関節様の不完全癒合型，Ⅱ型：種々の深さのV字状の切れ込みを伴う癒合，Ⅲ型：月状骨-三角骨間のみの完全癒合，Ⅳ型：他の手根骨の異常を伴う完全癒合

字状の切れ込みを伴う癒合，Ⅲ型：月状骨-三角骨間のみの完全癒合，Ⅳ型：他の手根骨の異常を伴う完全癒合に分けている（図22）．Ⅱ型が最も多く，Ⅲ型がその半分で，Ⅰ型やⅣ型はごく少ない．

本疾患の遺伝については，ほとんどが遺伝子異常が原因で起こると考えられる．遺伝様式は常染色体優性遺伝であるが，浸透度が低い．

愁訴となる症状は普通はない．月状骨-三角骨間癒合でMinaar分類Ⅰ型（偽関節様の不完全癒合）のもので有痛性の症例報告がある[51]．いずれの癒合もほとんどの症例で治療の必要はない．手関節痛が強い例では除痛のための手術が必要である．

手根骨癒合と他の先天異常および先天異常症候群

手根骨癒合症が横軸形成障害や縦軸形成障害に伴って出現することが知られている．橈側列形成障害では，橈側の手根骨に癒合が起こる．しかし，尺側列形成障害では尺側のみならず橈側手根骨にも癒合が起こる．また，先天異常症候群の部分症として出現する場合には，多発性関節拘縮症，真の指節骨癒合症（true symphalangism），hand-foot-uterus症候群，Ellis-van Creveld症候群，Apert症候群やPfeiffer症候群などの尖頭頭蓋合指症候群，Nievergelt-Pearlman症候群（multiple synostosis syndrome）など多くの症候群がある．症候群に合併する手根骨癒合では複数の手根骨が癒合することも少なくない（図23, 24）．多発性関節拘縮症では全手根骨が癒合することもある（図25）[52]．

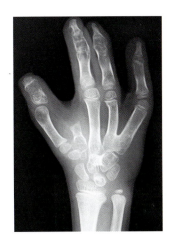

図23 Apert症候群に伴う手根骨癒合症
有頭骨-有鉤骨間癒合が認められる.

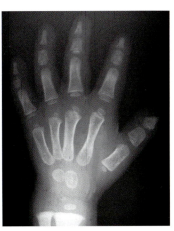

図24 Pfeiffer症候群に伴う手根骨癒合症
有頭骨-有鉤骨間癒合が認められる.

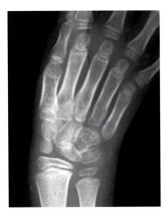

図25 多発性関節拘縮症に合併した手根骨癒合
一部手根骨の軟骨と思われる間隙も見えるが,手根骨全体が癒合している.

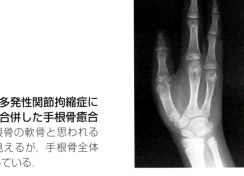

図26 尺側列形成障害に伴う手根骨癒合
舟状骨と大菱形骨以外の手根骨は一塊となって癒合している.

1) Nievergelt -Pearlman 症候群：multiple synostosis syndrome

Nievergelt[53]は，①指節癒合症，②手根骨癒合，③橈骨頭の亜脱臼，④非定型的な内反足を伴う足根骨癒合，⑤伝音性難聴（中耳の耳小骨の癒合による）症例を報告した．類似の疾患は Nievergelt 症候群，Nievergelt-Pearlman 症候群などと呼ばれたが，Maroteaux らが用語の混乱をなくすために multiple synostosis syndrome という疾患名を提唱した[54-56]．Apert 症候群を含む尖頭頭蓋合指症候群では多発性に骨癒合が進行する．すなわち，頸椎，第4-5中手骨，手根骨，足根骨癒合などがあり，Apert 症候群の病態を進行性骨癒合症（progressive synostosis）と考え，progressive synostosis with syndactyly という疾患名が適切とする報告もある[57]．

2) 指の低形成や欠損などの先天異常手にみられる手根骨癒合

先天異常手にみられる手根骨異常の報告がある[58-60]．

a) 橈側列形成障害

全例に手根骨の異常を認める．橈骨欠損例では，大菱形骨，舟状骨，および小菱形骨の欠損または低形成の頻度が高い．有頭骨，月状骨，および有鉤骨にも形成不全が出現する．橈骨欠損を伴わない橈側列形成障害では，舟状骨，大菱形骨の低形成が多い．低形成の舟状骨と橈骨茎状突起の癒合もみられる．

b) 尺側列形成障害

指欠損がある例では全例に手根骨の異常を認める．尺骨欠損例では，三角骨，有鉤骨の低形成や欠損がみられる．尺骨欠損を伴わない尺側列形成障害では，三角骨，有鉤骨の低形成，有鉤骨と有頭骨癒合が認められることがある（図26）．

c) 裂手症

40%に手根骨異常が認められた．指列欠損の程度が強いと手根骨の異常の頻度が高い．有頭骨と有鉤骨の癒合，欠損中手骨の遺残と考えられる介在骨の存在が多い．中手骨の欠損例では，それに対応する遠位手列が低形成となる．中央3指列欠損例では，有頭骨欠損と月状骨低形成を認めることがある．

d) 合短指症

38%に手根骨異常が認められた．手全体の低形成が顕著な例と中手骨基部の低形成を伴う例で手根骨の低形成や癒合が認められる（図27）．

6 中手骨癒合（第4-5中手骨癒合）

■ 病態と臨床像

Buck-Gramcko ら[61]の報告のなかで，中手骨癒合の罹患部位の割合をみると環指小指間の癒合が77%，中指環指間10%，母指示指間7%，示指中指間5%であり，第

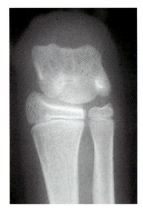

図27　手根骨型の横軸欠損に伴う手根骨癒合
手根骨は全体が一塊となって癒合している．

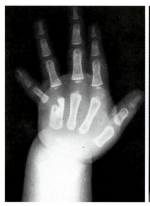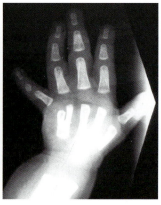

図28　尺側列形成障害の部分症としての第4-5中手骨癒合症：不完全癒合型

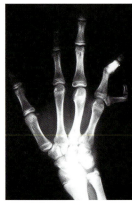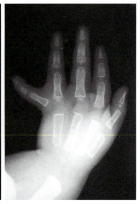

図29　尺側列形成障害の部分症としての第4-5中手骨癒合症：完全癒合型

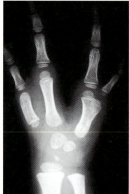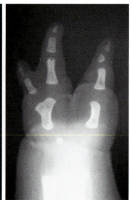

図30　裂手症に合併した第4-5中手骨癒合症

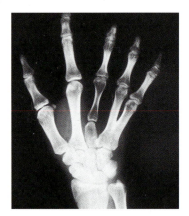

図31　合短指症に合併した第4-5中手骨癒合症

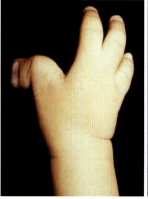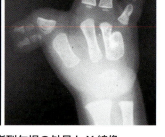

図32　矮手症を伴った中央指列欠損の外見とX線像
（従来の分類法では分類不能であるが，今回の分類では4．D：手の低形成を伴う指列誘導異常に合併した第4-5中手骨癒合症）

4-5中手骨癒合が最も頻度が高い．この項では，先天性中手骨癒合（症）の多数を占める第4-5中手骨癒合について主に述べる．先天性第4-5中手骨癒合は，第4-5中手骨癒合症，absent fifth metacarpalなどの名称で独立した疾患として報告されている[62,63]．しかし，この病態が独立した先天異常の疾患単位となるか否かは，明確ではない．研究者によっては第4-5中手骨の基部が癒合する異常では小指球筋の低形成を伴う例が多いことから尺側列形成障害の部分症と考えているものもいる．著者[64]が経験した先天性第4-5中手骨癒合の11例では，1例を除いて全例が片側罹患例であった．合併疾患としては，小指球の低形成を伴う尺側形成障害7手（図28，29），裂手症2手（図30），合短指症1手（図31），分類不能の欠指症2手（図32）であった．罹患手の臨床像では，小

指の低形成が12手全例，罹患手全体の低形成が9手，中央指列欠損は裂手症の3手，小指球筋低形成は7手，裂手症に伴う三指節母指は1手，皮膚性合指症は1手であった．

尺側列形成障害と診断した7手の特徴をみると，小指の低形成と小指球筋の低形成があること，また軽度ではあるが罹患手全体の低形成があった．これらの臨床像の特徴は，尺側列形成障害の臨床像の特徴と一致する．また，本邦における同様の報告例[65,66]をみると，その臨床像は著者らの報告と一致している．以上のことから，小指の低形成のある第4-5中手骨癒合を尺側列形成障害に含めることは妥当と考えられる．

一方，Holmesら[62]が報告した第4-5中手骨癒合の家族発生例では，両側罹患例が多く，小指の低形成も明らかではない．Robinowら[67]も常染色体優性遺伝をした類似の家族内発生例を報告している．これらの例は，Temtamyら[68]により5型の合指症に分類されている．小指の低形成を伴っていない例は，尺側列形成障害とは診断されない．Holmesの報告した小指の低形成を伴わない第4-5中手骨癒合は小指低形成を伴う型とは成因が違うことも考えられる．

著者らの動物実験によると縦軸（長軸）形成障害の成因には手板内間葉細胞の不足が関与する可能性が示唆されている．その場合，与えられた傷害の程度が強くなるに従って欠指症は重症になっていた．肢芽に与えられた傷害が軽度の場合，他の尺側列形成障害と同様に手板内間葉細胞の不足が起こる．しかし，小指欠損に至る程度の細胞不足ではないが，2本の中手骨を形成するために十分な間葉細胞がないために，第4-5中手骨癒合が成立した可能性が考えられる．第4-5中手骨癒合の症例の原因疾患であった裂手症，合短指症，分類不能の欠指症でも同様の機序が考えられるかを検討すると，第4-5中手骨癒合を合併した裂手症は，第3中手骨を含んで中指が完全に欠損した例と中央2指列が欠損した裂手症であり，小指の低形成が著しかった．裂手症の発現には，手板内中央部の上皮頂堤の機能低下による手板内での指放線の誘導異常が関与することが指摘されている．これらの裂手症では，上皮の障害と同時に発生する間葉細胞の壊死が強く，尺側列形成障害と同様に，第4，5指列に相当する部位に2本分の指列を形成するために十分な間葉細胞の集中が起こらず，第4，5中手骨が分離できなかったと考えることが可能である．Symbrachydactylyと手の低形成を伴う指列誘導異常では，第4-5中手骨癒合を合併することは稀である．しかし，いずれの例も罹患手の低形成が強く，小指の低形成も反対側と比べて著明であった．これらの所見は尺側列形成障害にも認められた所見

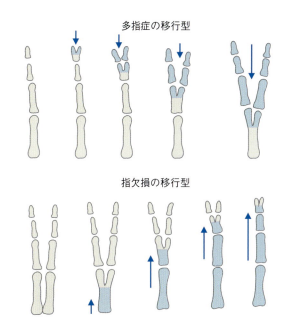

図33　Y字状中手骨の形成機序：指欠損の移行型と多指症の移行型

であり，間葉細胞の不足が本先天異常の発生の基盤に存在していたことを予想させる．以上のごとく小指の低形成を伴う第4-5中手骨癒合では，環指と小指を形成する部位の間葉細胞の不足が本症発生の原因と考えることができる[64]．

Schneider-Sickertら[69]は中手骨の先天性の変形を短縮，延長，狭小，拡大，転位，分岐，重複に分けている．このうち中手骨癒合で観察されるY字状の分岐については，指列の重複が遠位から近位に向かって及ぶことによって形成される中手骨の重複への移行型の場合と，中手骨が近位部から隣接指に癒合することによって形成される指欠損の移行型の場合がある（図33）[70]．Y字状の中手骨自体の変化から両者を区別することは困難である．しかし，前者では通常，罹患指の遠位に多指症変化を伴うし，罹患手には中手骨の基部が5本存在する．一方，後者では，罹患手の指数は増加せず，中手骨の基部を数えると，その数が4本に減少しているのが普通である．本項で扱うのは，後者の指列欠損に伴う第4-5中手骨癒合である．

先に述べたように中手骨の基部の癒合は多指症における中手骨の重複の過程においても出現する（図33）．この場合，多指症を形成する指列に過剰な指列を誘導する作用が働いている．しかし，2本の完全な中手骨を伴う多指症を形成するのに十分な間葉細胞が凝集しないと，中手骨は完全に重複せずにY字状を呈するものと考えられる．すなわち，多指症に伴う中手骨の末梢部の分岐も，欠指症にみられる中手骨基部の癒合も，その発生機序は2本の指列を形成するのに十分な間葉細胞が凝集しないことであり，局所の病態は同一と考えられる．以上

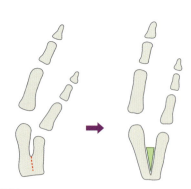

図34 彦坂法
彦坂の方法では，中手骨癒合部を分離して骨移植を行う．

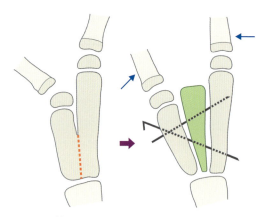

図35 Ueba法
上羽は中手骨癒合部を分離した後にシリコンブロックをspacerとして挿入している．

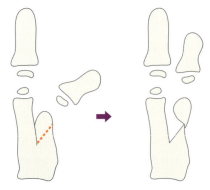

図36 Hopper and Lamb法
Hopper and Lambは，第5中手骨の遠位の斜めの骨切りで小指の偏位を矯正し中手骨を延長する方法を報告している．

述べた中手骨癒合の発現機序に対する考察は，臨床例の分析結果からの推測である．今後，動物実験などの裏付けが必要である．臨床的な立場からみると，第4-5中手骨癒合は，手の先天異常の一つの疾患群とは考えにくい．しかし，基礎疾患として存在する種々の手の先天異常の表現型の一つとして出現する可能性が考えられる．

■ 手の変形

中手骨癒合は，不完全癒合と完全癒合の2型に分けられる．不完全癒合では，中手骨基部から中央部までの癒合がみられるが，小指の自動運動は可能である（図28）．完全癒合では，中手骨は近位から遠位まで全体に癒合している．そのため，第5中手骨がほとんど欠損して見えて，第4中手骨が太く見えることがある（図29）．

通常は第4中手骨の骨頭の幅が広く，二頂骨頭のように見え，尺側の骨頭から小指の基節骨より遠位が分岐しているように見える．完全癒合では，小指には種々の程度の低形成があり，自動運動は制限されているか不可能なことが多い．不完全癒合，完全癒合ともに小指はMP関節で外転し尺側に偏位する．完全癒合で小指が外転して自動運動が不可能であると，手を使う際に物が小指に引っかかったりして手の機能に障害を与える可能性がある．一方，不完全癒合では，小指の中手骨頭の成長方向が橈側に偏位して，癒合している第4中手骨に食い込むように発育する．多くの場合，小指の中手骨の短縮を伴う．このような場合には，小指のMP関節の外転が増強し小指が使用しにくくなる．同時に小指が外見上短くなり整容的にも問題になる．小指のMP関節での外転は，第5中手骨の橈屈による小指外転筋の緊張増加により生じた結果である．第5中手骨の橈側偏位を矯正し本来の位置に戻すと小指外転筋の牽引力が弛み，小指の骨間筋との間で筋力の均衡が回復し，小指MP関節での外転変形は多くの場合に自然に矯正される．

■ 治療

第4-5中手骨癒合の不完全癒合型で第5中手骨の成長方向が橈側を向くことがある．その場合，癒合部の遠位にあるMP関節で小指の外転変形が増強する例では，変形矯正の手術の適応になる．

第4-5中手骨癒合の不完全癒合型に対する治療として，彦坂ら[65]は中手骨癒合部を分離して骨移植を行うことを報告している（図34）．Uebaら[71]は中手骨癒合部を分離して，できた間隙にシリコンブロックを挿入する方法を勧めている（図35）．Hopperら[72]は，斜めの骨切りで小指の偏位を矯正し中手骨を延長する方法を報告している（図36）．Buck-Gramckoら[61]は，第4-5中手骨の癒合部から基部のやや近位まで骨切りを行い癒合部を分離する（図37）．第5中手骨の基部の分岐部高位で横に骨切りを行い，第5中手骨の遠位部を骨癒合部から分離する．分離された第5中手骨を遠位方向に引いて一期的に中手骨を延長する．中手骨基部にできた間隙に腸骨移植を行い，Kirschner鋼線で第4-5中手骨と移植骨を固定し，これらの骨の間で骨癒合を得る方法である．彼らは小指の短縮を矯正することが大切であると述べて

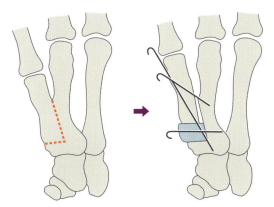

図37　Buck-Gramcko and Wood 法
Buck-Gramcko and Wood は，第4-5中手骨の癒合部から基部のやや近位まで骨切りを行い癒合部を分離して，第5中手骨基部に骨移植を行い小指を延長する方法を報告している．

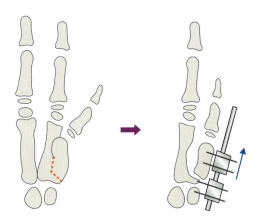

図38　Horii 法
第5中手骨の骨切りと創外固定による仮骨延長を骨切り部で行っている．

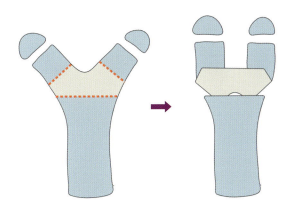

図39　Foucher 法
癒合部を挟んで遠位と近位で骨切りして，できたY字状の骨片を反転して元の部に移植する．

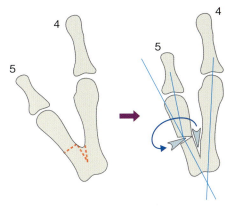

図40　第5中手骨の外転位の矯正骨切り術
第5中手骨の外転位を楔開き骨切りで矯正し，その後生じた骨欠損部に第4-5中手骨の癒合部から採取した三角形の骨片を移植する．

いる．しかし，著者は，初回手術では小指の中手骨の橈側方向へ偏位を矯正して成長の方向を正常化するという目的を確実に達成し，成長を待って必要な場合に指延長を二期的に行ってもよいと考えている．

Iwasawa ら[73]は，癒合した中手骨を分離した後に肋軟骨をブロックとして挿入して再発を防いでいる．Horii ら[74]は第4-5中手骨癒合の多くは第5中手骨が短いため，第5中手骨の癒合部で骨切りをして，中手骨の成長方向を矯正して創外固定器をつけて仮骨延長による中手骨延長術を行っている（図38）．手術時年齢は5歳半であるが，経過観察が平均1.5年と短いため初回延長のみで十分に目的を果たしたか否かについては長期の結果を待つ必要がある[75]．

Foucher ら[76]は中手骨癒合部の近位で骨軸に垂直な骨切りを行う．この骨切り線の遠位で中手骨が環指と小指方向にY字状に分かれてすぐの部分で，分かれた中手骨をそれぞれ骨切りする．近位と遠位の骨切りで遊離された中手骨癒合部を取り出して，骨片の遠位と近位を反転して元の位置に戻し，環指と小指が平行になるように指の方向を変えて骨接合する（図39）．

Yamamoto ら[77]は第4-5中手骨の癒合部を骨切りで分離する際に遠位を基部にもつ三角形の骨片を癒合部より採取する方法を紹介している．第5中手骨の外転位を楔開き骨切りで矯正し，できた間隙に先に採取した三角形の骨を移植して変形を矯正する（図40）．本術式の適応になる例は，中手骨癒合症で小指の中手骨が外転変形をきたしている場合である．第5中手骨の遠位が橈側に偏位している症例には適応はない．

著者は第4-5中手骨の不完全癒合に対しては彦坂の方法を用いている．中手骨基部の癒合部を遠位より近位端まで分離して中手骨癒合部に間隙を作り，その部位に自家腸骨移植を行う．中手骨と移植骨の間を横方向のKirschner鋼線2本で固定する．中手骨癒合部に間隙を作ることで第5中手骨の外転位が得られると同時に，小指のMP関節での尺屈変形が改善する．術後の機能障害はない．小指の短縮が整容的に問題であれば，後に指延長術を行う[78]．本法については Gottschalk ら[79]がほぼ良好な結果を報告しているが，矯正不足や再発がある

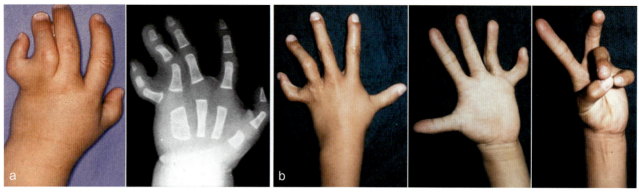

図 41　第 4-5 中手骨癒合症の完全癒合型
a：術前．皮膚のみの形成で指間を深くした．
b：術後．指は長く見えて使いやすく，整容の改善も得られている．

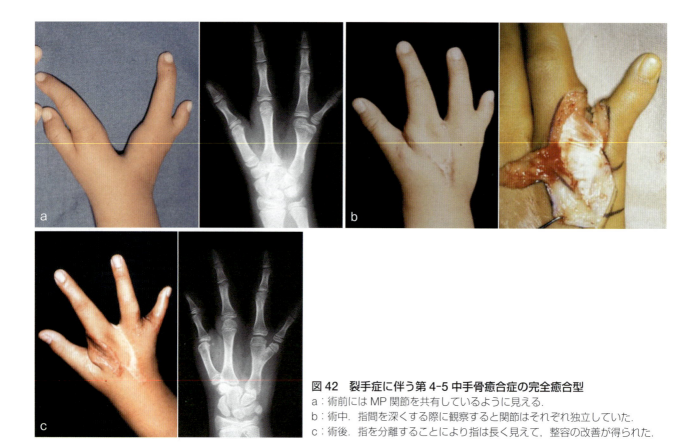

図 42　裂手症に伴う第 4-5 中手骨癒合症の完全癒合型
a：術前には MP 関節を共有しているように見える．
b：術中．指間を深くする際に観察すると関節はそれぞれ独立していた．
c：術後．指を分離することにより指は長く見えて，整容の改善が得られた．

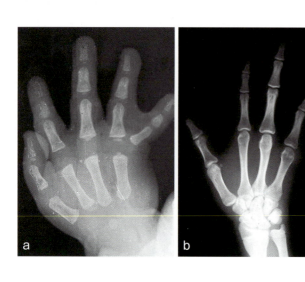

図 43　第 4-5 中手骨癒合症の完全癒合型：小指を切断した症例
a：小児のときの X 線像．成人になってから自動運動のない小指が仕事の邪魔になり，外傷を受けやすいために，患者自身が小指切断を強く希望した．
b：術後．障害は改善して，患者は満足している．

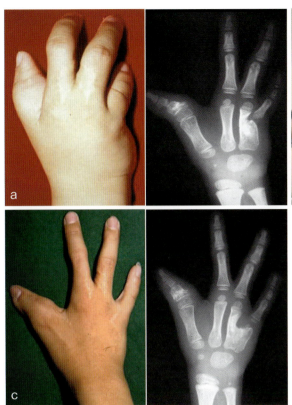
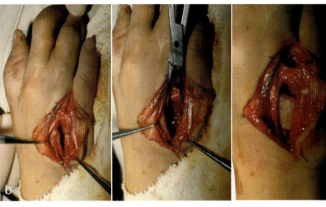

図44　手の低形成を伴う指列誘導異常（図32 ⇒ 102頁と同じ症例）
a：術前．図32の状態から母指多指症に対して橈側母指切除，母指の基節骨の三角指節骨に対して楔閉じ骨切り術を行った．MP関節での小指の外転が増強してきたため，第5中手骨の橈側偏位矯正の目的で手術を行った．
b：術中の所見．左：第4-5中手骨間を縦に骨切りした状態．中央：骨切り部を開大している状態で，小指のMP関節での尺側偏位が矯正されているのがわかる．右：第4-5中手骨間に自家腸骨移植を行った．
c：術後の状態．小指のMP関節での尺側偏位は矯正されて，第4-5中手骨間も十分開いている．

と述べている．10例中半数が3歳以下と手術時年齢が低いことが成績不良の可能性がある．著者は手術時年齢は，就学前の5歳頃が適切であると考えている．近位端まで骨切りせずに第5中手骨の基部を残して骨切りを行う方法も報告されている[80]．

一方，完全癒合型で環指と小指がMP関節を共有している例では，通常は分離をすべきではない．しかし，皮膚のみの形成で指間を深くすることで整容の改善が期待できることもある（図41）．また，MP関節が独立している型では，分離することにより指は長く見えて，整容的改善が得られる（図42）．一方，成人例で小指に可動性がない場合には，可動性のない小指が日常生活動作や仕事の活動で物にぶつかり邪魔になるために，患者自身が小指切断を希望した例もある（図43）．Yildirim ら[81]は，第4-5中手骨完全癒合例に対して，尺側に突出した小指の基節骨で骨切りして尺側偏位を矯正している．この方法であれば，指切断をしないで済む可能性がある．

● 著者が行っている手術術式

第4-5中手骨背側にS字状切開を加える（図44）．伸筋腱をよけて第4-5中手骨癒合部の基部の骨膜を展開する．癒合部から遠位に向かい第4-5中手骨の癒合部遠位端を展開する．細い鉗子を掌側に向けて刺入し，分岐部から遠位に骨のないことを確かめる．中手骨癒合部の中央で骨膜を縦切し，癒合部より遠位では第4中手骨の骨膜を背側でやや尺側，第5中手骨の骨膜を背側でやや橈側で縦切し，それぞれの中手骨の対応する面を骨膜下に展開する．骨間筋は掌側に押し込まれるようになる．中手骨癒合部の背側の縦の骨切り予想線上にKirschner鋼線で骨孔をあける．遠位からこれをつなげるように骨切りして中手骨基部まで分離する．幼小児では，ノミあるいは円刃で遠位から骨切りを行う．骨切り後に鉗子あるいは開創器を骨切り部に入れて第4-5中手骨間を開いて中手骨癒合部に縦方向の間隙をつくる．この操作により小指の外転はMP関節部で自然に矯正されて小指は中手骨骨幹の直線上に並ぶ．できた間隙を型紙にとりその形で自家腸骨を採取する．採取部が腸骨のapophysisにかからないようにする．移植骨を第4-5中手骨の分離部にできた間隙に移植する．骨の圧壊を防ぐために，第4-5中手骨間を移植骨を貫通してKirschner鋼線で固定する．移植骨に圧迫力がかかるようであれば，小指を外転位にして縦か斜めに手根中手関節をKirschner鋼線で固定する．骨間筋を可及的に元に戻し縫合固定する．骨膜あるいは伸筋腱腱膜を利用して骨移植部を覆う．皮膚を縫合して創を閉じる．骨癒合まではギプスシーネ固定を行う．指の運動は術直後から開始する．外固定により指の動きが制限されないように注意する．

■ 文献

1) Ogino T, Ishii S, Sugimoto Y: Congenital anomalies of the elbow joint: clinical features and classification. Cong Anom 35：447-454, 1995
2) 杉本良洋, 中土幸男, 斉藤覚, 他：先天性肘関節強直症例の検討. 日手会誌 5：761-766, 1988
3) Wood VE: Congenital elbow contractures. In Buck-Gramcko D (ed): Congenital Malformations of the Hand and Forearm. pp.463-486, Churchill Livingstone, London, 1998
4) 田名部誠悦, 山内裕雄, 柳原泰, 他：上肢にみられた先天性骨癒合症. 日手会誌 2：281-285, 1985
5) 荻野利彦, 石井清一, 三浪三千男, 他：上肢尺側列形成不全の発現様式. 臨整外 13：997-1003, 1978
6) Swanson AB, Tada K, Yonenobu K: Ulnar ray deficiency: its various manifestations. J Hand Surg Am 9：658-664, 1984
7) Buck-Gramcko D: Ulnar deficiency. In Saffer P, Amadio PC, Foucher G (eds).: Current Practice in Hand Surgery. pp.371-390, Martin Dunitz, London, 1997.
8) Antley RM, Bixler D: Trapezoidocephaly, midfacial hypoplasia and cartilage abnormalities with multiple synostoses and skeletal fractures. Birth Defects Orig Artic Ser 11：397-401, 1975
9) Kanauchi Y, Muragaki Y, Ogino T, et al: FGFR2 mutation in a patient with Apert syndrome associated with humeroradial synostosis. Congenit Anom Kyoto 43：302-305, 2003
10) 鳥居暁子, 高山真一郎, 関敦仁：先天性肘関節強直の機能障害と治療. 日肘会誌 20：S35, 2013
11) 引野講二, 石井清一, 薄井正道, 他：先天性橈尺骨癒合症―その臨床像の再検討と回転骨切り術の効果について. 臨整外 19：1093-1099, 1984
12) 長谷川浩士, 高原政利, 佐々木淳也, 他：先天性近位橈尺骨癒合症に上腕骨小頭離断性骨軟骨炎を生じた野球選手の1例. 東北整災誌 49：173, 2005
13) 三浦隆行, 中村蓼吾, 鈴木正孝, 他：先天性橈・尺骨癒合症について. 整形外科 34：1808-1810, 1983
14) Satake H, Ogino T, Takahara M, et al: Radial longitudinal deficiencies with hypoplastic/absent thumbs and cutaneous syndactyly of the most radial digits. J Hand Surg Am 35：1497-1501, 2010
15) 大幸英至, 長岡正宏, 斎藤明義, 他：先天性橈尺骨癒合症に発症した弾発肘の1例. 日肘会誌 10：91-92, 2003
16) Cleary JE, Omer GE Jr.: Congenital proximal radio-ulnar synostosis. Natural history and functional assessment. J Bone Joint Surg Am 67：539-545, 1985
17) 丸山真博, 高原政利, 菊池憲明, 他：先天性橈尺骨癒合症に合併した弾発肘の1例. 日肘会誌 14：228-230, 2007
18) Miura T, Nakamura R, Suzuki M, et al: Congenital radio-ulnar synostosis. J Hand Surg Br 9：153-155, 1984
19) Ogino T, Hikino K: Congenital radio-ulnar synostosis: compensatory rotation around the wrist and rotation osteotomy. J Hand Surg Br 12：173-178, 1987
20) Chasin A: Synostosis radio-ulnaris superior congenita. Z Orthop Chir 56：353-377, 1932
21) Wilkie DPD: Congenital radio-ulnar synostosis. Br J Surg 1：366-375, 1914
22) Kelikian H, Doumanian A: Swivel for proximal radio-ulnar synostosis. J Bone Joint Surg Am 39：945-952, 1957
23) 前田敬三, 三浦隆行, 駒田俊明, 他：当科における先天性橈尺骨癒合症―その合併症と治療を主として. 臨整外 13：53-59, 1978
24) 矢部裕：先天性橈尺骨癒合症に対する新手術法. 整形外科 22：900-903, 1971
25) Yong-Hing K, Tchang SP: Traumatic radio-ulnar synostosis treated by excision and a free fat transplant. A report of two cases. J Bone Joint Surg Br 65：433-435, 1983
26) 金谷文則, 普天間朝上, 森山朝裕, 他：血管柄付き筋膜脂肪弁移植と橈骨骨切り術を用いた先天性橈尺骨癒合症授動術の短期成績. 整・災外 38：697-703, 1995
27) Kanaya F, Ibaraki K: Mobilization of a congenital proximal radioulnar synostosis with use of a free vascularized fascio-fat graft. J Bone Joint Surg Am 80：1186-1192, 1998
28) Funakoshi T, Kato H, Minami A, et al: The use of pedicled posterior interosseous fat graft for mobilization of congenital radioulnar synostosis: a case report. J Shoulder Elbow Surg 13：230-234, 2004
29) Jones NF, Esmail A, Shin EK: Treatment of radioulnar synostosis by radical excision and interposition of a radial forearm adipofascial flap. J Hand Surg Am 29：1143-1147, 2004
30) 普天間朝上, 金谷文則：先天性近位橈尺骨癒合症. PEPARS 5：33-41, 2005
31) 金谷文則, 普天間朝上, 大城亙, 他：有茎筋膜脂肪弁を用いた先天性近位橈尺骨癒合症分離授動術の短期成績. 日手会誌 22：241-245, 2005
32) Masquelet AC, Gillbert A: An Atlas of Flaps in Limb Reconstruction. Martin Dunitz, London, 1995
33) 金城政樹, 普天間朝上, 岳原吾一, 他：先天性橈尺骨癒合症. 整・災外 51：191-197, 2008
34) Milch H: Rotation osteotomy of the ulna for pronation contracture of the forearm. J Bone Joint Surg Am 25：142-144, 1943
35) Fujimoto M, Kato H, Minami A: Rotational osteotomy at the diaphysis of the radius in the treatment of congenital radioulnar synostosis. J Pediatr Orthop 25：676-679, 2005
36) Murase T, Tada K, Yoshida T, et al: Derotational osteotomy at the shafts of the radius and ulna for congenital radioulnar synostosis. J Hand Surg Am 28：133-137, 2003
37) Green WT, Mital MA: Congenital radio-ulnar synostosis: surgical treatment. J Bone Joint Surg Am 51：1042-1043, 1969
38) Simmons BP, Southmayd WW, Riseborough EJ: Congenital radioulnar synostosis. J Hand Surg Am 8：829-838, 1983
39) Mital MA: Congenital radioulnar synostosis and congenital dislocation of the radial head. Orthop Clin North Am 7：375-383, 1976
40) Green WT, Mital MA: Congenital radio-ulnar synostosis: surgical treatment. J Bone Joint Surg Am 61：738-743, 1979
41) Bolano LE: Congenital proximal radioulnar synostosis: treatment with the Ilizalov method. J Hand Surg Am 19：977-978, 1994
42) 三浪三千男, 石井清一, 浅井正大, 他：当科における先天性橈尺骨癒合症20例の検討. 整形外科 25, 1003-1008, 1974
43) 金内ゆみ子, 荻野利彦, 高原政利, 他：先天性橈尺骨癒合症における日常生活動作の評価. 日手会誌 21：829-833, 2004
44) 金内ゆみ子, 荻野利彦, 高原政利, 他：先天性橈尺骨癒合症に対する橈骨回旋骨切り術. 整・災外 51：183-189, 2008
45) Moore KL, Persaud TVN, Torchia MG: The Developing Human, 9th ed. Philadelphia: Elsevier Saunders, 357-358, 2013
46) Delaney TJ, Eswar S: Carpal coalitions. J Hand Surg Am 17：28-31, 1992
47) Szaboky GT, Muller J, Melnick J, et al: Anomalous fusion between the lunate and triquetrum. J Bone Joint Surg Am 51：1001-1004, 1969
48) Cockshott WP: Carpal fusions. Am J Roentgenol Radium Ther Nucl Med 89：1260-1271, 1963
49) Cockshott WP: Pisiform hamate fusion. J Bone Joint Surg Am 51：778-780, 1969
50) DeVilliers Minnaar AB: Congenital fusion of the lunate and triquetral bones in the South African Bantu. J Bone Joint Surg Br 34：45-48, 1952
51) Simmons BP, McKenzie WD: Symptomatic carpal coalition. J Hand Surg Am 10：190-193, 1985

52) Orlin H, Alpert M: Carpal coalition in arthrogryposis multiplex congenita. Br J Radiol 40：220-222, 1967
53) Nievergelt K: Positiver Vaterschaftsnachweis auf grund erblicher Missbildungen der Extremitäten. Arch Klaus Stift Vererbungsforsch 19：157, 1944
54) Pearlman HS, Edkin RE, Warren RF: Familial tarsal and carpal synostosis with radial-head subluxation（Nievergelt's syndrome）. J Bone Joint Surg Am 46：585-592, 1964
55) Dubois HJ: Nievergelt-Pearlman syndrome. Synostosis in feet and hands with dysplasia of elbows. Report of a case. J Bone Joint Surg Br 52：325-329, 1970
56) Maroteaux P, Bouvet JP, Briard ML: La maladie des synostoses multiples. Nouv Presse Med 1：3041-3047, 1972
57) Schauerte EW, St Aubin PM: Progressive synostosis in Apert's syndrome（acrocephalosyndactyly）with a description of roentgenographic changes in the feet. Am J Roentgenol Radium Ther Nucl Med 97：67-73, 1966
58) 多田浩一，江川常一，堀木篤，他：手の先天奇形における手根骨の異常について．整形外科 26：1282-1285, 1975
59) 荒木聡，三浦隆行，中村蓼吾，他：奇形手における骨格変異および手根骨異常．整形外科 32：1652-1654, 1981
60) 正富隆，河合伸夫，政田和洋，他：低形成を呈する先天異常手の手根骨所見．日手会誌 5：789-793, 1988
61) Buck-Gramcko D, Wood VE: The treatment of metacarpal synostosis. J Hand Surg Am 18：565-581, 1993.
62) Holmes LB, Wolf E, Miettinen OS: Metacarpal 4-5 fusion with X-linked recessive inheritance. Am J Hum Genet 24：562-568, 1972
63) Buckwalter JA, Flatt AE, Shurr DG, et al: The absent fifth metacarpal. J Hand Surg 6：364-367, 1981
64) 荻野利彦，大塩至，三浪明男，他：第4, 5中手骨癒合症の臨床像と発現機序に関する考察．日手会誌 3, 853-858, 1986
65) 彦坂一雄，矢部裕：小指内転障害を主訴とする第4-5中手骨癒合症の治療経験．整形外科 32：1682-1684, 1981
66) 上羽康夫：先天性第4・5中手骨癒合症．整形外科 34：1810-1812, 1983
67) Robinow M, Johnson GF, Broock GJ: Syndactyly type V. Am J Med Genet 11：475-482, 1982
68) Temtamy S, McKusick V: The genetics of hand malformations. Birth Defects: Original Article Series Vol.14, No 3, Alan R. Liss, New York, 1978
69) Schneider-Sickert F, Blauth W: Veränderugen der Mittelhand bei Handfehlbildungen. Handchirurgie 9：153-163, 1977
70) Müller W: Die Angebornen Fehlbildungen der menschlichen Hand. Theime, Leipzig, 1937
71) Ueba Y, Seto Y: Congenital metacarpal synostosis treated by longitudinal osteotomy and placement of silicone wedge. Handchir Mikrochir Plast Chir 29：297-302, 1997
72) Hooper G, Lamb DW: Congenital fusion of the little and ring finger metacarpal bones. Hand 15：207-211, 1983
73) Iwasawa M, Hayashi R, Matsuo K, et al: The use of costal cartilage as a spacer in the treatment of congenital metacarpal fusion. Eur J Plast Surg 11：138-140, 1988
74) Horii E, Miura T, Nakamura R, et al: Surgical treatment of congenital metacarpal synostosis of the ring and little fingers. J Hand Surg Br 23：691-694, 1998
75) 服部達哉，堀井恵美子，平田仁，他：先天性第4, 5中手骨癒合症に対する骨延長術の治療経験．日手会誌 25：731-733, 2009
76) Foucher G, Navarro R, Medina J, et al: Metacarpal synostosis: a simple classification and a new treatment technique. Plast Reconstr Surg 108：1225-1231, 2001
77) Yamamoto N, Endo T, Nakayama Y: Congenital synostosis of the fourth and fifth metacarpals treated by free bone grafting from the fusion site. Plast Reconstr Surg 105：1747-1750, 2000
78) Ogino T, Kato H: Clinical features and treatment of congenital fusion of the small and ring finger metacarpals. J Hand Surg Am 18：995-1003, 1993
79) Gottschalk HP, Bednar MS, Moor M, et al: Metacarpal synostosis: treatment with a longitudinal osteotomy and bone graft substitute interposition. J Hand Surg Am 37：2074-2081, 2012
80) Jianmongkol S, Thammaroj T, Vipulakorn K: Congenital metacarpal synostosis treated by double bone blocks technique: a case report from Thailand. Hand Surg 10：131-134, 2005
81) Yildirim S, Akan M, Aköz T: Phalangeal osteotomy for the treatment of metacarpal synostosis: a case report. Hand Surg 8：87-91, 2003

B 先天性橈骨頭脱臼
congenital dislocation of the radial head

　腕橈関節で先天性に橈骨頭が脱臼するものを先天性橈骨頭脱臼という．先天性橈骨頭脱臼には，橈骨頭が単独で脱臼する場合と他の先天異常に合併して出現する場合がある．前者は先天性橈骨頭単独脱臼である．後者には，①尺側列形成障害や尺骨遠位端の骨軟骨腫などの尺骨の短縮変形に合併する場合，②先天性橈尺骨癒合症や翼状肘など肘関節の形成障害に伴う場合，③先天異常症候群の部分症として出現する場合がある．

　上肢に他の先天異常を合併しない先天性橈骨頭単独脱臼が生下時に診断されることはほとんどない[1]．そのため明らかな外傷の既往がなくても，生後，肘に加わった外力により脱臼した可能性がほとんどの例で否定できない．このような理由により他の先天異常を伴わない先天性橈骨頭単独脱臼の存在を疑問視する意見もある．いわゆる先天性橈骨頭単独脱臼の原因が先天性であることを支持する所見としては，先天的な要因として上腕骨小頭の形成障害[2]，方形靱帯の弛み[3]，輪状靱帯欠損，子宮内外傷に基づく尺骨の弯曲が存在することが挙げられている[2,3]．また，家族内発生の報告[4]もある．両側罹患のみを先天性橈骨頭脱臼と考えている報告[5]もある一方で，分娩麻痺の30%が橈骨頭脱臼を合併することから，先天性橈骨頭単独脱臼が分娩時外傷により起こっている可能性も否定できない[6,7]．

■症状

　先天性橈骨頭単独脱臼では幼・小児期に症状を訴える例はほとんどない．患者の来院時の訴えは，肘の可動制限および疼痛が主である．著者らの分析では，患者の初診時平均年齢は，肘の可動制限を訴える群で9歳，疼痛を訴える群で14歳であった．肘関節の平均可動域は，伸展−15°〜屈曲120°である．肘関節可動制限は，主に屈曲制限である．屈曲制限は，前方脱臼で軽度認められることがあるが，後方脱臼ではほとんどで認めない[8]．屈曲制限は前方に脱臼した橈骨頭が上腕骨にぶつかることで生じる．多くの例でこれらの訴えが日常生活で大きな障害になっていることはない．前腕の回旋は軽度制限されているものが多いが，強い制限がある例も少数ではあるが存在する．疼痛の発現機序については，Almquistら[9]は思春期の後期に肘関節の変形性関節症が発症するためであると考えている．著者らの症例では疼痛の発現時期は10歳頃であるが，いずれの症例も変形性関節症の所見は明らかでない．学童期に上肢の使用頻度が増加し，筋，靱帯へ加わる緊張の高まりが疼痛の発現に関与

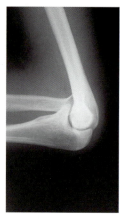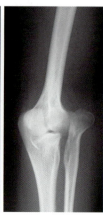

図1　橈骨頭前方脱臼
橈骨頭は前方へ脱臼し，橈骨頭のドーム型変形と上腕骨小頭の形成障害が認められる．

していると考えられる．肘変形は半数以上の例でみられるが，その主なものは外反肘変形であり，外反方向へのストレスで不安定性が確認できる．外反肘変形は屈曲制限と同様に前方脱臼例にみられる．この外反肘変形とそれによる尺骨神経の刺激症状も肘痛の原因に関与している可能性がある．10歳代後半には，遅発性尺骨神経麻痺が発症する可能性があるので注意を要する．

　先天異常の合併症として，脊柱側弯症，唇裂，口蓋裂，屈指，上腕骨尺骨癒合症などが報告されている．先天異常症候群に合併する場合には，Klinefelter症候群，Ehlers-Danlos症候群，nail-patella（爪・膝蓋骨）症候群などがある．Mardam-Beyら[10]によると先天性橈骨頭脱臼の70%が先天異常症候群の部分症である．

■X線所見

　腕橈関節は橈骨頭を臼蓋，上腕骨小頭を骨頭とする球関節であるため，橈骨の長軸の近位延長線は上腕骨小頭の中心を通る．したがって，単純X線像で観察した場合には，いかなる肢位においても，正常では橈骨の長軸の延長線の近位は上腕骨小頭の中心を通る．しかし，橈骨頭の前方脱臼では延長線が上腕骨小頭の中心より前方に，後方脱臼では後方にずれる．橈骨頭脱臼は前方，後方，側方，後側方などが報告されているが，先天性では前方と後方脱臼に分けるのが一般的である（図1，2）．橈骨頭脱臼による外側の支持性が減弱して外反肘を合併することがある（図3）．先天性橈骨頭脱臼のX線像の特徴として，橈骨頭のドーム型変形，橈骨頭および上腕骨小頭の形成障害がある．著者らの症例ではドーム型変形は100%，橈骨頭の形成障害は84%に，上腕骨小頭の

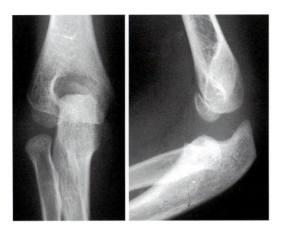

図2 橈骨頭後方脱臼
橈骨頭は後方へ脱臼し，図1例と同様に橈骨頭のドーム型変形と上腕骨小頭の形成障害が認められる．

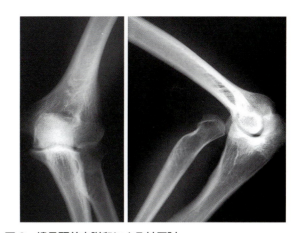

図3 橈骨頭前方脱臼による外反肘
橈骨頭前方脱臼による外反肘と不安定性が遅発性尺骨神経麻痺を発症させる．

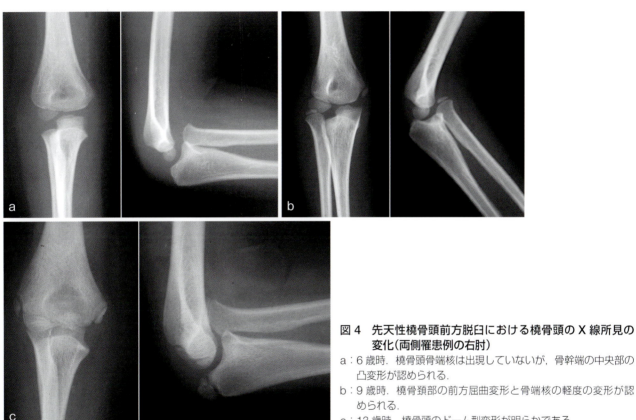

図4 先天性橈骨頭前方脱臼における橈骨頭のX線所見の変化（両側罹患例の右肘）
a：6歳時．橈骨頭骨端核は出現していないが，骨幹端の中央部の凸変形が認められる．
b：9歳時．橈骨頚部の前方屈曲変形と骨端核の軽度の変形が認められる．
c：13歳時．橈骨頭のドーム型変形が明らかである．

形成障害は32％に認められた（図4）．これらのX線像の所見が，一次的な変化であるのか，脱臼による二次的な変化であるかが問題になる．橈骨頭の変化はMonteggia骨折の陳旧例にもみられるところから二次的変化の可能性が強い．上腕骨小頭の形成障害は一次的変化と考えている報告者もいる[2]．しかし，先天性橈骨頭脱臼症例の臨床像の分析によると上腕骨小頭の形成障害が明らかでない症例のほうが多い．また上腕骨小頭に形成障害がある例でも橈骨頚部からの圧迫が上腕骨小頭の成長障害の原因と思われる例が大半である[8]．そのため，上腕骨小頭の形成障害も二次的変化の可能性が考えられる．遠位橈尺関節の変異（尺骨バリアント）は，症例により異なり0から+6mmと報告されている．10歳代の尺骨バリアントが+1mmであるのに対して，20歳代では+6mmであり，年長者で増大する傾向がみられており，成人では手関節の機能に何らかの影響を及ぼす可能性も考えられる（図5）．しかし，手関節の症状を主訴に病院を受診した先天性橈骨頭脱臼例を経験したことはない．

■ 診断

Mardam-Beyら[10]は先天性橈骨頭脱臼の診断基準と

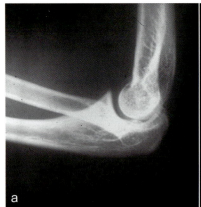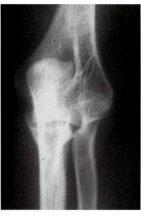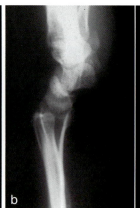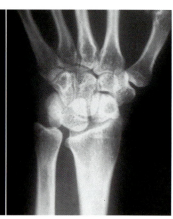

図5　橈骨頭後方脱臼に伴う尺骨プラスバリアント
a：肘X線像で橈骨頭後方脱臼が認められる．
b：手関節X線像で著明な尺骨プラスバリアントが認められる．

して，①両側罹患，②他の先天異常の合併，③家族発生，④徒手整復が不可能，⑤生下時の脱臼確認，⑥外傷の既往がないことを挙げている．しかし，実際の診断にあたっては⑤，⑥の項目を明らかにすることは困難である．著者は，上記の項目に，McFarland[11]の①橈骨頭の形成障害とドーム型変形，②上腕骨小頭の形成障害，③尺骨の短縮などのX線像の所見などを考慮に入れて，先天性の要因が濃厚と判定した場合には，先天性橈骨頭脱臼と診断している．

■ 治療

本疾患の治療については，本症のほとんどが無症状で，機能障害がないことからMardam-Beyら[10]は放置してよいと述べている．しかし，肘関節の運動痛，遅発性尺骨神経麻痺，遠位橈尺関節の変異（尺骨バリアント）は，年齢とともに増加する傾向がある[18]．これらの障害の多くは，早期に解剖学的に正しい位置を保持することにより予防しうるものであり，可能であれば解剖学的に正しく整復しておいたほうがいいであろう．しかし，橈骨頭のドーム状変化などの二次的変化が出現した後の整復は，変形性関節症を引き起こし，かえって障害を大きくする可能性がある．したがって，手術治療の選択は慎重でなければならない．Blount[12]は生後3か月以内での手術を推奨している．先天性内反足の治療結果[13]を参考に，まだ軟骨に可塑性があり再適合が期待できる時期を考慮に入れると整復可能な年齢的限界は4歳と考えられる．しかし，この時期には橈骨頭の骨端核が出現していない例もあり，実際に手術を行うかどうかを判断するためには，他の画像診断の情報が必要である．4〜5歳以上の年齢で症状を訴える場合には成長期を過ぎてから橈骨頭切除，場合によっては遅発性尺骨神経麻痺に対する手術が必要になる．橈骨頭整復のために橈骨短縮，尺骨延長，輪状靱帯再建術を組み合わせた種々の手術治療が試みられているが，その成績のまとまった報告は少なく，その長期予後については不明である．

Songら[14]は橈骨頭の観血整復術に加えて尺骨近位部での角状骨切り術，輪状靱帯再建術を行って良好な結果が得られたとしているが，2例の報告であり，7年間の経過観察で骨の変化が出現しており，必ずしも予後が良好とは言い切れない．これらの治療法は陳旧性のMonteggia骨折に行われている治療と類似のものであり，X線像の橈骨頭の位置の改善には効果があるが，疼痛と関節可動域の改善については安定した効果を上げているとはいえない[15]．Monteggia骨折では，受傷から手術までの期間が長くなると成績は低下してくる．手術時の橈骨頭の整復のために骨間膜の切離を要した例の報告もある[16]．橈骨頭に対する処置を行わずに尺骨を創外固定で持続延長する方法は，症状改善の効果が期待できる[17]．

堀井ら[15]は本症の治療成績を報告している．若年者に対しては橈骨頭整復を目的とした橈骨および尺骨の両方，あるいは片方の骨切り術に加えて，輪状靱帯再建を行っている．年長者で，疼痛を訴えた者に対してはシリコンインプラント置換，肘関節屈曲拘縮改善のための上腕骨下端での伸展骨切り術，あるいは骨棘切除などを行っている．これらの結果，疼痛は改善したが，術後の可動域改善は症例により異なり安定した成績は得られていない．また，若年者の手術の目的であった橈骨頭の整復状態については記載がない．

著者自身は，自然経過の長期観察例の結果から，可能であれば整復を試みるべきであると考えていた．しかし，多くの症例で障害の程度は軽度であったことや，その後，腕橈関節に加わる圧を除くために尺骨延長骨切り術を行い，整復した例があったが，早期に変形性関節症の所見がX線像で観察されたことから，それ以後，本症に対しては整復術を行っていない．肘の痛みの原因の多

くは，遅発性尺骨神経麻痺の可能性があり，橈骨頭脱臼そのものではないことを念頭に診察する必要性を感じている．症例に応じて1～2年ごとの経過観察で症状に対する処置を行い経過を見たほうがよいように考えている．成長期の橈骨頭切除は禁忌とされているが，13歳前後で行った橈骨頭切除術により可動域と疼痛の改善をみた報告がある[18]．しかし，橈骨頭切除は橈骨の近位移動による手関節尺骨部痛，外反動揺性や筋力低下などの問題を生じる可能性があり適応には慎重でなければならない．著者は，成人であっても日常生活動作が障害されるような高度の障害があり，やむを得ない例に限って行うべき手術であると考えている．

■ 自然経過と予後

本症の自然経過を観察していると，肘関節の疼痛，変形，可動制限が出現するが，多くの場合これらの症状は大きな障害にならない．特に問題もなく野球などのスポーツ活動を続けている例もある．一方，外反肘変形がある場合には遅発性尺骨神経麻痺が発症する．Almquistら[9]は先天性橈骨頭脱臼による遅発性尺骨神経麻痺は理論上考えられるが報告例はないと述べている．しかし，著者らの分析では長期間にわたり外反肘変形が放置された場合には13～17歳で遅発性尺骨神経麻痺が発症する例があり，加齢とともに麻痺の発症頻度が増加することが予想される．本症の自然経過の結果をみると症状がある例でも日常生活が障害されるほどではない例がほとんどである．この点を考慮に入れると，肘関節の機能障害を引き起こす可能性がある早期手術が本症に対して本当に必要であるのか，疑問がある．先にも述べたように，著者は，症状が日常生活動作，スポーツ活動，仕事に障害を与えた場合に個々の症状に応じた治療で対処するほうがよいと考えている．

■ 文献

1) Schubert JJ: Dislocation of the radial head in the newborn infant. Case report and review of the literature. J Bone Joint Surg Am 47：1019-1023, 1965
2) Caravias DE: Some observations on congenital dislocation of the head of the radius. J Bone Joint Surg Br 39：86-90, 1957
3) Spinner M, Kaplan EB: The quadrate ligament of the elbow - its relationship to the stability of the proximal radio-ulnar joint. Acta Orthop Scand 41：632-647, 1970
4) 羽根田純：家族性発生をみた先天性橈骨小頭脱臼について．臨整外 8：955-959, 1973
5) Kelikian H: Congenital Deformities of the Hand and Forearm. pp.905-906, Saunders, Philadelphia, 1974
6) Aitken J: Deformity of the elbow joint as a sequel to Erb's obstetrical paralysis. J Bone Joint Surg Br 34：352-365, 1952
7) Lloyd-Roberts GC, Bucknill TM: Anterior dislocation of the radial head in children: aetiology, natural history and management. J Bone Joint Surg Br 59：402-407, 1977
8) 荻野利彦, 石井清一, 薄井正道, 他：いわゆる先天性橈骨頭単独脱臼の臨床像．臨整外 17：439-445, 1982
9) Almquist EE, Gordon LH, Blue AI: Congenital dislocation of the head of the radius. J Bone Joint Surg Am 51：1118-1127, 1969
10) Mardam-Bey T, Gel E: Congenital radial head dislocation. J Hand Surg Am 4：316-320, 1979
11) McFarland B: Congenital dislocation of the head of the radius. Br J Surg 24：41-49, 1936
12) Blount WP: Fractures in Children. Williams & Wilkins Co., Baltimore, 1954
13) 寺山和雄, 小林誠, 田代敦泰, 他：先天性内反足の治療．整形外科 21：453-461, 1970
14) Song KS, Ramnani K, Cho CH: Long term follow-up of open realignment procedure for congenital dislocation of the radial head. J Hand Surg Eur 36：161-162, 2011
15) 堀井恵美子, 中村蓼吾, 洪淑貴：先天性橈骨頭脱臼の治療について．日肘会誌 10：97-98, 2003
16) 日高康博, 政田和洋, 川端秀彦, 他：先天性橈骨頭単独脱臼を伴った13q-症候群の1例．臨整外 21：205-210, 1986
17) 長田龍介：先天性橈骨頭脱臼に対して尺骨基部の骨延長を行った1症例．日肘会誌 13：S66, 2006
18) Campbell CC, Waters PM, Emans JB: Excision of the radial head for congenital dislocation. J Bone Joint Surg Am 74：726-733, 1992

C 指関節強直
ankylosis of digital joints

"Symphalangism"という用語はCushing[1]が初めて用いたが，指節骨間の癒合を意味する．先天性指関節強直は罹患部位により，①指節骨癒合症（symphalangism）と，②MP関節強直（ankylosis of the MP joint）に分けられている．指節骨癒合症の多くはPIP関節罹患で，近位指節骨癒合症（proximal symphalangism）と呼ばれている（図1，2）．しかし，DIP関節罹患の遠位指節骨癒合症（distal symphalangism）の報告もある．また，同一手や同一指のPIP関節とDIP関節罹患の合併，不完全強直の合併が報告されている[2-4]（図3）．一方，MP関節強直は，病名が示すようにMP関節に発現するが，多くは不完全強直である（図4）．本書では，①指節骨癒合症と，②MP関節強直とを合わせて，先天性指関節強直として記載する．

■病態
1）指節骨癒合症

先天性指関節強直である指節骨癒合症には，多発性に指節骨が癒合し，手根骨や足根骨の癒合を伴うtypical symphalangism（図5），単発的に指節骨が癒合するsymphalangism，それに先天異常症候群の部分症として発現するものがある（図6）．また，先天性多発性関節拘縮症と合短指症では，指節骨の骨性癒合を伴わない先天性の指関節強直がみられる．Cushingにより初めて報告された"symphalangism"は，本章ではtypical symphalangismとして記載しているが，一般的には両側対称性罹患，PIP関節の伸展位強直，常染色体優性遺伝を示し，しばしば手根骨あるいは足根骨の癒合を合併するのが特徴とされている[5-7]．時に伝音性の難聴を合併する[8]．また，この型の指節骨癒合症では多発性に骨癒合

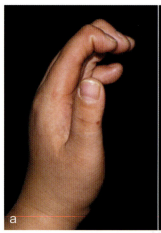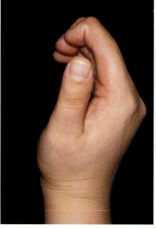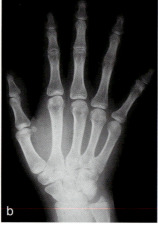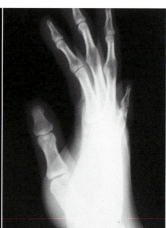

図1　定型的指節癒合症（真性指節癒合症，true symphalangism）
a：両側罹患例で示指から小指にかけてPIP関節の屈曲はできない．
b左：正面X線像では，環指と小指は骨性癒合であり，示指と中指では部分的に関節裂隙がみえている．
b右：側面X線像では，示指では部分的に関節裂隙がみえるが中指と環指では骨性強直である．

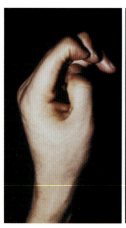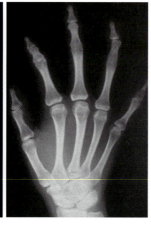

図2　定型的指節癒合症（真性指節癒合症，true symphalangism）の成人例
図1と類似の例で両側罹患である．

が認められることから，multiple synostosis syndromeという疾患概念に本症を含めるべきとの意見もある[9-11]．本型の原因として，*NOG*遺伝子の異常[12-13]や*GDF5*遺伝子の異常[14]が関係することが指摘されている．

Cushing[1]によると"symphalangism"のなかには，単独で起こるものと，短指症を伴うものがある(図7)．一方，Flattら[15]は指節骨癒合症を真の指節骨癒合症(true symphalangism)，合短指症に伴うもの，それに合指症を伴う指節骨癒合症の3型に分類している．このように，指節骨癒合症のなかにはさまざまな型がある．

短指症を伴う指節骨癒合症では，Bell分類のType A1とType Cが代表的なものである．Type A1(drinkwater brachydactyly major type)では，全指に短縮が起こるが示指と小指で強い．指が短縮し痕跡的な中節骨と末節骨が癒合する．また，Type C(a group of complex anomalies)では，主に示指と中指の中節骨と基節骨が癒合するが末節骨は正常である[16]．

2) MP関節強直

MP関節の罹患は，日本手外科学会の分類では，先に述べたように，IP関節罹患の指節骨癒合症とは分けて分類されている．しかし，これら各型のまとまった報告，

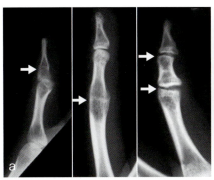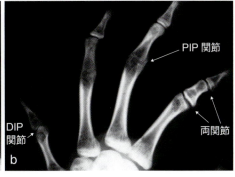

図3　罹患関節の例
a：左はDIP関節罹患，中央はPIP関節罹患，右はPIP関節とDIP関節の不完全強直．
b：同一患者におけるPIP関節とDIP関節罹患と骨性強直と関節平坦化の合併．

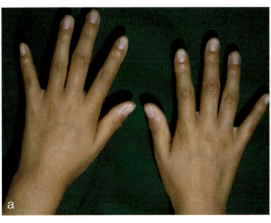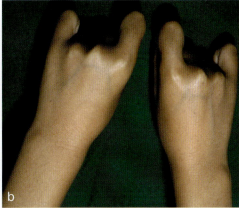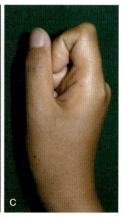

図4　MP関節強直
a：指伸展時．すべての指で伸展は可能である．b：指屈曲時．示指と小指でMP関節の屈曲が制限されている．c：指屈曲時側面．示指MP関節の屈曲制限が強いのがわかる．

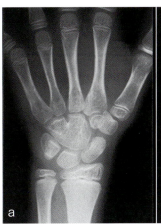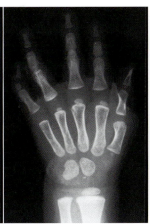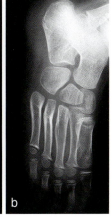

図5　typical symphalangismに合併した手根骨癒合と足根骨癒合
a：手根骨癒合．左は有頭骨と有鉤骨間癒合，右は有鉤骨と三角骨間癒合．
b：足根骨癒合．距骨と舟状骨間および踵骨間癒合．

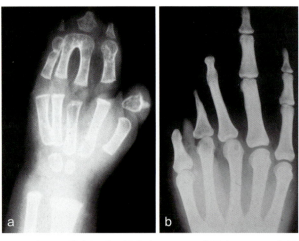

図6　先天異常症候群の部分症あるいは合併症としての指節癒合症
a：Apert症候群の部分症としての指節癒合症．
b：絞扼輪症候群に合併した指節癒合症．

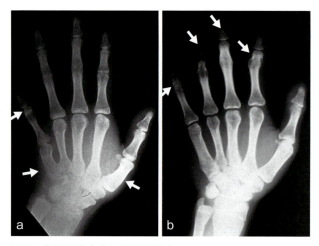

図7　指節骨癒合症に伴う短指症
a：中節骨と中手骨短縮．b：末節骨と中節骨短縮．
中手骨，中節骨，末節骨の種々の程度の短縮を合併している．

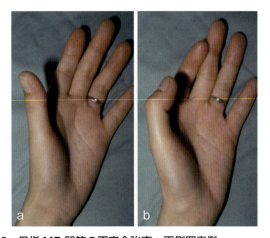

図8　母指MP関節の不完全強直：両側罹患例
a：伸展時．完全伸展が可能である．b：屈曲時．屈曲が不完全である．母指球筋の発育は良好に見える．

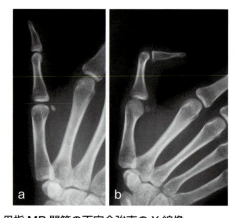

図9　母指MP関節の不完全強直のX線像
a：伸展時．完全伸展が可能である．b：屈曲時．MP関節の屈曲が不可能である．側面X線像で中手骨頭の関節面の輪郭が平坦に見える．

あるいは各型間の関連を分析した報告はほとんどみられない．

MP関節の骨性癒合例は，Kassnerら[17]が報告している．報告例は，3世代に及ぶ家系内発生例で，全指のPIP関節の指節骨癒合症，上腕骨橈骨癒合，橈骨頭脱臼，手根骨と足根骨に多発性の癒合を伴っている．MP関節の骨性癒合は母親の右母指と両小指に認められていた．きわめて稀な例である．

著者らが外来でしばしば経験するMP関節の強直は，先に述べたように，多くが不全強直である．示指から小指の複数の関節罹患が多い．握るときに不全強直のある指でMP関節の屈曲が制限されており，多くの場合，しっかりした握り動作ができない．しかし，日常生活動作では不自由を訴えることは少ない[18]．単純X線像では明らかな異常は確認できない．MP関節の正確な側面X線像の撮影は指の重なりもあり，困難であるため，異常がないとは言い切れない．

母指のMP関節が罹患することがあるが，その場合は他の指と同様に伸展拘縮で屈曲が制限される．関節の可動制限は母指罹患で他の指の罹患より高度であり，ほとんど屈曲できない例もある（図8）．

X線像では，中手骨遠位端の弯曲が減少して，骨頭が平坦化している（図9）．母指形成不全の軽症例に伴った変形との区別が困難なこともある．類似の病態が母指IP関節でも観察される．母指IP関節は伸展位で強直し，屈曲はできない．掌側指皮線は消失している．X線像では，関節裂隙は観察されるが，基節骨骨頭の掌背側方向への丸みが消失して，平坦になる（図10）．

■ 臨床症状

典型例の真の指節骨癒合症（true symphalangism）では，PIP関節伸展位強直で関節可動性がない．指の皮線は欠損し，しっかり握ることができない．DIP関節は代償的に過度の屈曲変形を呈するが握り拳はつくれない．

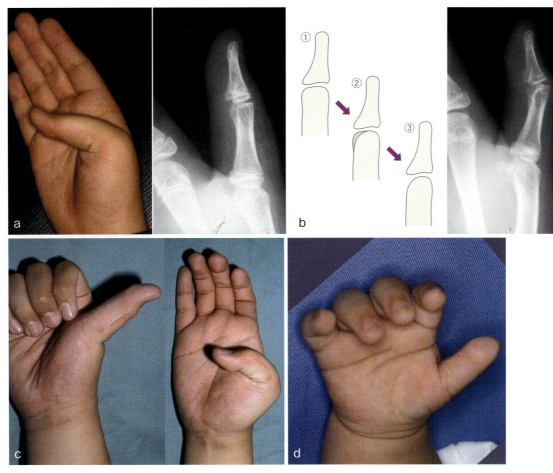

図10 母指 IP 関節の強直
a：年長児の母指 IP 関節の強直．左：IP 関節は自動屈曲も他動屈曲も不可能である．右：X 線像では，関節面の平坦化が認められる．
b：年長児の母指 IP 関節の強直の授動術．左：術式の模式図．① 術前の IP 関節側面像，② 基節骨頭掌側斜線部を切除，③ 術後．右：術後の X 線像（a の症例）で，中手骨頭の平坦が改善し，丸みを帯びている．
c：年長児の母指 IP 関節強直例の授動術（a の症例）．左：術後の自動伸展．右：術後の自動屈曲．
d：乳児の母指 IP 関節の強直．IP 関節は自他動的に屈曲は不可能であり，掌側の指皮線が認められない．

鉄棒などの握りが極めて困難であるが，日常生活動作には不自由はないとの報告もある[19]．基本的な日常生活動作は不自由ながら何とかできるのが通常である．母指と他の指とのつまみ動作は可能である．合併症として足根骨癒合があると，成長してから足部痛を訴えることがある．

分類

著者らの分析では，先天性指関節強直は，A 群：typical symphalangism，B 群：罹患手に他の先天異常を伴わないもの，C 群：罹患手に他の先天異常を伴うもの，D 群：先天異常症候群の部分症の 4 群に分けられる．先天異常症候群の部分症の D 群には Apert 症候群，Pfeiffer 症候群，それに Kabuki 症候群や先天性絞扼輪症候群がある[20]．

罹患関節には，DIP 関節罹患の遠位型（図11），PIP 関節罹患の近位型，母指以外の指の MP 関節不完全強直型，母指の MP 関節および IP 関節罹患の母指 MP 関節

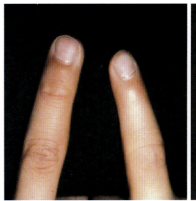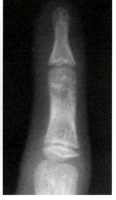

図11 DIP 関節の指節癒合症
明らかな外傷の既往はなく，生下時から DIP 関節の屈曲が不能である．指尖部の低形成を合併している．

型と母指 IP 関節型，また同一手に異なった型が同時に出現する混合型がある．関節形成障害の程度は関節の可動性が残存している不完全強直，可動性の認められなかった完全強直，それに両者の型が同一手に出現した不

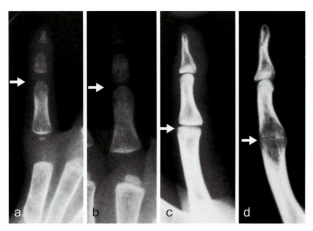

図12　先天性PIP関節強直のX線像の分類
可動性のないPIP関節のX線像は，関節面の輪郭が判定不可能な小児では，正常型(a)と狭小型(b)，判定可能な例では，関節面の弯曲が消失した平坦型(c)と骨性強直型(d)に分類できる．

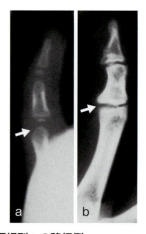

図13　関節面平坦型への移行例
小児期の正常型(a)から成長完了後に平坦型(b)に移行する症例がある．

完全，完全強直合併型がある．

1) A群：typical symphalangism

両側罹患，多数指罹患，家族発生が高率，短指症および手根・足根骨癒合の合併などが特徴である．手根骨癒合では，月状骨-三角骨間，三角骨-有鉤骨間，足根骨癒合では距骨-舟状骨，踵骨-立方骨間の癒合が多い．罹患関節についてもPIP関節がほとんどであるが，DIP関節も同時に罹患する場合がある．また，本型では関節の形成障害の程度はほとんどが完全強直であり，20％の手で不完全強直を同時に合併する．罹患手では3ないし4指の罹患が多く，指列が橈側から尺側になるにつれて罹患頻度が増加する．中手骨の短縮の合併もある．MP関節の罹患は伴わない．

2) B群：罹患手に他の先天異常を伴わないもの

その他の部位には先天異常の合併は認められない．本型では両側罹患が多かったが，そのほとんどが単指罹患であった．全例が不完全強直であり，罹患関節は母指IP関節や他指のMP関節であった．家族内発生はない．

3) C群：罹患手に他の先天異常を伴うもの

片側罹患，単指罹患が多く，PIPとDIP関節の罹患の頻度は同程度であったが，両関節が同時に罹患する場合もあった．関節の形成障害は完全強直と不完全強直があったが，同一手に同時に合併していたものはなかった．合併症は小指中節骨短縮症が半数に合併していた．罹患指の低形成が全例に認められたが，本型では，指の低形成の部分症として指節骨癒合症が出現している可能性がある．合短指，絞扼輪症候群の部分症のこともある．

4) D群：先天異常症候群の部分症

原疾患によって多彩な合併症を伴う．家族内発生が1/3にある．ほとんどが両側罹患である．各指の罹患頻度に差がない．遠位型と混合型が多かった．完全強直例が多い．先天異常症候群の部分症でみられた指節癒合症には，Flattら[15]が合指症を伴う指節骨癒合症に分類したApert症候群およびPfeiffer症候群などの尖頭合指症候群(acrocephalosyndactyly)が多数を占めた．これらの疾患では骨性癒合(synostosis)が原疾患の病態に大きく関与しており，指節癒合症(symphalangism)の合併はその一部としてとらえられる．D群では，原疾患の症候群の特徴が臨床像を左右するため，D群全体の臨床像の特徴をとらえることは困難である．

■ X線像

X線像では，幼小児では関節周囲の軟骨成分が多く関節面の輪郭が判定できない．関節面の輪郭が判定できない症例では関節を挟んで相対する骨幹端の距離を観察すると，正常型，狭小型および骨性強直型に分けられる．また，関節面の輪郭が判定可能な症例では，関節の形態を正常型，狭小型および骨性強直型に加えて，関節面の弯曲が消失した平坦型に分類できる(図12)[18]．

指関節形成障害とX線像による関節の形態の関係を分析した著者らの結果では，不完全強直の場合，関節面の輪郭が判定不可能な時期(小児期)にはX線像は正常であったが，関節面の輪郭が判定可能な時期(成人)では正常型と平坦型に分けられた．年齢の進行とともにX線像が正常型から平坦型に移行する症例のあることが示唆された(図13)．一方，完全強直の場合，小児では，正常型，狭小型，骨性強直型があった．しかし，成人では平坦型か，骨性強直型であり，小児例に比べて骨性強直型の占める割合が多かった．完全強直の場合，小児期にX線像で正常型，狭小型を示したものが，年齢の進行とともに平坦型と骨性強直型に移行することが考えられた(図14)．その場合，正常型は平坦型に移行し，狭小型は骨性強直型に移行することが予想される(図15)．

著者らの分析結果で，興味ある事実は，経過観察中に

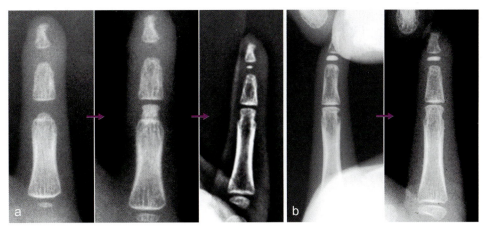

図14 両小指罹患例でX線像が正常型から骨性強直型への移行を示す例
a：左の図では正常にみえるが，成長とともに罹患関節の近位側の骨幹端に連続して，骨端核様の骨化が出現した．新たに出現した骨化部は罹患関節の遠位の指節骨の骨端核が近位の指節骨の遠位端に癒合したものと考えられる．X線像で認められる関節裂隙様の裂隙は成長線であり，罹患関節は成長とともに狭くなる．
b：11歳時に裂隙は狭くなり，最終的には骨性強直に移行することが予想される．

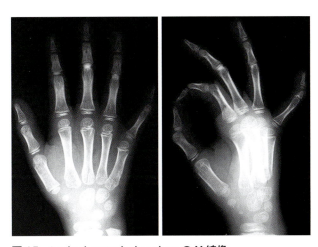

図15 typical symphalangism のX線像
両側の中指，環指と小指のPIP関節は完全強直であり，PIP部のX線透過性の高い部は関節裂隙ではなく，成長線である．

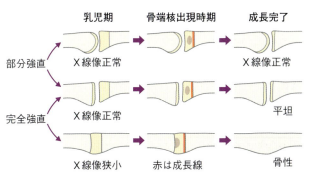

図16 指関節の形成障害でみられる関節面の形態と骨端核の関係
左列は乳児期，中央の列は骨端核出現時期，右列は成長完了時の関節の状態．上段は，X線像で正常に見える部分強直，中段は関節面が平坦化する例の関節の発育，下段は，軟骨性強直から骨性強直への移行を示す．

認められた罹患関節のX線像の変化である．すなわち，罹患関節の近位側の骨幹端に連続して，骨端核様の骨化が出現したことである．同様の変化はMestern[21]の報告にもみられる．これらの変化の部位，出現の時期およびその形態から考えて，新たに出現した骨化は罹患関節の遠位の指節骨の骨端核が近位の指節骨の遠位端に癒合したものと考えられる．このような例では，骨化出現後にX線像で認められる関節裂隙様の裂隙は成長線であり，罹患関節は成長とともに骨性強直に移行することになる（図16）．これらの推測が正しいとすると，X線像で狭小型を示す関節が経年的に骨性強直型に移行することが容易に理解できる．

個々の関節の形成障害についてみると，Mestern[21]は先天性の指関節形成障害を joint hypoplasia，synfibrosis，phalanx-synostosis，joint aplasia の4型に分類している．しかし，実際には臨床所見あるいはX線所見をこのように分類することは困難である．著者らは，臨床所見からは，指関節の形成障害は不完全強直と完全強直に分けている．また，X線像による関節の形態は，正常型，狭小型，平坦型および骨性強直型に分けている．

■指節骨癒合症の成立過程

高原ら[22,23]の行ったラットを用いた動物実験による指節骨癒合症の分析結果を見ると，障害を与える時期が早いと指節骨の低形成とともにDIP関節からMP関節までの癒合がみられている．この所見は合短指症で認められる assimilation hypophalangy に類似していた．すなわち指節骨が低形成であるため関節の形成が起こらず指節骨が癒合する状態である．一方，障害を与える時期が遅いと指節骨の低形成は軽度でありDIP関節にのみ

指節骨癒合症が発現していた．このことから，ヒトにおいても遠位型の指節骨癒合症の障害時期が遅い可能性が考えられる．正常では指放線が形成され，指節骨と指節骨の間に軟骨無形成帯ができ，その中に関節予定域が存在している．その後，関節予定域の中心に生理的細胞死（アポトーシス）が起こり，関節裂隙が形成される．指節癒合群では，指節骨間に軟骨無形成帯が存在せず，その結果，関節予定域の形成がなく，アポトーシスが誘導されず，関節裂隙形成が起こらなかった．指節骨癒合症の成立過程の一つに，間葉細胞の凝集減少による指の低形成と関節無形成が合併する可能性が考えられる．

■ 先天異常症候群の部分症としての指節骨癒合症

Pearlmanら[24]は，多発性の手根骨と足根骨癒合，橈骨頭亜脱臼，中節骨の低形成や欠損，MP関節の強直，指節癒合症の症例を報告した．PearlmanらはNievergelt[9]が報告した症候群と同じものであると考えていたが，そうではなかった．このような症例を基に，Maroteaux[11]は，multiple synostosis syndromeという概念を提唱した．主な特徴は，指節骨癒合症，種々の程度の手根骨・足根骨癒合である．その他に他の骨の癒合，指節骨の欠損，中手骨の短縮，鼻翼の低形成，中耳の小骨の癒合による伝音性難聴がある．それ以前にも指節骨癒合症として多くの症例が報告されている．その後，類似の症例が報告されたが，原因遺伝子の違いにより以下の3つの症候群に分けられている．

1) Multiple synostosis syndrome 1

Maroteaux[11]が報告した近位指節骨癒合症，手根骨癒合と足根骨癒合，橈骨頭の亜脱臼，第1中手骨短縮，指の指節骨の低形成や無形成，指節骨の低形成に伴う爪の異常，進行性の伝音性難聴が主症状である．Noggin (*NOG*)遺伝子の異常で発症する．

2) Multiple synostosis syndrome 2

Akarsuら[25]が手根骨と足根骨癒合症，上腕骨橈骨癒合，短指症，近位指節骨癒合症を特徴とする常染色体優性遺伝の疾患を報告した．これらの所見はPearlmanらが報告した多発性の手根骨・足根骨癒合症，橈骨頭亜脱臼，中節骨低形成，MP関節の骨性癒合を伴う例と多くの重複があり，この例もmultiple synostosis type 2 (SYNS2) と考えられている[24]．Growth/differentiation factor-5 gene (*GDF5*) 遺伝子の異常で発症する．*GDF5* の他の異常ではC型の短指症が発症する[25]．

3) Multiple synostosis syndrome 3

近位指節骨癒合症，手根骨癒合，足根骨癒合，上腕骨橈骨癒合があるが，聴覚と知能は正常である．肘の亜脱臼，外反肘あるいは指関節の屈曲制限を伴う．常染色体優性遺伝を示す．*FGF9* 遺伝子の heterozygous missense mutation で発症する．

■ 治療

関節授動術，骨切り後に良肢位固定，経過観察のみなどの選択肢がある．シリコンインキャップ[15]やシリコンインプラント[26,27]による置換術などが試みられている．Palmieri[26]は，成人例にシリコンインプラントを用いて授動術を行いPIP関節で平均50°の可動性を得た．手術の適応を，指の長さが正常に近い，成長線が閉じている，十分な骨量がある，DIP関節の可動性が正常に近いという4項目を条件にしている．しかし，これらの術式のまとまった例の詳細な結果報告はない．また，これらの方法は成長期の小児に対しては適応がない．軟骨のシェービングによる関節形成術も行われているが再癒合が起こる[28]．Baekら[29]は，関節裂隙が正常か，やや狭い例に関節包と側副靱帯の背側を切離して50°程度の可動域を得ている．手術時期は早いほどよい結果が得られると報告している．しかし，本手術法は不全強直にのみ行える方法である．著者らは母指のIP関節の関節裂隙平坦型の強直に対して基節骨骨頭の掌側のシェービングを行っている．実際の手技では，母指IP関節の橈側の側正中切開で橈側側副靱帯と掌側板の橈側を展開する．IP関節より近位で，側副靱帯の掌側で掌側板の橈側を指の長軸方向に沿って切開して，基節骨骨頭掌側を展開する．基節骨骨頭の掌側を正常な関節面を想定して切除する．この操作を尺側に向けて進めるが，尺側からも同じ操作を行うと手術は容易になる．術後ある程度の可動域は獲得できるので，患児は満足する（図10）．しかし，X線像で軟骨の残存が期待できない症例には本術式の適応がないと考えている．

足趾関節移植や軟骨膜による関節形成術も試みられているが，長期成績は明らかではなく，真の指節骨癒合症に適応するのには限界があるように思われる．著者らは，経過観察を行い，個々の症例で障害が明らかになった時にその解決法を考えることを両親に説明している．実際には，良肢位を目的に骨切りを希望した例はない．また，現時点では，多発性の骨性強直例に対しては関節授動術の適応はほとんどないと考えている．

■文献

1) Cushing H: Hereditary anchylosis of the proximal phalangeal joints (Symphalangism). Genetics 1：90-106, 1916
2) Cole AE: Inheritance of a fused joint in the index finger: ankylosis of the distal interphalangeal joint of the index finger. J Hered 26：225-228, 1935
3) Sillence DO: Brachydactyly, distal symphalangism, scoliosis, tall stature, and club feet: a new syndrome. J Med Genet 15：208-211, 1978
4) Halpern AA, Wheeler RD, Schurman DJ: Distal symphalangism: Symbrachydactylism arising in a family with distal symphalangism. Clin Orthop Relat Res 141：251-255, 1979
5) Sugiura Y, Inagaki Y: Symphalangism associated with synostosis of carpus and/or tarsus. Jpn J Hum Genet 26：31-45, 1981
6) Geelhoed GW, Neel JV, Davidson RT: Symphalangism and tarsal coalitions: a hereditary syndrome. A report on two families. J Bone Joint Surg Br 51：278-289, 1969
7) Harle TS, Stevenson JR: Hereditary symphalangism associated with carpal and tarsal fusions. Radiology 89：91-94, 1967
8) Higashi K, Inoue S: Conductive deafness, symphalangism, and facial abnormalities: the WL syndrome in a Japanese family. Am J Med Genet 16：105-109, 1983
9) Nievergelt K: Positiver Vaterschaftsnachweis auf grund erblicher Missbildungen der Extremitäten. Arch Klaus Stift Vererbungsforsch 19：157, 1944
10) Dubois HJ: Nievergelt-Pearlman syndrome. Synostosis in feet and hands with dysplasia of elbows. Report of a case. J Bone Joint Surg Br 52：325-329, 1970
11) Maroteaux P, Bouvet JP, Briard ML: La maladie des synostoses multiples. Nouv Presse Med 1：3041-3047, 1972
12) Polymeropoulos MH, Poush J, Rubenstein JR, et al: Localization of the gene (SYM1) for proximal symphalangism to human chromosome 17q21-q22. Genomics 27：225-229, 1995
13) Takahashi T, Takahashi I, Komatsu M, et al: Mutations of the NOG gene in individuals with proximal symphalangism and multiple synostosis syndrome. Clin Genet 60：447-451, 2001
14) Seemann P, Schwappacher R, Kjaer KW, et al: Activating and deactivating mutations in the receptor interaction site of GDF5 cause symphalangism or brachydactyly type A2. J Clin Invest 115：2373-2381, 2005
15) Flatt AE, Wood VE: Rigid digits or symphalangism. Hand 7：197-214, 1975
16) Bell J: On Hereditary Digital Anomalies. In Penrose LS (ed): On brachydactyly and symphalangism. The Treasury of Human Inheritance 5：1-31, 1951
17) Kassner EG, Katz I, Qazi QH: Symphalangism with metacarpophalangeal fusions and elbow abnormalities. Pediatr Radiol 4：103-107, 1976
18) Ogino T, Takahara M, Kato H, et al: Clinical features of congenital ankylosis of the digital joints of the hand. Cong Anom 33：211-219, 1993
19) 野崎隆滋, 牧野惟男, 本川広俊：Symphalangism について. 整形外科 20：1375-1376, 1969
20) Hoover GH, Flatt AE, Weiss MW: The hand and Apert's syndrome. J Bone Joint Surg Am 52：878-895, 1970
21) Mestern J: Erbliche Aplasie der Interphalangealgelenke (Erbliche Phalanxsynostosen). Z Orthop Chir 61：421-442, 1934
22) 高原政利, 荻野利彦, 三浪明男, 他：指節骨癒合症の実験的研究. 日手会誌 6：798-802, 1989
23) 高原政利, 三浪明男, 加藤博之, 他：指節癒合症の実験的研究(第2報) 関節癒合の成立過程について. 日手会誌 7：783-787, 1990
24) Pearlman HS, Edkin RE, Warren RF: Familial tarsal and carpal synostosis with radial-head subluxation (Nievergelt's syndrome). J Bone Joint Surg Am 46：585-592, 1964
25) Akarsu AN, Rezaie T, Demirtas M, et al: Multiple synostosis type 2 (SYNS2) maps to 20q11.2 and caused by a missense mutation in the growth/differentiation factor 5 (GDF5). Am J Hum Genet Suppl. 65：A281, 1999
26) Palmieri TJ: The use of silicone rubber implant arthroplasty in treatment of true symphalangism. J Hand Surg Am 5：242-244, 1980
27) Dobyns J: Symphalangism. In Green DP, Hotchkiss RN, Pederson WC, (ed): Green's Operative Hand Surgery. 4th ed. pp.470-473, Churchill Livingstone, New York, 1999
28) Shibata M: Symphalangism. In Gupta A, Kay SP, Scheker LR, (ed): The Growing Hand, pp.289-292, 1st ed. Mosby, London, 2000
29) Baek GH, Lee HJ: Classification and surgical treatment of symphalangism in interphalangeal joints of the hand. Clin Orthop Surg 4：58-65, 2012

D 拘縮・変形(軟部組織の拘縮と骨変形に起因する異常)
contracture, deformity

i 軟部組織に起因する異常

1 先天性多発性関節拘縮症
arthrogryposis multiplex congenita

■病態と原因

先天性多発性関節拘縮症(arthrogryposis multiplex congenita)のarthrogryposisはcurved join, すなわち曲がった関節を意味する. 先天性で, 出生時からみられる多発性・対称性かつ非進行性の関節拘縮と変形を主症状とする疾患である(図1). 筋緊張低下, 筋力低下を伴う症候群であり, 上肢のみの罹患(10%), 下肢のみの罹患(32%)と上・下肢の罹患(58%)がある[1]. 明らかな遺伝性はない. 生命予後は良好である.

原因については種々の報告があるが, 未だ不明である. 遺伝性がないことに加えて, Davidsonら[2]は, 南アフリカで一定の期間のみに本症が発現していることから, 未知の環境因子が子宮内へ影響を及ぼして本症が発生する可能性を報告している. その因子としてはいくつかあり. 病態が不明であった時期の仮説では, 子宮内での胎児の運動の機械的な障害として, 子宮内圧の上昇, 羊水過多や羊水減少症, 子宮内での胎児の位置異常などが原因として挙げられている[3-5]. Brownら[6]は本症の病変の分布がポリオに類似していることから中枢神経系のウイルス感染を考えた. 類似の報告[7,8]もあるが, 中枢神経の炎症反応を確認したものはほとんどない. Whittem[7]は, シアン化物や麦角中毒などの毒素を原因として挙げているが, 毒素が同定されてはいない. 一方, 脊髄前角細胞の変性や筋の変化がdystrophyと似ているので, 筋の無形成も原因として挙げられている[9]. 最初の原因は何であれ, 関節の運動障害により拘縮と関節の発育障害が起こるので, Gibsonら[10]は, 本症の原因は1つではないと考えている. Adamsら[11]は, 子宮内での発育時期に起こる筋原性あるいは神経原性の筋力低下が原因で起こる症候群が本症の本態であると報告している. Drachmanら[8]は本症の患者は, 脊柱管の狭窄で前角細胞が減少し, 頸部と腰部の末梢の軸索が減少すると報告した. Myelodysplasiaでも多発性関節拘縮症と同様の変形を発症することが指摘されている. 本症には神経原性型と筋原性型があると考えられる. Lloyd-Robertsら[12]によると, 本症は筋や神経の異常により多発性の関節拘縮をきたすが, 筋は一部は分化せず欠損することもあるし, 瘢痕に置き換わっている場合もある.

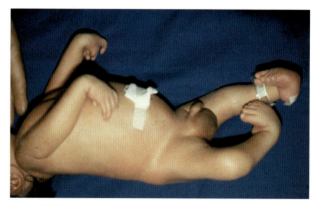

図1 生後間もない多発性関節拘縮症
多発性・対称性の関節拘縮と変形を主症状とする. 上肢では肘伸展, 手関節屈曲変形が, 下肢には両側の先天性内反足を合併している.

線維化した筋の拘縮と筋力低下により変形が生じるが, 子宮内環境により強制された肢位がこの変形に影響すると彼らは考えている.

本症は電気生理学的に神経原性, 筋原性, 混在性の3型に分類される. 神経原性が多く, 90%を占める. 脊髄前角細胞は減少ないしは欠如し, 残りの細胞にも変性がみられる. 脊髄は細く, 前根の線維化と管状構造や髄鞘の消失, 軸索の変化がみられる[13]. 知覚障害や病的反射はみられないが深部反射は減弱もしくは消失する. 筋萎縮が著明で罹患筋は蒼白となり硬く, 組織学的には筋線維の変性があり, 脂肪組織や線維組織が筋肉に浸潤している. 筋原性の型でも神経原性と類似の筋変性所見がみられることがあるが, 脊髄前角細胞の変化は認められない. 筋原性の証拠が少ないので, 筋原性の例を多発性関節拘縮症に入れるべきではないとの意見もある[14].

Swinyard[15]によると, 筋原性あるいは, 神経原性により生じた筋力低下と筋力の不均衡は, 生理的な膠原線維の代償性の反応を促進させる. その結果, 萎縮した筋の膠原線維による置換や関節包の肥厚が起こり関節拘縮が発生すると考えた.

■臨床症状

四肢では, 関節拘縮があり棍棒状またはソーセージ様で筋腹や筋収縮は触れない. 皮下組織も少なく皮膚は緊張して光沢があり, 正常の皮線を欠く. 大きな関節では皮膚のへこみ(skin dimple)がある. 筋は正常より硬く, 細く, 線維性組織が増加している. 関節は紡錘状に腫大

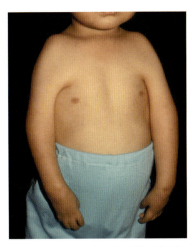

図2 多発性関節拘縮症の上肢の典型的な変形
肩は内転，内旋位拘縮，肘は伸展拘縮，前腕は回内位，手関節は屈曲拘縮がある．

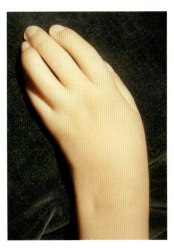

図3 多発性関節拘縮症の手と手関節の変形
手関節は軽度屈曲尺屈変形，指は軽度屈曲位での伸展拘縮がある．各指間は狭く浅く，不完全皮膚性合指症のようにも見える．

し関節ひだは減少ないしは消失し，著明な変形，拘縮や脱臼などを伴う．重症例では傍脊柱筋の障害により座位や立位の保持が難しい．知覚障害はない．知能は正常か，それ以上である．関節拘縮は浸される筋群とその程度により決まるが，さまざまな拘縮と変形が出現する．拘縮は，肩関節（罹患率：42％），肘関節（52％），手指と手関節（65％）であり，遠位の関節で罹患頻度が高く，変形の程度が強い傾向があり，とりわけ手足に顕著である．上肢の典型的な変形は，肩は内転，内旋位拘縮，肘では屈曲と伸展拘縮がある（図2）．前腕は回内位，手関節は尺屈し屈曲位にあり，屈曲拘縮がある．指は軽度の屈曲位をとり，伸展位拘縮が多い（図3）．通常のつまみ動作と握り動作は不可能である．力は弱いが第1指間で物を保持できる例もある（図4）．股関節は屈曲，外転，外旋拘縮となり，約90％で亜脱臼や脱臼を伴う．膝関節は屈曲または反張位の拘縮を示し，70％で脱臼を伴う．足部には80％以上の例で難治性の先天性内反足が合併する．脊柱側弯症は10〜30％に合併する．上肢では，肩の外転筋と外旋筋，肘関節屈筋，手関節伸筋，指の屈筋がほとんど効いていない例が多い．新生児期には臨床像が関節弛緩を伴う良性の筋緊張低下症（benign hypotonia with joint laxity）に似ている．生後5年間くらいは，これらの筋にわずかな筋力の改善がみられることがある．肘をテーブルに載せて肩を挙上位にして，両手で物を挟んだりする動作が可能である．

血液・尿の検査で，クレアチンの排泄増加，αグロブリン増加，γグロブリン減少が認められることがある．筋電図と筋生検で神経原性と診断した例では血清CPKとアルドラーゼは正常であり，筋原性と診断した例では血清CPKとアルドラーゼが高値を示した[13]．

鑑別診断：非進行性であるが，筋力の低下により骨萎縮が起こるため骨形成不全症と類似の所見もみられる．

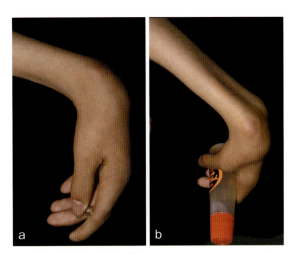

図4 指屈曲筋力の自然回復
a：乳幼児期には指の自動運動が不可能であった．
b：14歳時．つまみ動作と握り動作は不可能であるが，力は弱いものの第1指間で物を保持できる．

Diastrophic dwarfism，若年性関節リウマチなどとの鑑別が必要である．手と手関節に変形が限局している例では，distal arthrogryposisとの鑑別も必要である．

臨床症状については，Greene[16]は3群に分類している．すなわち，①混合群：mixed variety，②棒状指群：stick finger group，③手のみ罹患群：hand only groupである．しかし，彼らの報告のなかに掌側の皮膚の拘縮が指の屈曲変形を増強させている例があることから，distal arthrogryposisを含んだ分析であることが示唆される．Weeks[17]は3群に分類し，1群：単純な限局した変形（single localized deformity）であり，回内拘縮，握り母指変形，指と手関節の自動運動が不可能な群，2群：手関節の硬い拘縮を伴う前腕と手の変形，3群：重度罹患で，機能的な筋が少ないか，存在しない群である．Greeneの手のみ罹患群とWeeksの1群は手と手関節に変形が限局している型であり，手の変形は風車翼手変形

を呈する．先天性多発性関節拘縮症と distal arthrogryposis とでは手の変形が異なる（図2，3および後出の4風車翼手と多発性屈指症の図35 ⇒ 138頁を参照）．両疾患ともに両側罹患で関節拘縮があるということで，同じ疾患として取り扱われ，治療結果を分析している報告も少なくない[18]．しかし，両者は機能的な予後が異なり治療法も異なることから，明確に区別する必要がある．

■ 自然回復と機能的予後

下肢の機能については，症例の25％は寝たきりか，車椅子を余儀なくされ，他の25％は装具をつけてなんとか歩行可能となる．残りの50％は何回かの手術により歩行可能となるという報告がある．上肢の機能的予後についての中里ら[1]の報告によると，正常の可動域の25〜50％の改善を軽度改善，50％以上の改善を改善と評価すると，長期経過観察例では，手指と手関節の拘縮は，89％以上の例で改善か，軽度改善が得られていた．改善する時期は5〜10歳頃であった．肘関節では，1歳の平均可動域が50°であったものが，最終経過観察時の可動域は80°であり，年齢の増加とともに可動域も改善する傾向がみられた．

肩関節では，5歳時，10歳時ともに45°程度の屈曲，外転が可能であるが，改善はみられなかった．自動運動の出現時期は，指屈曲が1歳前後，指伸展が3歳前後，手関節屈曲が2歳前後，手関節伸展が5歳前後であった．肘関節では，2〜9歳までに全例で伸展運動が可能であった．肘の屈曲運動は，9例中5例にのみ認められた．伸展運動が4歳までに可能になった例では，肘屈曲運動の回復がみられた．筋力の推移の自然経過をみると10歳以後の例では，全例で，手関節屈曲力は4以上に，伸展力は3以上に回復していた．肘関節では，伸展力は4以上であったが，屈曲力は9例中4例で0であり，年齢による改善もなかった．一方，肩の筋力は可動域と同様に改善がなかった．

日常生活動作の獲得については，食事，排泄の後始末，衣服着脱の3動作についてみると，食事動作は91％の例で箸かスプーンを用いて独力で可能であった．排泄の動作も73％の例で独力で可能であった．食事と排泄の動作が独自にできない例は，手指の関節の可動制限が強い例であった．衣服の着脱は45％で可能であったが，最も獲得の難しい動作であった．この動作が不可能な例は，肘関節の機能障害が強い例であり，肘の自動屈曲が全くできない例が多数を占めた．

■ 治療

1）麻酔の問題

本症では麻酔の問題点が指摘されている[19]．顎関節拘縮や小顎症のための気道確保困難や挿管困難，悪性高熱症や体温異常の危険性，特有な皮膚の性状のための血管確保困難などが挙げられている．これらの報告をみると，症例のなかに先天性多発性関節拘縮症と遠位関節拘縮症が混在している可能性がある．人形様顔貌と表現されている顔貌の変化や小顎症は，遠位関節拘縮症の特徴である可能性がある[20]．著者らの治療した遠位関節拘縮症で術中，術直後に高熱を発症した例はないが，両疾患ともに麻酔をかける際には注意が必要である．

気道確保や挿管困難な例に対しては，術前の気道の評価とラリンジアルマスクなどの複数の気道確保法や挿管法を習熟しておく必要性が指摘されている[21]．

伊藤田ら[22]は，本症の3回の麻酔のすべてで38℃以上の体温上昇を報告している．麻酔導入直後よりブランケットを用いて積極的に冷却する試みもある．悪性高熱症の発症例は，筋弛緩薬としてスキサメトニウムを使用した例に多いことから，スキサメトニウムの使用は避けたほうがよいとされている．導入時にベクロニウムなどの他の薬剤の使用が試みられている[19]．

白石ら[19]は本症の麻酔に吸入麻酔薬を用いず，ペンタゾシンとプロポフォールなどの持続静注のみで維持した例を報告している．現在，悪性高熱症の危険性がある場合は，静脈麻酔薬が推奨されている．しかし，静脈麻酔薬であるチオペンタールに対する異常な反応を示した例などもある[23]．一方，悪性高熱症の予防として，ダントロレンの予防的投与もあるが，投与法が確立していない[24]．

小笠原ら[25]は，血管確保困難な症例に対して，セボフルランを用いて導入し，その後，管を確保して良好な経過をとった例を報告している．悪性高熱症を含む本症に対する麻酔の問題点については，術前に麻酔担当医と連絡を密にとり，予防対策を検討しておくことが必要である．

2）治療原則

上肢の変形の矯正維持は軽症例以外は極めて困難である．股関節脱臼や内反尖足の治療も同様に困難である．できるだけ早期に骨関節の手術を行うのがよいという意見もある．生下時にすでに筋の萎縮と関節の形成不全を伴っているので，他動運動や装具による保存的な変形矯正は困難である．しかし手指は他動運動により改善する可能性があり，早期より矯正保持すべきである．報告者により治療方針が異なるので，以下に代表的な報告の治療方針を述べる．

Lloyd-Roberts ら[12]によると，生後6か月までは理学療法と装具療法を行う．下肢の手術治療が優先されるべきであるとしている．手に対する手術は生後数年待ってから行う．術後の装具は少なくとも5年間使用すべきとしている．初期の治療の目的は，両手で物を挟んで把持する動作を可能にすることである．幼・小児の変形矯正

を手術で行う場合は，軟部組織の解離から行う．年少児の骨切り術単独の手術は効果がない．また，肘と肩の治療は一側の治療が完全に終わってから反対側を行うべきであると述べている．

Weeks[17]は，自身の分類で最も軽症の1群：単純な限局した変形に対しては手術療法がよいが，機能的な筋がない例では結果は不良であると報告している．また，Meynら[26]は一側の機能がよければ，手術の必要はないと述べている．著者が経験した例では，ほとんどが対称性の障害であり，片側のみ機能が良好な例はみたことがない．

Mennenら[14]は，生下時すぐに他動運動を開始して6か月までに改善を目指す．改善がなければ，1歳前に矯正手術を行うと予後がよいと述べている．

3）上肢の変形に対する治療と機能再建術

a）手関節に対する治療

手関節の屈曲変形に対する治療としては，前腕骨短縮術よりも近位手根列切除術と腱移行の組み合わせが比較的よく行われていた．また，Gibsonら[10]は，手関節掌側軟部組織の解離と尺側手根屈筋の手関節伸筋腱への移行術を行っているが，一般的な治療にはなっていない．最近行われている手根骨の背側楔閉じ骨切り術による変形矯正は比較的確実な結果が得られる点で信頼できる術式であり，広い適応があると考えられる[27-29]．背屈45°を獲得するように試みる．その際，尺側手根屈筋と橈側手根屈筋はZ延長してでも短橈側手根伸筋か，背側の関節包に移行する．

b）肘関節に対する治療

肘関節の拘縮に対する他動運動訓練は生後すぐに始める．肘関節の治療の必要性とその時期についてはいくつかの報告がある．Meynら[26]によると，2歳までに肘屈曲が得られなければ，後方の関節包解離と筋移行術を行ってもよいと報告している．Gibsonら[10]は，肘関節の伸展拘縮があれば，少なくとも一方は顔に届くことを治療の目的にする．そのために，後方解離と屈筋再建が必要である．肘の屈曲拘縮に対しては手術を行わずに放置すると述べている．神宮司ら[30]は，1歳までは他動運動による変形矯正，2～4歳で後方関節包解離と三頭筋延長術，この手術の後，肘の自動屈曲が改善する例があるので，6歳以後に肘の屈曲が弱い例に対して，屈筋力再建術を行っている．Van Heestら[31]は6か月以上の他動運動訓練の後で改善がなければ，1歳半～2歳の間に後方解離術と三頭筋延長術を行い，4歳過ぎに利き腕に対して肘再建術を行うと述べている．Williams[32]は4～6歳時に肘屈曲再建術を行った例で比較的良好な結果を得ている．

手術時期については，著者らは，筋力評価が可能な5

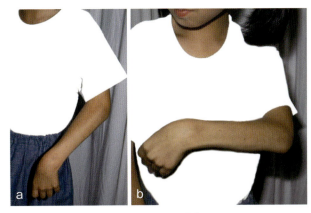

図5　Steindler法による肘屈曲再建術
a：術前，b：術後．術前自動屈曲が不可能であった肘では，術後には全可動域での屈曲が可能になった．肘には屈曲拘縮があるが伸展力はほとんど正常である．

歳頃に行い，就学時には一応の外科的治療が終了するようにしている．Doyleら[33]は，患児の日常生活動作を考えると，片方の手は排泄の後始末のために伸展している必要があり，肘屈曲再建術は一側のみにすべきであると述べている．

肘関節の屈曲再建術には，前腕の回内屈筋群を近位に移動するSteindler法[36]，上腕三頭筋を外側から前方に移動し前腕骨に移行する三頭筋移行術，大胸筋を移行するClark法[34]，胸鎖乳突筋を移行するBunnel法[35]などがある．Lloyd-Robertsら[12]は，肘屈曲再建術として，前腕の回内屈筋群を近位に移動するSteindler法か，大胸筋を移行するClark法を用いている．胸鎖乳突筋の移行は，筋膜での延長が必要であり整容的にも受容されにくいためほとんど行われていない．上腕三頭筋の移行術[37]は，肘関節の伸展拘縮を除去する際に同時に行うことができる利点があるが，後方関節包解離後に肘の自動屈曲改善を示す例があるため，三頭筋移行術は後方解離と同時に行うべきではない．また，三頭筋移行術により肘の自動伸展運動が不可能になる．一般に肘関節の屈曲は伸展より重要であると考えられているようである．しかし，分娩麻痺の患者の治療などの経験からは，患児にとっては，時に肘の自動伸展が屈曲より重要な場合がある．そのため，著者は，現在では三頭筋移行術は行っていない．三頭筋移行術を行う場合は，他の方法がない場合で肘関節の屈曲が必要な例に限られるが，その際においても本手術法の選択は慎重を期す．可能であれば，他の方法で再度肘屈曲の再建ができないか，治療計画を練る．肘関節後方解離後の屈曲再建術の方法としてはSteindler法が第一選択であると考えている（図5）．本法は安定した成績が報告されている．移行筋の筋力は4以上あると良好な結果が期待できる[38]．

著者はSteindler法の適応しにくい場合には，広背筋移行術が次の選択肢と考えている[39,40]．広背筋を移行

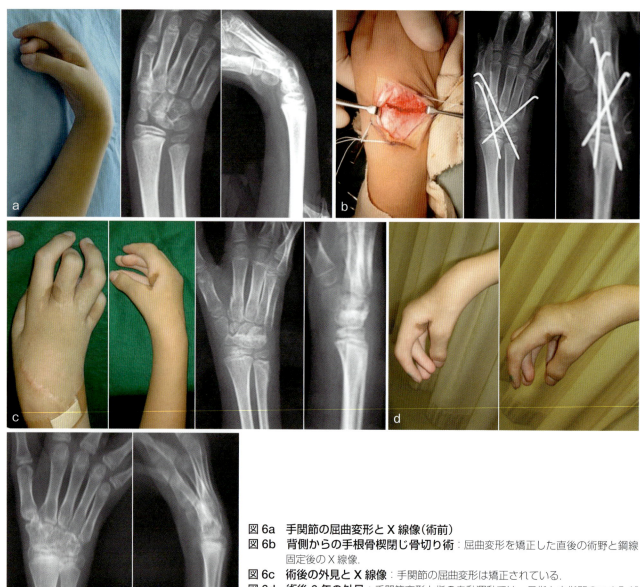

図6a 手関節の屈曲変形とX線像（術前）
図6b 背側からの手根骨楔閉じ骨切り術：屈曲変形を矯正した直後の術野と鋼線固定後のX線像．
図6c 術後の外見とX線像：手関節の屈曲変形は矯正されている．
図6d 術後6年の外見：手関節変形と指の自動運動では，母指と小指間のつまみが可能になった．
図6e 術後6年の手関節X線像：手根骨は一塊になり癒合している．屈曲変形の軽度の再発がある．

筋として用いることができない場合には，大胸筋の移行術が次の選択肢として考えられる[41-43]．

Doyleら[33]は大胸筋移行術，上腕三頭筋前方移行術，Steindler法の術後結果を比較して，大胸筋移行術が一番よい結果であったことを報告している．しかし，症例数が少ないことから明確な結論であるとは言えない．一方，荒川ら[44]は薄筋の遊離移植による肘屈曲再建術を行っている．運動神経として副神経を選び，薄筋の動静脈を胸肩峰動脈，頭側皮静脈とそれぞれ縫合している．

c）肩関節に対する治療

肩関節変形は，内転内旋変形である．内旋変形に対しては上腕骨近位1/3での外旋骨切り術で対処している報告が多い．著者自身の経験では，手と肘の再建を行い機能改善を図るが，手の機能が不完全であるため，肩の機能再建を希望するまで至らない例がほとんどである．したがって，著者自身には本症の肩の機能再建術の経験はない．腕神経叢麻痺による肩の外旋変形の場合には，筋力の強い大胸筋や広背筋が残存していることがしばしばあり，その際の肩内旋変形に対しては，著者は内旋筋を外旋筋に変える腱移行を第一選択としている．しかし，先天性多発性関節拘縮症では，移行すべき内転内旋筋は必ずしも十分な筋力を有しているとは言えない．本症では，手の機能がある程度以上に改善し，上腕の外旋が必要な例には，筋移行より上腕骨の骨切り術のほうがよいと考えている．しかし，骨切りによる変形矯正の後も外旋筋がないために変形の再発が危惧される．

4）著者らの治療法

著者らの分析による自然回復の可能性は，手指と肘関節では10歳までは期待できるので，その間は理学療法により可動域改善と維持に努める．しかし，5～6歳まで

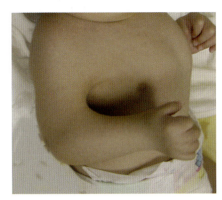

図7　全身に発症する pterygium syndrome の部分症としての翼状肘

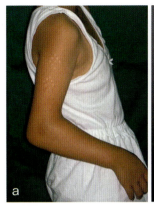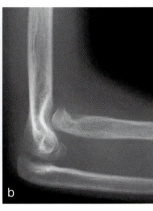

図8　右肘単独罹患の翼状肘とX線像
a：肘には図に示すような屈曲拘縮があるが，自動屈曲はほとんど制限されていない．
b：X線像では，肘関節の低形成と橈骨頭前方脱臼が認められる．

待って全く改善の兆候のない例については就学前に手術を考慮すべきと考えている．その場合，肘関節の可動域を改善するのが最初の目的になる．肘関節で伸展拘縮の強い例には後方解離を行い，屈曲可動域を改善してから Steindler 法による肘屈曲再建術を行う．肘の自動屈曲の改善が得られれば，手関節の掌屈を矯正する．方法としては，手根骨の背側楔閉じ骨切り術が現時点では最良と考えている．

5）手根骨背側楔閉じ骨切り術の手技

手関節屈曲拘縮のある患者に対して Ezaki らの方法に準じて行っている（図6）．手関節背側の縦あるいはS字状の皮膚切開で伸筋腱を展開する．伸筋支帯をZ状に切離して橈尺側に反転して，伸筋腱の第3と第4区画を開放する．伸筋腱を確認し橈側および尺側に移動できるようにする．手関節の背側関節包を中央手根関節の高位で横に切開する．関節包と靱帯の連続性を保ったまま，近位と遠位方向に剥離して，骨切りの幅を確保する．中央手根関節を中心にノミを用いて背側楔閉じ骨切り術を行い，手関節を中間位からやや背屈位まで矯正する．その際，指屈筋が腱固定効果により緊張する可能性があるが，指の屈曲拘縮を作らないように注意する．指の尺側偏位を矯正する場合には橈側の骨切除量を多くする．2本の Kirschner 鋼線を交叉させて骨切り部と手関節を固定し，関節包を縫合する（図6b）．尺側手根伸筋腱の滑走性が十分あることを術中に確認できれば，これを橈側手根伸筋腱に移行して手関節の尺側偏位を矯正し，手関節伸展力を補強する．ギプス固定をして，骨癒合が完成したらギプスを除去し，Kirschner 鋼線を抜去する（図6c）．この手術により手関節の肢位が改善するのと同時に，指の屈曲力が増強する可能性がある（図6d，e）．

2 翼状肘
pterygium cubitale

■ 病態と臨床症状

肘関節の屈曲変形があり，前方で皮膚がみずかき様になる稀な疾患である．肘を伸展させるとみずかき変形は著明になり，上腕から前腕にかけて皮膚のつっぱりを伴い翼のような変形になる．全身に発症する pterygium syndrome の部分症のこともあるが（図7），肘単独罹患の場合もある（図8）．後者の場合は，橈骨頭は脱臼し，肘の屈曲は制限されないが，伸展運動と前腕の回旋運動が制限される．肘関節の伸展は －45～－90°前後に制限される．上腕二頭筋と腕橈骨筋の停止部の異常がある．上腕二頭筋は低形成，あるいは欠損することもある．筋欠損部に緊張した線維組織が存在することもある．上腕三頭筋の長頭の欠損，肘関節の伸展制限，遠位指節間関節の可動制限を伴わない背側皮線の欠損を伴う常染色体優性遺伝の家系内発生が報告されている[45]．長期の自然経過では，肘の拘縮は変化せず，機能障害もない．本症は，いわゆる先天性肘関節拘縮症[46]，familial congenital posterior dislocation of both radial head[47]，橈骨頭脱臼を伴う先天性肘関節屈曲拘縮症[48]などの名称でも報告されている．しかし，肘単独罹患の場合には橈骨頭脱臼を伴わない症例もある．Travaglini[49]は，手術時所見で上腕二頭筋，上腕筋などの肘関節屈筋の末梢の停止部が正常より遠位にあることが拘縮の一次的原因であるとの報告をしているが，山口ら[48]の症例ではこれらの所見は認められていない．しかし，先天性橈骨頭脱臼，先天性の肘関節脱臼や先天性多発性関節拘縮症とは異なった範疇の疾患であるとしている（図9）．一方，腕尺関節癒合のある pterygium cubitale[50]という報告もあるが，この報告例は，骨性強直の腕尺関節強直の項目に分類されるべきであり，翼状肘の疾患概念とは異なるものと思

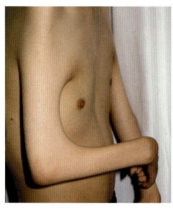

図9　先天性多発性関節拘縮症に伴う翼状肘
罹患肢では翼状肘があるが，反対の肘では伸展拘縮が認められる．

われる．

◼ X線像

X線像では，橈骨頭の脱臼と橈尺関節や上腕骨遠位端の発育異常，肘頭の低形成が認められている（図8）．Wood[51]によると，pterigium syndromeの名称は，Scott[52]により付けられ，Norumら[53]やAarskog[54]が続いて用いたようである．Multiple pterygium syndrome（MPSあるいはEscobar症候群）は多発性の関節拘縮と多発性の皮膚の翼状のつっぱりを特徴とする稀な，全身性の常染色体劣性遺伝の疾患である[55]．本症の診断の最小限の条件はpterygiaが頚部，腋窩，肘面（肘窩），膝窩にあることである．

鑑別診断では，pterygium syndromeと先天性の多発性関節拘縮をきたす疾患群と区別する必要がある．

◼ 合併症

罹患肢の合併症として，合指症，屈指症や斜指症などがある．

全身性の合併症として，心奇形，泌尿生殖器系の異常，胸郭変形，脊椎側弯症，筋欠損や爪欠損などを伴うことが報告されている．

症候群の部分症としては，肘前面の翼状のつっぱりの合併は，爪膝蓋骨症候群で稀であるがみられることがある．Cornelia de Lange症候群，先天性多発性関節拘縮症，Möbius症候群に合併することもある[56]．

◼ 治療

外科的治療で肘関節の伸展位を得ることは難しい．思春期の肘のみずかきの外科的解離は利益も不利益もないという報告がある[45]．皮膚のZ形成術や植皮により20°程度伸展が改善するともいわれている．山口ら[48]は，皮膚の形成とともに，短縮した筋の解離やZ形成術による延長，関節包の切離などにより25〜50°の伸展の改善を得ている．また，2歳時の手術で50°の改善を得，8〜9歳時の手術で，25〜35°の改善を得たことから，早期の手術とそれに続く長期の後療法で改善が期待できると考えられる．しかし経過観察期間が明確ではなく，長期の機能的予後については不明な点が多く，明確な結論は出せない．多くの例では，血管や正中神経の緊張のために，十分な伸展位を得ることは困難である．また，治療で伸展させたあとのはね返り現象（rebound現象）による変形再発が知られている．Ilizarov法により軟部組織を延長した例ですぐに再発した例の報告もある[57]．本症の予後は一般的には不良と考えられており，Wood[51]は本症に対する手術の適応はほとんどなく，わずかな整容的改善が得られるのみであるとしている．

3 握り母指症
clasped thumb

◼ 臨床症状と分類

先天性多発性関節拘縮症，母指球筋の形成障害，風車翼手，痙性麻痺手を除いて，生後6か月を過ぎても母指MP関節の自動伸展ができない場合に握り母指症と診断する（図10）．母指の屈曲内転変形は，幼児および年少児では他動伸展が可能である．掌側の皮膚の緊張および母指の内転拘縮を認めることもある．年長児では母指MP関節の他動伸展が不可能な屈曲拘縮とIP関節の過伸展変形をしばしば認める（図11）．軽症例では，MP関節の屈曲変形やIP関節の過伸展変形がないがMP関節の掌側の皮膚の短縮がみられる例がある（図12）．このような例でも母指の伸展時にはMP関節の伸展が制限される．初期よりIP関節の自動伸展が不能の例や母指を伸展外転位に保持する装具による保存療法の効果がない例には母指の先天性伸筋腱欠損症が含まれている可能性がある（図13）．Weckesserら[58]は，握り母指の変形が，特別な一つの疾患の結果として起こるわけではなく，種々の障害により同様の変形が出現すると考えた．そこで握り母指変形を下記の4群に分類している．

- 1群（先天性握り母指症）：本群は最も多い型であり，母指の伸筋あるいは伸筋腱が弱いか，延びているか，欠損している例である．しかし，他の指の変形を伴わない．他動伸展が可能な例では装具による治療が有効であるが，二次変形を伴い拘縮が発生すると複雑な治療が必要になる．短母指伸筋や長母指伸筋の欠損が報告されている．片側罹患もあるが，両側罹患が多い．著者の経験では，重症度には左右差があり，注意深く観察すると片側例と思われる例の反対側にも掌側の皮膚の短縮などが認められることがある．両親のいずれ

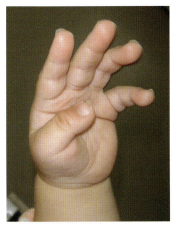

図 10 握り母指症の診断
生後 6 か月を過ぎても母指 MP 関節の自動伸展ができない場合に握り母指症と診断する．写真の症例は生後 3 か月程度であり，掌側皮膚の短縮がなければ，握り母指症の診断をするのは早いという意見もある．

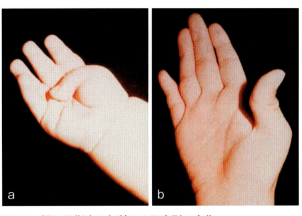

図 11 握り母指症の年齢による変形の変化
a：年少児では，他動伸展が可能である．
b：年長児では母指 MP 関節の他動伸展が不可能な屈曲拘縮と IP 関節の過伸展変形を認める．このような変形でも他指の変形を合併していない例では，掌側皮膚の解離により変形の改善が期待できる．

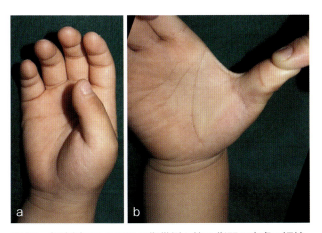

図 12 軽症例でみられる母指掌側と第 1 指間の皮膚の短縮
a：自然肢位での母指 MP 関節の屈曲変形．
b：他動伸展時に第 1 指間と MP 関節掌側の皮膚の短縮がみられる．

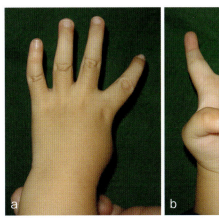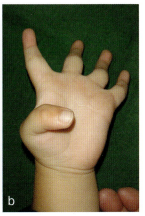

図 13 母指の先天性伸筋腱欠損症の可能性が高い例
a：背側，b：掌側．
母指以外の指は完全伸展できるが，母指の MP 関節と IP 関節の自動伸展が不可能である．

かと子どもに発現することも稀ではなく，遺伝性の性質を持つ疾患群である．
- 2 群：母指の変形は 1 群と同じであり，他の指の屈曲拘縮が明らかな例である．Weckesser ら[58]は，多発性関節拘縮症の一部であると述べている．しかし，著者の観察では，手の変形は多発性関節拘縮症とは異なる．多発性の屈指症の部分症か，1982 年 Hall ら[59]により提唱された distal arthrogryposis の手の変形と考えられる．本群に対する装具は母指以外の指ではある程度有効であるが完全な改善は難しい．また，母指の変形に対する装具の効果はあまりない．
- 3 群：母指全体の低形成を伴う例．伸筋，屈筋，母指球筋，骨格を含む母指のすべての構造が低形成になる．橈側列形成障害に属する母指形成不全である．対立再建術が適応になる．
- 4 群：1～3 群に入らない例である．握り母指症とは診断しないと思われる．

Neviaser[60]は，8 例の母指の屈曲変形の患児を報告しているが，Wood[61]は，これらを Weckesser の 3 群に分類している．著者らも Wood と同様に Weckesser の 3 群の母指形成不全に相当すると考えている．一方，2 群については，母指と他の指の屈曲変形を合併している例であり，Freeman-Sheldon 症候群の可能性がある[62]．Senrui[63]は，2 群として報告されている症例の多くは Freeman-Sheldon 症候群(whistling face 症候群)や digi-totalar dysmorphism であり，1・2 群を握り母指を含む範疇の先天異常と考えている．Digitotalar dysmor-phism でみられる指変形は風車翼手変形であり distal arthrogryposis で認められる指変形である．典型的な例では高度の握り母指変形と他指の屈曲尺屈変形を伴う．これらの手の変形では母指全体の低形成は明らかではないため Weckesser の 3 群とは言い難く，むしろ 2 群に

相当すると考えられる．このことから風車翼手変形に伴う握り母指変形は2群である．風車翼手の変形は軽度のものから重度のものまであるので，診断には注意を要する．軽症例では，母指以外の指を他動的に伸展し，掌側皮膚の過緊張がみられたときに本症を疑う．

Tsuyuguchiら[64]とMih[65]は先天性握り母指症を3型に分類している．Tsuyuguchiら[64]は，1型は拘縮がない例，2型は拘縮がある例，3型は先天性多発性関節拘縮症を伴う例としている．握り母指変形を分類するのであれば，この分類のほうがより使いやすく病態を表しているように思われる．ただし，3型は，distal arthrogryposisの部分症とすべきである．

Mih[65]の分類では，1型は単純な型で拘縮がなく，伸展機構の障害がある．2型は複雑型で，関節拘縮，側副靱帯の異常，第1指間の拘縮，母指球筋の異常を合併している型である．3型は先天性関節拘縮症（arthrogryposis），あるいは風車翼手を合併している型である．この型では，伸筋腱の欠損は認められていない．

■ 病態

握り母指症の病態として，短母指伸筋腱の低形成が考えられている．短母指伸筋腱の欠損や筋力低下で握り母指症が起こる可能性もある[66]．短母指伸筋腱の欠損，母指内転筋と短母指屈筋の短縮，第1指間の狭小化を伴うこともある[67]．先にも述べたように，この型の変形では手全体は風車翼手変形であり，握り母指はその部分症と考えられる．握り母指に伴う長母指伸筋腱の欠損もある[68]．掌側皮膚の拘縮が原因であるとする説もある[69]．本症は，congenital flexion adduction deformity, pollex varus, infant's persistent thumb-clutched handなどと呼ばれる．先にも述べたように本症は先天異常の独立した範疇の異常とは考えられておらず，症候群の一部と考えられている．

他の指の変形を伴った握り母指症では，多数の組織が変形に関与している．すなわち，伸筋腱の低形成，MP関節の屈曲拘縮，尺側側副靱帯の弛み，浅層母指球筋の低形成，CM関節の内転屈曲拘縮，掌側の皮膚の緊張などである．脳性麻痺による痙性麻痺手や弾発母指との鑑別診断が必要になる．脳性麻痺では不随意運動や筋の固縮，およびその範囲が母指に限定されていないことで鑑別可能である．強剛母指では，通常はMP関節は伸展している．IP関節が屈曲し他動的に伸展すると痛みを訴えることで鑑別可能である．

■ 治療

1）保存療法

治療としては他動伸展運動を家族に指導し，同時に装

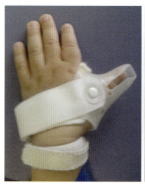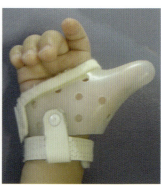

図14　握り母指に対するMP関節伸展位保持の装具
MP関節とIP関節を伸展位に保持する．MP関節の自動伸展が可能になったら，夜間装具にする．

具により母指の伸展外転位保持を行う．その際，生後6か月以上の乳児であれば，終日装具を装用させる．間歇的な装用の効果は不明である．3～6か月程度で患児が伸展位を保持できるようになったら夜間装具のみとする．多くの症例は装具によって回復する（図14）．Miura[69]は，1歳6か月まで装具を用いるとしている．ギプス固定を1～3か月行う方法もある[58]．

2）手術療法

保存療法で屈曲変形が改善しない例や変形が遺残している例では，手術療法が選択される（図15）．掌側皮膚の解離と術後の伸展位固定のみで改善するものと，伸展が改善しないものとがある．後者のなかには，母指伸筋腱の欠損が含まれている可能性がある．Wood[6]やKelikian[70]は，母指の変形をみると欠損している腱が予測できるとしている．しかし，IP関節の自動伸展が可能な例では，側腱索によって伸展できる可能性があり，これのみで長母指伸筋が効いていると判断することはできない．また，長母指伸筋腱はあるが伸筋腱膜の伸張があり，IP関節もMP関節も自動伸展できない例もある．Tsuge[71]は長母指伸筋腱の欠損が種々の母指の変形を作る可能性があるので，術前の母指の肢位から欠損腱を判定するのは危険であると述べている．

3）手術療法の実際

軽症例では，母指MP関節の屈曲変形に対しては掌側の横切開で皮膚と皮下軟部組織の解離を行い伸展位を得る．横切開は皮膚の短縮が強い例では，時に両側の側正中部を越えてやや背側に至るまで切開する必要がある．MP関節伸展位でKirschner鋼線固定を行う．これにより掌側に紡錘状の皮膚欠損ができるが，内転拘縮がほとんどないような例では皮膚欠損は遊離植皮により覆う（図16, 17）．この治療では変形矯正に限界があり成長後に変形が残存することがある（図18）．母指内転拘縮に対してはZ形成術，four-flap Z形成術なども報告されている．しかし，著者は屈曲や内転拘縮が強い例に対し

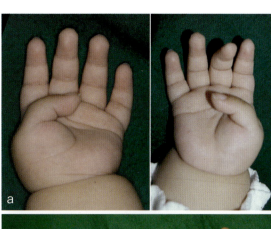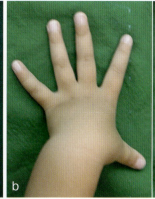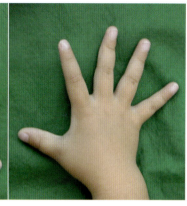

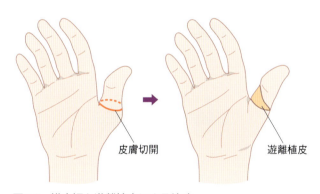

図15 握り母指症に対する装具療法の結果
a：装具装着前．初診時の4か月では，母指の自動運動が不可能である．両側罹患例であり，変形の程度はほぼ同じである．装具による治療を行った．4か月間は終日装用し，その後夜間装具に変更した．
b：3歳時の背側外見では右手母指は完全伸展が可能であるが，左手の母指MP関節に屈曲変形が残存している．
c：6歳時の掌側外見では，右母指のMP関節には10°の屈曲拘縮がある．掌側皮膚の短縮があるが，日常生活に障害はなく，さらなる治療を希望しなかった．

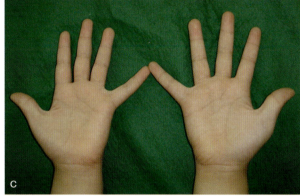

図16 横皮切と遊離植皮による治療
MP関節掌側の横切開で皮下組織を解離し，指を伸展させる．皮膚欠損部は遊離植皮で覆う．

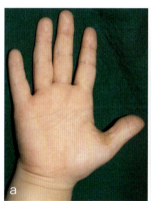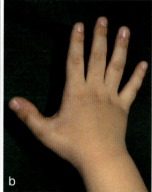

図17 図12で示した症例の術後
a：術後の掌側．MP関節掌側の横切開と遊離植皮を行った．
b：術後の背側．術後にはMP関節の屈曲変形は，伸筋に力を入れるとほぼ消失する．

ては，示指橈背側からの回転皮弁を長めに作製し，掌側を覆い第1指間を広げる．示指の皮膚欠損部は遊離植皮で被覆する（図19，20）．Tsuge[71]は，母指球皮線に沿う皮切で軟部組織を解離している．Tsuyuguchiら[64]は，より広範な再建術を行っている．母指球皮線に沿った皮切を加え，第1指間はZ形成術で広げる．皮下組織を剝離した後，母指内転筋の横頭（transverse head）の起始部を切離する．必要であれば，母指内転筋の斜頭，短母指屈筋，母指対立筋，第1背側骨間筋をそれぞれ起始部で切離する．長母指屈筋を手関節部でZ延長する．解剖学的嗅ぎたばこ窩で縦皮切を加え，母指伸筋腱と長母指外転筋腱を確認する．これらの腱に異常があれば再建術を行う．橈側手根伸筋腱，環指の浅指屈筋腱，示指

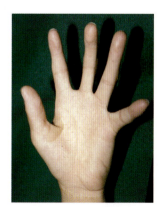

図18 握り母指症に対する掌側横切開と遊離植皮術後の残存変形
MP関節の屈曲変形が残存している．

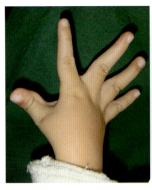
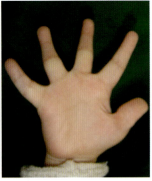

図19 握り母指症で，MP関節の屈曲と内転変形がやや強い例
遊離植皮のみでは改善が不十分と予想された症例．

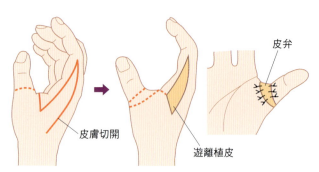

図20 図19で示した症例に対する術式：握り母指症の第1指間と母指MP関節の掌側拘縮に対する回転皮弁
Brand法に準じた回転皮弁を母指の掌側に回して，遊離植皮により皮膚欠損部を閉鎖する．

伸筋を母指の基節骨に移行する．母指は外転位伸展位で6週間 Kirschner 鋼線で固定する．

McCarroll[62]によると，年長児では手術時にMP関節の掌側の剥離が必要な場合がある．そのため，軟部組織による再建手術でよい結果を出すためには，一定の年齢以下で手術をすべきであると述べている．中手骨頭の変形がX線像で認められる年齢では，わずかに骨短縮を行い筋の緊張を弛めてMP関節を固定する方法が，軟部組織による矯正より成績がよいと述べている．また，長期間経過した母指MP関節屈曲変形では，掌側の解離によって伸展位が獲得できても，神経血管束の短縮や緊張のために伸展位を保持することが不可能なことがある．これらの例でも中手骨頭で骨短縮を行いMP関節を固定する方法が適応になる．

4) 短母指伸筋腱の欠損・低形成の治療

短母指伸筋腱の欠損・低形成に対しては，示指伸筋腱や長橈側手根伸筋腱を移行する．その際に移行する部位は腱ではなく，基節骨基部に固定する．骨端線を損傷しないように確実に移行することが必要である．基節骨に骨孔をあけて移行する方法も報告されているが，基節骨背側に両端に茎を持つ骨膜弁を作製し，その中に腱の一部を通す方法で確実な固定ができる．Pull out wire 法を用いているものもいる．Broadbent ら[67]は，母指内転筋と短母指屈筋を解離し，第1指間の開大を行い，示指伸筋腱を母指の基節骨基部に移行して，pull out wire 法で固定している．

5) 長母指伸筋の欠損・低形成の治療

長母指伸筋の低形成の場合，固有示指伸筋腱が欠損していることが多いため，長橈側手根伸筋，尺側手根伸筋，腕橈骨筋，浅指屈筋腱を移行する．これらの方法のいくつかでは遊離腱移植により腱を延長する必要がある．示指伸筋腱や示指の総指伸筋腱を移行する方法もあるが，これらの腱は，多数指の屈指症の場合には低形成の可能性があり，移行腱としては適切とは思えない．握り母指症では，示指伸筋腱はすべての例で欠損していたとの報告もある[65]．浅指屈筋腱を用いる場合には長母指外転筋を滑車にしてその腱の下を通して方向を変え母指の末節骨に固定する[63,65]．その際に移行する部位は腱ではなく，末節骨基部に上述の方法で固定する．腱に移行した場合には，術中に良好な緊張であっても，術後に腱の弛みが生じ，十分な伸展力が得られないことが多い．母指の外転位と伸展位保持には Kirschner 鋼線を用い，4週間程度固定する．術後3〜6か月は母指を伸展位で装具で固定することが望ましい．対立運動が制限されていれば，浅指屈筋腱あるいは小指外転筋を使用して対立再建術を加える．

従来は強い拘縮がある例では成人例に対してのみ，MP関節の関節固定術も治療の選択肢の一つであった．しかし，成長線を温存した関節固定が可能になり，5歳くらいを過ぎれば安全に関節固定術を行うことができる．

6) 著者らの治療法

ここでは，他の指に変形を伴わない握り母指症の手術について述べる．MP関節の掌側の digitopalmar crease に沿った横皮切で皮下組織を解離すると矯正が不十分になることがある（図18）．内転拘縮が強い場合には，掌側の血管神経束の緊張で遊離植皮母床から浮いて生着しない危惧がある．そのため，示指橈側からの回転皮弁（Brand 法）を長くして用いる（図20）．第1指間に入れた切開を母指 MP 関節の掌側の digitopalmar crease の部位で橈側に曲げて，皮線に沿って橈側正中部まで切開する（図20，21）．第1背側骨間筋と母指内転筋の背側および掌側の筋膜を解離する（図22）．血管神経束を確認して温存する．母指を伸展位で Kirschner 鋼線固定するが，IP関節を屈曲して血管神経束への緊張が減弱するように配慮する．横切開の場合には母指 MP 関節掌側部に，回転皮弁の場合には，皮弁を起こした後に母指 MP 関節掌側に回して，掌側の創を閉じる（図23）．示

D. 拘縮・変形（軟部組織の拘縮と骨変形に起因する異常） 133

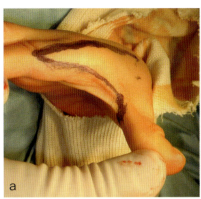
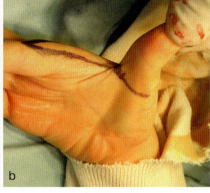

図21　回転皮弁の皮切のデザイン
a：背側皮切のデザイン．Brand法の皮弁よりやや長めにする．
b：掌側皮切のデザイン．母指橈側の側正中部を越えるようにする．

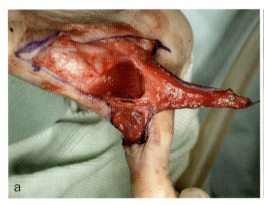
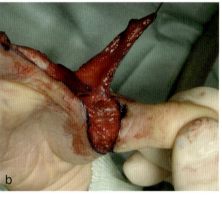

図22a　第1指間の解離と回転皮弁の挙上
図22b　皮弁挙上と母指掌側の皮膚欠損

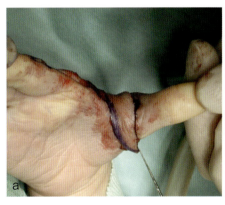
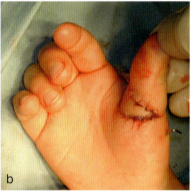

図23a　母指掌側への皮弁の回転移動
図23b　MP関節の掌側の閉創：回転皮弁により掌側を閉創し，MP関節はK鋼線で伸展位で固定する．

指橈背側皮膚欠損部に外果下方からの遊離全層植皮を行い，tie-over法で固定する（図24）．母指MP関節は3週間程度Kirschner鋼線で伸展位で固定して，その後，装具に変更する．ほとんどの例では，この皮膚の解離術後に母指MP関節の自動伸展が可能になる．自動伸展が改善しなければ，6か月以上経ってから示指固有伸筋腱を母指基節骨背側骨膜に縫合固定して，MP関節の自動運動を可能にする（図25）．この方法でも，多くの場合，掌側軟部組織の緊張によりMP関節の完全伸展位は得られない．環指の浅指屈筋腱を使用して，皮下を橈側に廻して伸筋支帯の遠位で長母指外転筋の下を通して母指の基節骨背側の骨に固定する方法がよいと考えている[65]．さらなる治療については次項の「風車翼手と多発性屈指症」を参照されたい．

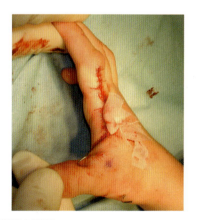

図24　閉創後の背側
示指の橈側に遊離植皮を行い，tie-over法で固定する．

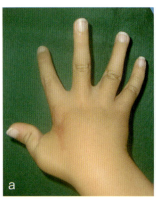 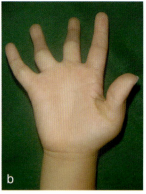 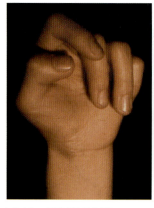 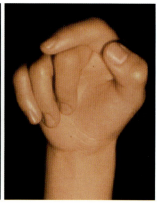

図25　図10の症例の回転皮弁による変形矯正の術後
a：背側, b：掌側. 図10 ⇒ 129頁参照.

図26　風車翼手変形
成人の典型例で未治療である. 母指MP関節とPIP関節の屈曲変形, それに他の指のMP関節とPIP関節の屈曲尺屈変形が認められる.

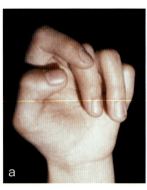 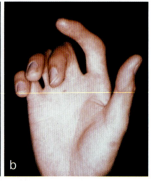 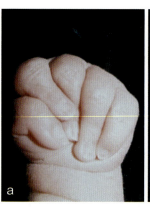 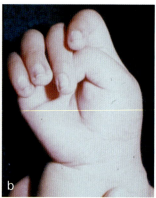

図27　風車翼手変形と多発性屈指症
a：風車翼手の変形, b：拘縮性くも指症による多発屈指症.
両側罹患であるが, 片手の変形をそれぞれ示す. 一見, 変形は異なって見えるが, 拘縮性くも指症では, PIP関節の屈曲を矯正するとMP関節は尺屈する. 母指の他動伸展でも掌側皮膚の短縮があり, 程度は軽いが母指内転拘縮も伴う. 変形の程度と局在が異なるが, きわめて似た特徴を有している. 両側罹患で握り母指変形と他の指のMP関節とPIP関節の屈曲拘縮とMP関節での尺側偏位を伴っている.

図28　風車翼手と多発屈指症の生後間もなくの手の状態
a：風車翼手の変形, b：拘縮性くも指症による多発屈指症.
両変形とも生下時の手の変形は指を握った状態である. 左図の風車翼手では, 指の重なりもみられるが, 拘縮性くも指症による多発屈指症では, 指の重なりはない.

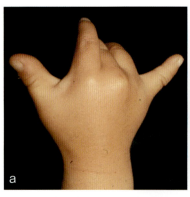 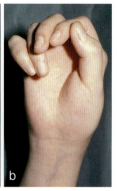

図29　総指伸筋欠損症の手の変化
a：小児例, b：成人例.

4 風車翼手と多発性屈指症
windmille-vane hand and multiple camptodactyly

　示指から小指のMP関節の尺側偏位が風車の翼を思い浮かべさせることから, MP関節の尺側偏位を主徴とする先天性手指変形を風車翼手という（図26）. 先天性風車翼状手, windblown hand, pill roller hand, congenital ulnar deviation（あるいはdrift）of the fingers, windmill-vane fingers, déviation des doigts en coup de vent, Windmühlenflügelstellungなどとも呼ばれる. 多発指罹患の屈指症との手の変形の類似点があるため, 本項では風車翼手と多発性屈指症について述べる（図27）.

■ 臨床所見

典型的な手の変形は，示指から小指にかけてのMP関節の尺側偏位に加えて，これらの指のPIP関節の屈曲変形，それに重度の握り母指変形を伴っている．両側性であり，両手の変形の程度は類似していることが多い．風車翼手も多発屈指症も生下時の手の変形は指を握った状態であるが，風車翼手では，指の重なりもみられる（図28）．母指はMP関節とIP関節が屈曲した状態で，屈曲した他の指によって橈側に押されているように見えることもある．成長とともに指の伸展が徐々に可能になるが，その後もMP関節とPIP関節の屈曲変形が続く．MP関節を他動的に屈曲位にすると指の指節間関節の他動伸展は可能になる．年長になるにつれて指の尺側偏位が明らかになり，掌側皮膚の拘縮や腱の短縮が明らかになる（図27）．尺側偏位を示すのは示指から小指にかけての指のみである．母指の変形は内転とMP関節での屈曲変形（握り母指変形）であり，変形が高度の例ではMP関節で橈屈している例もある．安静時の個々の手の変形をみると尺側偏位が優位の場合と屈曲変形が優位の場合とがある（図26）．変形はある程度まで徒手的に矯正可能であるが，掌側皮膚の緊張で完全矯正できない例が多い．成長とともに矯正はより困難になる．掌側皮膚の拘縮のために，IP関節を他動的に伸展するとMP関節が尺側偏位・屈曲し，MP関節を他動的に伸展するとIP関節が屈曲する現象が多くの例で観察される．乳幼児では関節拘縮がある例は少なく，その程度は軽度である．MP関節背側での伸筋腱の脱臼，浅指屈筋の短縮や上肢の筋の低形成が認められることもある．最も大きな機能障害は母指の内転屈曲変形である．診断のポイントは，示指から小指のMP関節の尺側偏位とPIP関節の屈曲変形と握り母指変形を確認することである．自動伸展が制限されているが，多くの場合，母指のMP関節以外の各関節は他動的に伸展可能であり，自動屈曲は制限されていない．先天性多発性関節拘縮症の手指は軽度の屈曲位をとり伸展位拘縮があることが風車翼手との大きな違いである．また，風車翼手ではほとんどみられない自動屈曲運動の制限があるのも，多発性関節拘縮症の特徴である．一方，総指伸筋欠損症など先天性指伸筋欠損症や形成不全症では，MP関節部での伸筋腱の亜脱臼，掌側皮膚あるいは掌側皮膚の支持靱帯の短縮などがあり，風車翼手と類似の手の変形が認められる（図29）．

風車翼手の機能障害は主に母指の変形に起因している．第1指間の皮膚の短縮を伴った第1中手骨の重度の内転，母指MP関節の重度の屈曲拘縮，母指対立運動に関与する内在筋の欠損などが機能障害を引き起こす原因である．基節骨の掌側脱臼を伴うこともあり，対立運動とつまみ動作をさらに困難にしている．

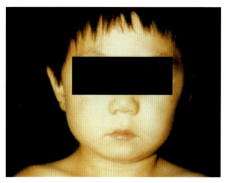

図30　Freeman-Sheldon症候群と考えられる症例の顔
下顎の低形成のため，乳児期に授乳が困難であった．

■ 手の変形の病態

手の変形の原因については，伸筋腱の形成不全，MP関節での伸筋腱亜脱臼，掌側皮膚あるいは掌側皮膚の支持靱帯の短縮などが原因と考えられている．Zancolliら[72]の報告によると，多数指罹患の先天性指屈曲変形の原因は，手掌腱膜の延長で皮膚を支持している靱帯の異常であり，異常の出現部位により変形が異なるとしている．すなわち，手掌の靱帯が主に障害を受けるとMP関節での尺側偏位が優位になり風車翼手が発現する．一方，より遠位の指の皮膚を支持している靱帯が主に障害を受けると指屈曲変形が優位に出現し，多数指罹患の屈指症（PIP関節の先天性屈曲拘縮）になるという考えである．前者はcongenital cutaneous ulnar drift（CCUD，先天性皮膚性尺側偏位）と，後者はcongenital cutaneous multiple camptodactyly（CCMC，先天性皮膚性多発性屈指症）と呼ばれている．このような考えに基づくと，同じ風車翼手でも尺側偏位が優位な手と屈曲変形が優位な手が存在する事実を理解することが容易になる．Zanncolliら[73]は風車翼手の手の変形を3型に分類している．すなわち，Ⅰ型：皮膚の短縮と皮下の異常な索状物を伴った筋膜と皮膚の変形，Ⅱ型：Ⅰ型に手関節，母指，指の腱の短縮を伴った変形，Ⅲ型：Ⅰ型とⅡ型に靱帯と関節包の短縮および骨変形を伴った変形である．

■ 遺伝形式

常染色体優性遺伝である．

■ 合併症

顔面・頭蓋では下顎の低形成を合併する（図30）．頭蓋は前後から押されたように広くなる．顔面の表情は堅く，仮面様である．口の幅が小さく，上唇が長く突出している．顔面の異常は症例により差があり，正常に近いものから変形が高度な例まである．足には垂直距骨，舟底足，内反足や足趾の拘縮を合併することがある．

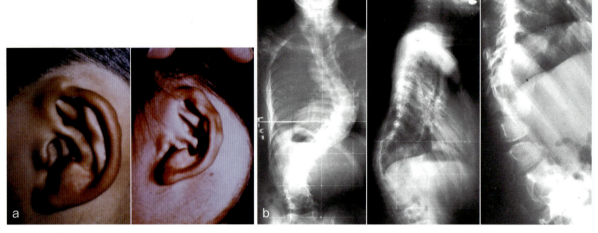

図31：拘縮性くも指症の合併症
a：拘縮性くも指症に合併した外耳の変形．Crumpled ear と呼ばれる外耳変形である．
b：合併した脊柱後側弯症のX線像．

■ 風車翼手あるいは類似の手の変形を示す疾患

1）遠位関節拘縮症（distal arthrogryposis）

Hall ら[74]は，350例の先天性関節拘縮症患者を分析して，先天性指拘縮のなかに遠位関節拘縮症（distal arthrogryposis）と呼ぶ特殊な範囲の疾患があることを見つけた．これらの手の変形は主に風車翼手と呼ばれる．この風車翼手を合併する疾患全体を総称して遠位関節拘縮症と命名した．疾患名が類似しているが，前述のように疾患の原因や臨床像は手の変形を含めて，遠位関節拘縮症（distal arthrogryposis）と先天性多発性関節拘縮症（arthrogryposis multiplex congenita）とでは明らかに症状と病態が異なる．遠位関節拘縮症には四肢の遠位端のみが罹患する1型と，1型の変形に加えて合併異常のある2型に分けられた．2型には5つの亜系がある．Hall ら[74]は遠位関節拘縮症を類似の手の変形がある先天異常症候群と区別している．しかし手の変形からみた場合には，これらの症候群も風車翼手類似の手の変形を示す一連の変化ととらえられる可能性がある．

- 1型：新生児では屈曲位で重なっている指が特徴である．成人では屈指の遺残とMP関節で尺側偏位がある．しかし，20％の成人例はまっすぐの機能的な指を持っている．母指-示指間のみずかき形成がある．88％に足変形の合併がある．足変形の半数が外反踵足であり，垂直距骨，内反足もある．30％に拘縮か外反などの膝の異常があり，17％に肘の異常あり，38％に股関節の異常があり，これらの変形は治療に反応する．
- 2型：
  2A型（Gordon症候群）：低身長，唇裂の合併がある．
  2B型：低身長，眼瞼下垂（時に円錐角膜keratoconusを伴う），表情のない顔，大きく突出し変形した耳の合併がある．
  2C型：唇裂（時に口蓋裂を伴う）の合併がある．
  2D型：脊柱側弯症の合併がある．
  2E型：拘縮と軽い合指，開口障害（trismus），発育遅延，小顎症，顎の水平の溝，顔の非対称，表情の無い顔，側弯症の合併がある．

Hall らは，指の尺屈偏位をきたすその他の症候群として，Freeman-Sheldon症候群，拘縮性くも指，屈指症と感音性難聴伴う疾患，握り母指症を鑑別診断に挙げている．その代表的な疾患は以下のようなものである．

これら鑑別すべき疾患の拘縮性くも指症では2D型（脊柱側弯症の合併がある）と，Freeman-Sheldon症候群では2E型（拘縮と軽い合指，開口障害（trismus），発育遅延，小顎症，顎の水平の溝，顔の非対称，表情の無い顔，側弯症の合併がある）との臨床像の重複がみられる．また，これらの症候群の手はHallらの示した遠位関節拘縮症の手の変形である風車翼手と同一であったり，極めて類似している．重症度の差があるものの，これら疾患の手の変形は，風車翼手と呼んでよいものと著者は考えている．

Hall ら[74]は一方で，尺側偏位を示さない指の屈曲変形をきたす疾患との鑑別診断に，種々の種類の屈指症を挙げている．いずれも足の疾患を合併しないのと手のMP関節での屈曲変形を伴わないことで鑑別できる．

2）Freeman-Sheldon症候群（whistling face syndrome）

風車翼手では顔面・頭蓋の異常として，下顎の低形成やmicrostomiaと呼ばれる小さな口を合併する．下顎の低形成の程度は症例により差があるが，変形が高度で乳児期に哺乳困難な例まである（図30）．口笛を吹く顔に似ているためwhistling face syndromeとも呼ばれる[75]．風車翼手ではその他にも四肢以外の合併症を伴うこともある．足に垂直距骨や内反足を合併することもある．風

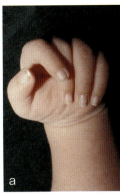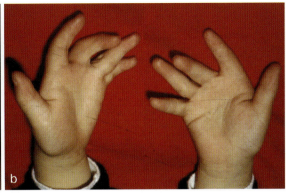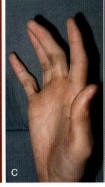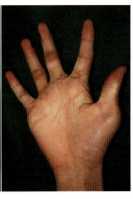

図32　拘縮性くも指症の手の変形
a：生後7か月で母指を含む多数指の屈曲変形を認める．
b：2歳時では，母指の内転変形がある．他の指は掌側皮膚の短縮があり，PIP関節に屈曲変形がある．PIP関節を伸展するとMP関節で尺屈変形が生じていた．
c：16歳時の手の状態．左：指屈曲変形に対して掌側の解離と遊離植皮が行われた．母指MP関節の屈曲と内転変形は，乳児期，幼児期には明らかではなく，障害も訴えないために未治療となっていた．右：力強く伸展した状態．

車翼手が顔と足の変形を伴うことから，Freeman & Sheldon[76]はこれらの異常をcraniocarpotarsal dysplasiaとして報告した．この疾患はその後，Freeman-Sheldon症候群と呼ばれている[77]．

3）拘縮性くも指症（congenital contractural arachnodactyly，Beals症候群）

一方，拘縮性くも指症は先天性の関節屈曲変形，くも状指，外耳変形を合併する症候群である[78]（図31）．Marfan症候群と臨床像の類似点があるが，Marfan症候群はfibrillin-1（*FBN1*）遺伝子の異常で起こるのに対して，本症候群はfibrillin-2（*FBN2*）の異常で発現する．

常染色体優性遺伝であり，心血管系の異常と眼の症状を伴わないとされている．しかし，拘縮性くも指症の症例の中には，くも指の存在が明らかではない症例もある[79]（図32）．文献的にも拘縮性くも指症の手の変形の本態はcamptodactyly with ulnar deviation, adducted thumbと報告されており，この名称は風車翼手を意味する．拘縮性くも指症の手の変形は典型的ではないが，風車翼手の一型ととらえることができる．

4）鑑別診断の要点

風車翼手に合併症を伴う場合の診断にあたっては，著者は耳変形，脊柱側弯症，四肢延長があれば拘縮性くも指症と診断し，内反足や垂直距骨などの足部変形が合併すればdistal arthrogryposis，小顎症が明らかであればFreeman-Sheldon症候群類似疾患と診断する．しかし，拘縮性くも指症では，脊柱側弯症や四肢延長が合併していなくても風車翼手に耳変形があれば，拘縮性くも指症類似疾患と診断する[80-82]．

■治療

装具の作製と装着が容易になる生後数か月まで家族に指の他動伸展運動を行うように指導する．その後，手関

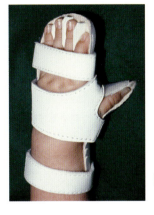

図33　風車翼手に対する装具療法

節と全指を伸展させる装具を可能な限り長時間装着させる（図33）．患児が積極的に手を使い始める生後8か月くらいからは日中は自由に手を使わせ，装具は夜間のみ装用する．家族による指の他動伸展は継続する．Woodら[83]は装具の効果はないとしており，単一指罹患の屈指症と異なり保存療法のみでの変形の完全矯正や治癒は期待できない．しかし装具による変形の改善は多くの例で認められる．装具療法でMP関節とPIP関節の屈曲変形の改善が望めなくなった場合には，2～4歳頃に横皮切で掌側皮膚と皮下組織の拘縮を解離して遊離全層植皮を行う（図34，35）．その結果，母指以外では自動指伸展の良好な結果が得られている（図32c，図36）．斎藤ら[84]は8歳以前に掌側の解離と遊離植皮を行った例で良好な成績を報告している．

母指もMP関節掌側部に横皮切を加え皮膚と皮下組織の拘縮を解離して遊離全層植皮を行う．あるいは，Brand法のように示指背橈側からの回転皮弁を作製して，第1指間から母指の掌側を回して，内転拘縮と屈曲変形を同時に改善する方法を行う．いずれの方法を用いた場合にも母指では神経血管束の緊張が強く完全矯正はできないことが多い（図37）．これら血管神経束の緊張

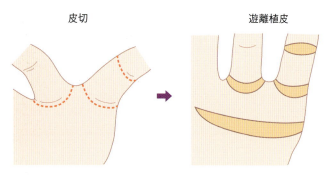

図34 指の屈曲変形に対する横皮切と遊離植皮
横皮切で掌側皮膚と皮下組織の拘縮を解離し遊離全層植皮を行う．

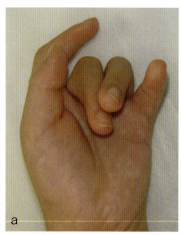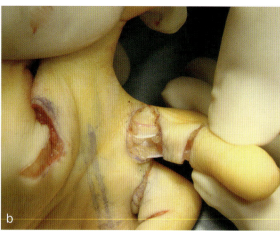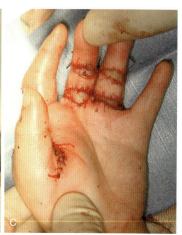

図35 軽症の風車翼手変形の指の屈曲変形に対する横皮切と遊離植皮の実際
a：術前．b：皮切を加えた後の解離後．c：皮膚欠損部に遊離植皮を行い，屈曲変形を矯正した．

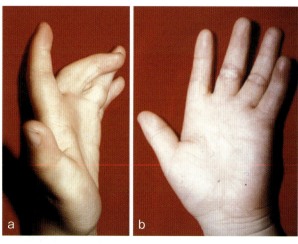

図36 横皮切と遊離植皮による指屈曲変形矯正の術前後
a：術前の指屈曲変形．b：術後の状態．

が二次的なものであれば手術時期を早くすることにより解決できる可能性はあるが，装具療法の効果を確かめずに手術に至ったことはない．術後にも装具療法を続ける．以前の治療法では，就学前の年齢で自動伸展運動に改善がなければ，伸筋腱形成術を行っていた．その際，伸筋腱と筋腹の形成状態を観察し，腱の形成が不良の場合は腱形成術を，筋の形成が不良の場合は腱移行術を行っていた．母指以外の指の手術後の成績は比較的に良好であった．しかし，ほとんどの場合に母指の変形が術中に矯正できなかったり，術後に再発したために治療法を変更した．現在では，母指掌側の皮膚の解離後で，5歳まで待って中手骨を短縮し，成長線を温存したMP関節固定術を行っている．術式変更後の成績は良好で，母指MP関節の屈曲変形は完全に矯正されてつまみ動作や握り動作も明らかに改善している．

1）風車翼手に伴う握り母指変形の治療

早期に他動伸展運動と装具療法を行うが，二次変形を予防するために成長期の前に手術を行う．Zancolliら[72]は，手術を行う場合に，拘縮を起こしている範囲の程度により1型と2型に分けた．1型は，皮膚と皮下の組織 congenital fibrous substrata[85] の拘縮に関係している．2型では，1型の変化に加えて，浅指屈筋腱が短縮し，伸筋腱膜の異常も加わる．先天性皮膚性尺側偏位（congenital cutaneous ulnar drift：CCUD）に対しては，各指の手掌指節皮線の横切開で短縮している皮下の線維組織を切離して，皮膚欠損部は全層植皮で覆う．次に基節骨の背側の縦切開で外在筋からの中央腱索を基節骨中央の高位で切離して，腱の遠位断端を基節骨基部に移行して，MP関節の伸展力を強化するとともに，腱が尺側に亜脱臼するのを防ぐ．手関節とMP関節を4週間外固定してIP関節の自動運動は術後早期から始める．これらの成績は良好であったと述べている．一方，先天性皮膚性多発性屈指症（congenital cutaneous multiple campto-

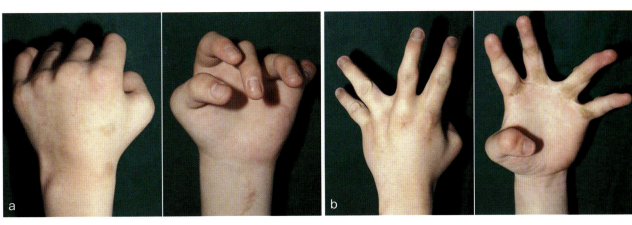

図37　風車翼手の治療
a：左：術前・背側からみた指伸展，右：術前・掌側からみた指伸展．
b：左：遊離植皮術後の指自動伸展，背側．母指の自動伸展は不可能であるが，他指の自動伸展は改善している．右：遊離植皮術後の指自動伸展，掌側．

dactyly：CCMC）では，1型の治療結果は，先天性皮膚性尺側偏位と同様に良好であった．2型では1型に行った掌側の解離と背側の伸筋腱の移行に加えて，母指球皮線に皮切を加えて，母指の内転位を矯正する．浅指屈筋腱は手関節部分で切離し，深指屈筋腱は前腕中央で切離する．浅指屈筋の近位の断端を深指屈筋の遠位の断端に縫合することもある．2型の指伸展の結果は不完全であったと述べている．

　Gavaskarら[86]は，Zancolliら[73]の報告に従い各群に対する治療方法を選択して治療後の結果をWoodら[83]の術後成績評価法で調べた．術式の改良として，指のMP関節での尺側偏位に対しては，関節リウマチによる手の変形で行われる中手骨の矯正骨切りや内在筋を尺側から切離して隣接指の橈側に移行するcross intrinsic transferを加えた．Woodら[83]の術後成績評価法では，優は正常，良はほとんど正常の機能で満足すべき整容，可は拘縮があり手の機能障害になっているもの，不可は拘縮を起こし日常生活動作で機能しない手である．Gavaskarら[86]の結果は，Woodらの評価法では，優と良を合わせると整容的には91％，機能的には83％であった．2歳以下に手術をした場合に，より良好な結果が得られると報告しているが，早期手術例のなかに変形の再発が認められた例がある．

2）McCarroll & Manskeの方法

　McCarrollら[87]によると風車翼手に伴う握り母指変形では，①母指の内転拘縮，②MP関節の屈曲掌側亜脱臼，③母指球の浅層筋の低形成が関与しており，それぞれの要素に対する処置が必要と述べている．彼らは，①母指の内転拘縮に対しては軟部組織の広範な解離と背側の回転皮弁で第1指間を広げている．母指の内転拘縮に対する背側の回転皮弁は，母指のMP関節の橈側から第1指間の頂点を尺側に走り示指のMP関節背側を越えて近位尺側に曲げる．皮切はさらに環指の中手骨中央1/3を通り橈側に曲げて示指の中手骨基部に至る大きな皮弁である．第1指間の内転筋の筋膜を切離する．母指内転筋のtransverse headの第3中手骨の起始部を切離する．②MP関節の屈曲掌側亜脱臼に対しては軟部組織の解離を行うが，しばしば関節固定を追加している．実際の手術では，MP関節固定をまず行う．そのときには，伸筋腱膜の橈側でMP関節を展開して関節包を切離して，関節固定を行い伸展位でKirschner鋼線固定する．その後，筋の緊張を調べて短縮していれば，第1背側骨間筋，母指内転筋の斜頭，短母指屈筋，CM関節の関節包などを解離する．③母指球の浅層筋の低形成に対しては手の尺側に別な切開を加えて，小指外転筋を展開して，母指の対立再建を行う．術後は肘上からのギプス固定を6週間行う．良好な結果を得るのにはこれら3要素に対する処置が必要であることを強調している．とりわけ，母指のMP関節屈曲拘縮を矯正した後にのみ，対立再建術による第1中手骨の運動がうまく調節され母指の外転位と回内が得られて，つまみ動作に有効に働く．関節固定ができない5歳以下の年齢の場合，MP関節の屈曲拘縮の矯正には，掌側の解離と基節骨の掌側亜脱臼の整復が唯一の方法である．著者らの例では，関節固定術でMP関節の屈曲変形が矯正された後には，母指の外転は可能になり，対立運動の再建を行う必要を感じたことはない．重症度の違いにより筋の低形成に差があった可能性が考えられる．

3）その他の方法

　Callら[88]は，McCarrollらと類似の方法で第1指間を広げるが，MP関節の拘縮に対して掌側の関節包解離を行っている．しかし，術後のMP関節の拘縮の改善は限られたものである．Wennerら[89]は創外固定で第1指間を広げて，固定除去後に二次的に第1指間の皮膚のZ

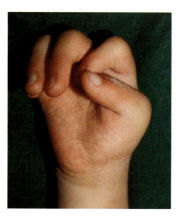

図38　風車翼手の術前の状態

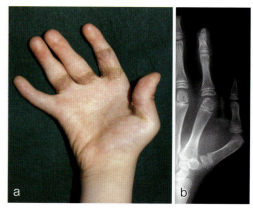

図39a　横切開と遊離植皮後の治療結果
母指以外の指の伸展が可能になっているが，母指MP関節の屈曲変形が再発している．
図39b　2回目の手術前のX線像
母指MP関節の亜脱臼様の変形が認められる．

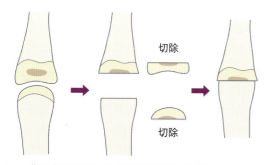

図40　成長線を温存した関節固定術の模式図
中手骨骨頭の軟骨と基節骨近位の軟骨面を切除して，中手骨遠位端と骨端核を骨癒合させる．

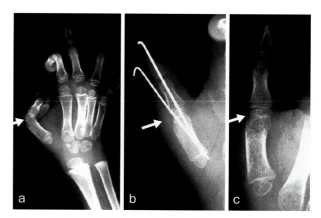

図41　関節固定術前後のX線像（5歳）
a：術前，b：術中，c：術後Kirschner鋼線抜去後．
基節骨近位の成長線は温存されている．

形成術に加えて，第1背側骨間筋と母指内転筋を解離しているが，報告例の母指にはMP関節の屈曲変形が認められないこと，経過観察期間が不明であることなどから，多くの例では適応にならない治療法であると思われる．

4）著者らの方法

示指から小指にかけてみられる掌側皮膚の短縮と指の屈曲変形に対しては，近位指節間皮線（PIP関節の掌側）あるいは手掌指節皮線（MP関節の掌側）の横切開を加える（図34）．皮膚の緊張が強い場合は，2つの皮切を加える．横皮切の両端は指の側正中部を越えて，やや背側に至る切開とする．血管神経束を温存して皮下組織を解離する．指を伸展位に保ち駆血帯を解除する．指の色調に問題がないことを確認してからPIP関節を伸展位に保持しKirschner鋼線で固定する．皮膚欠損部の型紙をとり，それに合わせて採取した全層遊離皮膚を移植し，通常はtie-over法を行う（図35）．指の色調を見て，tie-overの縫合糸を縛るが，その後，血行障害の徴候である指の色調の変化がみられれば，縛った縫合糸を切離する．示指から小指では，PIP関節を伸展位でKirschner鋼線固定する．母指ではMP関節を伸展位でKirschner鋼線固定するが，その際には母指のIP関節は屈曲して神経血管束を弛めておく．Kirschner鋼線固定は4週間程度行う．術後母指以外の指では，伸展が可能になるが，母指ではほとんどの例で，屈曲位が再発する（図37b）．

母指では，握り母指症の高度な変形の治療に準じて，母指基部掌側の横皮切，あるいは示指橈背側からの回転皮弁により第1指間を広げて同時に母指の掌側を解離する．著者らの経験では術中に母指のMP関節の伸展位が得られても神経血管束の緊張が強く，MP関節を伸展していくと，中間位まで行く前に神経血管束のbow-stringingが観察される．そのため，他動的に伸展位を得ることができても，そのまま保持することは術後の循環障害や神経障害を発生させる危険が大きいと考えられる．以上の理由によりMP関節の屈曲変形が高度の例では，骨の短縮なしに母指の完全伸展位を得ることは困難であると考えている．したがって他の指のように掌側の解離と皮膚移植による変形矯正では術中に母指MP関節の屈曲拘縮を完全に矯正できない．また，母指では

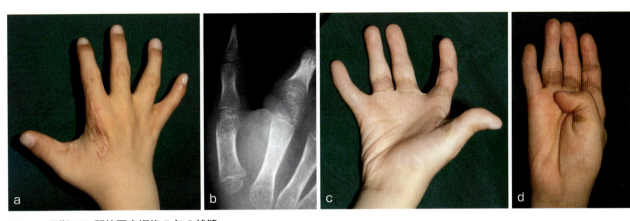

図42 母指MP関節固定術後5年の状態
a：背側．術後の母指の伸展時．b：術後のX線像．成長線が温存されている．c：掌側．術後の母指の伸展状態．d：掌側．術後の母指の屈曲状態．

屈曲位変形に対する腱移行による伸展機能再建術は変形再発が多い（図38，39）．確実に伸展位を得るためには骨の短縮や軟部組織の持続延長が必要になる．骨の短縮と伸展位の確保のために確実な方法は関節固定術である．MP関節固定術では，骨短縮，伸展位と関節安定性が得られるため，高度の母指の変形に対しては本術式が選択される（図40，41）．関節固定術の時期は5歳過ぎで就学前が適当と考えているが，他の指の皮膚の解離手術の時期を早めれば母指の手術時期を早くできる可能性がある．関節固定を併用する方法では術中に軟骨を切除した分の指短縮が生じ血管神経束の緊張が減じてMP関節の完全伸展位が得られる[90-92]（図42）．

5）先天異常手に対する指関節固定

先天異常手においては，母指多指症などの術後に自動運動可動域が不良で，軟部組織の手術による矯正が困難な不安定性と変形がある場合に関節固定術の適応になる．また，巨指症や三指節母指において，可動制限がある指を短縮し，その後の成長を抑制する必要がある場合にも関節固定術の適応がある．風車翼手変形に伴った母指MP関節の屈曲内転変形に対して行う関節固定術は，指短縮により神経血管束の緊張を減じて屈曲変形を改善できる有用な治療法である．著者らの経験では，ほとんどの例で手術の目的を達しており，術前に比して整容的にあるいは機能的に悪化した例はなかった．

先天異常手に対する関節固定術は小児では骨端線の損傷の危険があるため一般的ではなかった．骨成長完了前の小児に対しては，関節面の軟骨を薄く削いで軟骨面を合わせて鋼線固定を行うchondrodesisや，骨端線を温存して関節面の軟骨を削り骨端核の骨を露出させて関節固定をする方法などが行われている（図43）．また，成長完了まで待って通常の関節固定術を行うこともある．骨端線を温存した関節固定術について，Kowalskiら[90]は5歳過ぎの小児例に対して行い良好な結果を報告して

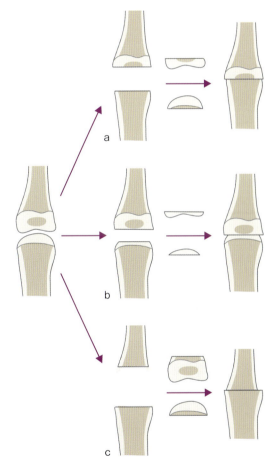

図43 骨成長完了前の小児に対する関節固定術
a：骨端線を温存して関節面の軟骨を削り骨端核の骨を露出させて関節固定をする方法．
b：関節面の軟骨を薄く削いで軟骨面を合わせてKirschner鋼線固定を行うchondrodesis．
c：関節を切除して指を短縮し成長を抑制する関節固定術．

いる．著者らの症例もKowalskiと同様に最年少は5歳であり，この時期であれば安全に手術ができ，骨端の成長障害も防げるものと思われる．関節固定術後の成績は良好であるものの，骨癒合不全が生じることがある．著者らの例では骨癒合不全例の原疾患は合短指症であっ

た．合短指症では指骨の形成障害があり，骨の接触面が少ないため，骨癒合不全が起こる可能性がある．合短指症の指関節固定術においては内固定期間を通常より長く行うなどの工夫が必要である．

6）成長線を温存した指関節固定術の手術手技（骨成熟終了前の母指MP関節の関節固定術）

MP関節背側で伸筋腱を縦に切開する．両側の側副靱帯と背側の関節包を横切する．円刃を用いて中手骨頭の関節軟骨を適切な角度をつけて切除する．基節骨基部の関節軟骨は，円刃を用いて近位より横切するように薄く削ぎ取り，骨化した骨端核の近位が見えるように展開する（図43a）．関節軟骨の切除が終了したら基節骨の近位切除面の中心よりやや横から遠位に向かって最初のKirschner鋼線を刺入して，遠位の皮膚から出す．鋼線の近位端は基節骨の近位に隠れるまで引き抜いておく．2番目の鋼線は基節骨の中心を挟んで1番目の鋼線と反対の側に寄せてやや斜めに刺入し，1番目と同様にしておく．軟骨面を削ったMP関節を中間位で保持して両者の接触面に圧が加わるように圧迫する．指の回旋が起こっていないことを確認してから，先に刺しておいた鋼線を中手骨の近位に向けて刺入する．2本のKirschner鋼線が刺入されると，これらの鋼線は中手骨内で交叉することになる．関節周囲の軟部組織を縫合する．縦に分けておいた伸筋腱を縫合して皮膚を閉じる．

風車翼手は，指のMP関節とPIP関節の屈曲と尺側偏位，それに握り母指変形（thumb in palm deformity）を伴うことが特徴である．握り母指変形の外科的矯正は非常に難しい．術中に母指の神経血管束の緊張のためしばしばMP関節の完全伸展を得ることができず，術後も屈曲変形が持続する．成長線を温存した関節固定で中手骨を短縮し血管神経束への緊張を減らすのと同時に，屈曲変形を矯正する関節固定術が再発により少なくなると考えている．

5 屈指症
camptodactyly

先天性のPIP関節の屈曲拘縮を屈指症と呼ぶ．他動的に伸展が可能な単なる屈曲位変形は屈指症とは区別される．変形に気づく年齢は生後すぐから10歳前後と幅がある．Courtemanche[93]は，屈指症を罹患指の数で分類すべきと考え，単指罹患と多数指罹患に分けて，前者は小指のみの罹患で虫様筋の異常が原因とした（図44）．後者は，解剖学的に明確な異常がなく，掌側軟部組織の短縮が原因と考えた（図44）．多数指屈指症については，風車翼手との関連より，本書では前項の風車翼手と多発性屈指症（⇒134頁）に記載した．Courtemanche[93]のい

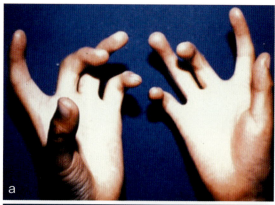

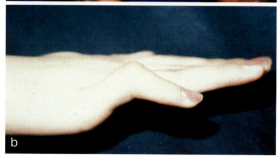

図44　屈指症の罹患指の数による分類：多数指罹患と単指罹患の屈指症
a：多数指罹患，b：単指罹患．

う病態とは一致しないものの，著者も単一指罹患と多数指罹患では病態が異なると考えている．そのため，屈指症を単一指罹患と多数指罹患の2群に分けた．頻度については著者らの統計では上肢先天異常全体の7.2%を占める．性別出現頻度は報告者により異なるが，女性の割合が35〜62%である．罹患指では小指単独罹患が約半数であり，小指を含む他の指罹患が1/4〜1/3である．遺伝性では，同一家系内発生のものと，散発例がある．家族歴がある場合は常染色体優性遺伝である．

■ 単一指罹患の屈指症：臨床像とX線像

小指の罹患が多く，小指以外の指の単独罹患は少ない．女性に多く，また両側例が多く，全体の60〜70%を占める．10歳くらいまでは変形が軽い症例が多く，身体全体の成長が進む時期に手の変形が増強する．20歳まで変形が進行するという記載もある．PIP関節の屈曲変形，掌側皮膚の拘縮，掌側皮膚線の消失が罹患指にみられる．MP関節を屈曲位に保持してPIP関節を他動伸展するとほとんどの症例で，PIP関節の屈曲変形が改善する．MP関節を過伸展位に保持してPIP関節を他動伸展するとほとんどの症例で，PIP関節の屈曲変形が増強する．PIP関節とMP関節を挟んで浅指屈筋腱が腱固定効果を発揮している所見である（図45）．

X線像では基節骨の頭部が掌側に先細り，頚部で掌側に屈曲する．基節骨の末梢掌側に圧迫痕が認められることもある（図46）．X線像で基節骨頚部の変形を認めた

D．拘縮・変形（軟部組織の拘縮と骨変形に起因する異常） 143

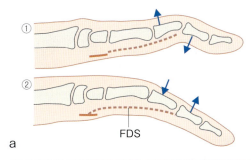

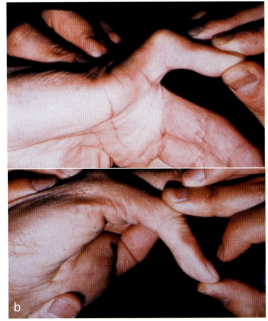

図45　小指屈指症でみられる浅指屈筋腱の腱固定効果
a①：MP関節を伸展するとPIP関節の屈曲変形が増強する．
a②：MP関節を屈曲位に保持するとPIP関節の屈曲変形が改善する．
b：実際の患者で観察される腱固定効果．MP関節を伸展するとPIP関節の屈曲が強くなり，MP関節を屈曲するとPIP関節の屈曲変形が改善する．

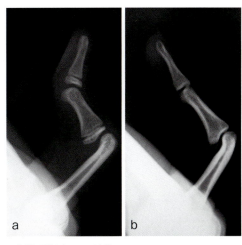

図46　小指屈指症のX線像
a：小児例．中節骨骨端核の背側に圧痕がみられ，関節面の変形を示唆している．基節骨頸部の掌屈と骨頭背側の低形成（平坦化）が認められる．
b：成人例．小児期と類似の変形がそのまま残存している．

群と認めなかった群で，罹病期間とPIP関節屈曲拘縮の程度に差があるか否かを著者らの例でみると，X線像で変形を認めた群と認めなかった群の罹病期間は，ともに6.4年であり差はなかった．PIP関節屈曲拘縮は，それぞれ52.2°と29.0°であり，変形を認めた群の屈曲拘縮が強かった．基節骨頸部の変形が出たために屈曲拘縮が強くなったと考えるより，屈曲拘縮が強い例では基節骨頸部の変形が出現しやすいと著者は考えている．

　屈曲拘縮の程度については，佐藤ら[94)]は，軽症：0～30°，中等症：30～60°，高度：60°以上と分けている．著者らの例では，軽症：0～30°（14手），中等症：30～60°（24手），高度：60～90°（13手）であった．屈曲拘縮がごく軽度のものから90°と強い拘縮を示すものまで幅広く分布していた．発症年齢と拘縮の程度の関係を調べたが特に相関はみられなかった．罹病期間を3年以上と未満の2群に分けて屈曲拘縮の程度をみると，罹病期間が3年未満では屈曲拘縮は20°であったのに対して，3年以上で

は47°と拘縮の程度が高度であった．

　Adamsら[95)]は病期の進行をStage 1：矯正可の時期，Stage 2：9～10歳で拘縮出現，Stage 3：15～20歳で多数指に罹患が及ぶ時期に分けている．著者自身は小指単独罹患例から多数指罹患例になることはないと考えていたが，長期の観察を行うと小指のみの罹患が隣接指に及ぶ例がある．しかし，本書で出てくる多数指罹患屈指症とは異なると考えている（図47）．

　また，発症時期で分類している報告は少なくない．Weber[96)]は，congenital type：生下時より変形があり，家族歴がある型と，acquired type：思春期に変形がはっきりする型に分けた．Barinka[97)]は，earlyとdelayedに分けているが病態は同じと考えた．最近は，変形の発現時期により分類して，生下時から変形があるものはcongenital，思春期に気づかれるものはacquired typeと呼ばれている．発症年齢を正確に判断することは難しい．著者の例で，患児の家族が変形に気づいたときを発症年齢とすると，31例中1歳未満に変形が認められた例が13例，その他の18例では，2～13歳（平均6歳）で発症していた．初診時年齢は，生後2か月～44歳であり，平均10歳であった．PIP関節の変形の急性増悪は1/3の例に認められ，その時期は8～14歳（平均11歳）であった．家族歴は16％で認められた．

■ 単一指罹患の屈指症：診断基準

　診断基準では，屈指症はPIP関節の屈曲拘縮が先天性のものと定義されているが，変形に気づいた時期が遅い症例でも明らかな外傷など他の疾患が除外されたPIP関節の屈曲拘縮は屈指症に含まれる．他動的に伸展が可能な単なる屈曲位変形は，屈指症とは区別される．

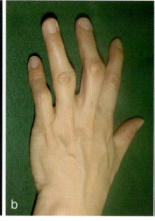
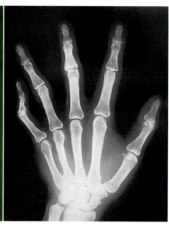

図47　小指罹患の屈指症で経過観察中に隣接指に指の屈曲変形が及んだ例
 a：24歳時の小指屈指症．他の指のPIP関節には屈曲拘縮は認められない．X線像では小指屈指症の典型的な所見が認められる．
 b：隣接指に指の屈曲変形が及んだ54歳時の手の外観とX線像．屈曲拘縮は小指のみならず，環指と中指にも認められた．

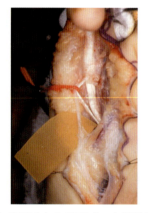

図48　手術時に観察された低形成の小指浅指屈筋腱とその滑走性を制限している手掌腱膜との連続性

Dupuytren拘縮，外傷，関節リウマチなどによるボタン穴変形，先天性多発性関節拘縮症，mucopolysaccharidosisなどとの鑑別が必要である．

単一指罹患の屈指症：原因と病態

単一指罹患の屈指症の原因については諸説がある．古くは掌側の皮膚の不足や循環障害による結合織の変化[97]が原因であると考えられていた．屈指症は屈筋腱と伸筋腱の緊張の不均衡で生じることが指摘されている[98]．屈曲側に原因があると考える報告では，掌側皮膚の短縮，掌側皮下の先天性のfibrous substrata，浅指屈筋（flexor digitorum superficialis：FDS）の拘縮などを挙げている．また，伸筋側に原因があるとする報告では，虫様筋の停止部の異常やPIP関節の背側の伸筋腱膜の形成異常などを挙げている．最近の手術所見の分析では，PIP関節部の伸筋腱膜の形成障害，浅指屈筋の付着部の異常，虫様筋の停止部が浅指屈筋であることなどの異常が，PIP関節の屈曲変形の直接の原因であることが指摘されている[93]．しかし，これらの異常を引き起こす原因は不明である．FDSの異常で骨の成長にFDSの長さの成長が追いつかないためにPIP関節が屈曲してくるという考えもある．多くの研究者は関節拘縮と軟部組織の変化は二次的なものであるとした[99,100]．しかし，屈筋腱自体の異常が原因と考えるものも少なくない[101]．すなわち，浅指屈筋の異常な短縮[101]，皮下にある浅指屈筋の緊張[102]，浅指屈筋のゆっくりした退縮[103]，浅指屈筋の拘縮[99]などがある．Komanら[104]は，指伸展機構の障害が原因であり，浅指屈筋の緊張や掌側軟部組織の拘縮は二次的な変化であると考えた．

屈指の病態についての説をまとめると，PIP関節部の伸筋腱膜の形成障害，浅指屈筋の付着部の異常，あるいは虫様筋の付着部の異常がPIP関節の屈曲変形の直接の原因であることが指摘されている．著者の手術症例の経験では，FDS腱が低形成で滑走性が認められなかった．FDSを近位に追跡すると，腱の近位は筋との連続性はなく，手掌腱膜，屈筋腱靱帯性腱鞘，横手根靱帯に連続していた．この腱固定が二次的にPIP関節の拘縮を引き起こしたと考えられた（図48）[105]．ほとんどの報告例では，浅指屈筋腱の短縮は，二次的変化であると考えられて切離されていた．これらの例では，浅指屈筋腱の近位の異常の観察はされていない．しかし，著者らが確認した浅指屈筋腱の異常は，丸毛ら[106]，室田ら[107]，西島ら[108]が観察している．Smithら[100]は，浅指屈筋が単に短縮している異常の他に，浅指屈筋の近位が欠損している異常があることを述べており著者らが主因と考えている異常である．

小指屈指症の患者で，MP関節を他動的に屈曲するとPIP関節の他動伸展が改善し，MP関節を他動的に伸展するとPIP関節の屈曲位が増強する現象はほとんどの例で術前に観察されている．この現象は浅指屈筋腱の腱

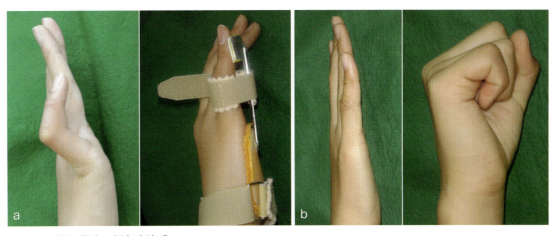

図49　小指屈指症の保存療法①
a：治療前(左)，指伸展用ばね装具(右)．b：治療後の指伸展(左)，指治療後の指屈曲(右)．

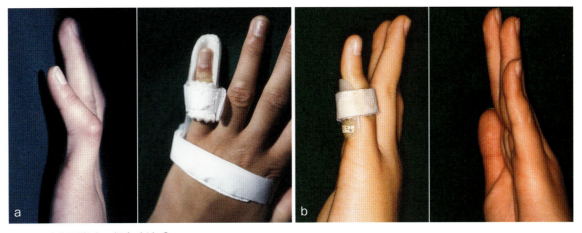

図50　小指屈指症の保存療法②
a：治療前(左)，指伸展用夜間装具(右)．b：PIP関節のみの伸展装具(左)，治療後の指伸展(右)．

固定効果であり，浅指屈筋腱の近位の異常は，実際に報告されているより高頻度に生じている可能性がある．Smithら[100]が報告しているように，骨の長軸成長が盛んになる時期に相対的な腱の短縮が起こりPIP関節の屈曲変形が増悪するという考えも，腱と筋の連続性がないために腱に伸張性がない場合には理解しやすい．一方，McFarlaneら[109]の報告では虫様筋の異常はすべて停止部の異常であった．虫様筋の停止部がMP関節の関節包であったのが78%，小指の浅指屈筋腱が9%，環指の伸筋腱が9%であった．彼らは浅指屈筋を手根管まで追求している．論文中に浅指屈筋腱が手掌腱膜や滑膜と癒着しており指の運動を制限していた例があったとの記載があるが，その頻度については述べていない．彼らは虫様筋の異常が変形増強の最大の原因であると述べている[110]．

著者らの例では虫様筋の異常は17%に認められた．Smithら[100]は，小指屈指症の病態を観察してそれぞれの頻度を述べている．それによると，皮膚100%，浅指屈筋と腱鞘67%，retinaculum cutis 手掌腱膜56%，虫様筋22%，骨の変化(基節骨頚部とPIP関節の変化)17%，掌側板17%，中央腱索11%，側腱索と基節骨の癒着11%，側副靱帯の副靱帯6%である．このうち，PIP関節内と基節骨の骨頭と頚部の変形については外科的処置をしていないが，手術の際には拘縮に関与する組織をすべて解離している．この手術の要点は著者の方法と同じである．主原因の虫様筋の剥離や浅指屈筋の解離のみで変形を改善させることはできない．

■ **単一指罹患の屈指症：治療**

1) 保存療法

PIP関節を伸展させる装具を装用し，他動的かつ持続的にPIP関節を伸展する．この装具で多くの例が改善し，軽症例ではほとんど治癒する(図49，50)．Miuraら[111]の報告によると保存療法により改善しなかった例は，62例中5例(8%)のみであった．

2) 手術療法

手術療法は中等度か高度の進行性の症例で，保存療法がうまくいかなかった例に限るべきであるとの意見が多

い．著者は保存療法で拘縮が改善しない例で，患者自身が強く改善を希望する場合には掌側の軟部組織の解離術を行う．軟部組織の解離では，皮膚，腱の延長，関節包の切離を組み合わせて行う．その際に虫様筋の異常や浅指屈筋腱の異常の有無を確認し，異常付着部の切離などの処置を行う．皮膚欠損が生じた場合には，皮膚移植を加える．掌側軟部組織の解離後には，可動域改善のための自他動運動を継続する．リハビリテーションを継続し，伸展が改善しない場合には，PIP関節の伸展のための腱移行術などを考慮する．リハビリテーションを理解・協力できない年齢では，術後に変形が強くなる可能性があるので，手術は通常は行わない．

手術療法については多くの報告がある．屈曲拘縮が30°以上で数か月の装具療法の効果がなく，手関節の屈曲でPIP関節の屈曲変形が改善する場合は浅指屈筋腱の腱切離の適応であるとの報告がある[100]．McFarlaneら[110]は，30°以上の屈曲拘縮に対して手術を行っているが，30°以下に変形を矯正できない例があるため，Smithら[100]は，より強い60°以上の拘縮に対して手術適応があると考えている．彼らは，手術の主目的は進行性の拘縮を予防することであり，変形が改善した場合は，幸運である旨の説明を患者にすべきとしている．術後のリハビリテーションをしっかり行って，屈曲制限を起こさないようにすることは極めて重要である．

手術には多くの方法がある．Smith & Kaplan[99]の推奨に従って，Siegertら[112]は浅指屈筋を解離して，必要に応じて掌側の関節包解離，側副靱帯の解離を加えている．Engberら[113]は，皮膚，皮下組織，屈筋腱腱鞘，浅指屈筋，PIP関節側副靱帯，掌側板の解離などの掌側の軟部組織解離を行っている．また，時に骨切り術を加えている．Courtemanche[93]は皮膚をZ形成術で延長し，虫様筋の停止部の切離，可能であれば虫様筋の停止部を側腱索に移行し，術後は装具を用いる治療を勧めている．植皮，関節包切開，屈筋腱の延長，基節骨での骨切りや短縮は満足すべき結果が出ないという報告もある[114]．手術による関節内の解離によって屈曲が制限される可能性があるため関節外の剥離のみを行い，装具で経過をみる方法がよいという意見もある[115]．

拘縮解離後のPIP関節の自動伸展不全に対して自動伸展運動の強化に浅指屈筋を移行する術式が報告されている[104, 110]．通常は環指の浅指屈筋が用いられるが，環指と小指の深横中手靱帯の掌側を通し小指橈側の側腱索に移行して縫合する．浅指屈筋腱を2つに分けて，環指と小指に移行する場合もある．しかし，浅指屈筋を側腱索に移行するのは力が強すぎる可能性がある．Gupta & Burke[116]は，示指の伸筋腱を掌側から橈側伸筋腱膜に移行して，内在筋再建を行っている．示指伸筋腱のすり

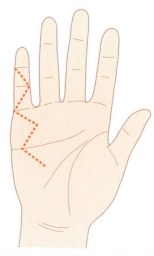

図51　小指屈指症の手術の皮切
掌側のジグザグ皮切を用いる．

切れた中央腱索への移行は，側腱索を基節骨から解離しないと効果が出ない．

軟部組織の解離によっても拘縮の除去が困難な重症例では骨切り術や関節固定が考えられるが，著者には経験がない．Engber & Flatt[113]は骨の変形がある年長者の高度の拘縮に対して骨切り術を勧めている．その場合，屈曲制限が起きないよう，骨短縮を行いPIP関節の高度の伸展変形を残さないようにする必要があると考える．

手術時期については，5～6歳までは装具療法を行い，学童期以後の手術を勧める報告もある[94]．しかし，11歳以下では痛みを伴うリハビリテーションに協力することは困難であり，不十分なリハビリテーションのために変形が増悪する可能性もある．Siegertら[112]は，術後の運動を早く開始できるよう，術後の固定が必要な伸筋腱への複雑な腱移行は行うべきではないと述べている．

一方，Loreaら[117]は，掌側のすべての組織を骨膜下に剥がして遊離し，関節そのものは温存して，IP関節の掌側板の骨の付着部を剥がす術式を報告しているので以下に紹介する．

一側の側正中切開を爪の起始部より近位指皮線まで加える．その後皮切を掌側と背側に逆U字状に延長して，指間を基部とするU字状の皮弁を作製する．U字状の皮弁の掌側は手掌指皮線で指を横切るように延長する．切開は基節骨と中手骨の中央の側面まで達する．骨膜を指節骨より注意深く剥離する．掌側板と骨膜の連続性を保ったまま，DIPの遠位から基節骨基部までの掌側の軟部組織を骨膜下に挙上する．深指屈筋腱の停止部も骨膜下に剥がす．この操作は指尖部の変形を作る可能性があるので，VY皮弁などの前進皮弁を使うこともある．末節骨の短縮やDIP関節の固定術を加えて指を短くする場合もある．末節骨全体を切除することもある．皮弁の

D．拘縮・変形（軟部組織の拘縮と骨変形に起因する異常）　147

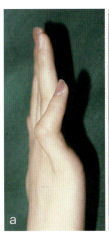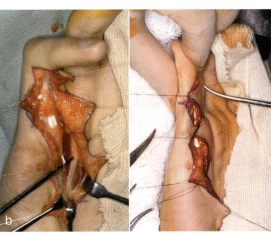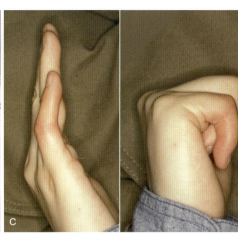

図 52　手術治療を行った小指屈指症
a：治療前の状態．
b：左は術中の浅指屈筋腱の状態．腱の移動性はなく，腱を引くと腱固定効果で PIP 関節が屈曲する．右は指の完全伸展を獲得した後の創の被覆．
c：術後の指伸展（左），術後の指屈曲（右）．

血行を確認して血行が良好でない場合は，MP 関節を 7 日程度屈曲位に保つ．再手術などで指の循環障害のある例には本法は禁忌である．

　Siegert ら[112]は，優良の結果の割合は，保存療法では 66％，手術療法では 18％ であったと報告している．彼らの術式では，皮切は Z 形成術か Bruner のジグザグ皮切を用いる．浅指屈筋腱と虫様筋の異常の有無を確認する．浅指屈筋腱を切離した後，掌側の関節包解離や側副靱帯の解離を行う．約半数の例で Kirschner 鋼線で伸展位固定を行っている．彼らの対象症例では，17 例のうち虫様筋の停止部異常は 1 例，浅指屈筋腱の強い緊張は 5 例に認められた．

●著者らの方法

　小指掌側のジグザグ皮切で進入する（図 51）．両側の神経血管束を確認しそれぞれを外側に引く．その際，拘縮を起こしている皮下の靱帯様組織を切離する．同様に拘縮した屈筋腱腱鞘を横切あるいは L 字状に切開し，筋腱の異常を観察する．小指の浅指屈筋腱の滑走性がない場合は，これを近位に追って起始部で切離する（図 52）．小指の浅指屈筋腱は筋との連絡性はなく，手掌腱膜，屈筋腱腱鞘，横手根靱帯につながっていた（図 52）．この腱を切離して，掌側板と側副靱帯の間を遠位から近位へと縦切して掌側板の背側と基節骨との間を剥離して拘縮を解離する．屈筋腱腱鞘の欠損部を覆うように皮膚を縫合する（図 52）．皮膚欠損部は遊離全層植皮で被覆する．術後は PIP 関節のみ伸展位で Kirschner 鋼線固定する．指の自他動運動は痛みが落ち着いたらすぐに始める．鋼線固定は 5 週で除去する．鋼線除去後は，自他動運動を行うのと同時に夜間の指伸展装具を術後 3〜6 か月程度使用する．

　著者らの成績では，術前の自動伸展と屈曲の平均は，それぞれ－73〜93° であり，術後 2 年の経過観察で，自動伸展は－21°，屈曲は 80° であった．屈曲拘縮は術前 58° から 16° に改善したが，自動屈曲制限が出現した例があった．この例は乳児期の発症であり，手術時年齢も低く，リハビリテーションが十分できなかった例である．著者は本症に対する年少児での手術は適切とはいえず，時期を遅らせるべきであると考えている．

　小指屈指症の外科的手術では皮膚，皮下組織，腱鞘，屈筋腱，掌側板などを解離する必要がある．屈曲拘縮の解離後によい成績を得ることは難しく，不完全な自動伸展，PIP 関節の屈曲拘縮や屈曲制限が生じやすい．重度の合併症としては PIP 関節の強直が起こることもある．

■多数指罹患の屈指症

　先天性に指が屈曲変形をきたす疾患には，小指屈指症や握り母指症のような単指が罹患するものと多数指が罹患する場合がある．後者には，多数指罹患の屈指症，先天性風車翼手，distal arthrogryposis，Freeman-Sheldon 症候群，congenital contractural arachynodactyly（Beals 症候群），congenital cutaneous ulnar drift，congenital cutaneous multiple camptodactyly，先天性鉤爪変形，総指伸筋欠損症，その他の屈指症などがある（図 53，54）．これら多数指が屈曲変形をきたす疾患では指の拘縮は比較的軽度であり，個々の関節は他動的に伸展可能であることが多い．したがって，厳密には PIP 関節が屈曲拘縮を呈するという屈指症の定義には当てはまらない例が多いが，習慣的に多数指罹患屈指症あるいは多数指屈指症などと呼ばれているため，本書では多数指罹患屈指症とした．多数指罹患屈指症と風車翼手の 2 つの疾患の境界を明確にすることは困難である．両者は類似の手の変形を呈したり，両者の中間型の変形もある．手の変形に

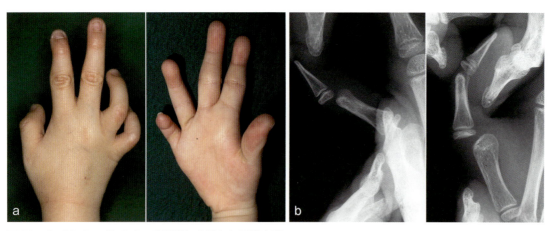

図 53　Smith-Lemli-Opitz 症候群に合併した屈指変形
a 左：両側罹患例の右手背側．右：掌側．皮膚の短縮は明らかではない．
b：母指の IP 関節（左）と MP 関節（右）は弛く，他動的に容易に脱臼する．

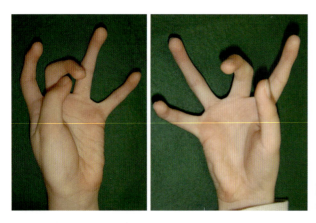

図 54　拘縮性くも指症の両手の所見
母指の変化がきわめて軽度である．

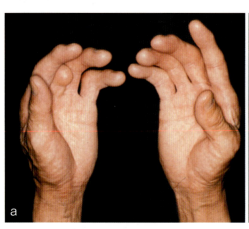
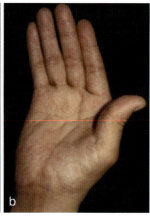

図 55　成人の多数指屈指症例
a：多数指の屈曲拘縮があるが，指の尺側偏位はほとんどない．
b：MP 関節での尺側偏位以外に指の屈曲変形はほとんどない．

限ってみると，軽症例から重症例に至る一連の多発性の指屈曲変形のうち障害を受ける部位のわずかな違いにより，指の屈曲が優位に見えるものを多数指罹患の屈指症と診断し，指の尺側偏位が優位に認められるものを風車翼手と診断している可能性も否定できない（図 55）．

これらの例ではほとんどが両側罹患であり，乳児期に屈曲変形を呈していたものが指の尺屈変形に移行したり，指の IP 関節の屈曲変形を矯正すると MP 関節が尺屈したりする症例もある（図 56）．このような理由により，実際の診断にあたっては，いずれの診断をつけるべきか迷う場合も少なくない．本項では，これら多数指の指屈曲変形をきたす先天性疾患について述べる．

著者自身が経験した同一手の複数指に先天性の屈曲変形をきたし受診した症例のうち先天性鉤爪変形と総指伸筋欠損症を除いた 34 例を分析した．対象例は，男性が 24 例，女性が 10 例，全例が両側罹患である．症例の内訳は congenital contractural arachynodactyly（拘縮性くも指症）：11 例，distal arthrogryposis（遠位関節拘縮症）：9 例，Freeman-Sheldon 症候群：4 例，風車翼手：3 例，その他の屈指症：7 例である．

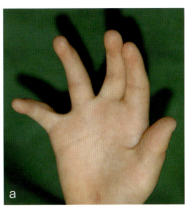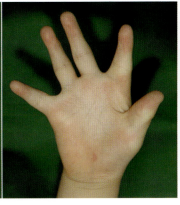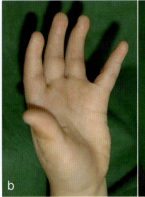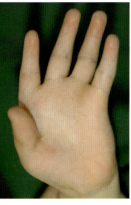

図56　多数指罹患屈指症と掌側皮膚の短縮
a 左：右手．多数指に軽度の屈曲変形が認められる．右：右手．自動伸展により掌側皮膚の短縮が顕著である．
b 左：左手．右手同様に多数指に軽度の屈曲変形が認められる．右：左手．指の屈曲変形を矯正すると軽度ではあるが尺側偏位が明らかになる．

　各疾患の家族歴，合併症，それに罹患手の変形の内訳は以下のとおりである．

1）家族歴

　家族歴は34例中10例で陽性であった．疾患別にみると拘縮性くも指症：11例中6例3家系，遠位関節拘縮症：9例中1例1家系，Freeman-Sheldon症候群：4例中2例1家系，その他の屈指症：7例中1例1家系で家族歴が陽性であり，風車翼手の3例では家系内発生はみられなかった．

2）合併奇形

　合併奇形が認められたのは拘縮性くも指症，遠位関節拘縮症，Freeman-Sheldon症候群のみであった．各疾患別の合併奇形の内訳は以下の通りである．拘縮性くも指症11例中，下肢の関節拘縮：4例，脊柱側弯症：6例，crumpled earと呼ばれる外耳変形：10例が合併していた．遠位関節拘縮症9例では内反足：8例，垂直距骨：1例，小顎症：3例，口蓋裂：1例，高口蓋：1例が合併していた．Freeman-Sheldon症候群4例では小顎症が全例に，口蓋裂が1例に認められた．小顎症と口蓋裂は，遠位関節拘縮症とFreeman-Sheldon症候群の両方に合併しており，両者が明確に分けられない可能性もある．

3）罹患手の変形

　今回，その他の屈指症と分類した7例では多数指の屈曲変形があったが，同時に手の変形が確認できないため，この分析からは除外した．拘縮性くも指症：11例，遠位関節拘縮症：9例，Freeman-Sheldon症候群：4例，風車翼手：3例についてみると，指の屈曲変形の程度はさまざまであったが，ほとんどの例ですべての指に屈曲変形を認めた．その他に，母指の内転屈曲変形と掌側皮膚の拘縮が全例で認められた．指の尺屈偏位は拘縮性くも指症の3例以外の全例にみられた．関節拘縮の認められた例は少なく，くも指は拘縮性くも指症のみに認められた．以上の分析から，多数指罹患の先天性指屈曲変形では四肢以外の合併症を伴うことが多いということがわかる．全身合併症から分類すると，これら手の変形を持つ症例は遠位関節拘縮症，拘縮性くも指症，Freeman-Sheldon症候群などと診断される．それぞれの診断基準についてみると，遠位関節拘縮症はHallら[118]によると先天性の関節拘縮で手足のみの罹患例ということになる．遠位関節拘縮症は四肢のみの罹患を示す1型と四肢以外に合併奇形をもつ2型に分けられているが，2型は他の種々の症候群が含まれる可能性があり，ここでは1型のみを遠位関節拘縮症として扱った．Freeman-Sheldon症候群はwhistling faceと風車翼手変形を主病変とする症候群であるが，足の変形を除くと遠位関節拘縮症と多くの類似点を持つ[119]．ここでは多指罹患の先天性指屈曲変形と下顎の低形成があり，軽度でも口の突出がある症例で足の変形のないものをFreeman-Sheldon類似症候群として，遠位関節拘縮症と区別した．Hallの述べている遠位関節拘縮症の2型に相当する．一方，拘縮性くも指症は先天性の関節屈曲変形，くも指，外耳変形があり，常染色体優性遺伝であるが，心血管系の異常と眼の症状を伴わないとされている[120]．しかし，拘縮性くも指症の症例の中には，くも指のない症例もある[121]．今回の分析症例のなかにもこのような例が1例あった．また，文献的にも拘縮性くも指症での手の変形はcamptodactyly with ulnar deviation, adducted thumbが本態であり，くも指は常に随伴する症状ではないとの報告もある．くも指あるいは耳の変形の合併によって，拘縮性くも指症と診断することが可能である．以上のような全身の合併奇形により大まかな分類を行うことは，手の異常の判定が困難な場合や手の変形の予後などを考えるうえで臨床上意義があるものと考えられる．

　これら疾患の診断にあたっては全身の合併奇形の有無，特に身長，外耳変形，下顎低形成，唇裂，高口蓋，眼症状，心奇形，足，足趾変形，脊柱側弯症の有無を確

認する必要がある．実際の診断は全身奇形の観察を行い，耳変形，脊柱側弯症，四肢延長が存在すれば拘縮性くも指症，内反足，垂直距骨などの足部変形が合併すれば遠位関節拘縮症，小顎症が存在すればFreeman-Sheldon症候群の類似疾患と診断する．また，その他の症候群の部分症である可能性も常に念頭におくべきである．

先にも述べたように，同一手の複数指に先天性の屈曲変形をきたす症例の手自体の変形は，尺側偏位が目立つ場合は風車翼手，屈曲変形が目立つ場合は多発性の屈指症，指が細く長い場合は拘縮性くも指症と診断されていた．しかし，いずれの疾患においても手の変形は生下時には，clenched fingersと呼ばれる状態であり，類似している．今回，対象とした多数指罹患の指屈曲変形に認められた共通点は両側罹患であること，母指に内転屈曲変形があること，その他，全例で掌側皮膚の拘縮があり，PIP関節を他動的に伸展するとMP関節が尺屈，屈曲し，MP関節を他動的に伸展するとPIP関節が屈曲する現象が多くの例で観察された．また，関節自体の拘縮がある例は少なく，その程度は軽度であった．すなわち，個々の症例をみると尺側偏位，屈曲変形，皮膚の緊張が種々の組み合わせと各々の程度で出現していた．したがって，Zancolliら[122]の述べているように尺側偏位，屈曲変形のどちらが優位であるかによって先天性皮膚性尺側偏位あるいは先天性皮膚性多発性屈指症と診断することが可能である．その場合，変形の要因になっている皮膚，腱，関節周囲組織の拘縮の関与を注意深く観察することが，後の治療法を考える場合きわめて大切である．皮膚と皮膚を支持している靱帯を切離することで，術中に屈曲拘縮の完全矯正が得られた．このことは，皮膚と皮膚を支持している靱帯の拘縮が多数指罹患屈指症における指屈曲変形の主因であることを示唆している．

両側罹患，母指の内転屈曲変形，掌側皮膚の拘縮が認められ，関節拘縮の程度が軽い多数指罹患の先天性指屈曲変形を診察した場合には，合併奇形の内容によりcongenital contractural arachnodactyly, distal arthrogryposis, Freeman-Sheldon症候群，それに合併奇形を伴わない風車翼手，その他の屈指症など，大まかな分類を行う．Zancolliら[122]が述べているように，手の変形の診断は，尺側偏位，屈曲変形のどちらが優位であるかによって先天性皮膚性尺側偏位あるいは先天性皮膚性多発性屈指症と診断することが妥当と考えられた．その場合，母指の強い屈曲内転変形を呈する例は，風車翼手に多く，下顎の低形成の合併が高い．

4）著者らの手術方法

手術時年齢は，1歳8か月〜14歳（平均6.1歳）であった．手術は，母指に対しては2種類の方法を用いた．一つは，Brand法の回転皮弁の先端を母指の掌側に回して，母指の内転拘縮と屈曲変形を矯正する方法である．もう一つは，母指のMP関節掌側に横皮切を加え，同部を遊離全層植皮で覆う方法である．母指以外の指に対しては，指の掌側，手掌に横皮切を加えて拘縮した皮下の軟部組織を解離して，皮膚欠損部を遊離全層植皮で覆う方法を用いた．手関節伸展と指伸展で短縮がみられた浅指屈筋腱の延長を行った例と術前指伸展時に伸筋腱の横の移動が著明で，指が伸びにくくなる例に対してはMP関節背側部での伸筋腱の中心化術を加えた例もあった．

手術時の年齢と治療成績の関係をみると5歳未満に手術を行った例で完全矯正が得られる率が高かった．原疾患と手術成績の関係をみるとdistal arthrogryposisとFreeman-Sheldon症候群に比べて，先天性拘縮性くも指症で完全矯正が得られる率が高かった．また，distal arthrogryposisとFreeman-Sheldon症候群では，指の伸筋腱の亜脱臼を示す症例がみられ，不完全矯正例が多かった．伸筋腱欠損あるいは伸筋腱膜形成異常などが成績不良に関与している可能性が考えられ，矯正不足の場合には，その対策が必要である．

母指MP関節の屈曲変形に対しては，握り母指症に準じて治療を行う．神経血管束が緊張して矯正できない場合や，母指内転筋や短母指屈筋の短縮，短母指外転筋の低形成などがあり，これらの筋の解離が必要な例では，中手骨骨頭部で骨を短縮して，MP関節固定術を行い伸展位を得る方法が確実性の高い信頼できる治療法である．

6 迷入筋症候群
aberrant tendon muscle syndrome

■ 疾患概念

巨指症は比較的稀な先天異常である．Temtamy & McKusick[123]は先天性の指肥大を2群に分けた．指肥大が単独の先天異常として現れる群と症候群の一部として出現する群である．前者は真の巨指症と偽性巨指症に分けられる．偽性巨指症は血管腫や動静脈奇形などによる指の軟部組織の二次性の肥大を意味する．真の巨指症では，骨の肥大によって指の長さは増すが，指の横径肥大はほとんどが軟部組織の肥大である．それは脂肪組織の腫瘍様の増殖である．この型では，指神経の肥大は，神経内への脂肪組織の浸潤によって生じる．この神経幹内の脂肪増殖の所見は，正中神経の脂肪腫，脂肪線維性肥大，あるいは神経内脂肪線維腫と同じ病態である[124]．一方，罹患上肢全体や前腕の肥大を伴う可能性のある手の肥大で，主に片側性の筋の肥大，迷入筋，MP関節での手指尺側偏位，MP関節屈曲拘縮，手関節伸展拘縮お

D. 拘縮・変形(軟部組織の拘縮と骨変形に起因する異常)　151

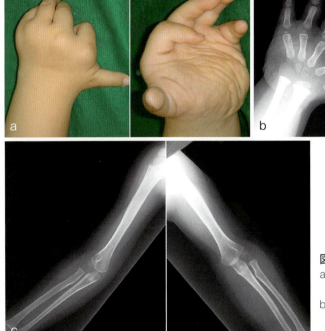
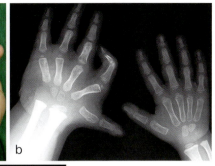
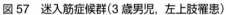

図57　迷入筋症候群(3歳男児, 左上肢罹患)
a：手は肥大して風車翼手にも見えるが, 母指の内転屈曲拘縮(thumb in palm)はない. 手掌の表面は不整で, でこぼこしている.
b：X線像. 左手の肥大, 中手骨間隙の開大があり, 母指は伸展して外転している.
c：罹患肢の左上腕と前腕が, 写真左の右側に比べて肥大している.

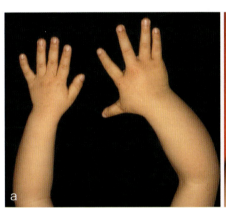
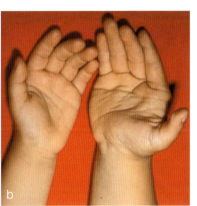
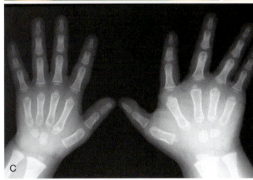

図58　迷入筋症候群(3歳男児, 右上肢罹患)
a：背側からみると, 手を含む右上肢全体が肥大している.
b：掌側からみると, 右手は肥大して母指以外の指はMP関節で尺側偏位がみられる. 右母指外転伸展位をとり, 手掌はでこぼこしている.
c：X線像. 右手の肥大, 中手骨間隙の開大があり, 示指から環指にかけてMP関節で尺側偏位している.

よび中手骨と隣接中手骨間隙の開大などの特徴を有する先天異常がある[125-141](図57, 58).

この疾患は, 日本手外科学会の改良分類法によると「II 分化障害 D 拘縮・変形 ① 軟部組織に起因する異常」として分類され, 迷入筋, あるいは迷入筋症候群と呼ばれる稀な疾患である. 症例によって発現する症状に違いがあり, すべての特徴を備えるものから一部の特徴のみを有するものまで臨床症状には幅がある. この病態は偽性巨指症であるが, 巨指症, 風車翼手とは病態が全く異なることから明確に区別すべき疾患である[138, 140, 141].

■ 過去の報告例のまとめ

著者が過去の論文を整理したところ, 35例の報告があった. 本症について使われた疾患名はさまざまである. すなわち, "Atavistic contrahentes digitorum"[128], 手の軟部腫瘍に類似した小指球筋の重複[125, 126], 迷入筋

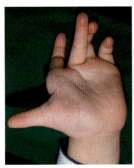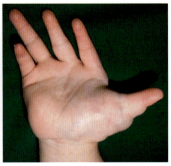

図59　迷入筋症候群の両側罹患例（3歳8か月男児）
両側罹患で，母指は伸展外転しており，他の指には尺側偏位がみられる．

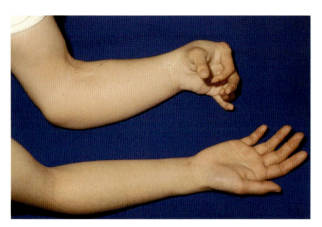

図60　迷入筋症候群（左上肢罹患）
左上肢全体が肥大しているが，前腕は反対側に比べて短縮している．母指は過外転しており，他の指には屈曲変形がみられる．肘には屈曲拘縮がある．
（札幌医大名誉教授　石井清一先生のご厚意による）

と筋肥大による巨指症[129]，風車翼手と上肢肥大の稀な合併[133]，指の尺側偏位を伴った先天性の片側性の手の筋肥大[134]，Proteus症候群に伴った先天性片側風車翼手[135]，迷入筋による片側上肢の肥大[136]，先天性片側性の手の筋肥大[138]，先天性片側性上肢筋肥大という新しい概念の提案[140]などの名称である．巨指症や風車翼手が主症状としてとらえられるが，これらは同一先天異常の症状の違いと考えられる．出現した症状の頻度をみると，手の肥大35/35（100％），筋の肥大30/30（100％），迷入筋30/30（100％），MP関節での手指尺側偏位18/26（69％），MP関節屈曲拘縮27/33（82％），母指の伸展外転変形16/34（47％），手関節伸展拘縮および中手骨間腔の開大31/32（97％），指の交叉6/26（23％）であった．両側罹患は1例のみで残りの34例すべてが片側罹患例であった（図59）．筋肥大と手関節の拘縮については記載のない例が多かったが，筋肥大，手関節の伸展拘縮，片側罹患が多いことも本症の特徴であるとの記載が多い．その後も報告例が加わったが，類似の症状と所見である．

■臨床所見

本症と先天性多発性関節拘縮症，Freeman-Sheldon症候群を含む風車翼手，distal arthrogryposisや巨指症などの他の疾患の間でいくつかの共通する臨床症状がある[142-144]．しかし，Tanabeら[136]は，本症の臨床像の特徴が他の疾患と異なることを指摘している．手の肥大は巨指症やProteus症候群に必須の所見である．しかし，手や前腕の肥大は巨指症と迷入筋症候群の共通の所見でもある．迷入筋を伴う手や前腕の肥大は，迷入筋症候群に特有の変化で，報告例の手術例ではすべての例に認められているが巨指症では認められていない．加えて，hamartomatous dysplasia, pigmented naevi and subcutaneous tumorsなどのProteus症候群の症状もない．

手術症例と非手術症例の臨床像の類似性から非手術例においても迷入筋が手および前腕の肥大の原因になっていると考えられる（図60）．

MP関節の尺側偏位は風車翼手の必須の臨床像である．Wood[142]は，風車翼手は種々の先天異常症候群の集合であり，原因も異なると述べている．De Smetら[135]は迷入筋症候群は先天性風車翼手であり，Proteus症候群の最初の所見であると考えた．彼らは，自験例をSo[133]が報告した上肢の肥大を伴った風車翼手と同疾患であると考えた．風車翼手では握り母指変形は必須の症状であり，母指は常に屈曲して内転している．しかし，迷入筋症候群では，母指はほとんどが伸展して外転している．Soの報告した例でも母指は，伸展して外転していた．Lanzら[134]は，彼らの報告例で指の尺側偏位が認められていたが風車翼手の変形とは異なった範疇の異常であると報告している．風車翼手では，手掌の皮膚は緊張しているが，本症ではむしろ弛んでたるんでいる状態である．典型的な風車翼手では，隣接中手骨の間隙が広いことはないが，本症ではしばしば観察される．これらの臨床所見を基にLanzら[134]は，不整に肥大した筋と迷入筋が基盤にある病態で，外見上，風車翼手様の変形を伴った手の肥大を引き起こしていると述べている．Grünertら[143]は，風車翼手には両側性で母指の屈曲内転拘縮と指のMP関節の尺側偏位を伴う型と，片側罹患で上肢の肥大を伴う型があると報告している．彼らは肥大を伴う型では異常な肥大筋が常に存在しており，典型的な風車翼手とは区別すべきであると述べている．後者が迷入筋に相当する．

本症の疾患名については共通の名称が必要である．著者は，不規則な筋の過形成や迷入筋が，本症の最も共通した病状であり，迷入筋症候群という診断名が妥当と考えている[141,144]．IFSSHの先天異常委員会でも本症に

対して迷入筋症候群を推薦している.

■治療

Pillukatら[138]によると，病理機能学的にみると筋の均衡の障害が変形や機能障害の原因であるように思われる．この筋の不均衡は副筋が拮抗筋に対する動筋として機能していないことや，正常に発達した筋の不均衡な過成長と関係している可能性を指摘している．彼らの考えに従うと，外科的な治療は関節の拘縮を防ぐために早期に始めるべきである．外科的治療は，迷入筋や過形成の筋を切除することによる筋のバランスを回復させることが目的になる．ある症例では，筋の移行や関節の解離が必要になる．術後の装具や綿密な術後の手のリハビリテーションが結果をよくするために必要である．

　Pillukatら[138]の結果では，短掌筋(palmaris brevis muscle)が横走する大きな筋に置き換わって手根管の表層にあり，横手根靭帯に置き換わっていることもあった．異常な外在筋は手根管に入り過剰な骨間筋とともに示指から小指の基節骨の尺側に停止していた．筋自体は正常にみえるが，通常ではみられない迷入筋であった．MP関節の屈曲と尺屈を起こしている筋の不均衡を考えて，これらの筋を切除した．尺側に脱臼している伸筋腱を中心化して隣接指からのcrossed intrinsic transferなども試みた．手関節の伸展拘縮に対しては，手関節の伸展にかかわる筋の延長や迷入筋の切除を行ったが不完全な矯正に終わった．その結果，外科的治療の成功は限られていると述べている．

　So[133]は，迷入筋の風車翼手変形を中手骨の基部の骨切りと筋移行で指の方向を矯正して治療している．著者らは，手の肥大で整容的改善を求める例に対しては，機能していないと思われる迷入筋の切除を行っているが，術後の改善は不十分である．また，つまみ機能がほとんどない重症例において，中手骨骨切り術，異常筋切除，腱移行などの機能再建を試みたが，わずかな整容的改善をみたに過ぎない．

　Pillukatら[138]の行っている広範な再建術の経験は著者にはなく，手術の長期成績には確信が持てないでいる．片側罹患がほとんどであり，日常生活動作の障害は比較的少ないため，整容改善を目的とした異常筋切除に止めるのも一つの方法である．一方，神経・血管に対して十分な注意を払って行えば，広範な展開による再建手術による機能悪化の可能性は少ないとも考えられ，個々の患者の希望と変形と機能障害の程度を熟慮のうえ，試みてもよい方法だと考えている．しかし，上肢全体が肥大している例で，手の変形が著明な場合には数回の手術を行っても整容的および機能的改善がほとんど得られない可能性もあるので外科的治療には慎重であるべきである．

表1 爪の先天性異常

A 爪欠損(nail defect)
  1. 爪無形成・爪低形成(aplasia/hypoplasia of the nail, いわゆるonychodysplasia)：示指爪甲欠損症を含む
  2. 末節骨短縮を伴う爪欠損(nail defect associated with brachytelephalangia)

B 爪変形(nail deformities)
  1. 先天性爪肥厚症(pachyonychia congenita)
  2. 斜走指を伴う爪変形(associated with clinodactyly)
  3. 末節骨の低形成を伴う爪変形(associated with hypoplasia of the distal phalanx)
  4. 小指の低形成と指節骨癒合症を伴う爪変形(associated with hypoplastic digit and symphalangism)：本症は指欠損を伴わない尺側裂手症と症状が多くの点で重複しており，同一疾患と考えられる．

注：今回の分類法では，爪欠損は，Ⅰ．形成障害(発育停止)のD．先天性爪欠損症に分類される．
爪変形は，Ⅱ．分化障害，D．拘縮・変形，①軟部組織に起因する異常の項目内の7．爪変形に分類される．いずれも今回の改良分類版で改訂した項目である．

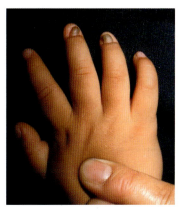

図61　先天性爪肥厚症
爪甲は狭くなり，盛り上がる．爪の遊離縁に軟部組織がつまってみえるが，実際には爪床が肥厚している．

7 爪変形
nail deformity

　先天性爪形成異常をKelikian[145]は爪形成異常(onychodystrophy)と呼び，そのなかにはkoilonychia = spoon-shaped nail, leukonychia = white nail, onychogryposis = 過形成と肥厚, pachyonychia congenita = 先天性爪肥厚症などを挙げている．しかし，先天性爪変形(nail deformities)には，Kelikianの報告している変形の他に，斜走指を伴う爪変形(associated with clinodactyly)，末節骨の低形成を伴う爪変形(associated with hypoplasia of the distal phalanx)，小指の低形成と指節骨癒合症を伴う爪変形(associated with hypoplastic digit and symphalangism)などがある(表1)．

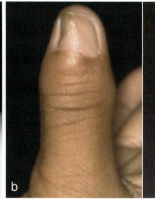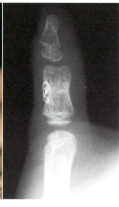

図62　斜走指を伴う爪変形
a：母指末節骨遠位関節面の傾斜による斜指と爪の横の弯曲が強くなる鉤爪変形を伴う．
b：母指斜指変形を基節骨の楔閉じ骨切り術で矯正後，爪変形も改善した．

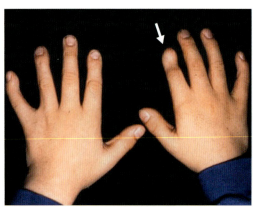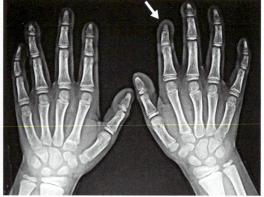

図63　末節骨の低形成を伴う爪変形
末節骨低形成はすべての指にみられ，爪変形は示指のみである．

先天性爪肥厚症

　本症では，爪甲は組織学的に異常はないが，爪床は，細胞密度が高く結合織の増生がみられる（図61）．Fibroblastosis の状態である．肥厚と爪の遊離縁に軟部組織がつまってみえるが，実際には爪床が肥厚しており，正常の6～8倍の厚さになっている．爪床が原発病巣であり厚くなり上昇し爪甲を変形させる．手指の掌側，足趾の蹠側の角化を特徴とする．爪肥厚は進行性で放置すると爪は高さが増す．爪周囲炎を起こしやすい．

　White ら[146]の治療法では，爪甲と過剰に角化した爪床を切除する．続いて爪母と爪床，それに爪母の近位および爪床の側面の皮膚をすべて切除する．その後分層植皮で皮膚欠損部を被覆する．本法では爪がなくなる欠点がある．

　児島の方法[147,148]では，魚口型切開を末節骨に達するまで加える．爪床の下面で剥離して，皮弁として起こす．弯曲した爪床を平坦にするように皮弁の裏の面から爪床に向かって掌側から縦の切開を肥厚した爪床に加える．縦の切開を広げるようにして，爪床を平坦にする．骨棘などは切除して末節骨の背面を平坦にする．爪床を元に戻して，過剰な皮膚を切除して創を閉じる．

斜走指を伴う爪変形

　稀な変形で，母指末節骨の変形による斜指と爪の横の弯曲が強くなる鉤爪を合併する．指の偏位を骨切り術により矯正すると爪の横の弯曲は自然に改善することがある（図62）[149]．

末節骨の低形成を伴う爪変形

　横断性形成障害の末梢低形成型では，指節骨の低形成は遠位ほど強く，指は先細りを呈する．それに伴って，爪は小さくなり，指の低形成が高度な例では爪は欠損する．末節骨と爪の低形成は比例しているように見える（図63）[149]．

小指の低形成と指節骨癒合症を伴う爪変形

　本症は，congenital claw-like fingers, nail formation in ectopic area, circumferential nail, double finger nails[150], clam nail deformity[151], congenital palmar nail syndrome[152] などという名称で報告されている．これら報告例と著者の経験した例の小指の爪変形をみると，縦方向の弯曲が増強した爪変形，背掌側に二枚貝様の爪，それに管状の爪変形がある（図64, 65）．

D. 拘縮・変形（軟部組織の拘縮と骨変形に起因する異常）

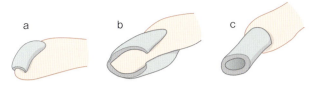

図64　小指低形成，小指環指間裂手症に合併する爪変形の模式図
小指の爪変形は，縦方向の弯曲が増強した鉤爪変形(a)，背掌側に二枚貝様の爪(b)，管状の爪変形(c)に分けられる．

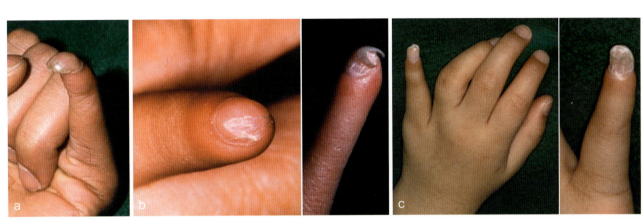

図65　小指低形成，小指環指間裂手症に合併する爪変形
a：縦方向の弯曲が増強した鉤爪変形．b：背掌側に二枚貝様の爪．c：管状の爪変形．

　これらの爪変形は，同一患児の両手，あるいは，同一家系内の複数の人に異なった組み合わせで出現している．また，報告例のほとんどで環小指間の指間陥凹がV字状に深くなっている．この事実と臨床像の共通性から，これら爪変形が類似の機序で発現している可能性が考えられる．
　小指に発生した先天性爪変形についての報告をみると，Egawa[153]は，congenital claw-like fingers という名称で，両側の環小指罹患，X線側面像で末節骨の掌背側の分岐の例を報告している．Miura[154]は nail formation in ectopic areas という名称で2例の報告をしている．Miura の例では，左環指では掌背側に爪があり，両小指の掌側に爪の痕跡があった．爪異常を伴った指には低形成があり DIP 関節の可動制限があった．X線像では，Egawa の報告と同様に正面像で末節骨が分岐していた．患児の弟の右小指の掌側に爪の痕跡があった．他の1例は，上記症例とほとんど同じであるが，罹患指である左環小指と右小指に低形成と DIP 関節のみならず PIP 関節の可動制限があった．
　Kalisman ら[155]は dorsal skin and fingernails on the volar aspect という表題で報告している．その例では，左小指罹患で爪が周囲を取り囲んでいた．また，掌側の皮膚が背側の性状を持っており，小指の関節可動性はあるが自動運動は不能であったと述べている．さらに，Kalisman ら[156]は，これら fingernails on the volar aspect あるいは circumferential nail を持つ例が染色体6番の長腕の部分欠損で発現することを述べている．Keret ら[157]は double finger nails という名称で両側の小指の掌側背側に爪があり，IP 関節の可動性がなく，染色体異常なしの例を報告している．Rider[152]は，congenital palmar nail syndrome という名称で，掌背側に爪があり，IP 関節の可動性のない2例の報告をしている．一方の症例の母親は片側の小指の PIP 関節が欠損し，他側は尺側の指欠損を伴っており，家系内に尺側列形成障害例が認められた．Al-Qattan ら[158]も類似の症例を報告している．前述のように Kinoshita ら[151]は，clam nail deformity という名称で，男性の右小指変形例で爪が掌側にある1例を報告している．DIP 関節の可動制限があり，染色体異常はない症例であった．これらの例では，小指の掌側の皮膚は背側の性状を示している．いずれの症例も先に述べた小指の低形成と指節骨癒合症に合併した爪変形(Congenital nail deformities of the little finger associated with hypoplasia of the finger and symphalangism)の疾患概念に含まれる例であると考えられる．この疾患では，指の背側の特徴的な構造である爪が掌側にあり，背側の性状の皮膚が掌側にみられる．すなわち，指には本来の背側の構造の他に，掌側にも背側の構造がみられ，背側の構造の重複(double dorsal)と考えられる．そのため dorsal dimelia の名称を用いている報告もある．以上のような理由により小指の低形成と指節骨癒合症に合併した爪変形は，爪変形のみの症例とは異なった独立した疾患概念であると考えられる．先にも述べたように，これらの症例のほとんどで環小指間の指間陥凹が深いのが特徴であり，反対側に尺側列欠損を合併している症例もみられる．Al-Qattan[159]は，この変形を背側構造の重複の一つの型で指に限局する遠位型（指と手掌遠位）背側重複であるとしている．しかし，一般的には，Pallister ulnar-mammary syndrome，Schinzel

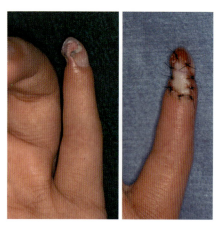

図66　小指低形成，小指環指間裂手症に伴う管状爪の治療
掌側の爪を切除して，遊離植皮術を行った．

syndrome，ulnar mammary syndrome と呼ばれている[160-162]．これらの異常は TBX3 遺伝子の変異により発現することが明らかになっている．ちなみに，TBX5 遺伝子の変異により橈側肢の異常が発現することも明らかになっている[163]．

一方，著者自身が経験した爪変形は9例，13手，14指であった[149]．罹患指は，母指1指，示指1指，中指1指，小指11指であった．爪変形の内訳は，横方向の弯曲が増強している鉤爪(claw nail)：3指，縦方向の弯曲が増強している鉤爪(hook nail)：4指，二枚貝様に背掌側に存在する爪(clam nail)：5指，管状の爪(circumferential nail)：2指であった．

合併症は小指低形成：9手，小指の指節癒合症：9手，末節骨低形成：1手，母指斜指症：1手，小指多指症：1手であった．小指低形成と小指の指節癒合症の9手はいずれも同一症例に合併していた．小指の低形成と指節骨癒合症を伴った爪変形である hook nail, clam nail, circumferential nail は，Schinzel syndrome, ulna mammary syndrome の部分症である可能性が高い．これら爪変形は共通の発生学的機序で発現している可能性がある．

管状爪の治療では，掌側部分の爪を切除して，小指球の側面から厚めの全層植皮で被覆する(図66)．指腹部掌側の膨らみは形成されないが，簡単な方法である程度の整容的改善が期待できる．

■ 爪変形を伴う先天異常症候群

爪，膝，肘および骨盤の異形成(dysplasia)が主症状である．しかし，すべての症状が発現するわけではなく，爪の異常は93〜97%，膝の異常は79〜93%，肘の異常は43〜68%，爪の異常は93〜97%，骨盤の異常は30〜66%に伴っていたと報告されている．爪の異常としては，全欠損，中央あるいは尺側の爪の部分欠損が主で，爪の色が変わることもある．橈側の指で爪の異常の出現頻度が高い．母指，示指で欠損することもある．小指での欠損は稀である．肘では，外側の低形成があり，外反肘を呈し伸展制限がある．前腕の回内外運動制限を伴う．X線像で，橈骨頭の前方あるいは後方亜脱臼や脱臼，上腕骨小頭と外側上顆の低形成が認められる．膝では，膝蓋骨の低形成か欠損の頻度が高い．膝蓋骨は小さく外側に偏位する．反復性脱臼や恒久的に脱臼している場合もある[164]．膝蓋骨の反復性脱臼は障害を引き起こし，医療機関を受診するきっかけになる．脛骨結節は突出している．骨盤では iliac horns がみられる．時に糸球体腎炎様の腎障害を合併する．LMX1B の異常で起こる[165]．

8 先天性筋短縮症
congenital atrophy of muscles

本項では前腕における筋短縮症について述べる．本症のなかには筋腹の低形成があり，腱が延長している低形成型と筋腹全体が灰白色を呈し変性している筋変性型がある．また両者が混在する混合型もある．変形の発症時期は，低形成型では5〜6歳時に，筋変性型では生後間もなく異常に気づかれている．低形成型は伸筋群にみられることが多く，変性型は屈筋群にみられることが多いようである．変性型の報告例には患児の母と姉が同じ異常を呈している例もあり，本症の一部は遺伝性疾患の可能性もある．本症の病態は不明な部分もあり，原因は明らかではない．治療は，短縮腱の延長あるいは切離と腱移行による再建である．しかし，稀な疾患であり，疾患全体に対する確立した治療方針はなく，個々の症例に応じて最適な治療法を選択することが求められる．本症の発現部位には以下のようなものがある．

■ 手関節・手指屈筋短縮症

深指屈筋，長母指屈筋，浅指屈筋の短縮の合併，浅指屈筋，橈側手根屈筋，円回内筋の短縮の合併が報告されており，いずれも変性型である[166, 167]．しかし，Takagi ら[168] は，低形成型の本症の1例を報告している．Takagi らの症例では，手関節と MP 関節を中間位に保つと中指の IP 関節が屈曲して，他動伸展できないのが臨床症状である．生下時にはなかったが，生後5か月からその状態が続いていたとのことである．環指にも類似の変形があるが，その程度は軽度であった．外傷歴はない．治療では，中指深指屈筋腱を切離し環指の深指屈筋腱に繋いで，環指の深指屈筋腱を筋内腱の部で fractional lengthening を行った．筋の組織像では，筋が脂肪に置き換わっている所見が認められた．この疾患は本邦での報告が主であるが，類似の病態が Sharrard の著書 "Pediatric Orthopaedics & Fractures" の "localized muscle contracture" の章に記載されている[169]．

D．拘縮・変形（軟部組織の拘縮と骨変形に起因する異常） 157

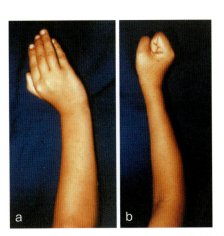

図67 長橈側手根伸筋と示指と中指の総指伸筋短縮症
a：手関節は15°の橈骨位と50°の伸展位を呈している．手関節の伸展は110°，屈曲は－50°である．
b：握り動作は可能であるが，その際，手関節が伸展する．

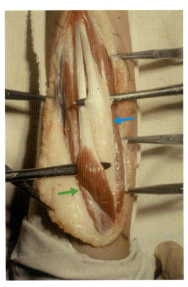

図68 橈側手根伸筋と示指と中指の総指伸筋短縮症の術中所見
短橈側手根伸筋（青矢印）は全体が灰白色を呈しており，正常の筋線維が消失していた．一方，長橈側手根伸筋（緑矢印）では筋腹が短く，腱性の部分が長くなっていた．

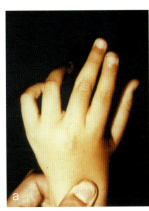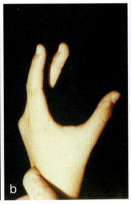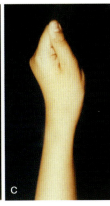

図69 総指伸筋短縮症
a：背側からみると左手の母指，示指と中指が伸展してみえる．
b：手関節がわずかに背屈しているが，この肢位では指のMP関節の伸展が不完全である．
c：握った状態では指のMP関節の屈曲が制限されている．
（北新おおの整形外科・名誉院長　大野恵一先生のご厚意による）

■ 手関節伸筋群の短縮症

報告例をみると6～16歳の間に手関節の屈曲制限に気づいている．長橈側手根伸筋，短橈側手根伸筋が障害される例と，それに加えて示指と中指の総指伸筋の短縮を伴う例がある（図67，68）．これらの短縮症ではほとんどが筋腹が短く腱が長い低形成型である[170,171]．

■ 総指伸筋短縮症

両側罹患の報告例では，MP関節屈曲位での手関節の屈曲は右が30°まで，左は－40°で，それ以上の掌屈ができなかった．X線像では橈骨の近位部が太くなっていた．手術所見では，総指伸筋の筋腹が短く腱が長い低形成型であった．示指，小指の固有伸筋にも短縮が認められた[172]（図69，70）．一方，豊原ら[173]は，長母指伸筋，総指伸筋の筋腹が短く，腱が長い1例を報告している．この例では，長母指伸筋腱，示指固有伸筋腱と中指固有伸筋腱（破格）の間に癒着があり，手関節屈曲時に母指，示指それに中指のMP関節の屈曲が不能であった．術

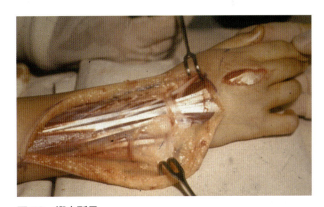

図70 術中所見
総指伸筋の橈側指側の部分の腱の成分が長く，筋が短い所見が認められた．

中では筋腹は著明に萎縮し，組織像は筋原性の変性であった．このことは後天性拘縮を示唆する所見であるが，先天性か後天性かの区別はできなかったと述べている．

■ 文献

1) 中里哲夫, 石井清一, 薄井正道, 他：先天性多発性関節拘縮症の上肢機能の予後調査について. 整・災外 25：1245-1251, 1982
2) Davidson J, Beighton P: Whence the arthrogrypotics? J Bone Joint Surg Br 58：492-495, 1976
3) Stern WG: Arthrogryposis multiplex congenita. JAMA 81：1507-1508, 1923
4) Lewin P: Arthrogryposis multiplex congenita. J Bone Joint Surg 7：630-636, 1925
5) Brandt S: A case of arthrogryposis multiplex congenita anatomically appearing as a foetal spinal muscular atrophy. Acta Paediatr 34：365-381, 1947
6) Brown LM, Robson MJ, Sharrard WJ: The pathophysiology of arthrogryposis multiplex congenita neurologica. J Bone Joint Surg Br 62：291-296, 1980
7) Whittem JH: Congenital abnormalities in calves: arthrogryposis and hydranencephaly. J Pathol Bacteriol 73：375-387, 1957
8) Drachman DB, Banker BQ: Arthrogryposis multiplex congenita. Case due to disease of the anterior horn cells. Arch Neurol 5：77-93, 1961
9) Hillman JW, Johnsons JTH: Arthrogryposis multiplex congenita in twins. J Bone Joint Surg Am 34：211-214, 1952
10) Gibson DA, Urs NDK: Arthrogryposis multiplex congenita. J Bone Joint Surg Br 52：483-493, 1970
11) Adams RD, Denny-Brown D, Pearson CM: Diseases of Muscle; A Study in Pathology. 2nd ed. Harper (Hoeber), New York
12) Lloyd-Roberts GC, Lettin AWF: Arthrogryposis multiplex congenita. J Bone Joint Surg Br 52：494-507, 1970
13) Amick LD, Johnson WW, Smith HL: Electromyographic and histopathologic correlations in arthrogryposis. Arch Neurol 16：512-523, 1967
14) Mennen U, van Heest A, Ezaki MB, et al: Arthrogryposis multiplex congenita. J Hand Surg Br 30：468-474, 2005
15) Swinyard CA: Concepts of multiple congenital contractures (arthrogryposis) in man and animals. Teratology 25：247-258, 1982
16) Greene MH: Cryptic problems of arthrogryposis multiplex congenita. J Bone Joint Surg Am 45：885-886, 1963
17) Weeks PM: Surgical correction of upper extremity deformities in arthrogrypotics. Plast Reconstr Surg 36：459-465, 1965
18) Bennett JB, Hansen PE, Granberry WM, et al: Surgical management of arthrogryposis in the upper extremity. J Pediatr Orthop 5：281-286, 1985
19) 白石宗大, 南浩一郎, 堀下貴文, 他：プロポフォールを用いた先天性多発性関節拘縮症の麻酔経験. 麻酔 50：637-638, 2001
20) 上木雅人, 謝宗安, 竹井三恵子, 他：先天性多発性関節拘縮症の麻酔経験. 臨床麻酔 9：1503-1505, 1985
21) Nguyen NH, Morvant EM, Mayhew JF: Anesthetic management for patients with arthrogryposis multiplex congenita and severe micrognathia: case reports. J Clin Anesth 12：227-230, 2000
22) 伊藤田雄三, 織田俊介, 西野昌孝, 他：Arthrogryposis multiplex congenita の麻酔経験. 麻酔 25：697-703, 1976
23) 木村　太, 工藤　明, 廣田和美, 他：先天性多発性関節拘縮症の一患者に対する6回の全身麻酔：挿管困難とチオペンタールに対する特殊な反応. 麻酔　45：1022-1025, 1996
24) 高地光世, 上原　朗, 石田三郎：ダントロレンの予防的投与を行った先天性多発性関節拘縮症の麻酔経験. 臨床麻酔 12：251-252, 1988
25) 小笠原英治, 下舘勇樹, 松井雅之, 他：セボフルレンを用いた先天性多発性関節拘縮症患者の麻酔経験. 麻酔 39：792-795, 1990
26) Meyn M, Ruby L: Arthrogryposis of the upper extremity. Orthop Clin North Am 7：501-509, 1976
27) Ezaki M, Carter PR: Carpal wedge osteotomy for the arthrogrypotic wrist. Tech Hand Up Extrem Surg 8：224-228, 2004
28) Van Heest AE, Rodriguez R: Dorsal carpal wedge osteotomy in the arthrogrypotic wrist. J Hand Surg Am 38：265-270, 2013
29) Foy CA, Mills J, Wheeler L, et al: Long-term outcome following carpal wedge osteotomy in the arthrogrypotic patient. J Bone Joint Surg Am 95：e150, 2013
30) 神宮司誠也, 野村茂治, 近藤正一：Arthrogryposis multiplex congenita における肘関節授動術の3例. 整・災外 32：473-476, 1984
31) Van Heest A, Waters PM, Simmons BP: Surgical treatment of arthrogryposis of the elbow. J Hand Surg Am 23：1063-1070, 1998
32) Williams PF: The elbow in arthrogryposis. J Bone Joint Surg Br 55：834-840, 1973
33) Doyle JR, James PM, Larsen LJ, et al: Restoration of elbow flexion in arthrogryposis multiplex congenita. J Hand Surg Am 5：149-152, 1980
34) Clark JMP: Reconstruction of biceps brachii by pectoral muscle transplantation. Br J Surg 34：180, 1946
35) Bunnell S: Restoring flexion to the paralytic elbow. J Bone Joint Surg Am 33：566-571, 1951
36) Steindler A: Tendon transplantation in the upper extremity. Am J Surg 44：260-269, 1939
37) Carroll RE, Hill NA: Triceps transfer to restore elbow flexion. A study of fifteen patients with paralytic lesions and arthrogryposis. J Bone Joint Surg Am 52：239-244, 1970
38) Goldfarb CA, Burke MS, Strecker WB, et al: The Steindler flexorplasty for the arthrogrypotic elbow. J Hand Surg Am 29：462-469, 2004
39) Hovnanian AP: Latissimus dorsi transplantation for loss of flexion or extension at the elbow; a preliminary report on technic. Ann Surg 143：493-499, 1956
40) Zancolli E, Mitre H: Latissimus dorsi transfer to restore elbow flexion. An appraisal of eight cases. J Bone Joint Surg Am 55：1265-1275, 1973
41) Carroll RE, Kleinman WB: Pectoralis major transplantation to restore elbow flexion to the paralytic limb. J Hand Surg Am 4：501-507, 1979
42) Tsai TM, Kalisman M, Burns J, et al: Restoration of elbow flexion by pectoralis major and pectoralis minor transfer. J Hand Surg Am 8：186-190, 1983
43) Atkins RM, Bell MJ, Sharrard WJW: Pectoralis major transfer for paralysis of elbow flexion in children. J Bone Joint Surg Br 67：640-644, 1985
44) 荒川雄一郎, 土井一輝, 服部泰典, 他：先天性多発性関節拘縮症に対する筋肉移植による肘屈曲機能再建術. 日手会誌 27：828-831, 2011
45) Wallis CE, Shun-Shin M, Beighton PH: Autosomal dominant antecubital pterygium: syndromic status substantiated. Clin Genet 34：64-69, 1988
46) 臼井宏, 内西兼一郎：いわゆる先天性肘関節屈曲拘縮症について. 整形外科 27：293-296, 1976
47) Cockshott WP, Omololu A: Familial congenital posterior dislocation of both radial heads. J Bone Joint Surg Br 40：483-486, 1958
48) 山口修, 斉藤進, 矢部裕, 他：橈骨頭脱臼を伴う先天性肘関節屈曲拘縮症の2例. 中部整災誌 24：1314-1317, 1981
49) Travaglini F: Congenital flexed elbow. Arch Putti Chir Organi Mov 16：372-392, 1962
50) 富田哲也：腕尺関節癒合を示した pterygium cubitale の1例. 中部整災誌 32：2593, 1989
51) Wood VE: Pterygium cubitale (Congenital webbed elbow). In Green DP (ed.) Operative Hand Surgery. 1st ed. Churchill Livingstone, New York, pp.308-312, 1982

52) Scott CI: Pterygium syndrome. Birth Defects Orig Artic Ser 5：231-232, 1969
53) Norum RA, James VL, Mabry CC: Pterygium syndrome in three children in a recessive pedigree pattern. Birth Defects Orig Artic Ser 5：233-235, 1969
54) Aarskog D: Pterygium syndrome. Birth Defects Orig Artic Ser 7：232-234, 1971
55) Escobar V, Bixler D, Gleiser S, et al: Multiple pterygium syndrome. Am J Dis Child 132：609-611, 1978
56) Richieri-Costa A: Antecubital pterygium and cleft lip/palate presenting as signs of the nail-patella syndrome: report of a Brazilian family. Am J Med Genet 38：9-12, 1991
57) Song HR, Cho SH, Koo KH, et al: Treatment of antecubital pterygium in the nail-patella syndrome. J Pediatr Orthop B 7：27-31, 1998
58) Weckesser EC, Reed JR, Heiple KG: Congenital clasped thumb (congenital flexion-adduction deformity of the thumb): a syndrome, not a specific entity. J Bone Joint Surg Am 50：1417-1428, 1968
59) Hall JG, Reed SD, Greene G: The distal arthrogryposes: Delineation of new entities - review and nosologic discussion. Am J Med Genet 11：185-239, 1982
60) Neviaser RJ: Congenital hypoplasia of the thumb with absence of the extrinsic extensors, abductor pollicis longus, and thenar muscles. J Hand Surg Am 4：301-303, 1979
61) Wood VE: Congenital thumb deformities. Clin Orthop Relat Res 195：7-25, 1985
62) McCarroll HR Jr: Congenital flexion deformities of the thumb. Hand Clin 1：567-575, 1985
63) Senrui H: Congenital contractures. In Buck-Gramcko D (ed): Congenital Malformations of the Hand and Forearm. pp.295-309, Churchill Livingstone, London, 1998
64) Tsuyuguchi Y, Masada K, Kawabata H, et al: Congenital clasped thumb: a review of forty-three cases. J Hand Surg Am 10：613-618, 1985
65) Mih AD: Congenital clasped thumb. Hand Clin 14：77-84, 1998
66) White JW, Jensen WE: The infant's persistent thumb-clutched hand. J Bone Joint Surg Am 34：680-688, 1952
67) Broadbent TR, Woolf RM: Flexion-adduction deformity of the thumb: congenital clasped thumb. Plast Reconstr Surg 34：612-616, 1964
68) Zadek I: Congenital absence of the extensor pollicis longus of both thumbs. Operation and cure. J Bone Joint Surg Am 16：432-434, 1934
69) Miura T: Flexion deformities of the thumb. In Buck-Gramcko D (ed): Congenital Malformations of the Hand and Forearm. pp.425-429, Churchill Livingstone, London, 1998
70) Kelikian H: Anomalies of digital posture. In Kelikian H Congenital Deformities of the Hand and Forearm. pp.555-609, 1974 WB Saunders, Philadelphia, 1974
71) Tsuge K: Congenital aplasia or hypoplasia of the finger extensors. Hand 7：15-21, 1975
72) Zancolli EA, Zancolli ER: Congenital ulnar drift and camptodactyly produced by malformation of the retaining ligaments of the skin. Bull Hosp Jt Dis Orthop Inst 44：558-576, 1984
73) Zancolli E, Zancolli E Jr: Congenital ulnar drift of the fingers. Pathogenesis, classification, and surgical management. Hand Clin 1：443-456, 1985
74) Hall JG, Reed SD, Greene G: The distal arthrogryposes: Delineation of new entities-review and nosologic discussion. Am J Med Genet 11：185-239, 1982
75) Burian F: The "whistling face" characteristic in a compound cranio-facio-corporal syndrome. Br J Plast Surg 16：140-143, 1963
76) Freeman EA, Sheldon JH: Cranio-carpo-tarsal dystrophy: An undescribed congenital malformation. Arch Dis Child 13：277-283, 1938
77) 宮城登, 荻野利彦, 三浪明男：Freeman-Sheldon 症候群の不全型と考えられた distal arthrogryposis の1例. 日形会誌 7：425-430, 1987
78) Beals RK, Hecht F: Congenital contractural arachnodactyly: a heritable disorder of connective tissue. J Bone Joint Surg Am 53：987-993, 1971
79) Ramos Arroyo MA, Weaver DD, Beals RK: Congenital contractural arachnodactyly. Report of four additional families and review of literature. Clin Genet 27：570-581, 1985
80) 荻野利彦, 三浪明男, 加藤博之, 他：先天性指屈曲変形：多数指罹患例の検討. 日手会誌 6：826-829, 1989
81) Ogino T, Kato H, Ohshio I, et al: Clinical features of congenital contractural arachnodactyly. Cong Anom 33：85-94, 1993
82) Ogino T, Ishii S, Kato H: Clinical features and operative findings of congenital flexion deformity of multiple digits. Cong Anom 33：389-397, 1993
83) Wood VE, Biondi J: Treatment of the windblown hand. J Hand Surg Am 15：431-438, 1990
84) 斎藤治和, 高山真一郎, 仲尾保志, 他：風車翼手の治療経験：日手会誌 20：751-755, 2003
85) McCash CR: Congenital contractures of the hand. In Stack HG, Bolton H (eds): The Second Hand Club. pp.399-401, Westbury Press, Brentwood (Essex) 1975
86) Gavaskar KG, Chowdary N: Surgical management of windblown hand: results and literature review. J Child Orthop 3：109-114, 2009
87) McCarroll HR Jr, Manske PR: The windblown hand: correction of the complex clasped thumb deformity. Hand Clin 8：147-159, 1992
88) Call WH, Strickland JW: Functional hand reconstruction in the whistling-face syndrome. J Hand Surg Am 6：148-151, 1981
89) Wenner SM, Shalvoy RM: Two-stage correction of thumb adduction contracture in Freeman-Sheldon syndrome (craniocarpotarsal dysplasia). J Hand Surg Am 14：937-940, 1989
90) Kowalski MF, Manske PR: Arthrodesis of digital joints in children. J Hand Surg Am 13：874-879, 1988
91) 荻野利彦, 石井清一：先天異常手に対する指関節固定術. 日手会誌 13：922-924, 1997
92) Ogino T: Arthrodesis of digital joints for congenital hand condition. Tech Hand Up Extrem Surg 3：116-120, 1999
93) Courtemanche AD: Camptodactyly: etiology and management. Plast Reconstr Surg 44：451-454, 1969
94) 佐藤孝三, 山内裕雄, 工藤洋, 他：先天性屈指症(camptodactyly)について. 整形外科 14：691-692, 1963
95) Adams RD, Denny-Brown D, Pearson CM: Diseases of Muscle; A Study in Pathology, 2nd edition. Harper & Brothers, New York, 1962
96) Weber FP: Further Rare Diseases, pp.146-148, Staples Press, London, 1949
97) Barinka L: Camptodactylia (a preliminary communication). Acta Chir Plast (Praha) 6：54-60, 1964
98) Millesi H: Camptodactyly. In: Littler JW, Cramer LM, Smith JW (eds): Symposium on Reconstructive Hand Surgery. pp.175-177, CV Mosby, St. Louis, 1974
99) Smith RJ, Kaplan EB: Camptodactyly and similar atraumatic flexion deformities of the proximal interphalangeal joints of the fingers. A study of thirty-one cases. J Bone Joint Surg Am 50：1187-1203, 1968
100) Smith PJ, Grobbelaar AO: Camptodactyly: a unifying theory and approach to surgical treatment. J Hand Surg Am 23：14-19, 1998

101) Stoddard SE: Nomenclature of hereditary crooked fingers. J Hered 30：511-512, 1939
102) Scott J: Hammer-finger with notes of seven cases occurring in one family. Glasg Med J 60：335-344, 1903
103) Herbert H: Étude sur la camptodactylie. Thèse pour Doctorat en Médecine. Henri Jouve, Paris, 1898
104) Koman LA, Toby EB, Poehling GG: Congenital flexion deformities of the proximal interphalangeal joint in children: a subgroup of camptodactyly. J Hand Surg Am 15：582-586, 1990
105) Ogino T, Kato H: Operative findings in camptodactyly of the little finger. J Hand Surg Br 17：661-664, 1992
106) 丸毛英二, 室田景久, 志村幸男, 他：Camptodactyly の2手術例. 整形外科 17：1086-1090, 1966
107) 室田景久, 富田泰次, 池崎良三, 他：いわゆる先天性屈指症の検討. 整形外科 24：1198-1201, 1973
108) 西島直城, 高田秀彦, 上羽康夫, 他：小児の浅指屈筋短縮症と屈指症. 整形外科 33：1678-1680, 1982
109) McFarlane RM, Curry Gl, Evans HB: Anomalies of the intrinsic muscles in camptodactyly. J Hand Surg Am 8：531-544, 1983
110) McFarlane RM, Classen DA, Porte AM, et al: The anatomy and treatment of camptodactyly of the small finger. J Hand Surg Am 17：35-44, 1992
111) Miura T, Nakamura R, Tamura Y: Long-standing extended dynamic splintage and release of an abnormal restraining structure in camptodactyly. J Hand Surg Br 17：665-672, 1992
112) Siegert JJ, Cooney WP, Dobyns JH: Management of simple camptodactyly. J Hand Surg Br 15：181-189, 1990
113) Engber WD, Flatt AE: Camptodactyly: an analysis of sixty-six patients and twenty-four operations. J Hand Surg Am 2：216-224, 1977
114) Currarino G, Waldman I: Camptodactyly. Am J Roentgenol 92：1312-1321, 1964
115) Senrui H: Congenital contractures. In: Buck-Gramcko D (ed): Congenital Malformations of the Hand and Forearm. pp.295-309, Churchill Livingstone, London, 1998
116) Gupta A, Burke FD: Correction of camptodactyly. Preliminary results of extensor indicis transfer. J Hand Surg Br 15：168-170, 1990
117) Lorea P, Medina Henriquez J, Navarro R, et al: Anterior tenoarthrolysis for severe flexion contracture of the fingers (the "TATA" operation): a review of 50 cases. J Hand Surg Eur 32：224-229, 2007
118) Hall JG, Reed SD, Greene G: The distal arthrogryposes: delineation of new entities – review and nosologic discussion. Am J Med Genet 11：185-239, 1982
119) 宮城登, 荻野利彦, 三浪明男：Freeman-Sheldon 症候群の不全型と考えられた distal arthrogryposis の1例. 日形会誌 7：425-430, 1987
120) Beals RK, Hecht F: Congenital contractural arachnodactyly. A heritable disorder of connective tissue. J Bone Joint Surg, Am 53：987-993, 1971
121) Ramos Arroyo MA, Weaver DD, Beals RK: Congenital contractural arachnodactyly. Report of four additional families and review of literature. Clin Genet 27：570-581, 1985
122) Zancolli EA, Zancolli ER: Congenital ulnar drift and camptodactyly produced by malformation of the retaining ligaments of the skin. Bull Hosp Jt Dis Orthop Inst 44：558-576, 1984
123) Temtamy S, McKusick V: The genetics of hand malformations. Birth Defects Orig Artic Ser 14：505-523, 1978
124) Ogino T: Macrodactyly. In: Buck-Gramcko D (ed): Congenital Malformations of the Hand and Forearm. pp.183-193, Churchill Livingstone, London, 1998
125) 水岡二郎, 堀尾慎弥, 大宮和郎：父娘結婚にみられた母指および小指球筋重複奇形の1治験例. 整形外科 13：963-965, 1962
126) Lipscomb PR: Duplication of hypothenar muscles simulating soft-tissue tumor of the hand; report of a case. J Bone Joint Surg Am 42：1058-1061, 1960
127) 阿部續, 巌琢也, 二ノ宮節夫, 他：特異な症状をもつ手の奇形4例. 整形外科 26：1285-1287, 1975
128) Stark HH, Otter TA, Boyes JH, et al: "Atavistic contrahentes digitorum" and associated muscle abnormalities of the hand: a cause of symptoms. Report of three cases. J Bone Joint Surg Am 61：286-289, 1979
129) 薬丸洋秋, 渡辺克益, 小池真, 他：迷入筋と筋肥大による巨大症の2症例. 整形外科 31：1646-1648, 1980
130) 嘉陽宗俊, 茨木邦夫, 高良宏明他：1側上肢筋肥大と筋の異常を伴った1例. 整形外科 33：1665-1667, 1982
131) 蟹江純一, 中村蓼吾, 鈴木正孝, 他：異常筋により手の肥大と機能障害をきたした3例. 中部整災誌 27：940-942, 1984
132) 瀬戸洋一, 西島直城, 元津雅彦他：Aberrant muscle による手の先天奇形. 中部整災誌 34：985-987, 1991
133) So YC: An unusual association of the windblown hand with upper limb hypertrophy. J Hand Surg Br 17：113-117, 1992
134) Lanz U, Hahn P, Varela C: Congenital unilateral muscle hyperplasia of the hand with ulnar deviation of the fingers. J Hand Surg Br 19：683-688, 1994
135) De Smet L, Fryns JP: Proteus syndrome and unilateral congenital windblown hand deformity. Am J Med Genet 49：136, 1994
136) Tanabe K, Tada K, Doi T: Unilateral hypertrophy of the upper extremity due to aberrant muscles. J Hand Surg Br 22：253-257, 1997
137) Teoh LC, Yong FC, Guo CM: Congenital isolated upper limb hypertrophy with hand abnormality – a report of 2 cases. J Hand Surg Br 26：492-495, 2001
138) Pillukat T, Lanz U: Die kongenitale unilaterale Muskelhyperplasie der Hand – eine seltene Fehlbildung (Congenital unilateral muscular hyperplasia of the hand – a rare malformation). Handchir Mikrochir Plast Chir 36：170-178, 2004
139) 牧野仁美, 篠原孝明, 堀井恵美子, 他：一側上肢の肥大をきたした異常筋の7症例. 日手会誌 21：267-270, 2004
140) Takka S, Doi K, Hattori Y, et al: Proposal of new category for congenital unilateral upper limb muscular hypertrophy. Ann Plast Surg 54：97-102, 2005
141) Ogino T, Satake H, Takahara M, et al: Aberrant muscle syndrome: hypertrophy of the hand and arm due to aberrant muscles with or without hypertrophy of the muscles. Cong Anom (Kyoto) 50：133-138, 2010
142) Wood VE: Another look at the causes of the windblown hand. J Hand Surg Br 19：679-682, 1994
143) Grünert J, Jakubietz M, Polykandriotis E, et al: The windblown hand – diagnosis, clinical picture and pathogenesis. Handchir Mikrochir Plast Chir 36：117-125, 2004
144) Ogino T: Current classification of congenital hand deformities based on experimental research. In: Saffar P, Amadio P, Foucher G (eds): Current Practice in Hand Surgery. pp.337-341, Martin Dunitz, London, 1997
145) Kelikian H: Anomalies of the nail. In: Kelikian H (ed): Congenital Deformities of the Hand and Forearm. pp.192-213, WB Saunders, Philadelphia, 1974
146) White RR, Noone RB: Pachyonychia congenita (Jadassohn-Lewandowski syndrome: case report. Plast Reconstr Surg 59：855-858, 1977
147) 児島忠雄, 室田英明, 河野稔彦, 他：Endonychia constrictiva (incurvated nail) とその手術法. 形成外科 21：100-104, 1978

148) 児島忠雄, 奥村講准朗, 河野稔彦：incurvated nail の検討と治療成績. 形成外科 24：358-363, 1981
149) 荻野利彦, 石井清一, 杉本良洋：先天性爪形成異常の臨床像の検討. 日手会誌 11：875-878, 1995
150) Muraoka M, Yoshioka N, Hyodo T: A case of double fingernail and ectopic fingernail. Ann Plast Surg 36：201-205, 1996
151) Kinoshita Y, Kojima T, Uchida M, et al: Clam nail deformity of the little finger. Plast Reconstr Surg 91：158-161, 1993
152) Rider MA: Congenital palmar nail syndrome. J Hand Surg Br 17：371-372, 1992
153) Egawa T: Congenital claw-like fingers and toes: case report of two siblings. Plast Reconstr Surg 59：569-574, 1977
154) Miura T: Two families with congenital nail anomalies: Nail formation in ectopic areas. J Hand Surg Am 3：348-351, 1978
155) Kalisman M, Goldberg R, Ship AG: Dorsal skin and fingernails on the volar aspect of the hand: an unusual anatomic deformity. Plast Reconstr Surg 69：694-696, 1982
156) Kalisman M, Kleinert HE: A circumferential fingernail - Fingernail on the palmar aspect of the finger. J Hand Surg Am 8：58-60, 1983
157) Keret D, Ger E: Double fingernails on the small fingers. J Hand Surg Am 12：608-610, 1987
158) Al-Qattan MM, Hassanain J, Hawary MB: Congenital palmar nail syndrome. J Hand Surg Br 22：674-675, 1997
159) Al-Qattan MM: Classification of dorsal and ventral dimelia in humans. J Hand Surg Eur 38：928-933, 2013
160) Pallister PD, Herrmann J, Opitz JM: A pleiotropic dominant mutation affecting skeletal, sexual and apocrine-mammary development. Birth Defects Orig Art Ser 12：247-254, 1976
161) Schinzel A: Ulnar-mammary syndrome. J Med Genet 24：778-781, 1987
162) Bamshad M, Krakowiak PA, Watkins WS, et al: A gene for ulnar-mammary syndrome maps to 12q23-q24.1. Hum Mol Genet 4：1973-1977, 1995
163) Bamshad M, Le T, Watkins WS, et al: The spectrum of mutations in TBX3: genotype/phenotype relationship in ulnar-mammary syndrome. Am J Hum Genet 64：1550-1562, 1999
164) Duncan JG, Souter WA: Hereditary onycho-osteodysplasia. The nail patella syndrome. J Bone Joint Surg Br 45：242-258, 1963
165) Bongers EM, de Wijs IJ, Marcelis C, et al: Identification of entire LMX1B gene deletions in nail patella syndrome: evidence for haploinsufficiency as the main pathogenic mechanism underlying dominant inheritance in man. Eur J Hum Genet 16：1240-1244, 2008
166) 寺島嘉昭, 石井清一, 三浪三千男, 他：上肢における限局性筋拘縮症について. 整形外科 25：1455-1460, 1974
167) 大野恵一, 石井清一, 薄井正道, 他：小児の前腕における筋拘縮症について. 整形外科 36：1253-1259, 1985
168) Takagi T, Takayama S, Ikegami H, et al: Congenital shortening of the flexor digitorum profundus muscle. J Hand Surg Am 32：168-171, 2007
169) 広本明敏, 内西兼一郎：浅指屈筋異常による手指伸展制限の1治験例. 整形外科 33：224-227, 1982
170) 見松健太郎, 杉浦皓, 鈴木竑俊：まれな橈側手根伸筋短縮症の1例. 臨整外 12：82-85, 1977
171) Adanali G, Senen D, Tuncel A, et al: Congenital shortness of extensor tendons: a very rare hand anomaly. Plast Reconstr Surg 110：1809-1810, 2002
172) 酒井俊通, 斉藤信夫, 桜川徳次郎：橈骨肥大を伴った両側先天性総指伸筋短縮症の1例. 整形外科 16：843-844, 1965
173) 豊原一作, 金谷文則, 新垣宣貞, 他：手指伸筋 fibrous band による手関節・手指伸展拘縮の1例. 整・災外 46：817-821, 1997

ii 骨変形に起因する異常

1 Kirner 変形
Kirner deformity

■ 臨床像

Kirner 変形は末節骨の掌側橈側への弯曲と爪の弯曲が特徴である（図1）．Kirner[1] は1927年に13歳で発症した小指両側罹患例を報告している．Kirner 変形の発現頻度は，Sugiura ら[2] によると本邦の健常な小学生の0.15%であった．また，男児0.46%，女児0.64%という報告もある[3]．先天性の心疾患などの患者と健常人を含んだ David ら[4] の報告では2.4%であった．男女比は2対1で女性に多い[5-7]．ほとんどの例が両側罹患であると考えられていたが，40%が片側罹患であるとする報告[8] もある．遺伝性については，散発例が多く，家系内発生はないという報告[5] もあるが，家族内発生の報告も少なくない[9]．安達ら[6] は，自験例の45%に家系内発生がみられたとしている．Blank[11] は同一家系内の3世代7例の Kirner 変形を報告し，本症が常染色体優性遺伝であることを示した．両側例は家系内発症があり，片側例は家系内発症が少ないという報告[4] もある．小指以外の罹患はきわめて稀である．安達ら[10] が両側の示指と小指に発生した1例を報告しているが，同様の症例は他にも報告されている．Sugiura[12] や Brune ら[13] は多発性の末節骨の掌屈変形を報告している．

症状については，変形による整容的な問題が一番多い．その他に，腫脹，圧痛や発赤がある場合がある．疼痛を訴えるものもいる．機能障害は少ないが，キーボードを打つ，バイオリンを弾くのに困るなどの訴えがある．

Turner 症候群，Silver 症候群，Cornelia de Lange 症候群，心房中隔欠損症，橈側列形成障害などに合併する．

■ X 線像

X 線像では末節骨遠位部に掌側橈側への弯曲（図2）があり，その程度は10～50°である[6]．Satake ら[15] は橈側への弯曲の程度について Song ら[14] の方法で計測し，日本人の中節骨と末節骨の掌側弯曲は，5～48°で平均27°であったとしている．罹患末節骨の骨端線閉鎖時期は正常か，わずかに遅れる[7]．症例によっては発症早期には末節骨の硬化像がみられるが，晩期になり骨端線が閉じる頃には末節骨の硬化像は消失する[9]．骨端線は不整で骨端核の掌側には遠位に向かう骨棘（骨突起）がみられる[16]．それに対応する骨幹部に骨のへこみ（欠損）がある．Blank ら[11] や Staheli ら[16] によると，骨端線は不整でこの部位で末節骨は角状変形を示し，骨幹で弯曲が起こり全体の弯曲を形成している．また，骨幹は掌背側方

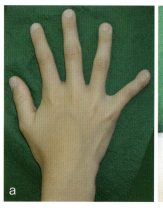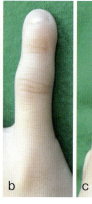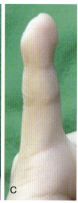

図1　小指 Kirner 変形の外見
a：手全体では，小指がやや短く先端で橈屈している．
b：小指背側の外観：爪は短くやや橈側に偏位している．
c：小指の側面の外観：爪の掌側弯曲と DIP 関節背側の遠位端の背側突出．

向に扁平化していると述べている．

弯曲が起こる部位についても種々の説がある．弯曲は骨幹でのみ起こるという報告[5] がある．Satake ら[15] は弯曲部位が症例により異なることから，弯曲が強く起こっていた部位を成長線，成長線の遠位，末節骨遠位の3か所に分けて観察した（図3）．その結果，Kirner 変形の X 線像は成長時期により変化し，骨端線閉鎖前と閉鎖後では所見が異なっている．骨端線閉鎖前の X 線像では，弯曲は成長線部と成長線の遠位で起こっており，骨端線閉鎖後の X 線像はすべて末節骨遠位で弯曲が起こっていた．彼らはまた19%の例で末節骨の背側亜脱臼があることを指摘している（図4）．背側亜脱臼の例を除いて弯曲の程度を部位別に比べると，成長線の遠位で起こる弯曲が他の部位の弯曲より強かった．年齢とともに弯曲の強い部位が成長線から末節骨の遠位に移動すると考えられた．Dykes[17] の報告では Kirner 変形の弯曲部位を成長過程ごとに見ると，弯曲は9歳時に成長線であったものが，10～11歳時には成長線の遠位になり，15～20歳では，末節骨遠位に移動していた．

Niederwieser ら[18] も同様に成長による弯曲部位の移動を報告している．成長終了後には，末節骨には短縮変形が認められる．

■ 逆 Kirner 変形

末節骨が背屈している変形であり，爪は背屈し，短くなる（図5）．本変形は稀であり，Moss ら[19]，Lau ら[20]，Iwasaki ら[21] の報告がある．手術治療としては，まず，抜爪を行う．爪床遠位端の片側の魚口型皮切，あるいは側正中切開で末節骨を展開して，横方向の骨切りを1か所あるいは2か所で行い，変形を矯正する．縦方向の鋼

D. 拘縮・変形（軟部組織の拘縮と骨変形に起因する異常） 163

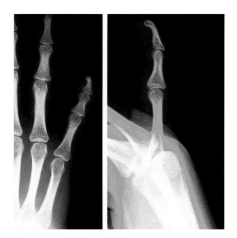

図2　小指 Kirner 変形の X 線像
a：正面像．末節骨遠位部の橈屈偏位が認められる．
b：側面像．末節骨遠位部の掌側方向への傾斜弯曲が認められる．

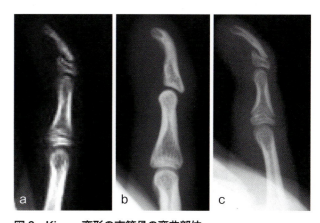

図3　Kirner 変形の末節骨の弯曲部位
a：骨端線弯曲型．b：骨幹弯曲型．c：末節骨遠位弯曲型．

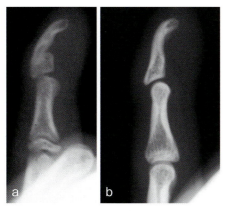

図4　Kirner 変形でみられる末節骨の背側亜脱臼
a：骨端線開存例．b：成人例．
背側亜脱臼は 19% の例でみられると報告されている．

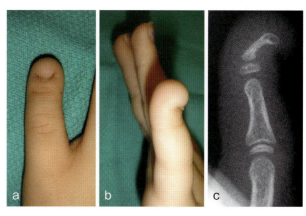

図5　逆 Kirner 変形
a：背側外見．爪が短い．
b：側面外見．末節部と爪が背屈している．
c：X 線側面像．成長線で背屈し，末節骨も背側に弯曲している．

線固定を行い，創を閉じる[19, 21]．

■ 原因と病態

　本症の原因には，骨軟骨炎という説[9, 22]，骨化症があり，そこに加わった腱の牽引力の不均衡により掌側橈側にねじれが生じたとする説[23]，成長線の掌側の軟骨内骨化の障害に骨端離開が加わったとする説[16]，骨端の無腐性壊死であるという説[24]，骨端線に原因があり，大腿骨頭すべり症と同様に肥大軟骨細胞層での骨端離開が起こるという説[5, 25] などがある．大腿骨頭すべり症の発症年齢のピークは思春期の 10～16 歳であるが，Kirner 変形の発症はより早い年齢である．しかし，Kaufmann ら[5] は生検で骨端離開が認められた結果から，深指屈筋腱の牽引力が伸筋のそれより強いために骨端離開の後に異常な肢位で骨癒合して安定化すると考えた．成長線の軟骨内骨化の障害，骨端の無腐性壊死や骨端離開で生じた骨端線の脆弱性と骨形成の障害に深指屈筋腱の牽引力が加わり変形が進行するという病態が支持されている．一方，Benatar[26] は深指屈筋腱の停止部が末節骨遠位で

あることが変形の原因の一つであるという考えで，深指屈筋腱の停止部を近位に移動する手術法を考案して，変形の改善を得ている．MRI による深指屈筋腱の停止部の異常や炎症所見は認められていない[27]．しかし，Benatar は，本症で末節骨に早期に起こる変化は骨端線の弛みか離開であり，屈筋腱の牽引力により骨端線の掌屈変形を生じる可能性を示唆している．その後の骨の添加で弯曲は骨端線遠位へ移動して掌屈橈屈変形が生じる．最後に骨の再改変が起こり末節骨遠位の弯曲のみが残存すると考えられる[15]．

■ Kirner 変形の発症時期

　Freiberg ら[6] によると 1944 年に Mercer は Kirner 変形が先天異常であるか否かを考察している．Sugiura ら[2] は，Kirner 変形では外傷の既往がないことから離断性骨軟骨炎原因説は受け入れられず，先天異常であるとする考えが広がったと報告している．Song ら[14] は Kirner 変形を先天性であると考え，早期発症型と晩期発症型に分けた．Brune ら[13] によると，先天性の Kirner

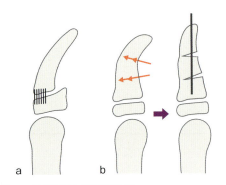

図6　Kirner変形に対する手術①
a：背側骨端線閉鎖術，b：Carstamの末節骨分節骨切り術．

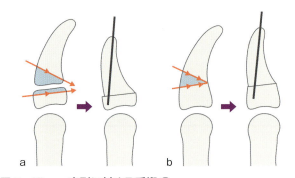

図7　Kirner変形に対する手術②
a：成長線を含んだ背側楔閉じ骨切り術．
b：骨成熟例に対する背側楔閉じ骨切り術．

変形では時計ガラス様の爪変形 watch-glass nails があり，末節骨の変形はない．生直後からみられる Kirner 変形の報告は少なく，生後2か月や生下時から存在したとの記載があるが，現病歴として後に聞いたものがほとんどであり，文献上，4歳以下の本変形のX線像を見つけることはできていない．したがって，本症が真に生下時から存在する先天性疾患であるとする根拠はみつけられない．多くの文献[5,7,9,16]で発症年齢は8～14歳である．多くの症例に家族歴が認められることから，何らかの先天性の成長線の脆弱性があり，生下時には認められない変形が徐々に明らかになっていくことが予想される．しかし，変形の発症時期は各症例によるばらつきが大きい．

治療

本症による機能障害はなく，ほとんどが整容的改善を求めて，あるいは原因を明らかにしたくて来院する．患児には疾患の概略を説明し，多くの患児は手術をせずに経過をみていることを話す．同部の痛みを訴えて来院した場合には，末節骨近位骨端の圧痛や，同部に加わるストレスにより異常可動性を感じて痛みを訴える．このような場合には，3～4週間程度DIP関節を含めて末節骨を外固定する．固定後に痛みは消失するが，変形は残存する．成長線閉鎖前の例では，16週間の装具により矯正を得たとの報告[6]もある．変形矯正を強く希望する場合には，手術療法が選択される．骨端線閉鎖前の患児に対して，Niederwieserら[18]は，背側の骨端線閉鎖術で良好な成績を得ている（図6a）．成人に対する背側楔閉じ骨切り術や骨成熟前の例に対する成長線を含んだ背側楔閉じ骨切り術もLuppinoら[28]により試みられている（図7）．Moserら[29]は創外固定を用いて変形矯正と同時に仮骨延長法により末節骨を延長し，同時に爪の延長が得られる方法を報告している．しかし，一般には末節骨の骨切り術で変形を矯正する方法が広く行われている．実際に手術を希望する患児はきわめて少ないのが実情である．彎曲の矯正術としては，Carstamらの方法[7]がよく知られている（図6b）．Carstamらの方法では，橈側側正中切開で末節骨を展開する．骨幹で掌側3/4に達する骨切りを2か所で行う．その後に抜爪して変形を徒手矯正し，Kirschner鋼線で骨片を内固定する．背側の骨膜は切らないで残す．6週で矯正位を保持する．骨切りは1か所でも変形矯正が可能であることが報告されている．また，変形の程度が軽い例では抜爪は必要ないとの報告もある．骨癒合を促進するために骨移植を行っているものもいる．抜爪と骨移植を行うか否かについては議論がある．Grandisら[30]はこの方法を成長期に行うと再発が考えられるため，成人に適応があるとしている．著者は従来，抜爪した後に，DIP関節より遠位の掌側中央の縦切開で末節骨を展開して，楔開き骨切り術を行っている．Carstamらが報告しているように，背側の骨膜と背側皮質骨を残し骨切りして，鈍的に偏位を矯正する術式が爪床を傷つけないためには有利であると思われる（図8）．

1）Benatarの屈筋腱停止部切除法[26]

橈側の側正中切開で深指屈筋腱の末節骨への停止部を展開する．深指屈筋腱は成長線を越えて末節骨の遠位まで及んでいる．深指屈筋腱の末節骨骨幹部の停止部を切除する．屈筋腱が1cm程度近位に移動する．固定はせずに創を閉じる．

2）Kirner変形に対する矯正骨切り術

DIP関節より遠位の掌側中央の縦皮切で，両側に脂肪，神経血管束を避けて末節骨掌側を展開する（図8）．骨幹部中央あるいは最も彎曲の強い部分で楔開き骨切り術を行う．その際に，背側の骨膜と背側皮質骨をわずかに残す．抜爪して鈍的に偏位を矯正するが，背側骨皮質を骨折させて変形を矯正する．指尖部から近位に向けてKirschner鋼線を刺入し，骨片とDIP関節を通過させて安定性を得た後に創を閉じる．術後5～6週で鋼線を抜去する．

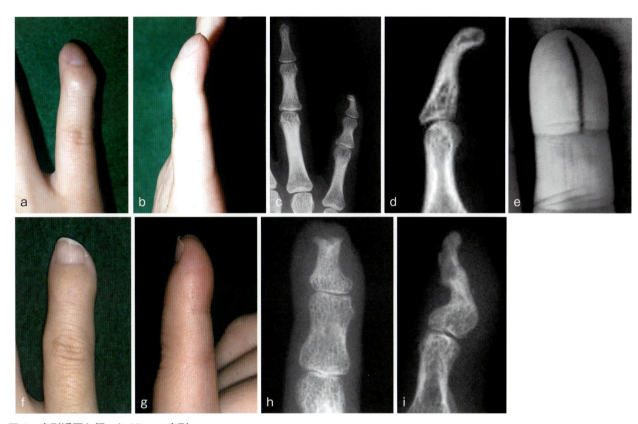

図8 変形矯正を行った Kirner 変形
a：術前背側外見．b：術前側面外見．c：術前正面X線像．d：術前側面X線像．e：掌側の皮膚切開．f：術後背側外見．g：術後側面外見．
h：術後正面X線像．i：術後側面X線像．

2 三角状骨 delta bone, 三角指節骨 delta phalanx

■ 臨床像

指節骨の形態が三角形を呈することから三角指節骨，あるいは，デルタ指節骨と呼ばれる[31]．しかし，三角指節骨では指節骨の縦方向に軟骨線があることから，指節骨の関節面が傾いただけの変形とは区別すべきであると述べられている．指節骨の輪郭は三角形のこともあるし台形のこともある（図9）．本変形は，骨の形態によるものではなく，成長線の走る方向により定義されている．正常では指節骨の長軸に垂直な成長線が，骨の長軸方向に走行するものを三角指節骨と定義している．しかし，名称と定義で示された病態が異なるために longitudinal epiphyseal bracket という用語が適切であるという意見も多い．Carstam ら[32] は longitudinally bracketed diaphysis という名称で三角状骨の発育段階を報告している．すなわち，生下時より基節骨近位の骨端軟骨と遠位の骨端様の軟骨は，骨端の片側を縦に走行する軟骨でつながっている．近位と遠位の骨端に出現した骨端核は次第に縦方向の軟骨部に広がり，両者は骨でつながることになる．しかし，骨全体の形態は生下時に骨幹と片側に存在する遠位と近位がつながった軟骨で形成された輪郭になる（図10）．三角指節骨と同じ病態は中手骨や中足

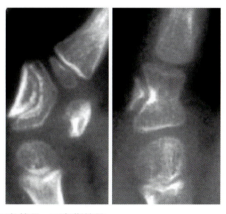

図9 三角状骨，三角指節骨
指節骨の輪郭は三角形のこともあるし台形のこともある．中手骨に出ることもある．

骨にも出現するため，日本手外科学会の改良分類では，成長線が骨の長軸方向に走行するものを三角指節骨も含めて三角状骨（triangular bone）と定義している．

三角状骨は Watson ら（1967）[33] によると多指症にしばしばみられる変形であり，近位に骨端核を持つ骨に発生する．三角状骨が出現する頻度は，基節骨が79%と最も高い．指別では，母指が40%，環指が21%であったと報告している．三角状骨を伴う先天異常，すなわち基盤となる先天異常には，母指多指症，裂手症，中央列多合指症，小指斜指症，中指，環指および小指の短指症，

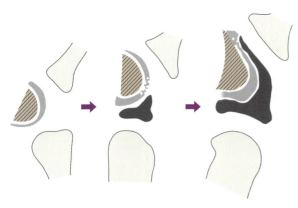

図10 三角状骨の発育段階
斜線部は三角指節骨の一次骨核，灰色の部分は縦方向に走る成長軟骨板．成長軟骨板の右側に成長とともに黒く広がっていくのが骨端核である．指節骨の全体の輪郭，すなわち三角状骨の形は変化せず大きくなる．

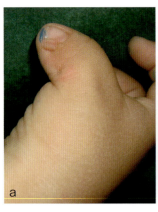
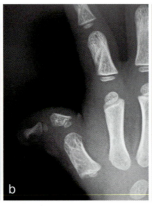
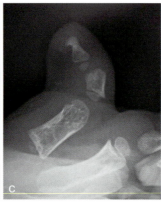

図11 母指多指症に合併した三角状骨
a：橈側母指の低形成を伴う母指多指症に合併した三角基節骨の外見．
b：手の正面X線像では基節骨の形態が不明瞭である．
c：母指の正面X線像では基節骨が三角状骨であることがわかる．

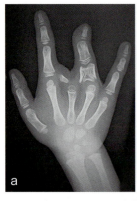
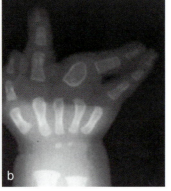

図12 裂手症に伴う三角状骨
a：中指欠損の裂手症で指間閉鎖後，成長とともに形態が明らかになった環指の三角基節骨．
b：中指欠損の裂手症．環指の基節骨が三角指節骨である．

Apert症候群などがある．原疾患により分類するために，三角状骨が単独で発現して，この項目に分類されることはほとんどない．著者らの症例では，三角状骨を伴っていた先天異常，すなわち基盤にあった先天異常は，母指多指症，裂手症，中央列多合指症，小指斜指症，中指，環指および小指の短指症であった．

■ 三角状骨を伴う手の先天異常

三角状骨は，X線正面像により確認できる．母指多指症に伴う場合は，基節骨に出現することが多く，その場合は遠位の重複した母指が橈側偏位を示す橈側偏位型母指多指症での合併がほとんどである（図11）．中手骨に出現する場合があるが，その場合も重複した指は橈側偏位を示す．裂手症に合併する場合は，中指が欠損して第3中手骨が残っている型で，中指から環指への横走骨（cross bone）を伴って環指に出現するか，中指と環指の中手骨頭とMP関節を共有する基節骨に出現することが多い．このような例では環指はPIP関節で尺側偏位を呈する[34]（図12）．中央列多指症で重複した指が合指症を呈する場合に合指症を呈している環指の基節骨や中節骨に出現する．HoxD13遺伝子異常により発現する中央列多合指症では，高頻度にみられる異常である（図13）．短指症では，中節骨短縮症に合併して出現する．三角指節骨を合併する短指症は小指中節骨短縮症が一番頻度が高い．短い中節骨の遠位端と近位端に出現した骨端核が橈側で癒合したかのように骨化が進行して，年長児になって三角指節骨であることが判明することが少なくない（図14）．Apert症候群では，指節癒合を呈した母指の基節骨と末節骨に出現する（図15）．その場合，母指はMP関節の遠位で橈側偏位を示す．

■ X線像

加藤ら[35]の報告によると，三角状骨はX線正面像によりD型とΣ型に分けられる（図16）．D型はアルファベットのDと類似した形態であり，Σ型は成長線の走行がギリシャ文字のΣと類似している．Carstamら[32]によると，成長過程における骨化の進行で三角状骨のX線像上の形態は変化してみえるが，軟骨を含めた全体

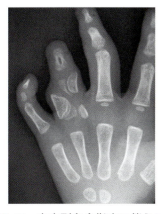
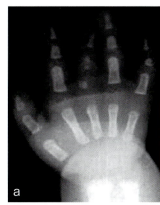
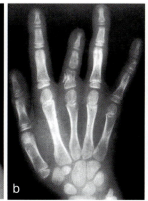
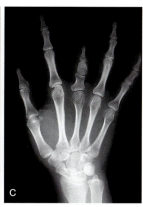

図13　中央列多合指症に伴う三角状骨
中指多指症の尺側成分が環指と癒合して基節骨と中節骨に三角指節骨があり，末節骨が合体している所見である．中環指の基部にある骨片は横走骨（cross bone）で，中指の多指症で出現する．HoxD13 遺伝子異常により発現した変形である．

図14　中指短指症に合併した三角状骨
成長とともに中指基節骨が三角指節骨であるのが明らかになり，成長後には短い指節骨を形成する．
a：生後2か月時X線像．
b：7歳時X線像．
c：16歳時X線像．

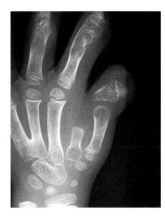

図15　Apert 症候群にみられる母指の三角状骨
母指の指節骨の成長線の走行は明確ではない．

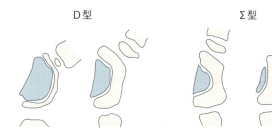

図16　三角状骨の形態
三角状骨はX線正面像によりD型とΣ型に分けられる．

の形の変化はみられず，同じ形のまま大きくなる．Carstam の Stage 1 は加藤らのD型と stage 3 はΣ型と類似している．加藤らの報告で各型の年齢をみるとD型は生後2か月から11か月で平均7.7か月であった．Σ型は2〜12歳で平均7.7歳であり，Σ型の年齢がD型より高い．4.5年の経過観察では，三角状骨は徐々に長軸方向に成長するが，周囲の指節骨に比べると遠位方向への成長の割合は低かった．その際，指の偏位は増強することはなく，改善するものもあった．

■ 治療

三角指節骨，三角状骨に対する治療としては，従来は，母指多指症，裂手症や中央列多指症では原疾患の治療を行う時に偏位矯正骨切り術，部分切除術，全切除術などが考慮されてきた．また，短指症や単独変形の場合には矯正骨切り術を行うことが多かった．著者らも偏位矯正のための骨切り術を行っていた．骨切り術としては，骨移植を併用しない楔開き骨切り術（opening wedge os-teotomy without bone graft），楔閉じ骨切り術（closing wedge osteotomy，図17），骨移植を併用する楔開き骨切り術（opening wedge osteotomy with bone graft），逆楔開き骨切り（reversed wedge osteotomy）などを試みた（図18）．その結果，これら骨切り術による治療では偏位の再発が必発であり，成長線の早期閉鎖による指短縮も比較的高率に発生する（図19, 20）．指偏位の計測は加藤ら[35]の方法で計測している（図21）．

Jone[31] は，longitudinal epiphyseal bracket と呼ばれる縦に走る骨端核を途中で部分切除して遠位と近位に骨端核を分けることで三角状骨の長軸成長が改善する例があることに気づいた．まず，長軸方向に長い骨端の中央を切除し，次に指が大きくなってから骨切りと骨移植で偏位を矯正する術式を推奨している．縦に走る骨端の中央を切除して，三角状骨の成長を待つという術式の発想は，その後，再癒合を防ぐ術式に改良されている．

外傷性の早期骨端線閉鎖に対する遊離脂肪移植は Langenskiöld[36,37] により報告された．Light ら[38] は，

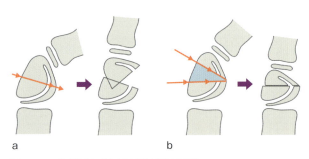

図17 三角状骨に対する偏位矯正手術
a：楔開き骨切り術(opening wedge osteotomy).
b：楔閉じ骨切り術(closing wedge osteotomy).

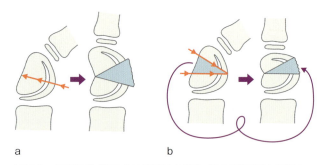

図18 骨移植を併用する楔開き骨切り術と逆楔開き骨切り
a：自家腸骨移植を併用する楔開き骨切り術(opening wedge osteotomy with bone graft).
b：楔状に切除した骨を方向を変えて移植する逆楔開き骨切り術.
 (reversed wedge osteotomy)

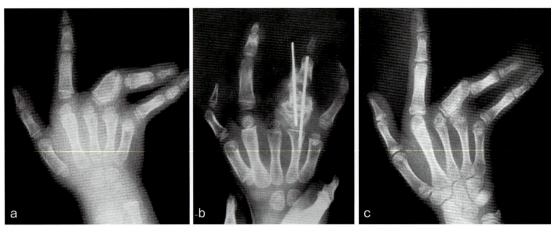

図19 裂手症に伴う三角指節骨による環指の尺側偏位
a：術前(3歳時).
b：逆楔開き骨切りを行い，術直後には変形は矯正された.
c：術後9年(12歳時)では，指節骨の形は改善しているが変形は再発している.
 (加藤博之先生のご厚意による)

この治療法の原理が三角状骨の治療に応用できる可能性を示した(図22)．同様の考えでVickers[39]は，骨端の中央の部分切除(physiolysis)に脂肪移植術を併用する方法で三角指節骨を治療して良好な結果を報告している(図23)．現在では若年者の三角状骨に対しては，本法が広く行われるようになりつつある．以上述べたように三角状骨に対する手術には，各種の骨切り術とepiphyseolysisと同時に脂肪移植を行う方法に大別される．

著者は三角状骨に対して縦に走る骨の架橋を切除して，遊離脂肪移植を行うVickers法を1988年から行ってきた(図24, 25)[40]．このなかには，楔開き骨切り術を同時に加えた例と縦に走る骨端線の中央を切除するphysiolysisのみを行った例がある．前者は比較的年齢の高い例に，後者は若年者に行っている．楔開き骨切り術を併用した遊離脂肪移植では，指の偏位は術前平均31°であったが，術後は平均19°であり，平均12°の改善が得られた．Physiolysisと遊離脂肪移植を行った例では，術前平均34°であったが，術後は平均13°であり，平均20°の改善が得られた．両術式の術前後の改善度に差

は認められなかった[40]．しかし，術後に骨成長の期間を残していた例では十分な自然矯正が得られ，年齢が高い小児に対する矯正は不十分であった印象がある．手術後の骨成長が数年間期待できる年齢で手術を行うほうがよいであろう(図26)．これを超えた年齢の患者には，矯正骨切りを加えた術式を選択する．三角状骨に対するphysiolysisでは，手術時年齢が術後成績を決める重要な因子であり，手術の年齢を適切に選ぶことが良好な術後成績を得るためにきわめて重要である[41-43]．

Physiolysisの著者らの方法については，第6章の斜指症(斜走指)⇒333頁を参照のこと．

■ 三角状骨(三角指節骨を含む)の術後合併症

術式により術後に起こる合併症は異なる．指節骨の楔閉じ骨切り術では術中の指節骨の短縮が避けられない．術後に成長線の早期閉鎖がしばしば起こり指短縮が増強する可能性がある．楔開き骨切り術の後では指が伸ばされることになり，軟部組織の緊張による骨切り部の骨接触面の圧潰が生じて指短縮が起こる可能性がある．手術

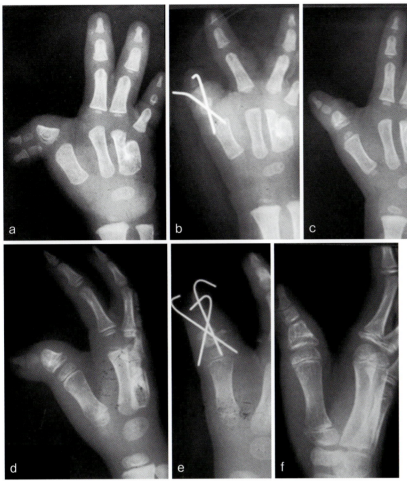

図 20　母指多指症に伴った三角指節骨
a：2 歳時の術前の X 線像で母指多指症の基節骨に三角指節骨がみられる．偏位角は 76° であった．
b：橈側過剰母指を切除して楔閉じ骨切り術を行った．
c：術後 1 年の状態では偏位角は 16° であった．
d：6 歳時に偏位は再発して偏位角は 46° に増強した．
e：再度，楔閉じ骨切り術を行った．
f：6 年後の 12 歳時の偏位は 10° で再発はない．

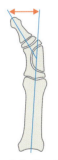

図 21　指偏位の計測法

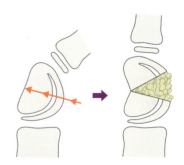

図 22　三角状骨に対する脂肪移植
縦に走行する骨端核の中央で楔開き骨切り術を行い，開いた側に遊離脂肪移植術を併用し，反対側に骨移植を行う

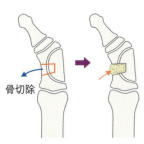

a：Physiolysis＋脂肪移植

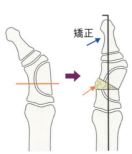

b：矯正骨切り＋脂肪移植

図 23　三角状骨に対する physeolysis
縦に走行する骨端線の中央を切除して脂肪移植を行い，偏位の自然矯正を待つ方法．a：Vickers らの方法．骨と成長線の切除範囲，オレンジ矢印は遊離脂肪移植の範囲．b：著者らの方法．自然矯正が十分に期待できない年長児と高度の変形例に対しては矯正骨切りを加える．

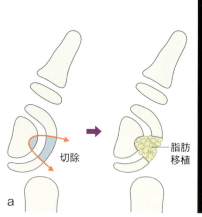
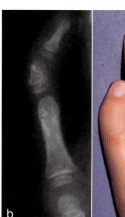
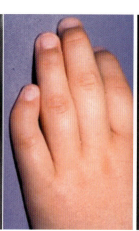
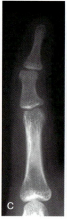
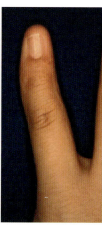

図24　著者らの手術例
a：physeolysis と脂肪移植による治療を行った小指中節骨短縮症を伴った斜指症の三角指節骨．
b：術前（6歳時），44°の偏位角があった．縦に走る成長線と骨端核の中央を切除して脂肪移植を行った．
c：術後6年（12歳時）には偏位角13°まで矯正されており，良好な偏位の改善を示した．

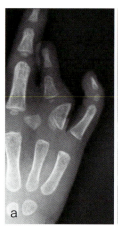
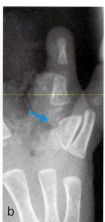
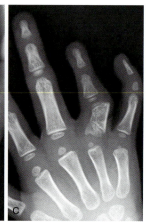

図25　中央列多合指症に伴った三角指節骨
a：術前（2歳時）の25°の偏位角．
b：矢印の部分を切除した．
c：術後1.5年で偏位角は8°に改善している．

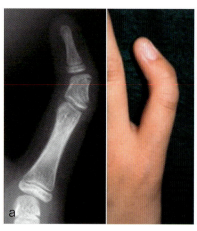
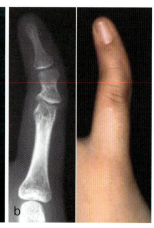

図26　Physiolysis と脂肪移植による治療
図24と同一症例の反対手である．患者の希望により，同じ手術を行ったが，手術時年齢が高い時期に行ったために改善が不十分であった例．
a：13歳時に40°の偏位角に対して手術を行った．
b：2年後の15歳時に30°の偏位角が残存した．

時年齢が低いと骨は弱く圧潰の可能性は高い．また，術後一定期間経過後に骨癒合が得られたと考えられる場合，骨切り部を固定していたC鋼線を抜去する．その際に指節骨の骨切り部での圧壊が起こり変形が再発する．指節骨を縦に走る骨端の中央を切除して遊離脂肪移植を行う physiolysis ではこれらの合併症を生じないが，移植床から脂肪が逸脱したと考えられる症例もある．小さな骨での脂肪移植は適切な位置に脂肪をとどめておくことが難しいため，ある程度の年齢まで手術を待つ必要がある．しかし，小指中節骨短縮症などの症例のなかには指節骨の成長を待っている間に骨端線が早期閉鎖を起こして，本術式が行えないこともある．その場合は，骨切り術による矯正を行う．また，遊離移植を行った脂肪が移植母床から逸脱しないための工夫も必要で，著者は，pullout 法で脂肪を溝の底部に引き寄せる，周囲の軟部組織に脂肪を縫着するなどの方法で逸脱を防いでいる．

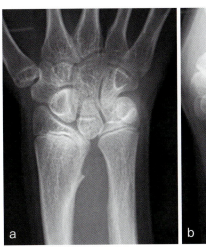
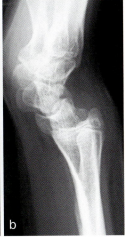

図27 Madelung変形の骨変化
a：正面像，b：側面像．
骨の短縮，橈骨遠位端の成長軟骨板の掌側尺側の早期閉鎖に起因する橈骨関節面の傾斜の異常と手根骨の掌側移動，尺骨頭の背側亜脱臼が組み合わさった変形．

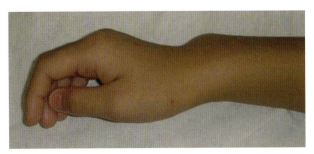

図28 Madelung変形の手関節の外観
手関節は銃剣様変形を呈する．

3 Madelung変形
Madelung deformity

■ 臨床像

　Madelung変形は，典型的には橈骨の短縮，橈骨遠位端の成長軟骨板の掌側尺側の早期閉鎖に起因する橈骨関節面の傾斜の異常と手根骨の掌側移動，尺骨頭の背側亜脱臼が組み合わさった変形である(図27)．外見上，手関節は銃剣様変形を呈し，Madelung変形と呼ばれる(図28)．類似の変形は，感染や外傷，異軟骨骨症，軟骨無形成症，多発性外骨腫，Ollier病やTurner症候群でも起こる[44]．特発性あるいは先天性の変形では，通常は10～12歳頃に発症するが，6歳で発症した例もある．女児に多い．両側性が多く，左右で重症度が異なることが多い．Antonら[45]は171例のMadelung変形の報告例を分析して，1/3に遺伝性が認められ，男女比が4：1で女性に多く，両側罹患例と片側例の比は，2：1であったと述べている．また，Madelung変形よりdyschondroplasia of the distal radial epiphysisという名称のほうが適切な病名であると述べている．臨床症状としては，手関節と前腕回旋の可動制限があり，年長児では手関節痛を訴える．可動制限は，手関節では伸展と橈屈が制限されて，前腕では回外制限が強い．Madelung変形の稀な合併症として成人での指伸筋腱の皮下断裂が報告されている[46, 47]．

■ X線像

　X線像では橈骨遠位成長軟骨板の尺側の早期閉鎖，橈骨遠位関節面の尺側と掌側への傾斜の増強，橈骨弯曲，尺骨遠位端の背側脱臼，手根骨の逆三角形変形などがみられる．Madelung変形の原因になる病変はX線像で認められる遠位橈骨の成長線の尺側部での骨性架橋である．これが小児期の後半に成長の非対称を引き起こすと考えられている．Madelung変形のX線像による定量的評価では，橈骨遠位関節面の尺側への傾斜，月状骨の沈下(手関節正面像で，尺骨の長軸に垂直な線で橈骨の遠位関節面を通る線と月状骨の近位端との距離をmmで表したもの)，手根骨の掌側移動(手関節側面像で，尺骨の背側縁の延長線と月状骨か有頭骨の最も掌側の点との距離をmmで表したもの)が，信頼できる再現性のある評価法である[48]．月状骨窩角(手関節背掌側方向のX線像で，尺骨の長軸と橈骨遠位の月状骨窩のなす角)は，術前後の評価には信頼性が低いが，早期診断に役立つ可能性がある[48, 49]．この角度が29°以上の場合は早期のMadelung変形を診断する指標になる．合併症としては，全身性の靱帯弛緩性を呈した症例の報告[50]，脛骨内側の外骨腫，外反肘，短指症，斜指症，脊柱側弯症などがある[51]．

■ Madelung変形とLeri-Weil症候群(異軟骨骨症，dyschondrosteosis)の関係

　異軟骨骨症は中節肢短縮型の低身長症で特徴的な手の変形であるMadelung変形を伴う(図29)．
　Langer[52]やHerdmanら[53]の分析では，Madelung変形のほとんどすべての例が，異軟骨骨症であることから，Madelung変形は同症の部分症であると考えた．また，Silverman[54]は典型的な異軟骨骨症の2例の母親にMadelung変形が合併していたことから，Madelung変形，異軟骨骨症，中間肢短縮型低身長症が同一疾患である可能性を指摘した．Madelung変形は片側のこともあ

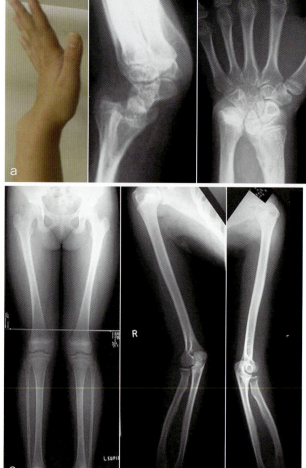
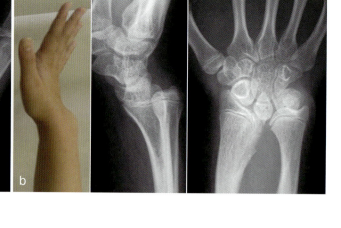

図29 Leri-Weil 症候群（異軟骨骨症，dyschondrosteosis）
a：両側罹患例の左手．典型的な Madelung 変形の所見である．
b：右手も類似の変形が認められる．
c：下腿と前腕の短縮を伴う（中間肢短縮）型の低身長症がある．

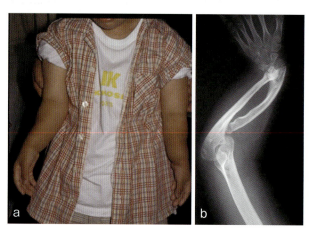

図30 中間肢短縮型の低身長症でみられる Madelung 様手関節変形
a：外観．b：X 線像．

り，変形の重症度にも個々の症例で大きな違いがある．この考えに従うと Madelung 変形，異軟骨骨症，および中間肢短縮型低身長症は同一疾患の臨床像の差であり，その差は骨端線の早期閉鎖の程度の違いということになる（図30）．

一方，Felman ら[55]によると，異軟骨骨症の診断基準は両側性の Madelung 変形，低身長，中間肢短縮，家族内発生である．上肢の中間肢短縮の定義は，上腕骨に対する前腕骨の長さの割合が 72% 未満の短縮がある場合である．Felman ら[55]はこれらの基準を満たさない Madelung 変形を異軟骨骨症と厳密に区別した．その結果，同一家系内に両疾患がなかったことから，同一疾患とは考えにくいと推論している[56]．

Dawe ら[57]は，同様に異軟骨骨症の臨床像を分析して，本症では下腿骨の短縮による中程度の低身長と前腕の短縮が合併していることを示した．前腕では，橈骨と尺骨が同程度に短縮することもあるし，橈骨が優位の短縮を示すこともある．下腿では，前腕と同様に脛骨と腓骨がともに短縮することもあるし，脛骨が内反し，腓骨が脛骨に対して相対的に延長することもある．下腿の変形に対する手術が必要になることがある．異軟骨骨症では，上肢の変形以上に下腿短縮の問題が大きいことが指摘されている．Golding ら[58]の基準では，橈骨長/上腕骨長＝72〜75%，脛骨長/大腿骨長＝83〜85% 以下が中間肢短縮（mesomelia）である．Madelung 変形が，異軟骨骨症と同一疾患である可能性については，遺伝子異常の検索により単独で発現した Madelung 変形の軽症例が異軟骨骨症と診断可能であるかのさらなる検討が必要である．

■ 遺伝性と遺伝子異常

Madelung変形の30%に家族歴が認められ常染色体優性遺伝を示すと考えられている[59]．Lichtensteinら[60]は，異軟骨骨症の父と2人の女児，1人の男児に発症した家族内発生例を報告している．父と男児には低身長はあるがMadelung変形はない．2人の女児は中間肢短縮型の低身長症とMadelung変形があり，典型的な異軟骨骨症であった．また，男性から男性への遺伝様式が認められた．この症例から本症が常染色体優性遺伝であることを示している[61]．男性にMadelung変形が発症しなかったことは，男性の症状が女性より軽症であることを示唆する所見でもある．この症例は，本症の発生が子宮内の女性ホルモンの影響を受けているか，X染色体の影響を受けている可能性を示している[60]．

一方，異軟骨骨症は性染色体の偽常染色体領域の変異で起こるので，常染色体性（偽常染色体性）優性遺伝形式をとる．そのため，遺伝様式で両者を区別することはできない．Felmanら[55]によると，臨床的に単独のMadelung変形では低身長であり，異軟骨骨症では，大腿骨に比べて脛骨の短縮が顕著（中間肢短縮）であることで区別できるとしている．

遺伝子異常については，Rossら[62]によると異軟骨骨症ではSHOX遺伝子の欠損が81%，点変異が19%である．また，身長はTurner症候群の2/3で，女性の発生が多く，女性に発症した場合のほうが重症である．Schillerら[63]の分析では，異軟骨骨症ではSHOX遺伝子の異常が41%に認められなかったことから，他の遺伝子の異常が関与していることを指摘した．低身長，Turner骨格徴候，Madelung変形を特徴とする異軟骨骨症は，SHOXあるいはSHOX Y偽常染色体性遺伝子の片側の接合体の欠損，あるいはSHOXの下流の遺伝子の欠損により引き起こされている．先に述べたように，これらの異常が性染色体の偽常染色体領域の変異で起こるので，常染色体性（偽常染色体性）優性遺伝形式をとる．一方，SHOXホモ異常症はLanger type中間肢節短縮症を生じることが明らかになっている[64]．

■ 手関節と前腕変形の病態

Madelung変形を特発性と二次性に分けて考え，前者では家族内発生はなく，後者は，異軟骨骨症が基盤の疾患であり，家系内発生があるという報告[58]もある．Cookら[65]は同様の分類を用いた2群で手関節の骨と靱帯の状態をCTとMRI所見で比較した．CT所見は，特発性では橈骨に対して手根骨は掌側尺側に亜脱臼しており，手根骨が回外していた．一方，異軟骨骨症例では，手根骨の亜脱臼はなく，回内していた．MRI所見では，橈骨の遠位骨幹端と骨端に骨性架橋があり，その部位は橈骨遠位関節面の月状骨窩の掌側であった．ほとんどの例で，掌側の橈骨三角骨靱帯と短橈骨月状骨靱帯は肥大していた．骨性架橋が橈骨尺側の正常な発育を妨げる．肥大した靱帯は，月状骨の掌側端を橈骨につなぎ留めることで手根骨の逆三角形変形の形成に関与していて，手根骨の配列異常，橈骨の回内変形や橈骨の背側への弯曲に関与している可能性を指摘している．Cookら[65]がMRIで認めたこの肥大した靱帯は，Vickersら[66]が初めて記載した靱帯でVickers靱帯と呼ばれる．橈骨骨幹端の尺掌側から始まりほとんどが月状骨に付着する．一部は三角線維軟骨に向かって線維を出して付着している．Madelung変形の91%の例にこの靱帯が存在する[67]．

Zebalaら[68]は，Madelung変形には，橈骨の遠位端の変形のみの群（69%）と橈骨全体に変化が及ぶ群（31%）があることを指摘し，それぞれの群のX線像と臨床像を比べた．その結果，橈骨と尺骨の長さは両群ともに正常より短かった．橈骨全体に変形のある群では橈骨の遠位端の変形のみの群に比べて，橈骨と尺骨の長さがより短く，手関節の変形が高度であり，側面X線像による橈骨弯曲が強く，肘と前腕の可動域が減少していた．とりわけ，肘の伸展が－18°と明らかに制限されていた．異軟骨骨症の診断基準のMadelung変形，前腕骨短縮，低身長症を満たす割合をみると，橈骨全体に変形のある群では全例でこれらを満たしていた．一方，橈骨の遠位端の変形のみの群では，64%が満たしていた．全体では77%が異軟骨骨症と診断できた．しかし，残りの症例でも前腕骨の短縮がみられた症例があった．異軟骨骨症の診断基準に関係する前腕長と身長には変異があるため，前腕の短縮と低身長の程度が軽いということで異軟骨骨症を除外することはできないと結論している．X線像で橈骨遠位骨端核の三角状化（triangularization），近位手根骨の逆三角変形（pyramidalization），あるいは，橈骨の遠位尺側縁の骨透亮像のいずれかの所見が認められると異軟骨骨症を発症させるSHOX haploinsufficiencyがあるという報告[69]もある．

■ 治療

保存療法は変形に対しては無効である．変形のみの場合には手術の絶対的適応ではないという報告が多い．したがって，疼痛を伴う手関節変形に対して手術が行われることが多い．疼痛には遠位橈尺関節の不適応によるものと，手関節背屈時に衝突する月状骨と橈骨の関節面の変形性関節症によるものがある[70,71]．著者らが行った橈骨の矯正骨切り術と尺骨短縮術，あるいは尺骨短縮術のみを行った例の結果では，疼痛と可動域に対しては改善が認められたが，変形を残した例で患者の満足度が低

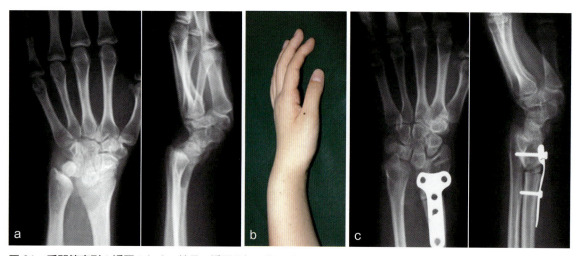

図31　手関節変形の矯正のための橈骨の矯正骨切り術の適応例
a：術前のX線像，b：術前の外見，c：橈骨骨切り術を行いプレート固定後のX線像．

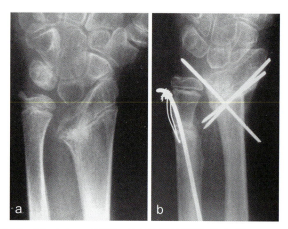

図32　Madelung変形に対する橈骨尺骨骨切り術
a：術前X線像，b：術後X線像．

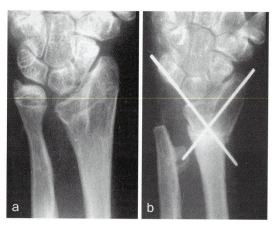

図33　手関節変形の矯正のための橈骨の矯正骨切り術と尺骨頭切除術
a：術前X線像，b：術後X線像．

かった（図31～33）[59]．成長期の変形予防を目的とする手術は将来起こる可能性がある問題を解決できる点で勧められる治療法である．この点からも，変形予防のための外科的治療は患者の満足度を上げる結果につながるものと思われる．

1）骨端線閉鎖前の症例に対する治療

骨端線閉鎖前の症例に対する治療として，Salonら[72]は思春期で骨端線閉鎖前で疼痛のあるMadelung変形に対して，橈骨の楔閉じ骨切り術と尺骨短縮術により遠位橈尺関節を温存する手術を行い良好な結果を得ている．成長終了前に橈骨と尺骨の長さを整える手術を行うと成長終了後に二次修正が必要になることがある．前腕骨の長さを調節する手術の術後変形再発の予防には，骨成長終了を待って手術を行うか，尺骨の骨端線閉鎖術を加えるかなどの工夫が必要である[73]．手術中に十分な尺骨の短縮を行うことと尺骨の骨切り部でわずかに屈曲させるべきであると述べている．尺骨の骨端線閉鎖術を行い尺骨頭の背側亜脱臼を防ぎ外見上の尺骨頭の突出を防ぐ方法もある．

先に述べたように1992年にVickersらが遊離脂肪移植のMadelung変形への応用を初めて報告した[66]．彼は，変形の原因になっている月状骨を橈骨につなぎ留めている異常な靱帯を切離して，遠位橈骨の成長線の尺側部の骨性架橋を切除して自家遊離脂肪移植[67]を行って骨の再癒合を予防して成長を回復し変形を最小限にしようとした．彼はこの方法をphysiolysisと呼んだ（図34）．骨成熟に達していない例で，成長終了までに2年程度残っている年齢の患者に対しては，physiolysisによる変形矯正や変形予防が期待できる．Madelung変形を伴うものでも日常生活に障害がないものでは手術適応はなく，疼痛が発現して保存療法の効果がない例に手術適応があるという意見もある．しかし，本術式で治療を行う場合には，将来，発生が危惧される変形増強と可動域制限や疼痛を予防できる可能性がある．したがって，骨成熟終了前の例で変形が出現した場合には，可及的早期に手術を行うべきであると著者は考えている．

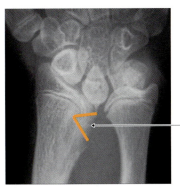

図34　Madelung 変形に対する physiolysis と脂肪移植

2）骨端線閉鎖後の症例に対する治療

骨端線閉鎖後の症例に対する治療としては，尺骨短縮術により橈骨と尺骨の長さのバランスを整える方法，橈骨遠位関節面の傾斜の矯正を目的とした橈骨骨切り術，両者を組み合わせた方法が行われる．

a）橈骨遠位関節面の尺側への傾斜や掌側への傾斜の矯正

橈骨の楔閉じ骨切り術（closing wedge osteotomy や dome osteotomy）を適応する．Carter ら[67]は，掌側進入で Vickers 靱帯を切除して，橈骨の dome osteotomy で橈骨遠位関節面の傾斜を矯正して良好な結果を報告している[74, 75]．橈骨骨切りの合併症としては，同時に手根骨の逆三角形変形が矯正されていないため，手根骨全体の橈屈偏位が起こり，手関節の尺屈制限が起こる．また，これが変形性関節症を引き起こす可能性もある．一方，橈骨の矯正骨切りを楔開き骨切り術（open wedge osteotomy）で行い，尺骨頭切除を同時に行い，橈骨の骨切りによりできた間隙を切除した尺骨頭を形成し移植骨として埋める方法[76]，あるいは橈骨の橈側半分を楔閉じ骨切り術で，尺側半分を楔開き骨切り術で行う方法などの工夫も行われている[77]．

b）橈骨と尺骨の長さを調節する手術

前腕骨の長さを調節する手術では，尺骨の短縮はゼロバリアント（ゼロ変異）に矯正される．これらの方法により変形はある程度矯正され，可動域の増大が期待できる[78]．しかし，可動域改善には効果がなかったという報告もある．Bruno ら[79]は，尺骨プラス変異と疼痛を伴う Madelung 変形の成人例に対して行った尺骨短縮術の成績を調べて，本法が除痛に有効であり，安全で信頼できる術式であると述べている．

橈骨あるいは尺骨の変形矯正に創外固定を用いて骨移植なしに手術を行う方法も試みられており，短期経過観察の結果は良好なようである．Houshian ら[80]によると Ilizarov 創外固定を用いて，骨切り後 7 日目より延長を開始するが，最初の 2 週以内で橈骨遠位関節面の掌屈と尺側への傾斜を矯正する．その後 1 日 1 mm の割合で 2 週間延長し，完全な矯正位を得る．次の 3 週間で骨癒合を得て，創外固定を除去し，運動を開始する．彼らによると，Ilizarov 法では骨移植の必要がなく，内固定材を除去する必要がない．また，彼らは牽引によるゆっくりした変形矯正は，遠位橈尺関節の靱帯複合体が延長された橈骨に適合するのを許すことで，関節の安定性に寄与するのではないかと推測している．そして，これが本術式で除痛の効果が出る重要な点であると考えている．創外固定用の近位の鋼線は Kirschner 鋼線ではなく，片側ピンを使うことで合併症を減らすことができる．

一方，Murphy ら[81]は楔開き骨切り術（radial opening wedge osteotomy）で橈骨の関節面の尺側と掌側への傾斜を一期的に改善する方法を報告している．掌側の縦切開で橈骨の骨幹端から骨幹を展開する．尺骨と橈骨の骨端の尺掌側をつなぎ留めている緊張した線維性の索状物を切除する．橈骨末端の尺側から橈側に向かい中央までを郭清する．骨成長完了前の症例では，骨端線の跡を確認する．次に関節面から 1 cm 近位で橈骨の尺側より月状窩に沿って骨切りして，創外固定器で固定する．月状骨窩の橈側まで骨切りした後に遠位骨片を背側に傾けて，同時に月状骨窩の尺側列への傾斜を矯正する．関節面の矯正後に骨切り部に骨の間隙ができるが，この部に腸骨を移植しプレート固定を行う．必要があれば創外固定で延長する．

成人では，橈骨遠位と中央の 2 か所で楔開き骨切り術を行い，骨移植をしてプレートで固定する．尺骨のプラス変異が高度であれば，尺骨の短縮を行う．この術式での疼痛の改善は良好であり，前腕の短縮と弯曲が改善したと述べている．尺骨を骨切りする場合は，わずかに屈曲位にすると遠位橈尺関節の術後の形態のためによいという報告もある[82]．同様の手術で，疼痛と変形の改善に効果があったが，可動域の改善はみられなかったという類似の結果の報告もある．

c）遠位橈尺関節の疼痛除去を目的とした手術

尺骨頭切除や Sauvé-Kapandji 法も試みられている[83]．Ranawat ら[84]は変形の軽度な例に対しては尺骨頭切除のみを行って良い結果を出している．変形が高度な例に対しては橈骨の遠位関節面の掌屈と尺側傾斜を同時に矯正する骨切り術を加えている．尺骨頭切除では月状骨の尺側への亜脱臼が起こるが，臨床的には問題にならないと述べている．しかし，この報告では，手術時年齢の平均が 19 歳で術後の経過観察期間が平均 8 年である．本術式の選択にあたっては，仕事の内容などを考慮することなどが必要であると思われる．また，本法を安全な手術と結論づけるためには，さらに長い経過観察の結果を知る必要がある．

Sauvé-Kapandji 法[83]においても，整容的，機能的改

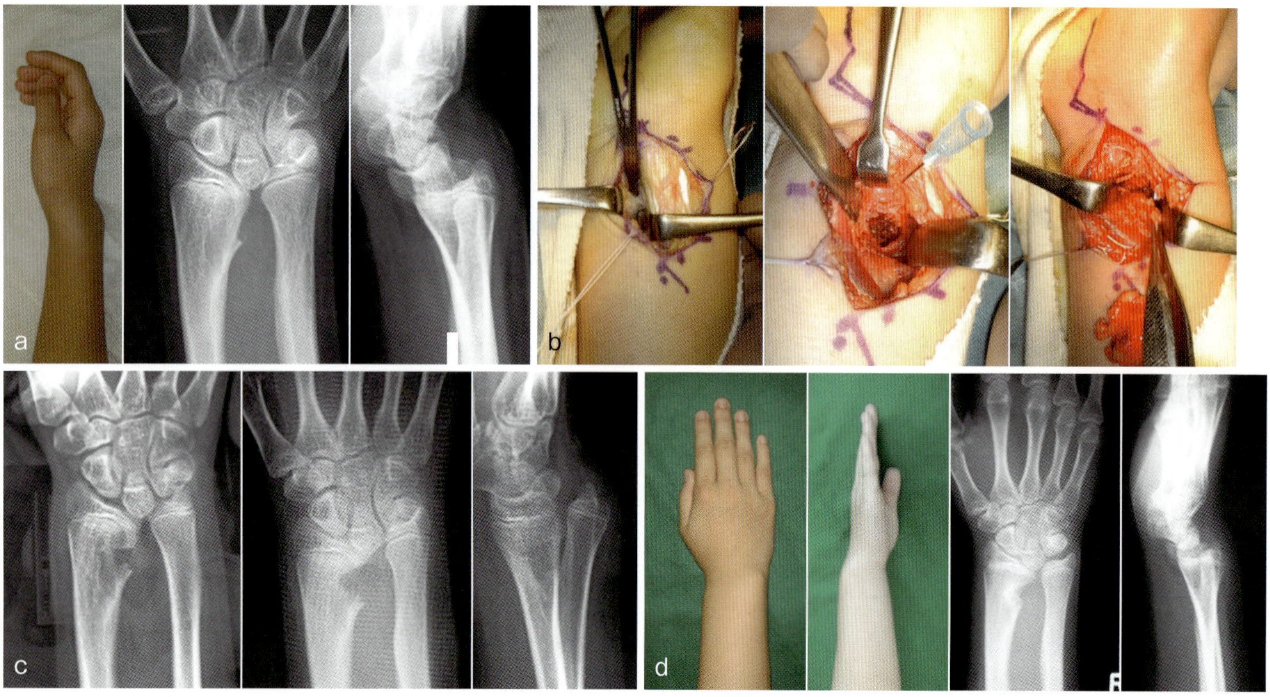

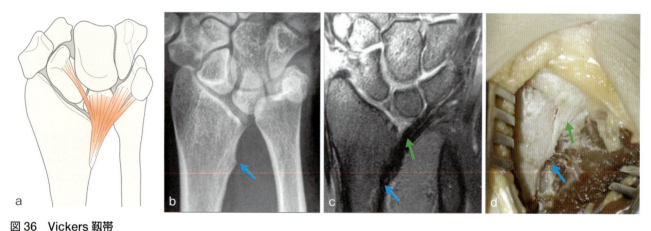

図35 Physiolysis と脂肪移植で治療した Madelung 変形の症例
a：術前の外見とX線像.
b：術中所見. 橈骨骨端線閉鎖部の展開（左）, 橈骨骨端線閉鎖部の切除後（中央）, 同部への脂肪移植直後（右）.
c：Madelung 変形の橈骨骨端線閉鎖部の切除後のX線像. 橈骨骨端線閉鎖部の切除直後（左）. 術後3か月（中央・右）では, 尺骨プラス変異のために尺骨頭と手根骨が重なって見える.
d：Madelung 変形の橈骨骨端線閉鎖部の切除1年後.
　外見では, 銃剣様変形が改善している. X線像では尺骨プラス変異の程度が改善し, 尺骨頭と手根骨の重なりが消失している.

図36 Vickers 靱帯
月状骨を橈骨につなぎ留めている異常な靱帯（a）. X線像とVickers 靱帯のMRI所見（c）, 手術時所見（d）との対比
（Martin Langer 先生から提供）.

善は良好で，合併症の発生も非常に少ないことが報告されている．変形の強い症例に対しては，橈骨の楔状骨切り術の併用を勧めている．橈骨と手根骨間の関節固定術を行い，同時に尺骨頭切除を加える方法もある[85]．これらの報告をみても手術術式による成績の大きな差があるようには見えない．比較的稀な疾患であるため，各術式の成績や問題点を比較した報告はほとんどみられない．Dubey ら[86]は年齢によって治療法を変更して，良好な結果を報告している．手術の選択に際しては，患者の年齢，橈骨と尺骨の変形の程度などを考え合わせて，個々の症例に対処する必要があると考える．

3）著者らの治療法

　成長完了までに2年以上残っている若い患児に対しては，physiolysis のみで経過をみる（図35）．成長完了間際か，若い成人例では，橈骨の遠位関節面の傾斜を矯正する楔閉じ骨切り術と尺骨短縮術の組み合わせを行う．中高年齢の患者に対しては，橈骨の楔閉じ骨切り術と尺骨頭切除を行っている．しかし，橈骨遠位端の傾斜の程度が軽く，遠位橈尺関節部痛を訴える例に対しては，尺骨短縮術のみを行う．この術式でも変形の程度が軽いので，疼痛の改善と尺骨の背側突出の改善が期待できる．

　Physiolysis の手術法：前腕屈側の遠位にジグザグの皮

膚切開を加える．屈筋腱を橈側あるいは尺側に引いて手関節掌側を展開する．月状骨を橈骨につなぎ留めている異常な靱帯（Vickersの靱帯[66]）を切離する（図36）．これにより手根骨の移動が容易になる．橈骨遠位成長軟骨板の尺側の早期閉鎖部分の骨の架橋を確認して，これを切除（physiolysis）する．部位が明らかでない時にはX線像での確認を行う．骨切除によりできた間隙に遊離脂肪を移植して，骨端線の再癒合を予防する．移植した脂肪が母床骨から離れないように周囲の軟部組織と縫合したり，脂肪塊に縫合糸をつけて骨にあけた穴に固定するなどの工夫をする．骨成長の時期を長く残している患者では，この方法により変形を予防できるのと同時に変形の矯正が期待できる．

■ 文献

1) Kirner J: Doppelseitige Verkrümmungen des Kleinfingerendglieds als selbständiges Krankheitsbild. Fortschr Geb D. Röntgenstr 36：804-886, 1927
2) Sugiura Y, Ueda T, Umezawa K, et al: Dystelephalangy of the fifth finger. Dystrophy of the fifth finger. J Jpn Orthop Assoc 34：1573-1579, 1961
3) 斎藤貞：手指短縮症の遺伝学的研究．人類遺伝学雑誌 8：177-194, 1963
4) David TJ, Burwood RL: The nature and inheritance of Kirner's deformity. J Med Genet 9：430-433, 1972
5) Kaufmann HJ, Taillard WF: Bilateral incurving of the terminal phalanges of the fifth fingers. An: isolated lesion of the epiphyseal plate. Am J Roentgenol 86：490-495, 1961
6) Freiberg A, Forrest C: Kirner's deformity: a review of the literature and case presentation. J Hand Surg Am 11：28-32, 1986
7) Carstam N, Eiken O: Kirner's deformity of the little finger. Case reports and proposed treatment. J Bone Joint Surg Am 52：1663-1665, 1970
8) 佐竹寛史：整形外科・知ってるつもり　Kirner変形．臨整外 46：860-863, 2011
9) Wilson JN: Dystrophy of the fifth finger: report of four cases. J Bone Joint Surg Br 34：236-239, 1952
10) 安達悦之，藤田晋也，岡一郎，他：Kirner変形．形成外科 21：115-119, 1978
11) Blank E, Girdany BR: Symmetric bowing of the terminal phalanges of the fifth fingers in a family（Kirner's deformity）. Am J Roentgenol Radium Ther Nucl Med 93：367-373, 1965
12) Sugiura Y: Polytopic dystelephalangy of the fingers. Pediatr Radiol 19：493-495, 1989
13) Brune T, Schiborr M, Maintz D, et al: Kirner's deformity of all fingers in a 5-year-old girl: soft-tissue enhancement with normal bones on contrast-enhanced MRI. Pediatr Radiol 33：709-711, 2003
14) Song WC, Koh KS: Kirner's deformity: progressiveness and classification. Surg Radiol Anat 27：459-462, 2005
15) Satake H, Ogino T, Eto J, et al: Radiographic features of Kirner's deformity. Congenit Anom（Kyoto）53：78-82, 2013
16) Staheli LT, Clawson DK, Capps JH: Bilateral curving of the terminal phalanges of the little fingers. Report of two cases. J Bone Joint Surg Am 48：1171-1176, 1966
17) Dykes RG: Kirner's deformity of the little finger. J Bone Joint Surg Br 60：58-60, 1978
18) Niederwieser E, Segmüller G: Kirner's deformity: an isolated malformation of the third phalanx of the little finger. Schweiz Med Wochenschr 109：1023-1027, 1979
19) Moss AL, Papanastasiou S: The ski jump deformity of the distal phalanx: a new entity? J Pediatr Orthop B 14：198-201, 2005
20) Lau YJ, Tonkin MA: Reverse Kirner's deformity: case report. J Hand Surg Am 34：463-466, 2009
21) Iwasaki N, Terashima T, Minami A, et al: Congenital dorsally curving deformity of the distal phalanx of the little finger: case report. J Hand Surg Am 35：1502-1505, 2010
22) Thomas AR: A new dystrophy of the fifth finger. Lancet 1：1412-1413, 1936
23) Schmid F: Juvenile osteomalacia of the terminal phalanx of the little finger. Fortschr Geb Rontgenstr Nuklearmed 86：766-770, 1957
24) Staples OS: Osteochondritis of the epiphysis of the terminal phalanx of a finger: report of a case. J Bone Joint Surg Am 25：917-920, 1943
25) Ippolito E, Mickelson MR, Ponseti IV: A histochemical study of slipped capital femoral epiphysis. J Bone Joint Surg Am 63：1109-1113, 1981
26) Benatar N: Kirner's deformity treated by distal detachment of the flexor digitorum profundus tendon. Handchir Mikrochir Plast Chir 36：166-169, 2004
27) Lee J, Ahn JK, Choi SH, et al: MRI findings in Kirner deformity: normal insertion of the flexor digitorum profundus tendon without soft-tissue enhancement. Pediatr Radiol 40：1572-1575, 2010
28) Luppino T, Vaccari A: Congenital bilateral metadiaphyseal acrodysplasia of the little finger（Kirner's deformity）. Chir Organi Mov. 60：133-141, 1971
29) Moser N, Rösslein R: A new method for treating the Kirner deformity with the SM-Fix phalangeal distractor. Handchir Mikrochir Plast Chir 28：34-38, 1996
30) Grandis C, Bonanno F: Surgical treatment of Kirner's deformity. Handchir Mikrochir Plast Chir 14：204-209, 1982
31) Jones GB: Delta phalanx. J Bone Joint Surg Br 46：226-228, 1964
32) Carstam N, Theander G: Surgical treatment of clinodactyly caused by longitudinally bracketed diaphysis（"delta phalanx"）. Scand J Plast Reconstr Surg 9：199-202, 1975
33) Watson HK, Boyes JH: Congenital angular deformity of the digits. Delta phalanx. J Bone Joint Surg Am 49：333-338, 1967
34) Wood VE, Flatt AE: Congenital triangular bones in the hand. J Hand Surg Am 2：179-193, 1977
35) 加藤博之，荻野利彦，三浪明男，他：Delta phalanxのX線像と手術成績．日手会誌 6：1031-1040, 1990
36) Langenskiöld A: The possibilities of eliminating premature partial closure of an epiphyseal plate caused by trauma or disease. Acta Orthop Scand 38：267-269, 1967
37) Langenskiöld A: An operation for partial closure of an epiphysial plate in children, and its experimental basis. J Bone Joint Surg Br 57：325-330, 1975
38) Light TR, Ogden JA: The longitudinal epiphyseal bracket: Implications for surgical correction. J Pediatr Orthop 1：299-305, 1981
39) Vickers D: Clinodactyly of the little finger: a simple operative technique for reversal of the growth abnormality. J Hand Surg Br 12：335-342, 1987
40) Ogino T, Ishigaki D, Satake H, et al: Free fat graft for congenital hand differences. Clin Orthop Surg 4：45-57, 2012

41) 石垣大介, 荻野利彦, 高原政利, 他：先天性成長軟骨板障害に対する脂肪移植を併用した成長軟骨板解離術. 日手会誌 24：306-311, 2007
42) Zhang G, Kato H: Yamazaki H: Physiolysis for correction of the delta phalanx in clinodactyly of the bilateral little fingers. Hand Surg 10：297-302, 2005
43) Bednar MS, Bindra RR, Light TR: Epiphyseal bar resection and fat interposition for clinodactyly. J Hand Surg Am 35：834-837, 2010
44) Kelikian, H: Congenital Deformities of the Hand and Forearm. pp.753-779. W. B. Saunders, Philadelphia, London, Toronto, 1974
45) Anton JI, Reitz GB, Spiegel MB:Madelung's deformity. Ann Surg 108：411- 439, 1938
46) Ducloyer P, Leclercq C, Lisfranc R, et al: Spontaneous ruptures of the extensor tendons of the fingers in Madelung's deformity. J Hand Surg Br 16：329-333, 1991
47) Jebson PJ, Blair WF: Bilateral spontaneous extensor tendon ruptures in Madelung's deformity. J Hand Surg Am 17：277-280, 1992
48) McCarroll HR Jr, James MA, Newmeyer WL 3rd, et al: Madelung's deformity: quantitative assessment of X-ray deformity. J Hand Surg Am 30：1211-1220, 2005
49) McCarroll HR, James MA, Newmeyer WL 3rd, et al: Madelung's deformity: quantitative radiographic comparison with normal wrists. J Hand Surg Eur Vol.33：632-635, 2008
50) Gelberman RH, Bauman T: Madelung's deformity and dyschondrosteosis. J Hand Surg Am 5：338-340, 1980
51) 黒岩茂夫, 浅井亨, 水谷正昭, 他：Madelung 変形の3家族例. 整・災外 25：1185-1190, 1982
52) Langer LO Jr: Dyschondrosteosis, a hereditable bone dysplasia with characteristic roentgenographic features. Am J Roentgenol, 95：178-188, 1965
53) Herdman RC, Langer LO, Good RA: Dyschondrosteosis. The most common cause of Madelung's deformity. J Pediatr 68：432-441, 1966
54) Silverman FN: Mesomelic dwarfism. In: Kaufmann HJ (ed). Progress in Pediatric Radiology, 4. Intrinsic Disease of Bone. pp.546-562, Karger, Basel, 1973
55) Felman AH, Kirkpatrick JA Jr: Madelung's deformity: observations in 17 patients. Radiology 93：1037-1042, 1969
56) 長谷芳文, 松坂誠応, 高橋克郎：Madelung 変形について. 日手会誌 1：263-268, 1984
57) Dawe C, Wynne-Davies R, Fulford GE: Clinical variation in dyschondrosteosis. A report on 13 individuals in 8 families. J Bone Joint Surg Br 64：377-381, 1982
58) Golding JSR, Blackburne JS: Madelung's disease of the wrist and dyschondrosteosis. J Bone Joint Surg Br 58：350-352, 1976
59) 佐久間隆, 荻野利彦, 三浪明男, 他：当科における Madelung 変形の検討. 日手会誌 4：586-592, 1987
60) Lichtenstein JR, Sundaram M, Burdge R: Sex-influenced expression of Madelung's deformity in a family with dyschondrosteosis. J Med Genet 17：41-43, 1980
61) Beals RK, Lovrien EW: Dyschondrosteosis and Madelung's deformity: report of three kindreds and review of the literature. Clin Orthop Relat Res 116：24-28, 1976
62) Ross JL, Scott C Jr., Marttila P, et al: Phenotypes associated with SHOX deficiency. J Clin Endocrinol Metab 86：5674-5680, 2001
63) Schiller S, Spranger S, Schechinger B, et al: Phenotypic variation and genetic heterogeneity in Léri-Weill syndrome. Eur J Hum Genet 8：54-62, 2000
64) 緒方勤：小児の骨・軟骨疾患；SHOX 異常症. THE BONE 15：685-688, 2001
65) Cook PA, Yu JS, Wiand W, et al: Madelung deformity in skeletally immature patients: morphologic assessment using radiography, CT, and MRI. J Comput Assist Tomogr 20：505-511, 1996
66) Vickers D, Nielsen G: Madelung deformity: surgical prophylaxis (physiolysis) during the late growth period by resection of the dyschondrosteosis lesion. J Hand Surg Br 17：401-407, 1992
67) Carter PR, Ezaki M: Madelung's deformity. Surgical correction through the anterior approach. Hand Clin 16：713-721, 2000
68) Zebala LP, Manske PR, Goldfarb CA: Madelung's deformity: a spectrum of presentation. J Hand Surg Am 32：1393-1401, 2007
69) Binder G, Ranke MB, Martin DD: Auxology is a valuable instrument for the clinical diagnosis of SHOX haploinsufficiency in school-age children with unexplained short stature. J Clin Endocrinol Metab 88：4891-4896, 2003
70) Ogino T: Bone and joint deformities. In Buck-Gramcko D (ed): Congenital Malformations of the Hand and Forearm. pp.295-309, Churchill Livingstone, London, 1998
71) Henry A, Thorburn MJ: Madelung's deformity. A clinical and cytogenetic study. J Bone Joint Surg Br 49：66-73, 1967
72) Salon A, Serra M, Pouliquen JC: Long-term follow-up of surgical correction of Madelung's deformity with conservation of the distal radioulnar joint in teenagers. J Hand Surg Br 25：22-25, 2000
73) dos Reis FB, Katchburian MV, Faloppa F, et al: Osteotomy of the radius and ulna for the Madelung deformity. J Bone Joint Surg Br 80：817-824, 1998
74) Harley BJ, Carter PR, Ezaki M: Volar surgical correction of Madelung's deformity. Tech Hand Up Extrem Surg 6：30 -35, 2002
75) Harley BJ, Brown C, Cummings K, et al: Volar ligament release and distal radius dome osteotomy for correction of Madelung's deformity. J Hand Surg Am 31：1499-1506, 2006
76) Kampa R, Al-Beer A, Axelrod T: Madelung's deformity: radial opening wedge osteotomy and modified Darrach procedure using the ulnar head as trapezoidal bone graft. J Hand Surg Eur Vol.35：708-714, 2010
77) Watson HK, Pitts EC, Herber S: Madelung's deformity. A surgical technique. J Hand Surg Br 18：601-605, 1993
78) 岩田佳久, 中村蓼吾, 堀井恵美子, 他：Madelung 変形に対する手術療法. 日手会誌 21：261-266, 2004
79) Bruno RJ, Blank JE, Ruby LK, et al: Treatment of Madelung's deformity in adults by ulnar reduction osteotomy. J Hand Surg Am 28：421-426, 2003
80) Houshian S, Jørgsholm PB, Friis M, et al: Madelung deformity treated with Ilizarov technique: A report of two cases. J Hand Surg Br 25：396-399, 2000
81) Murphy MS, Linscheid RL, Dobyns JH, et al: Radial opening wedge osteotomy in Madelung's deformity. J Hand Surg Am 21：1035-1044, 1996
82) Salon A, Serra M, Pouliquen JC: Long-term follow-up of surgical correction of Madelung's deformity with conservation of the distal radioulnar joint in teenagers. J Hand Surg Br 25：1：22-25, 2000
83) Angelini LC, Leite VM, Faloppa F: Surgical treatment of Madelung disease by the Sauvé-Kapandji technique. Ann Chir Main Memb Super 15：257-264, 1996
84) Ranawat CS, DeFiore J, Straub LR: Madelung's deformity. An end-result study of surgical treatment. J Bone Joint Surg Am 57：772-775, 1975
85) Nielsen JB: Madelung's deformity. A follow-up study of 26 cases and a review of the literature. Acta Orthop Scand 48：379-384, 1977
86) Dubey A, Fajardo M, Green S, et al: Madelung's deformity: a review. J Hand Surg Eur Vol.35：174-181, 2010

column 形成障害と重複の合併

両上肢あるいは同一肢で母指多指症と橈側列形成障害の合併が時にみられることがある．このような先天異常の合併が同一手にみられることもあるし，両手にみられることもある[1]．合併する母指多指症のなかには Wassel 分類の各型や triplication が含まれる．合併する橈側列形成障害には，橈骨の低形成を伴わない母指形成不全が合併する場合や，橈骨低形成や欠損が合併することもある．

同一手に合併する場合には，橈骨の低形成に母指の triplication を伴った例[2]や，母指多指症の Wassel 分類 6 型に母指球筋の低形成を伴った例がある．両手に合併する場合には，母指多指症（Wassel 分類 4 型）と母指形成不全（Blauth 3 型）の組み合わせや[3]，母指多指症（Wassel 分類 4 型）と母指形成不全（Blauth 5 型）を伴った橈骨欠損[4]など各種の組み合わせがある（図1）．

喜多ら[1]は，母指多指症と母指形成不全の合併例を 5 型に分類している（図2）．

- 1 型（母指多指症と母指形成不全が同一手に合併している片側罹患例）6 例
- 2 型（1 型の両側罹患例）2 例
- 3 型（片側に母指形成不全，反対側に母指多指症と母指形成不全の合併）2 例
- 4 型（片側に母指多指症，反対側に母指多指症と母指形成不全の合併）0
- 5 型（片側に母指多指症，反対側に母指形成不全が合併している例）2 例

母指多指症の治療時に母指形成不全に気づかなかった例が多く，術前の評価に注意を要すことを指摘している．これらの先天異常の合併の原因については，同一原因が 2 つの異なった範疇の異常を発症させたのか，それぞれの異常が異なった原因により発症したのかは不明であるが，2 つの障害が加わって生じた可能性が考えられる．上肢の障害

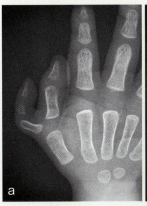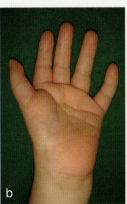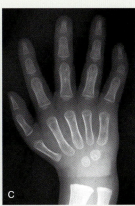

図1 母指多指症と橈側列形成障害（母指形成不全）の合併
a：右手の Wassel 分類 4 型の母指多指症の X 線像．
b：左手の Blauth 2 型の母指形成不全の外見．母指は内転位にあり，母指球筋の低形成が顕著である．
c：左手の Blauth 2 型の母指形成不全の X 線像．

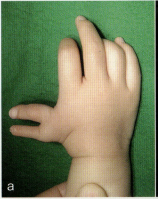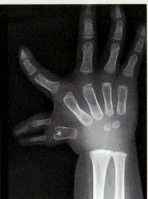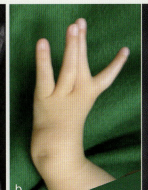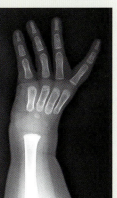

図2 母指多指症と橈側列形成障害（母指形成不全と橈骨欠損）の合併
a：右手（Wassel 分類 5 型の母指多指症）．
b：左手（Blauth 5 型の母指形成不全）．X 線像では，母指と橈骨の完全欠損が確認できる．

が形成される臨界期を胎生の早い順に並べると，尺側列形成障害，橈側列形成障害，母指多指症，指列誘導異常（中央指列の障害），絞扼輪症候群の順になる．したがって，橈側列形成障害と母指多指症の場合，両者の中間の時期に障害が加わるか，両期間にまたがって障害が持続すると一つの原因で2つの異なる異常が生じる可能性も考えられる[5]．

同一家系内に母指多指症，母指球の低形成を伴う母指形成不全，三指節母指を合併した4家系が報告されており，同一遺伝子異常がこれらの3つの型の先天異常を発現させていることを示唆している[6]．母指多指症の患者の診察にあたっては軽度の母指形成不全などの合併症に注意を払う必要がある．

その他に，巨指症と合指症の同一手の合併が知られている．また，絞扼輪症候群と骨性合指症の両手の合併など稀な合併も報告されているが，多くは1例報告である[7]．

■ 文献

1) 喜多陽子，児島忠雄：母指多指症と母指形成不全の合併について．日手会誌 14：778-787，1997
2) Marangoz S, Leblebicioğlu G: Thumb polydactyly with radius hypoplasia-A case report. J Hand Surg Am 31：1667-1670, 2006
3) Gabel GT, Michels VV, Nelson RL, et al: Thumb duplication and contralateral thumb hypoplasia in infant of mother with diabetes. J Hand Surg Am 16：133-135, 1991
4) Rotman MB, Manske PR: Radial clubhand and contralateral duplicated thumb. J Hand Surg Am 19：361-363, 1994
5) Kato H, Ogino T, Sakuma T: Thumb polydactyly associated with radial ray deficiency: Report of seven clinical cases. Cong Anom 33：272, 1993
6) Graham JM Jr, Brown FE, Hall BD: Thumb polydactyly as a part of the range of genetic expression for thenar hypoplasia. Clin Pediatr (Phila) 26：142-148, 1987
7) 荻野利彦，石井清一，加藤貞利，他：単純型骨性合指症を合併した先天性絞扼輪症候群の1例．臨整外 19：915-918, 1984

第3章 重複(多指症)
polydactyly

多指症の分類と頻度

　正常の指の発生過程では手板内の指の形成予定領域に間葉細胞が凝集して5本の指放線を形成する．指放線が過剰に形成されると多指症になる．発現する指により，母指多指症，中央列多指症，小指多指症，鏡手(ulnar dimelia)に分類される[1,2]．Lightら[3]は多指症の用語と分類について述べている．そのなかで，国際手外科学会連合(IFSSH)の先天異常委員会が，従来使われていた軸前性多指症と軸後性多指症という用語は使わないで，橈側多指症と尺側多指症を用いるように勧めている．米延ら[4]の本邦における212例の多指症の分析によると，母指多指症は91%，中央列多指症が4%，尺側列多指症3%，鏡手が1%であった．これらの先天異常では指放線が過剰に形成されるが，その機序は尺側指，橈側指(母指)，中央指列，鏡手で異なっている可能性が指摘されている．とりわけ，中央列多指症では，罹患手に合指症や裂手症を合併する頻度が高く，この手の変形は従来の分類法で一つの項目(範疇)に分類することがしばしば困難である．しかし，これらの異常が同一機序で発現することが明らかにされたため，日本手外科学会の改良分類法では中央列多指症は，合指症や裂手症とともに第4の項目の指列誘導異常に分類される[5-7]．

　多指症の出現頻度は1,000人に0.52～3.5例である．罹患側，罹患指は人種によって異なる．日本人の指列別の出現頻度では母指＞小指＞中指＞環指＞示指の順である．母指多指症は男性に多く，小指多指症では男女差はない．同一家系内発生は母指多指症で3～5%であり，小指多指症で16～30%である[8-10]．

A　母指多指症
preaxial polydactyly

■ 臨床像

　母指多指症は本邦を含むアジアでは最も頻度の高い手の先天異常である．軽症例から末節骨の中央での分岐，末節骨が完全に2つに分かれた重複，基節骨の分岐，基節骨の重複，中手骨の分岐，中手骨の重複と，遠位より近位に向かい変形が高度になる．Wassel[11]は母指多指症をこれら母指の分岐の高位により7型に分類している(図1)．7型は三指節母指である．正常では母指は二指節であるが，三指節母指では，種々の大きさや形態の中節骨がみられる[12]．この三指節母指は重複した母指の一側あるいは両方に出現する場合がある．また，三指節母指はWassel 3～6型のいずれの型にも合併して出現する可能性がある．

　したがって，日本手外科学会先天異常委員会では，7型の表現を用いずに，3型の橈側三指節型，4型の両側三指節母指型などの分岐高位と三指節母指の部位を並記して変形を表現することを勧めている(図2)．この表現法により母指多指症の変形の内訳がより明瞭となる．4型と7型で手術時に切除した母指多指症の組織学的観察においても両者には明確な違いがないことが報告されている[13,14]．生下時あるいは乳児期にX線像で母指多指症の基節骨と末節骨の間隙が広くあいている例では，成長とともにその間隙にあった軟骨が骨化して二指節から三指節に変わる可能性がある(図3)．その場合，骨化した骨片は独立した中節骨の場合と末節骨の近位部の骨端軟骨が長く三角状のtriangular epiphysisの場合がある．生下時に骨化していない場合の多くは後者であるが，X線像の読影には注意を要する[12](図4)．

　母指多指症では多くの場合，橈側母指が尺側指より低形成であるが，両者がほぼ同じ大きさのものや，逆に尺

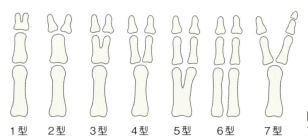

図1 母指多指症のWassel分類
7型は三指節母指を意味する.

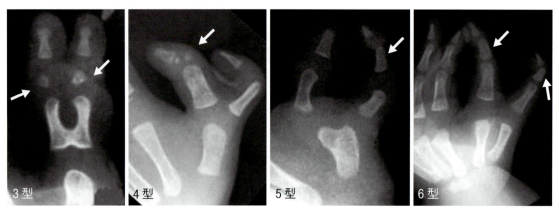

図2 各種の三指節型母指多指症
Wassel 3〜6型に合併した三指節母指.

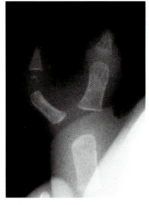

図3 橈側母指の基節骨と末節骨の間隙(X線像ではIP関節裂隙に相当する部)の開大
橈側母指の成長とともに間隙にある軟骨が新たに骨化して, 二指節から三指節に変わる可能性がある.

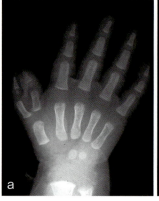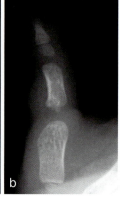

図4 末節骨の骨端核の骨化
a：術前のX線像では, 尺側母指もIP関節裂隙が軽度であるが開大している.
b：術後のX線像では, 温存した尺側母指の末節骨の骨端軟骨は長く三角状の三角骨端核(triangular epiphysis)であった.

側が低形成のものもある. 過剰指の低形成が強く自動運動がないものは浮遊型と呼ばれ, 細い茎で母指の橈側に付着している. 茎の中には神経血管束のみが走っている例が多い(図5a). しかし, 浮遊母指で茎が太いものでは中に短母指外転筋の腱が存在するものがある[15]. このような例で単純に浮遊型の母指多指を切除すると術後にMP関節の尺側偏位が残存することがあるので注意を要する(図5b, c). その場合の治療では, 神経血管束の神経を軽く引いて切離し, 血管束を結紮切離する. その後, 茎の内部の腱を温存して, その遠位端を残存母指の短母指外転筋の停止部に移行する必要がある.

一方, 浮遊型の母指多指症より橈側母指の形成が悪く, いぼ状の痕跡型母指多指症もある. 菊地ら[16]はその成因として, 浮遊型母指多指症の過剰指が, 胎内で胎児自身の身体の一部などで機械的刺激を受け出生前に脱落する可能性を述べている.

その他の型としては, 母指多指症に母指球筋の低形成を伴う例もある(図6). 中手骨まで分かれる5型や6型で橈側母指の遠位が欠損している例では母指球筋の低形成を伴うことが多い[17]. これらの例では, 対立再建術を過剰指切除と同時に行うか, 二次的に行う必要がある.

末節骨が完全に重複し, 橈側母指の末節骨の近位に本

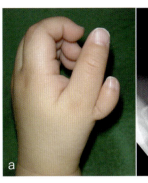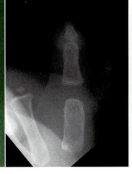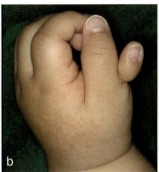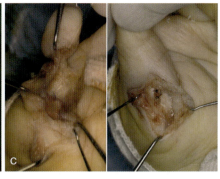

図5　浮遊型母指多指症
a：血管神経束のみの連続で腱が存在しない例.
b, c：茎の中に短母指外転筋が停止している例．bは術前の状態で，浮遊母指基部の茎がやや太い．cの術中所見では，浮遊母指に向かう腱様組織があり，短母指外転筋からの腱であった．これを基節骨橈側で短母指外転筋に移行した.

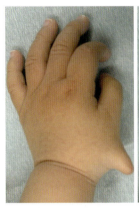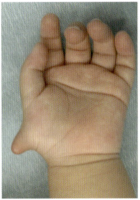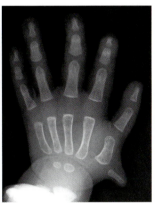

図6　母指球筋の低形成を伴う母指多指症
Wassel 6型類似の変形である．母指多指症で橈側指の部分欠損がある例で母指球筋の低形成を伴うことが多い.

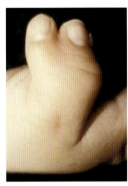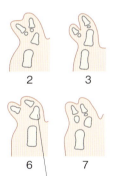

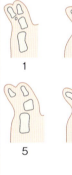
三角指節骨

図7　橈側偏位型母指多指症[18]
末節骨が完全に重複し，橈側母指の末節骨の近位に小骨片がある例では重複した母指の両方が橈側に偏位する．この場合の基節骨は三角指節骨のことがある.

来の基節骨の他に小骨片がある例では，重複した母指の両方が橈側に偏位する．これらの例では，橈側末節骨が小骨片を介して本来の基節骨と，線維性あるいは軟骨性に癒合していることが多い．また基節骨が三角形や台形状を呈している場合には三角指節骨の可能性がある．この型の母指多指症の手術計画を立てる際には注意を要する．この型はWassel分類により分類することは不可能であり，橈側偏位型母指多指症と呼ぶことを著者は提唱する（図7）[18].

一方，X線像でWassel 2型に見える例のなかに，一方の末節骨と基節骨がIP関節部で軟骨性に癒合して運動性が認められない例がある．また，4型に見える例のなかに多指の一方の指の基節骨と中手骨がMP関節部で軟骨性に癒合している例もある．これらは将来，重複した指の一方が指節骨癒合に至る変形である．指の触診を丁寧に行うことで，この状態を見落とさないようにする必要がある．この場合，軟骨性癒合のある側を切除して，可動性のある側を温存する治療を行う[19, 20].

外見上，母指の爪が広く，ずんぐりした母指をもつ例では，短い末節骨が太く，この太い末節骨の中央に穴があいている例がある．通常の末節骨の遠位と近位が不完全に癒合して，中央に孔があいているようにも見える．このようなX線像はduckbill appearanceと呼ばれる．報告者の名前を付けて，Haas型の母指多指症とも呼ばれる[21]（図8）.

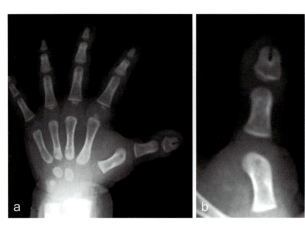

図8　duckbill appearance（Haas型母指多指症）
a：母指末節骨にみられる有窓変化．b：拡大写真．

■合併異常

心奇形，斜走指，浮遊母指（母指形成不全），合指（趾）症（手・足），多指（趾）症（手・足），鼠径ヘルニア，食道気管瘻，食道閉鎖，鎖肛，唇裂，口蓋裂，先天性聴覚障害などが報告されている[4, 22, 23]．

■症候群の部分症

小指多指症は症候群の部分症として発現することが多いが，母指多指症では少ない．母指多指症が合併する症候群としては，Noack症候群（尖頭多合指症の1型で，太い母指，第1足趾の多趾症や手足の合指趾症を合併），Carpenter症候群（尖頭多合指症の2型で，足の小趾多趾症と手の母指多指症様変形を合併），Rubinstein-Taybi症候群（特異な顔貌，知的障害，広い母指と第1足趾，これらの指趾に時に明らかな多指趾症変化が合併），Fanconi貧血（橈側列欠損との合併の頻度が高いが，母指多指症が合併することもある）[24, 25]などがある．Down症候群に母指多指症が合併することも時にあるが，本症候群の部分症ではない[4]．

■治療

母指多指症の治療では，過剰指を1本切除するというより，むしろ2本の異常な母指から1本の機能的で整容的に良好な母指を再建することが目的になる．一般的にはすべての母指多指症が手術適応になる．しかし，アジアの一部の地域では，過剰指は神様が患児に与えてくれた贈り物であり，他の人にはないものとして，大切に温存する習慣がある．手術の時期は多くは生後6か月過ぎで，1歳頃にまでに行われる．しかし，6か月と1歳では腱や靱帯など指の組織の成熟度が異なり，1歳頃まで待ったほうが手術はやりやすい．家族が早い手術を望む場合がある．しかし，最終的には術者が手術中に自信を持って確実な操作ができて安定した結果が得られる時期を選ぶべきである．著者は，生後10か月〜1歳の間に手術を行っている[18, 26, 27]．

術前の診察では，母指多指症の分岐レベル，爪の幅や長さの計測，外見上の指の偏位と関節の安定性の有無，母指の低形成の程度，母指の内転拘縮の有無と程度などを把握しておく．前述のように母指多指症のなかには指関節が軟骨性に癒合している例がある．そのためMP，IP関節の可動性と可動制限の有無を調べておくことも大切である[19]．自動運動可動域などの計測は困難であるが，軟骨性強直の関節は触診により確実に診断できる．X線検査で，手の正面像では母指は斜位像として写るため，母指の幅や偏位などの変形を正確に把握するためにはあまり役に立たない．しかし，手全体のX線像は骨に起因する他の合併症の有無を観察することができる．母指多指症の術前評価には手ではなく，母指の正面像のX線撮影が必須である．これによって指の偏位の原因が関節にあるのか，骨の軸にあるのかを明らかにしておくことが治療計画を立てるときに必要である（図9）．

関節での偏位は軟部組織による矯正が可能であるが，骨軸の偏位は骨切り術でなければ矯正できない．関節軟骨の状態がX線像から予測できないときや，関節の軟骨性強直がある場合には，術中に行う関節造影が有用である[28]．麻酔下で皮切を一部加えた後だと，関節穿刺が容易であり，患児に不要な負担をかけないで済む．この関節造影によって，手術計画を確認でき，その後の手術操作を行うために十分な情報が得られる．

1）手術治療の原則

① 過剰指の片側を切除する．その場合，低形成の程度が強い側か，機能障害の強い側を切除する．低形成の程度が同程度であれば三指節母指側を切除する．切除指の皮膚や腱などの組織は残存指の再建に用いる．関節の偏位は通常，側副靱帯の修復と軟骨のシェービングで矯正可能である．骨の長軸の偏位がある場合には骨切り術を行い偏位を矯正する[27]．

② 過剰指の両方が対称的で著しく細い場合，あるいは，IP関節の亜脱臼や不安定性が高度な場合には2つの母指の中央側を切除して残った両側の母指を併せて1本の母指を作るBilhaut変法を行う．各指からの軟部組織と骨の切除量はそれぞれ重複した指から半分ずつにする必要はなく，そのときの低形成あるいは不安定性の状態により決める（図10）．

1976〜2006年までに著者自身が行った母指多指症の手術の内訳は，初回手術255手で橈側指切除241手，尺側指切除3手，Bilhaut変法11手である．これらのうちで再手術を要した例は25手（8％）であった．一方，同期間に他の医療施設で治療された母指多指症の術後の遺残変形に対する手術は91手に行った．遺残変形がそのま

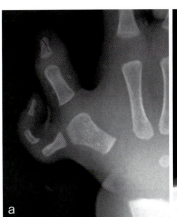 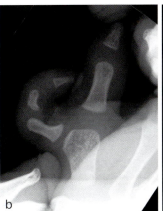 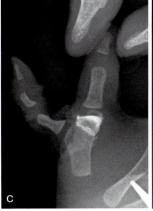 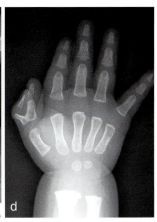

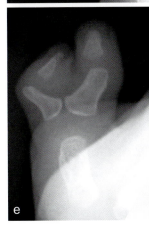

図9 母指多指症の正しいX線像の撮影
a：手の正面X線像では，母指は基節骨まで分岐のWassel分類4型の母指多指症に見える．
b：母指正面像では，中手骨頭が大きく，中手骨遠位橈側と橈側基節骨の可動性はなく，X線像でも中手骨頭で分岐が始まっているのがわかる．
c：術中麻酔下での関節造影では，尺側MP関節は橈側と離れて，独立して形成されている．中手骨長軸の尺側偏位があり，Wassel 5型であることがわかる．他の5型と同じ治療が必要になり，この偏位の矯正には骨切りが必要である．
d：手の正面X線像では，基節骨まで分岐のWassel分類3型の母指多指症に見える．
e：母指正面X線像では，基節骨まで分岐のWassel分類4型の母指多指症に見え，治療は4型に準じて行う．

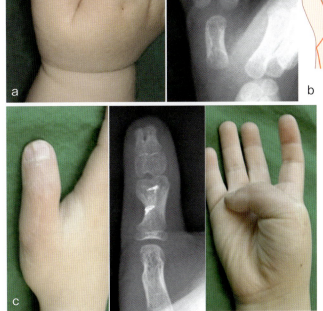

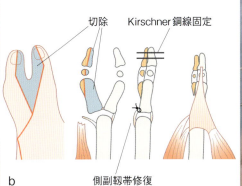 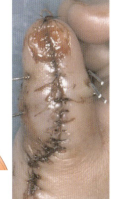

図10 Wassel 4型母指多指症に対するBilhaut変法
a：重複した母指の両方のIP関節は亜脱臼し，末節骨の骨端核は三角骨端を呈して，IP関節はきわめて不安定に見える．
b：IP関節の安定性を得るためにIP関節部ではBilhaut法を選択した．MP関節の形成は著者らが行っている従来の橈側指切除術に準じて行った．
c：術後の外見とX線像である．IP関節に可動制限があるものの，MP，IP関節ともに安定性を獲得した．

まにされている例が少なくないと考えられる．

2)患児の家族への手術前の説明

全身麻酔で手術を行うことなど一般的な手術の説明に加えて，片側切除を行う場合には，①2本の指から機能的で整容的に良好な母指を再建するのが目的であること，②指の低形成と可動制限は手術では治せないこと，③偏位が残存する可能性があるが，再手術により修正が可能であること，④Kirschner鋼線固定が3～4週間必要であること，⑤術後の感染や鋼線刺入部の感染の可能性があることなどを説明する．また，二分併合法では自動伸展制限と骨の成長障害と爪の変形が術後に出現する可能性があること，片側切除ではこれらの可能性はほとんどないが，二分併合法と比べると，温存する母指の太さが変えられないことが弱点であることを説明する．

3)Wassel分類の各型の手術法

a)Wassel 1型

末節骨の遠位部のみが重複していて基部はつながっている型である．生下時にはそれぞれの母指はカタカナのハの字の上下を逆にしたような方向を向く変形である．このような例の手術時所見で末節骨の基部が軟骨で癒合していれば，成長とともに末節骨基部の骨化が明瞭になり1型と判断できる．Wassel分類はX線像による分類であるため，乳幼児では1型と2型を分類することは困難である．1型ではほとんどが爪は1つであり遠位に向かい末広がりになっている．すなわち，母指の爪が1枚で幅が広く中央で分かれていない場合には，X線像で末節骨が重複して2型に見える場合でも，1型の可能性が高い．2本の指の先を挟むように両側から押してみて全く動かない場合や，重複した一方の末節の爪を掴んでIP関節を他動屈曲させたときにもう一方の末節が同時に屈曲する場合には1型の可能性が高い．

手術手技：ここでは，末節骨の基部が軟骨性癒合であっても爪が1つの末節型母指多指症を1型とし，その治療を述べる．多くの例で橈側母指を切除する．とりわけ，末節型(1型と2型)では母指と示指の間でのつまみの際に示指の力により母指の末節骨が尺側から橈側方向に押されるため，IP関節の尺側側副靱帯に負荷がかかる可能性がある．この靱帯の切離と修復を行うと長期の負荷が加わった場合に靱帯が伸張し偏位が生じる可能性が考えられる．そのためIP関節の尺側側副靱帯に弛みがない限り，低形成の頻度の高い橈側指切除が望ましい．尺側母指を温存することによりIP関節の尺側側副靱帯は温存されることになり，靱帯の負荷の面からも橈側指切除が有利である．

正常と思われる反対側の末節骨の爪の幅を術前に計測しておく．反対側の爪の幅に合わせて，温存指の爪の尺側縁と平行に縦方向に爪の上に線を引いて温存する爪の

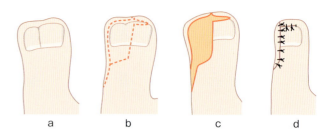

図11 Wassel 1型に対する片側切除法の模式図
a：末節骨の基部が癒合している場合には，多くの場合爪は癒合している．しばしば爪には縦の溝がある．
b：反対側の爪の幅に合わせて爪を縦に切る．切除側の爪縁の長さが尺側に比べて長い場合には，爪の遠位を指尖の余分な皮膚を含めて切除する．切除する橈側指の爪を切除するように皮切を加える．
c：図の陰の部分の爪と皮膚を切除する．
d：骨と軟部組織の処置を終えた後に爪縁を切除し，皮膚を閉じる．

幅と切開線を決める．爪の上に加えた縦の切開線の遠位は指尖で掌側の皮膚に向かい，指の高さ(厚さ)と同じ長さを走った後，切除する爪の橈側縁先端に向かい，爪の橈側縁と平行に2～3mm程度橈側を近位に向かう．さらに近位は側正中切開でIP関節の靱帯の処置ができる範囲を展開できるようにする(図11)．爪の上に加えた縦の切開線の近位は爪上皮の5mm近位で橈側に曲げて側正中切開の皮切に合流する．この際に，爪に加えた縦の皮切を爪の近位を越えてすぐに橈側に曲げると術後に同部から新しい爪が出てくる可能性があるので注意する．この時点では橈側に余分な皮膚が残るが，下記に述べる末節骨と靱帯の処理が終わった後に閉創しながら皮膚を形成する．その際，縫合線が背側から可能な限り見えないようにする．この皮切で爪の半周に切開が加わるので，皮切で囲まれた爪と余剰の皮膚を末節骨から削ぐように切除する．末節骨基部に停止している伸筋腱を損傷しないようにする．切除した橈側指の爪より近位背側の皮膚を伸筋腱の直上で剥離して，伸筋腱を展開する．切除する指の伸筋腱を末節骨の停止部で切離し，近位に剥離して反転しておく．切除する橈側指の末節骨の長さの中央高位で橈側の骨膜を掌背側方向に切る．その後，側副靱帯の幅に合わせて骨膜の掌側と背側を縦に切開して近位に茎を持つ弁状の骨膜とする．この骨膜とIP関節の側副靱帯を基節骨の骨膜との連続性を保ちながら近位に茎を持つ靱帯骨膜弁として起こす[29]．重複した指の基部を横につないでいる末節骨基部の軟骨と関節包は，温存指の関節面が狭くならないように縦方向に切離する．この操作で切除指の末節骨は橈尺側と背側の軟部組織との連続性がなくなり，掌側のみが手に連続している．切除指のIP関節の掌側関節包と屈筋腱を停止部のやや近位で切離する．橈側の末節骨の掌側を骨膜の外で剥がし末節骨を切除する．IP関節の尺側偏位を徒手的

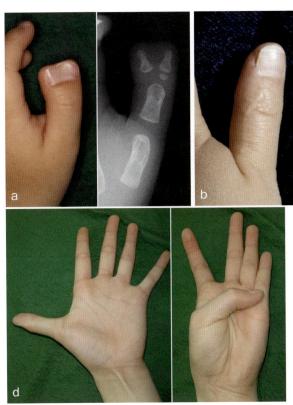
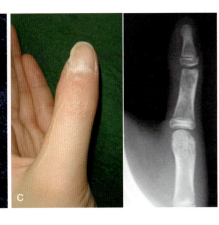

図12　片側切除法で治療したWassel 1型
a：爪は橈側指と尺側指で癒合しており，尺側指の低形成があった．低形成のある尺側指を切除した．
b：術後4年の母指の状態．爪の尺側遠位がわずかに浮き上がっている．
c, d：術後11年の母指の状態．爪の尺側縁の変形は目立たなくなっており(c)，関節の安定性も良好である(d左)．母指の全体としての可動性は良好である(d右)．

に矯正し，IP関節を中間位にする．偏位が徒手的に容易に矯正可能であれば，温存した末節骨基部関節の幅に合わせて，基節骨頭の橈側を円刃を用いて関節面から縦に切る．すなわち，先に骨膜を剥がしておいた基節骨橈側を削ぐように基節骨関節面の幅を狭くする．

徒手的にIP関節の尺側偏位が完全に矯正可能であれば，先に作製した靱帯骨膜弁を温存指の末節骨橈側基部の軟骨膜や骨膜あるいは軟骨に5-0ナイロン系で縫着して側副靱帯を修復する．掌側と背側の関節包と側副靱帯の間も縫合する．IP関節の偏位の徒手矯正が不十分であれば，基節骨頭関節面の中央の軟骨の表層を円刃で薄く削ぎ取る(シェービング)．この操作で偏位の矯正が可能になるので，中間位で前述のように橈側側副靱帯を修復する．IP関節伸展位での尺側偏位を防ぐために，反転しておいた切除指の伸筋腱を末節骨の背側橈側に移行して縫着する．通常は基節骨の長軸に偏位がないので母指はまっすぐになる．指の偏位を矯正すると爪の基部を覆っている爪上皮の線が橈側に傾く可能性があるが，特に問題は生じない．また，橈側指切除の後に橈側の爪縁が尺側に比べて長くなることがあるが，その場合は，尺側縁と同じ長さになるように橈側の爪の遠位端を爪床を含めて切除する．皮膚は5-0バイクリルラピッド®で縫合する．縦切した爪縁と皮膚の間も爪を含めて縫合する．創閉鎖が完了した後にIP関節の偏位が矯正されたのを確認してから，IP関節を0.35インチの太さのC鋼線で固定する．その場合，遠位方向から末節骨を貫いて刺入する方法と，温存指の末節骨基部関節面から遠位方向にC鋼線を刺入しておいて，指の偏位矯正後に近位方向に刺し戻して固定する方法がある．後者のほうが容易に刺入可能である．刺入した鋼線の先端は背側に曲げて爪の高さより長い部で切る．術後に創を観察する際にガーゼに引っかかって鋼線が抜けるのを防ぐためにステリストリップ™で鋼線の先端を覆い爪と周囲の皮膚に固定する．このテープは循環障害を防ぐため，指を巻かないように縦方向に貼る．指尖部の循環障害がないのを確認してから，ガーゼと包帯で母指を外転位に保持する．その後，安静を目的として肘上から指尖までを3～4週間ギプス固定する(図12)．

骨成熟が完了したWassel 1型に対してはBilhaut法が適応になる(図13)．

b) Wassel 2型

1型ではほとんどが2つの指の爪が癒合して広い1つの爪であるのに対して，2型では2つの爪が別々に存在する．また，末節部は遠位に向かいやや末広がりになっているか平行である．尺側母指の尺側偏位を矯正する方向に検者の指で横から押すと通常は偏位は矯正される．この偏位の矯正を患児の家族に手術前まで続けるように指導する．

手術では1型で爪を縦切するのと異なり，爪と爪の間の皮膚を縦切する(図14a)．他の部位の皮膚切開は1型と同じである．手術後の縫合線の位置が橈側に位置して背側から見えにくいようにする．爪の変形を防ぐため

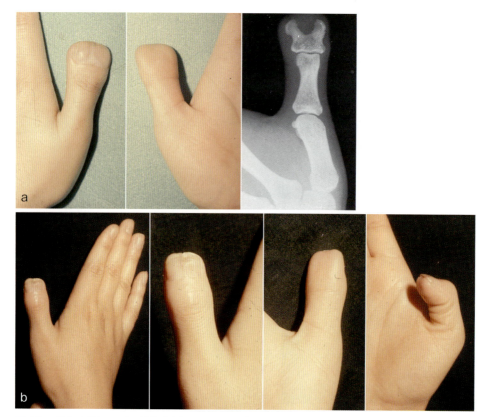

図13　成人のWassel 1型に対するBilhaut法
a：術前．
b：術後．橈側と尺側の中央部の爪と骨を半分切除して，両側の母指を併合した．母指の幅はやや広いが，IP関節の可動性は良好である．

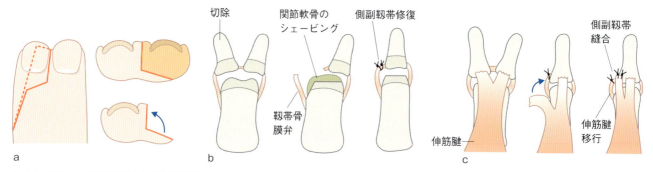

図14　Wassel 2型に対する片側切除法
a：皮切．爪と爪の間の皮膚を縦切する．他の部位の皮切は1型と同じである．
b：橈側過剰指の切除．切除指の橈側近位に基部を持つ靱帯骨膜弁を起こし，橈側末節骨を切除する．温存基節骨基部の幅に合わせて基節骨骨頭の幅を狭くする．偏位の矯正が不可能であれば，関節軟骨のシェービングを行う．偏位を矯正した状態でIP関節橈側の側副靱帯を修復する．
c：切除指からの伸筋腱の移行．温存しておいた切除指の伸筋腱を残存指末節骨の背側橈側に移行する．

に爪の傍の皮切は爪基部の近位5mm以上の範囲は爪根に向かわないようにする．指の偏位を矯正すると縫合線が変化するので，皮切は少しゆとりを持って残存指に皮膚を残しておくことは母指多指症の各型に共通の注意事項である．1型と違い2型では基節骨基部には軟骨性連続がない．この部は軟骨面が接して関節を作っている場合とごく狭い部位に関節包が存在している場合がある．いずれの場合もその間で橈側と尺側の母指を分けて過剰指を切除する．しかし，指切除後の靱帯修復の縫いしろ

を残すために，前者の場合は切除指の骨膜を，後者の場合は，指と指の間の軟部組織を可及的に温存指に付けるように切除する（図14b）．他の操作は1型と同じである（図14c, 15, 16）[30]．

c）Wassel 3型

　母指の低形成の程度により術式を選択することが必要である．重複した一側の母指が良好で示指より太い場合，通常は尺側母指であるので，これを温存して，形成障害の強い橈側の母指を切除する．その場合，基節骨の

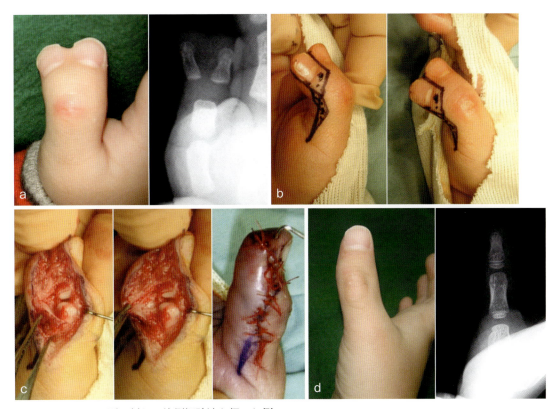

図15　Wassel 2 型に対して片側切除法を行った例
a：術前．b：皮切．爪の端から 5 mm 程度離れた部分に皮切線をデザインする．爪根の近くにデザインすると術後に爪が出ることがある．
c：切除指の橈側で近位と掌側に基部を持つ靱帯骨膜弁を起こし，IP 関節橈側の側副靱帯を修復した後に，皮膚を閉じた．
d：術後 3 年の外見と X 線像．IP 関節の橈側にわずかに膨らみが残存しているが，IP 関節の軸偏位は矯正されている．

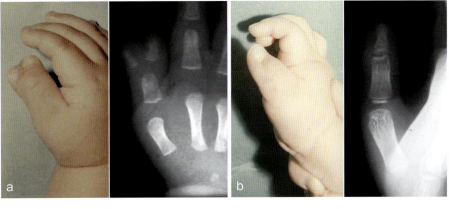

図16　Wassel 2 型に対する橈側過剰指切除
a：術前．IP 関節の偏位矯正に基節骨頭軟骨のシェービングを必要とした．
b：術後．基節骨骨頭にシェービングによる軟骨下骨の軽度の凹みがある．

基部から見て温存する基節骨に骨の偏位があれば，基節骨の楔閉じ骨切りで偏位を矯正する（図 17）．温存指に三指節母指による偏位があればこれを切除して，凸側の側副靱帯を短縮縫合する．IP 関節は 6〜8 週間の Kirschner 鋼線固定を行う．温存した末節骨の骨端核が Beak ら[31]が報告している三角骨端核（delta epiphysis）であれば，末節骨の近位関節面が末節骨の長軸に垂直になるように骨端核の軟骨面を近位から鋭的に削る．末節骨近位関節面の切除は，末節骨の近位端と基節骨の遠位端を合わせて安定性が得られる最小限の切除にとどめる（図 18）．IP 関節の凸側の側副靱帯を短縮縫合して，6〜

8 週間の Kirschner 鋼線固定を行う．温存する末節部が少し細い場合は，橈側切除指の橈側部の軟部組織を用いて，温存する尺側母指の太さに合わせて Bilhaut 変法で軟部組織あるいは爪の補填を行う（図 19）．過剰な補填は整容的に問題を残すので注意する．残存母指の IP 関節が不安定な場合には，切除する指の橈側の骨膜と側副靱帯を連続性を持たせて剥がし靱帯骨膜弁で補強するか，Bilhaut 変法を行う[32,33]（図 20）．

軟部組織の補填を行わない場合は，2 型に準じて背側の皮膚で指切除部を覆うように皮切を決める．橈側母指から温存指に移行する必要のある伸筋腱や，靱帯骨膜弁

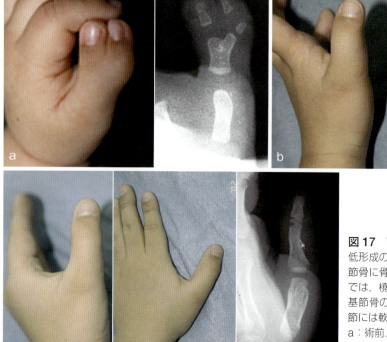

図17　Wassel 3型に対する片側切除と矯正骨切り術
低形成の強い母指（通常は橈側母指）を切除する．残存母指の基節骨に骨の偏位があれば，楔状骨切りで偏位を矯正する．本例では，橈側母指は三指節で低形成が強いので，これを切除して基節骨の尺側偏位を楔状骨切りで矯正した．橈側母指のIP関節には軟骨性癒合が認められた．
a：術前．
b：術後約1年．
c：術後3年．偏位は矯正されている．

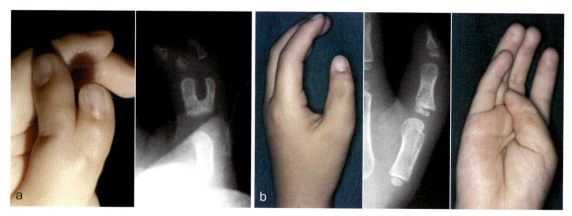

図18　Wassel 3型に対する片側切除法：温存した末節骨の骨端核が三角骨端核の場合のシェービング
a：術前．尺側母指を温存して，温存指のIP関節の尺側偏位を矯正する目的で，末節骨三角骨端核の近位端のシェービングを行った．
b：術後．IP関節の偏位は矯正されている．

などを近位を茎にして温存しておく．靱帯骨膜弁は基節骨の分岐部より近位では基節骨の掌側の骨膜との連続性を残しておくと，術中に引きちぎれるのを防げる．橈側指を切除したあと，残存指の基節骨自体に偏位があれば，基節骨の楔閉じ骨切り術を行い骨の偏位を矯正する．縫合用の鋼線とKirschner鋼線を用いて骨接合を行う．反転しておいた靱帯骨膜弁を温存指の橈側に縫合し，IP関節の橈側を補強する．近位に反転してあった伸筋腱は末節骨橈側に縫合固定する．

片側切除を行う場合で温存指の低形成があるときには，片側切除の後に指腹部周辺の軟部組織の補填や爪の幅の拡大を行う．そのためには皮切はBilhaut変法に準じて温存指と切除指の間の軟部組織を切除する．温存指の尺側と切除指の橈側で必要な皮膚と爪の幅を残して指尖部から各指に近位に向かう縦皮切を掌背側に加える．この皮切を延長し，2つの皮切をMP関節の高位で合わせて楔状に両指間の不要な軟部組織を切除する．骨，靱帯と腱の処置を片側切除法に準じて行う．その後，抜爪してBilhaut変法に準じて皮膚と爪床を縫合する．

両母指が著しく細いときや，IP関節に高度の不安定性がある例では，Bilhaut変法（二分併合法）を用いる．Wassel 3型では，温存する基節骨の成長線の遠位で骨切除を止めて骨接合する基節骨の成長線の障害は出ない．末節骨では，2つの母指の内側を半分ずつ切除する必要

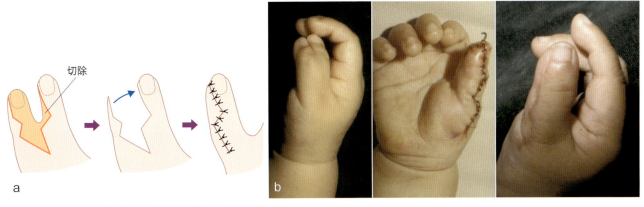

図19　Wassel 3 型に対する片側切除法と軟部組織の補填
a：模式図．Wassel 3 型で両母指が細い場合には，切除指橈側からの軟部組織の補填を行う．切除指の橈側の軟部組織を近位を基部に持つ皮弁として残し，過剰指を切除する．過剰指を切除した後に切除指橈側に残した皮弁で，残存指を太くする．
b：実際の例．

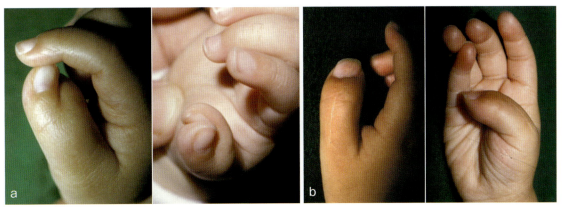

図20　Wassel 3 型に対する Bilhaut 変法
a：術前．b：術後．

はなく，橈側の一部の骨を尺側の末節骨に関節外で合わせることで骨の成長障害を防ぐことができる．その場合，末節骨の骨癒合が不完全になるおそれがあるので，骨幹部で骨癒合が得られるようにする．あるいは橈側の末節骨の近位端を尺側指の骨幹端と骨接合するなど，骨癒合を確実にする工夫が必要である．

d）Wassel 4 型

●4 型で温存母指の IP 関節に偏位のない場合

橈側母指を切除する場合の手術手技を記載する．

皮切は両母指の間で掌背側の中間点から始まり掌側背側の皮切ともに近位橈側に向かい橈側切除指をそれぞれ斜めに横切り，側正中部で合流するようにデザインする（図21a）．背側は橈側凸にして大きめの皮膚を残す．皮切の合流部からは母指球の橈側を近位に必要な長さだけ延長する．切除指に向かう皮下の静脈と指動脈を確認して確実に電気凝固して切離する．指神経は軽く引いて切離する．前述の皮切とは別に切除指の背側中央に縦皮切を加えて，切除指の伸筋腱膜を MP 関節部から停止部まで展開する．切除指の伸筋腱を末節骨停止部で切離して温存母指の MP 関節のやや近位まで骨との間を剥離して，近位に反転しておく．次に短母指外転筋の切除指への停止部を切離して反転しておく．その際，第1中手骨の橈側で短母指外転筋の尺側を近位より遠位に向かって剥がす．この剥離の際に MP 関節の橈側側副靱帯および同靱帯の近位にある中手骨の骨膜を損傷しないように注意する．

次に近位に基部を持つ側副靱帯骨膜弁を MP 関節橈側に起こす．橈側基節骨遠位 1/3 の部位で骨膜を掌背側方向に切る．次いで MP 関節の橈側で側副靱帯の掌側と背側に靱帯の走行と平行な切開を加える．この切開をすでに切離されている遠位の骨膜まで延長し，同時に近位にも延長することにより側副靱帯よりやや広い幅の骨膜を縦に切開することになる．MP 関節の内側から橈側側副靱帯の遠位端と基節骨の骨膜の連続性を保ちながら骨膜を基節骨より剥がす．同じ操作を近位に向かって行う．中手骨の骨膜は MP 関節より近位では薄くなるので引きちぎらないよう中手骨から丁寧に剥がす．掌側は剥がさずに残すと骨膜の引きちぎれを防ぐことができる．

次に MP 関節背側の関節包を切除指の基節骨より切離する．この関節包の中手骨への付着部を骨膜との連続

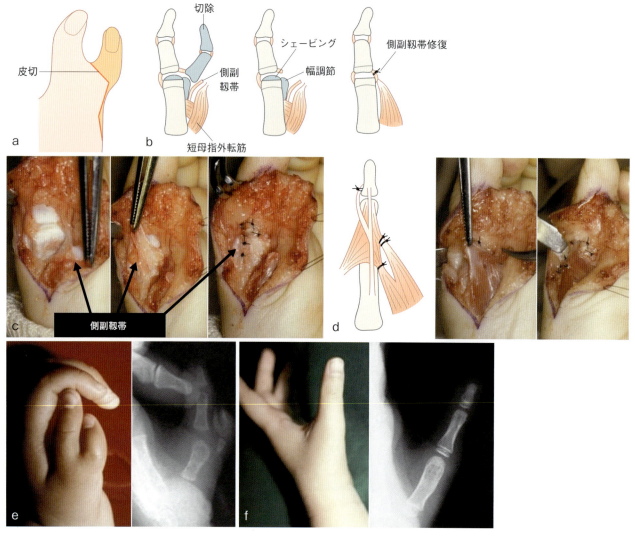

図21　Wassel 4型に対する片側切除法
a：皮切．
b：MP関節の処置．側副靱帯と短母指外転筋を温存する．低形成の強い母指を切除して温存基節骨の基部の幅に中手骨頭の幅を調節する．MP関節の偏位を矯正し側副靱帯と短母指外転筋を修復する．MP関節の偏位の徒手矯正ができない場合は，中手骨頭関節軟骨のシェービングを行う．
c：側副靱帯の修復の実際．
d：短母指外転筋を伸筋腱膜へ再縫着することで，偏位は矯正される．
e：術前．
f：術後．

性を保ちながら少し尺側方向に剥離し，中手骨頭の橈背側を展開する．切除指の掌側の関節包と尺側の関節包を切除指の基節骨側で切離する．掌側関節包を切離すると長母指屈筋腱が見えるので，尺側母指への腱を残して橈側指への腱を切離する．これらの操作により橈側指は完全に遊離し切除される．この操作の際には，切除指の尺側の関節包は可能な限り温存し尺側母指の橈側に付けて切離すると後の縫合が容易になる．

次に，中手骨頭の幅を残存基節骨の基部の幅に合わせて調節する．温存した尺側母指のMP関節での尺側偏位を中間位まで徒手矯正する．背側からみて基節骨の関節面の幅と中手骨の関節面の幅が同じになるように，中手骨頭橈側縁を15番の円刃あるいはビーバーブレードで骨の縦軸に向かって関節軟骨と近位の骨とともに切除する．中手骨頭の過剰切除や切除不足に注意する（図21b）．

次にMP関節の偏位を矯正するが，まず温存指の基節骨近位関節面の中央から0.35インチのC鋼線を末節骨の先端で爪甲の掌側に向かって刺入する．C鋼線の近位先端が基節骨の関節面から隠れるまで刺入する．徒手的にMP関節の偏位を矯正し，偏位が完全に矯正されることを確認する．徒手矯正による偏位の矯正が不完全な場合には，15番の円刃を用いて中手骨頭中央の軟骨面を薄く削ぐ（シェービング）．この操作で偏位は完全に矯正される．矯正位を保持した状態で，中手骨骨膜と連続する側副靱帯骨膜弁の遠位を，温存母指の基節骨橈側の骨膜

と先に残した同部の関節包などの軟部組織に縫着する（図21c）．縫合が完全であるのを確認したら，余分な軟部組織は切除して，MP関節の橈側の軟部組織の過剰な膨らみが術後に残らないようにする．MP関節の背側の関節包と掌側板の橈側に余分な部分があれば，これも切除する．背側関節包と側副靱帯の間および掌側板と側副靱帯の間をそれぞれ縫合する．先に反転しておいた短母指外転筋の遠位を2つに分けて，それぞれをMP関節の近位と遠位で伸筋腱膜に縫合する（図21d）．切除指から切離し近位に反転しておいた伸筋腱を用いて母指MP関節部の伸筋腱膜と短母指外転筋の縫合部を補強する．母指MP関節の偏位が完全に矯正されたことを確認したら，母指の遠位に刺入しておいたC鋼線を近位方向に刺入して，MP関節を伸展位で固定する．この鋼線はMP関節のみを斜めに固定してもよいが，IP関節を含めて固定したほうがよいと考えている．これは移行した筋と腱はIP関節とMP関節の両方にまたがってバランスをとっているからである（図21e, f）．変形矯正後に軟部組織の均衡がとれていることを確認してから鋼線を刺入することが大切である．

　母指の偏位を矯正した後，第1指間を観察し，同部の皮膚の拘縮が認められればZ形成術により指間を広げる（図22a, b）．母指の内転拘縮が顕著であればBrand法で指間を広げる．しかし，Wassel 4型の初回手術でBrand法を必要とすることはほとんどない．必要があれば，切除指の皮膚を血管柄付きで移動して指間を広げることもできるが，指腹部にふくらみが残り整容的な問題がある（図22c, d）．そのため著者は現在ではこの方法を用いていない．

　MP関節部の橈側の皮膚を閉じる．その際，背側から手術瘢痕が見えにくくするために，掌側の過剰な皮膚を切除して可能な限り母指の橈側に縫合線がくるようにする．皮膚縫合は以前は5-0ナイロン糸を用いていたが，バイクリルラピッド®など3週間程度で吸収される縫合糸を用いると抜糸で患児に痛い思いをさせないですむ．C鋼線の先端はステリストリップ™で覆って，創の消毒の際に鋼線がガーゼに引っかかって抜けないようにする．

　母指が最大掌側外転位になるようにガーゼと包帯で固定する．安静保持の目的で上腕から指尖までギプス固定する．ギプスは固まったら切割して，絆創膏と包帯で固定しておく．ストッキネットVelpeau固定で首から上肢を吊る．3～4週間後にC鋼線を抜去し同時にギプスも除去する．

　創は術後1週に一度，観察し創を消毒することもあるが，発熱がなく機嫌が悪くなるなどの特別な変化がなければ，創の観察はせず，ギプス固定を継続してもよい．

バイクリルラピッド®を用いて皮膚縫合した場合は，ギプス除去時点で縫合糸は自然に創より脱落している．患児は術後にギプス切割で泣くこともなく，抜糸の痛みも経験しないで済む．

　ギプス除去後は自動運動を許可する（図22d）．特別なリハビリテーションは必要ない．鋼線抜去後1か月で関節の可動域が不良の場合は入浴時に家族に他動運動を行うように指導する．母指が内転位をとりやすかったり，MP関節で偏位がある場合には数か月間母指の外転位保持の夜間装具を装用させる．

　Wassel 4型に伴ったMP関節の偏位の矯正に関節内での骨切り術をする報告がみられたが，その長期成績は明らかではない．金谷ら[34]は，初回手術時にMP関節の偏位を骨切りで矯正した結果，MP関節の15°以上の偏位に骨切り術の適応があると述べている．また，喜多ら[35]も，10°以上の偏位がある例に対して初回手術時の骨切り術を勧めている．しかし，著者が初回手術を行ったWassel 4型では，偏位矯正のため中手骨での骨切り術を必要とした例はなく，術後に骨軸の偏位が残存した例もない．著者は，骨軸の偏位が明らかでない例でMP関節の偏位を矯正するための骨切りは初回手術では必要性を感じていない．骨切りを行う場合には，骨壊死発生を防ぐために骨切り部位と安全な内固定の選択を考慮すべきであろう．また，同術式により治療を行った多数例の長期成績での安全の確認も必要である．

● 4型で温存母指のIP関節に偏位がある場合

　MP関節の偏位の矯正を行うまでの手技は温存母指IP関節の偏位のない場合と同じである．IP関節の偏位矯正前の温存指IP関節へのC鋼線の刺入は行わない．また，MP関節偏位矯正後に変形が出る危惧がある場合には，C鋼線による固定はMP関節のみとする．通常は，IP関節とMP関節の偏位がともに完全に矯正されたのを確認した後に両関節を鋼線で固定する．

　IP関節の偏位矯正には，山内ら[36]の腱移行を用いる術式にIP関節の凸側関節包の縫縮を加えた方法を行う．まず，IP関節の尺側に縦方向に小さな側正中切開を加える（図23a）．皮下の軟部組織を剥離し側副靱帯と末節骨への伸筋腱付着部を展開する．側副靱帯を線維方向に縦切して少しずらして短縮するか，側副靱帯を横切して短縮してナイロン糸で縫合する．著者は最近では前者の方法を行っている（図23b）．この操作でIP関節の偏位はほぼ矯正される．IP関節尺側の創からMP関節橈側の創に向かい伸筋腱の直上に皮下トンネルを作製する．先にMP関節部の創で近位に反転しておいた切除指の伸筋腱の遠位端を皮下トンネルに通してIP関節尺側に引き出す．この伸筋腱を末節骨の尺側近位端骨膜あるいは関節包付着部に適度な緊張で縫合する（図23c）．こ

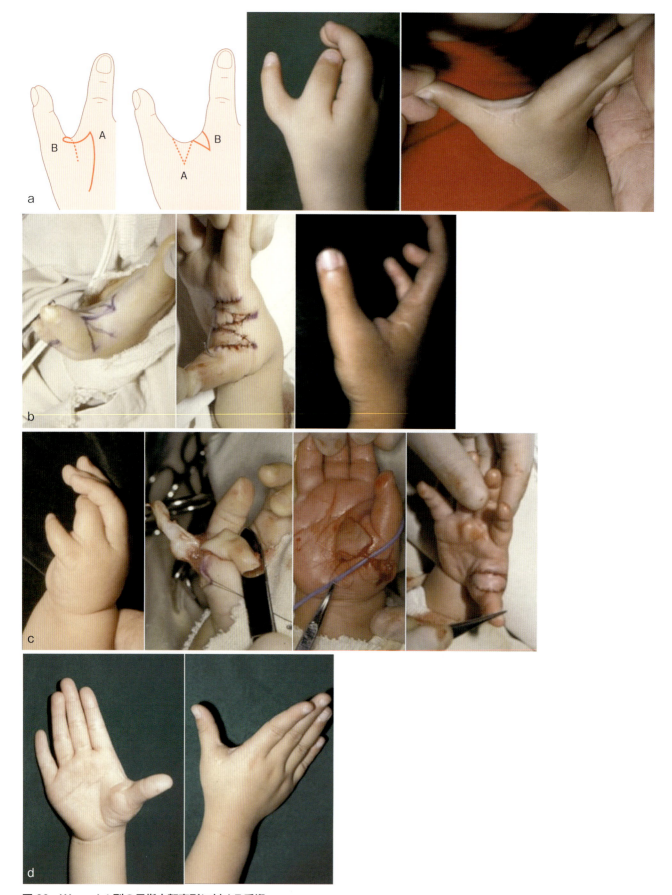

図22　Wassel 4型の母指内転変形に対する手術
a：Z形成術による第1指間形成術．左：模式図．Aの皮弁を掌側へBの皮弁を背側へ移動する．中央：術前．右：術後．
b：four flap Z形成術による第1指間形成術．左：皮切デザイン，中央：形成直後，右：術後の状態．
c：切除指からのfilet flapによる第1指形成術．左から術前の状態，filet flapの作製，血管柄，第1指間に移動したfilet flap．
d：切除指からのfilet flapによる第1指形成術後の状態．

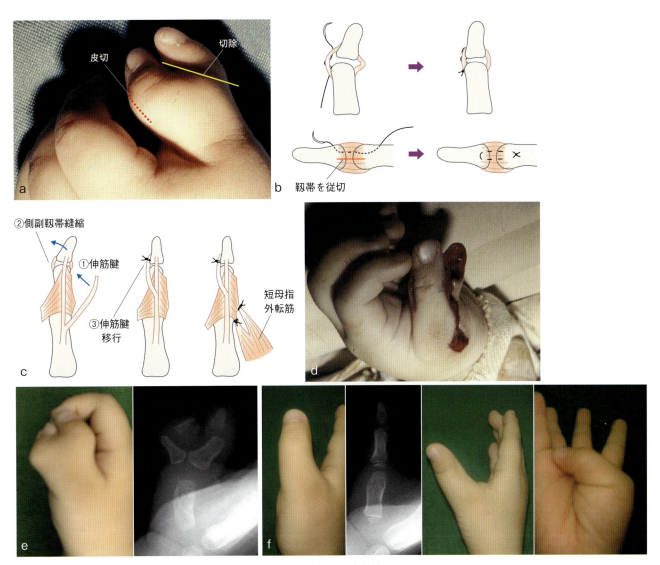

図23　温存母指のIP関節の橈側偏位があるWassel 4型に対する治療法
a：橈側母指切除後に尺側母指のIP関節尺側に縦の皮切を加える．
b：IP関節の橈側偏位矯正法．IP関節の凸側の側副靱帯を縦切して，これを縫縮する．
c：Wassel 4型に対する片側切除法とIP関節の偏位矯正．切除指の伸筋腱を温存して温存母指の背側の皮下を通して，末節骨尺側基部に縫着する．
d：cの実際の例．伸筋腱移行直後で偏位が矯正された状態．鋼線固定は変形矯正後に行う．
e：Wassel 4型に対するカニ爪変形の症例の術前．片側切除後にIP関節の偏位矯正を行った．
f：Wassel 4型に対するカニ爪変形の術後の状態．IP関節の偏位矯正が得られている．

の操作によりIP関節の偏位が矯正されたことを確認する（図23d）．両関節を伸展位で，指尖部より末節骨，基節骨と中手骨を貫通してC鋼線を刺入しIP，MP関節の矯正位を保持する．MP関節をすでに鋼線で固定してある場合，あるいは，1本のC鋼線で2つの関節を固定することが難しい場合は，MP関節とIP関節をそれぞれ別のC鋼線で固定する．

IP関節尺側の創を閉じて，次にMP関節橈側の創を閉じる．

術後の処置は偏位がない場合と同様であるが，C鋼線での固定は4週間行う（図23e, f）．

一方，Wassel 4型に伴ったIP関節の偏位の矯正に長母指屈筋腱の停止部を移動する試みも行われている[37]．

● Bilhaut法

本法では，両母指の中央を切除し残った部分を併せて1本の母指をつくる．その場合，抜爪し，爪床，爪母，近位爪郭の縫合は手術用顕微鏡を用い丁寧に縫合する．また，成長障害を防ぐため，内側の骨の切除は最小限にとどめる．

自家腱移植によるMP関節側副靱帯修復補強，あるいは，過剰指の切除を骨膜下に行い，切除した骨の軟部組織の筒状の膜を指の関節の補強に用いて不安定性を予防したり，偏位を矯正する試みも行われている[38,39]．

e）Wassel 5型

5型は，中手骨が途中で分岐している型である．分岐部の高位により，3型に分けられる．中央部での分岐が

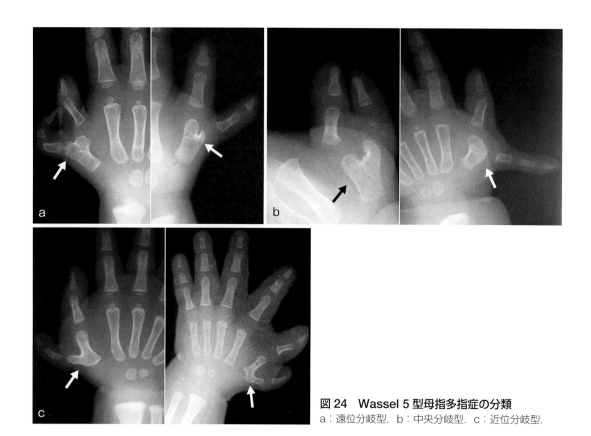

図24　Wassel 5 型母指多指症の分類
a：遠位分岐型．b：中央分岐型．c：近位分岐型．

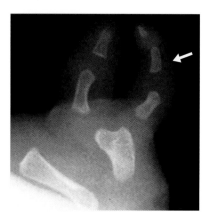

図25　Wassel 5 型に伴った三指節母指
低形成を伴った橈側母指に発現することが多い．

多いが，遠位部の分岐や近位部の分岐もある(図24)．著者らの最近の例では18手中4手で三指節母指を伴っていたが，いずれも橈側指に出現していた(図25)．そのため，温存母指には三指節母指に起因する変形が起こることはなかった．しかし，橈側の温存母指にMP関節の亜脱臼が生じた例が3例あった．

● 遠位分岐型に対する治療

橈側指に低形成があり，尺側指にほとんど偏位がない例では，4型に準じて橈側母指を切除する(図26)．ほとんどの例で母指の内転拘縮があるので，軽度の場合はZ形成術，重度の場合は切除指の背側からの回転皮弁を用いて第1指間を広げる．したがって皮切は母指の内転拘縮の程度により異なる．皮切を加えた後に尺側母指の

MP関節周囲で切除指に向かう血管神経束と屈筋腱を切離する．橈側指に停止している伸筋腱と短母指外転筋を後で尺側指に移行できるように停止部で切離して温存する．切除する橈側指の末節骨から中手骨中央までの橈側で近位に茎を持つ靱帯骨膜弁を作製する．骨膜弁は長くなるので，幅を広く作製して，ちぎれないようにする．MP関節より近位の操作は，橈側母指の基節骨から遠位を切除した後に行うと剥離が容易になる．中手骨に付いている母指対立筋は必要であれば一時的に骨より剥がす．靱帯骨膜弁近位部は中手骨の分岐部を越えるところまで剥がすが，中手骨の高位では掌側の骨膜の連続性は保ったままにしておく．橈側の中手骨の分岐部より遠位を15番の円刃か剪刀あるいはノミを用いて切除する．骨切りは，分岐部から橈側近位に向かって斜めに行い，骨の突出を防ぐ．母指の正面X線像で温存母指の中手骨の尺側偏位が明らかであれば，橈側指を切除した後に中手骨の分岐部にできた皮質骨の欠損部で楔閉じ骨切りを行い偏位を矯正する(図27)．橈側に基部を持ち尺側に頂点を持つ二等辺三角形のような骨切りを行う．骨切り前にあらかじめ骨切り予定線の橈側寄りで遠位と近位に掌背側方向に1.5mm程度の太さの骨孔をあけておく．この骨孔に腱縫合用の細い鋼線を8の字状に通して弛みを残しておく．骨孔を作製する部分の骨膜を剥がすと皮質骨にひびが入ったり，割れることがあるので注意する．1歳前の小児では15番の円刃で骨切りする．骨が硬く困難な場合は，細いC鋼線を用いて掌背側方向に

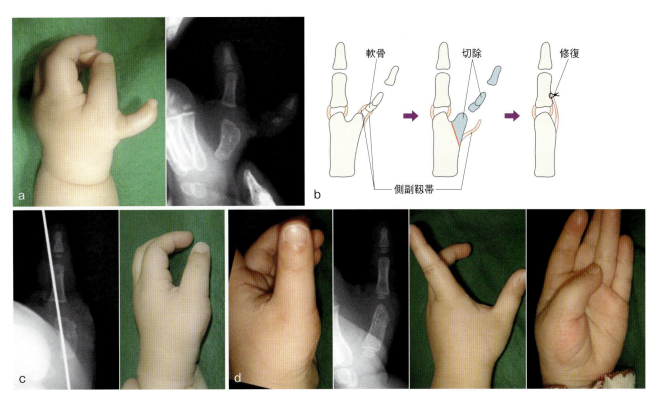

図26　Wassel 5型に伴った三指節母指の遠位分岐型に対する橈側指切除
a：術前．
b：手術法．4型と類似の方法で，切除指からの靱帯骨膜弁でMP関節の橈側を補強する．第1指間はZ形成術で開大する．
c：術中と術後11か月の状態．
d：術後2年の外見，X線像と機能．

骨切り線に沿って骨孔をあけて，骨孔の間を円刃でつなげて楔状に骨を切除する．ここで中手骨遠位骨片の骨切面から遠位方向に0.35あるいは0.45インチのKirschner鋼線を刺入してその遠位端を遠位の皮膚から出しておく．鋼線の近位端は骨切り面よりやや遠位に位置するようにする．反対側の皮質骨を残して尺側偏位を徒手矯正すると中手骨の尺側の皮質骨は骨折し，遠位と近位骨片の橈側の骨皮質が接して偏位は矯正される．先に刺したKirschner鋼線を近位方向に刺入して近位の骨皮質を貫いたところで止める．あらかじめ骨孔に通しておいた鋼線を締めて結び，余分な分を除去する．この縫合用鋼線が骨の回旋を防止し，縦の鋼線が曲げの力による変形を防止する（図28）．切離した母指対立筋を元に戻して中手骨の骨膜に縫合する．靱帯骨膜弁を尺側母指の橈側の骨膜と靱帯の上に重ねるように縫着して温存母指のMP関節の橈側を補強する．短母指外転筋を尺側温存母指の適切な位置に移行して縫合する．多くは基節骨基部か，伸筋腱膜に移行することになる．後者の場合は，縫合部が近位になると移行筋はMP関節の伸筋として働き，遠位になるとMP関節の屈筋として働くので，縫合後に筋を引いて，その働きを確かめる．MP関節の筋の牽引力による二次変形がでないように緊張を調節することが必要である．4型母指多指症で行ったようにMP関節の近位と遠位の2か所に分けて短母指外転筋を移行すると，この変形が防げる．

● 中央部分岐型と近位分岐型に対する治療

これらの型では，内転拘縮が比較的強く，母指正面X線像で尺側母指は中手骨長軸から尺側に偏位している．したがって多くの例で第1指間が狭く，これを広げることが必要になる．その場合，程度が軽ければZ形成術が適応になるが，切除指からの回転皮弁を用いる方がより十分に拘縮を除去できる．切除指からの回転皮弁を用いる場合，回転皮弁先端の異所性の爪形成を防ぐために，切除指の爪の基部5mm以内の皮膚は皮弁に用いない．通常は低形成のある橈側母指を切除するが，多くの例で温存指の尺側偏位を矯正するために中手骨での矯正楔状骨切り術が必要になる（図29）．ほとんどの場合，切除する橈側母指の橈側に靱帯骨膜弁を残す必要がないため，橈側母指に停止している筋を切離した後には，中手骨の分岐部で橈側母指を切除する．その際，取り残した骨膜の術後の骨化による骨の膨隆を防ぐために切除指の骨膜は残さないように注意する．実際には，切除する指の中手骨の骨膜を分岐の高位で全周性に切離して遠位方向に剥離する．この部で骨切りを行い，橈側指を切除する．

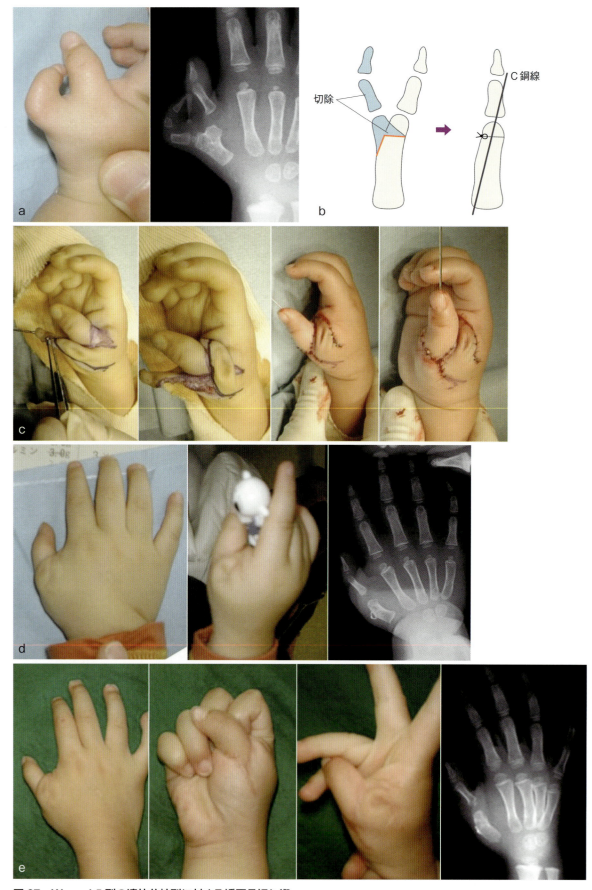

図27　Wassel 5型の遠位分岐型に対する矯正骨切り術
a：術前.
b：手術法．橈側過剰指を切除した後，中手骨頚部の矯正骨切りで偏位を矯正する．
c：第1指間の形成．切除指背側から回転皮弁で指間を広げた．
d：術後3か月．
e：術後1年．

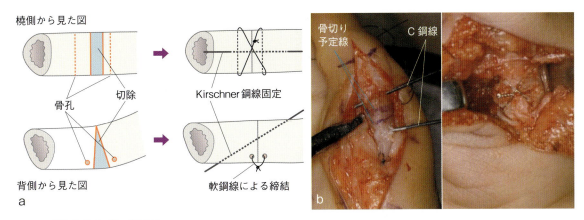

図28　矯正骨切り術の固定法
a：術式．b：実際の症例．C鋼線で穿った骨孔に軟鋼線を刺入して縛る．縦方向のKirschner鋼線固定も同時に行う．

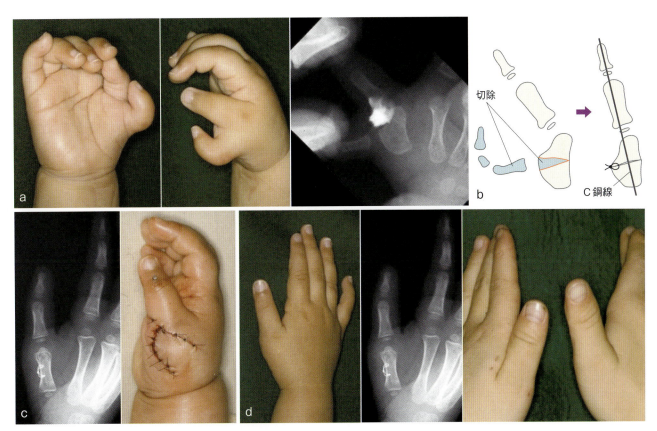

図29　Wassel 5 型中央分岐型に対する矯正骨切り術
a：術前．
b：手術法．橈側過剰指を切除した後で，切除部の中手骨を矯正骨切りし，偏位を矯正する．
c：骨切り術直後のX線像と外見．
d：術後30か月．

● 温存母指のMP関節の亜脱臼による全方向性不安定性のある場合

　Wassel 5 型に認められるMP関節の亜脱臼は，形成が良好なほうの母指にあり，過剰母指は低形成のため自動運動が認められない例が多い．このような例では，MP関節の亜脱臼を伴う母指を温存せざるをえない．しかし，多くの場合，MP関節周囲に軟骨成分が多く真の亜脱臼か，介在軟骨片が母指基節骨と中手骨の間にあるのかが区別できない．このような例では，低形成の母指を切除した後でMP関節と思われる可動性のある部位を，切除指から得た軟部組織と周囲の軟部組織で安定化させて4週間程度の鋼線固定を行う（図30a〜d）．多くの場合，術後の多方向性の不安定性がそのまま残存する（図30e）．多方向性の不安定性を靱帯再建などにより解決することはきわめて難しく，通常は多数回手術を行っても安定性を得ることは難しい．その場合の解決法として有効なのは，軟骨固定術（chondrodesis）や成長線を温存した関節固定術である（図30f）．CM関節の可動性が

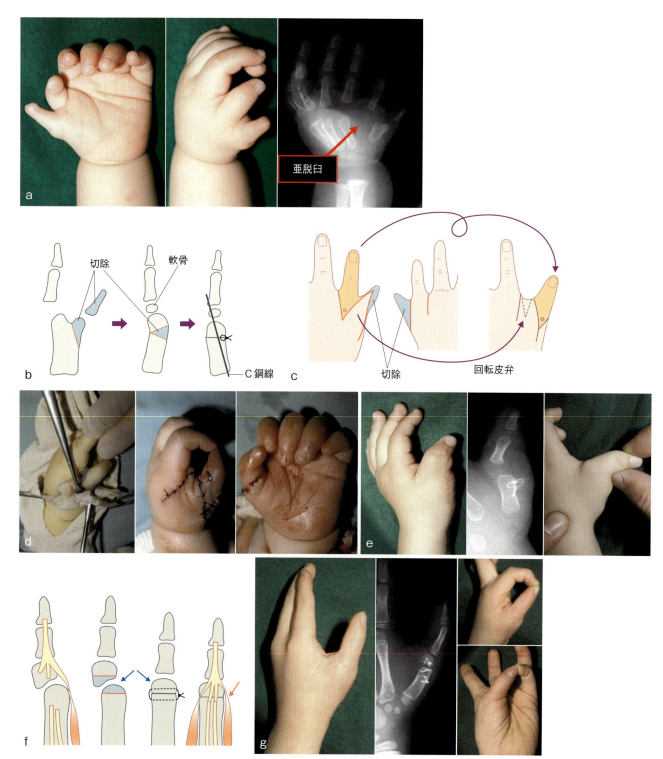

図30　Wassel 5型のMP関節亜脱臼合併例の治療
a：術前．温存する尺側母指のMP関節は亜脱臼位である．
b：手術法．橈側過剰指を切除した後，切除部で中手骨を矯正骨切りし，偏位を矯正する．MP関節と思われる関節周囲の軟部組織を可及的に修復する．
c：第1指間の形成．切除指背側からの回転皮弁で指間を形成する．
d：術中と術直後の状態．
e：術後のMP関節の多方向不安定性．切除した指の中手骨の骨膜の骨化像がみられる．
f：第2回目手術．第1指間のZ形成術，MP関節の軟骨固定術（青矢印），伸筋腱の再縫着（赤矢印）を行った．
g：第2回目手術後2年の状態．

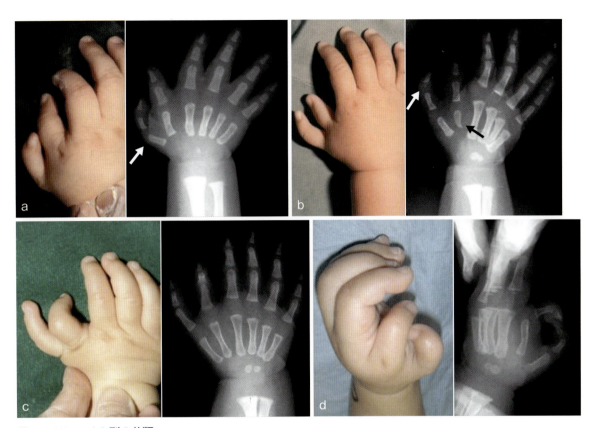

図31　Wassel 6型の分類
a：1型（橈側指低形成と尺側指形成良好型）．
b：2型（橈側母指遠位の低形成と尺側母指近位の低形成型）．
c：3型（両側の比較的形成良好型）．
d：4型（両側の低形成型）．

良好で，IP関節にある程度の可動域があれば，MP関節固定術後に機能的な問題が生じることはほとんどない（図30g）．母指多指症の初回手術時にMP関節固定術を行った経験は著者にはないが，骨化が進んでMP関節周囲の骨軟骨の状態がある程度わかるまで待機して，二次手術として行ったほうが安全であると考えている．

f）Wassel 6型

6型はX線像で中手骨が完全に重複している型である．2つの母指の低形成の程度はさまざまであるが，以下の4型に分けられる（図31）．著者らが経験した11手では，橈側母指が低形成で尺側指の形成が比較的良好な例（良好とは，示指より爪が広く発育がよいもの）：5手，橈側母指の遠位と尺側母指の近位の低形成が顕著な例で，橈側母指のCM関節が形成され，尺側母指の爪の幅が示指より広いもの：2手，両母指の低形成が軽度の例：3手，両母指の低形成が重度の例：1手であった．自験例の6型では全例で尺側母指は内転位にあった．通常は低形成が強い橈側指を切除する．その場合，第1指間を広げるためには橈側の切除母指背側からの回転皮弁，あるいは掌背側から2枚の回転皮弁を第1指間へ移動して指間を広げる（図32）．掌側の皮膚の色調は背側と異なる．そのため，これらの手術により掌側の皮膚が背側から見

える位置にくると，白っぽい皮膚や赤みのある皮膚が背側から目立ち，整容上問題になる．皮膚切開の計画を立てる際には掌側の皮膚が背側から見えないように注意する．第1指間を広げるためには第1指間の皮膚の形成のみならず，尺側母指を橈側母指の位置に移動する中手骨移動術（metacarpal transfer）が必要になることが多い（図33）．両母指の低形成が顕著な例では，指を太くして関節に安定性を与えることができるBilhaut変法の適応がある．著者は可能な限り，片側切除で治療する可能性を考えている．Wassel 6型で両側の低形成が顕著で片側切除による治療が困難な場合に限ってBilhaut変法を行っている．その場合，一側の指の骨を主に残して，他側の骨の一部を関節外で併せる方法と，細い低形成の2本の母指の指間の軟部組織を切除して関節外で併せて骨の成熟を待って，後日，二期的に骨切除を行い指を細くして骨接合を行う方法などがある．後者の場合，初回手術を1歳頃に行い重複した母指を併合するが，骨切除を最低限にして骨成長障害を予防する（図34）．就学前の年齢になってから，指を細くする2回目の手術を行う可能性がある．

一方，6型の母指多指症では，高率に三指節母指を合併する（図35）．温存する母指が三指節母指の場合には，

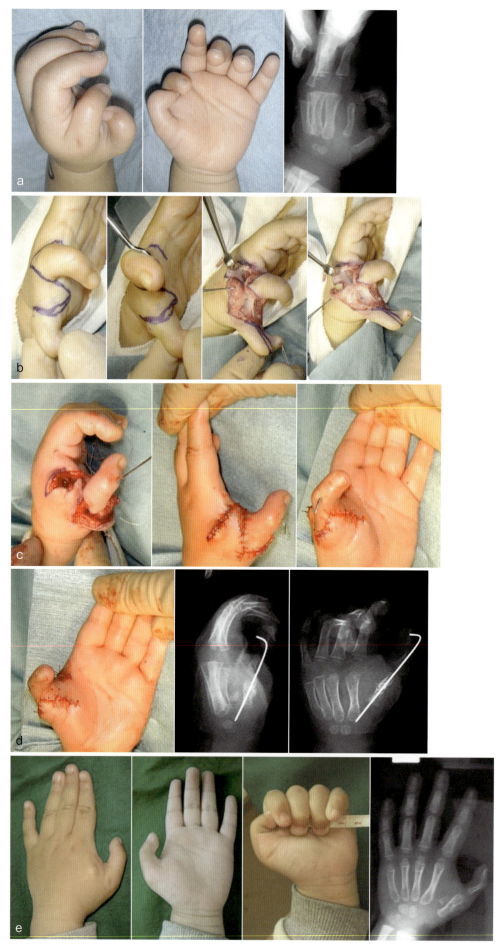

図32 Wassel 6型に対する切除母指背側からの回転皮弁による第1指間開大例
a：術前．b：術中．c：創閉鎖．d：術直後．e：術後4.5年．

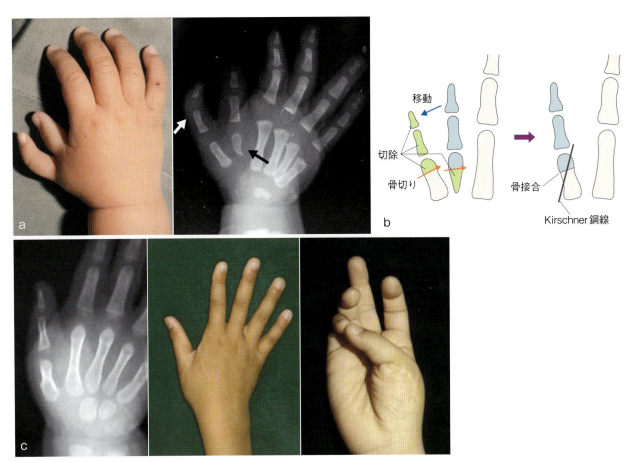

図33 Wassel 6型の2型（橈側母指遠位の低形成と尺側母指近位の低形成型）に対する中手骨移動術
a：術前.
b：模式図. 橈側と尺側の中手骨をほぼ同じ高位で骨切りして, 尺側の母指を橈側の近位中手骨骨片の遠位に移動して骨接合する.
c：術後1年（左）と9年（中央, 右）.

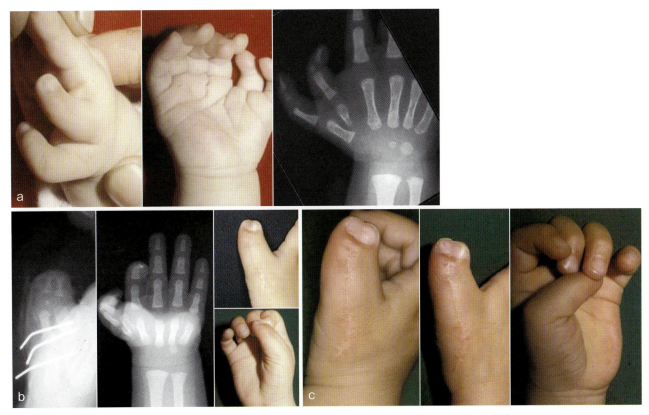

図34 Wassel 6型の2型（橈側母指遠位の低形成と尺側母指近位の低形成型）に対する Bilhaut 変法
a：術前：両母指が三指節母指である. b：術後. c：術後4年.

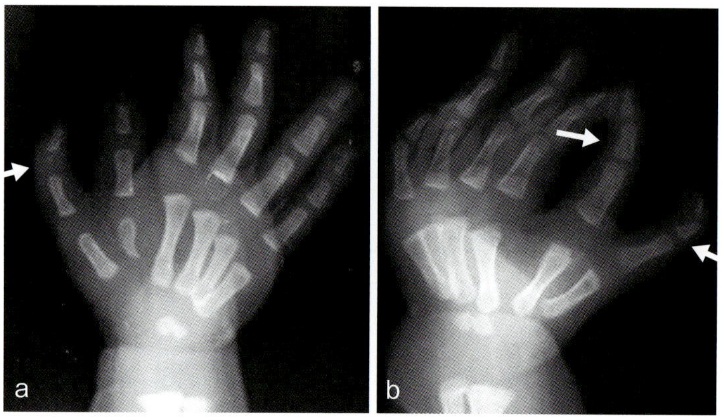

図 35　Wassel 6 型に合併した三指節母指
a：橈側指に三指節母指（矢印）．
b：橈尺側指ともに三指節母指（矢印）．

中節骨の切除や，PIP 関節を切除して指を短縮し関節固定術を行うことが必要になる．また，残存母指が三指節母指への移行型である末節骨の三角骨端核を伴う場合には，骨端核の近位端を末節骨長軸に垂直に切除して末節骨の関節面を形成する方法や，長い三角骨端核を楔状に骨切りして指をまっすぐにする方法で治療する．著者は前者の方法をほとんどの例に行っており，ほぼ良好な結果が得られている[40]．著者が行った後者の方法では，三角骨端核を楔状に骨切りして変形を矯正したが，骨が癒合して間もなく変形が再発したため，現在は用いていない．しかし，この方法でもよい成績が報告されている[41]．三指節母指を温存せざるを得ない場合には，三指節母指による遺残変形を念頭におき，一次的あるいは二次的な修正手術を計画する．

● 切除指からの回転皮弁による第 1 指間開大（図 32 参照⇒ 202 頁）

切除予定の橈側母指の背側から起こす皮弁の橈側の皮切の近位は，橈側の中手骨に対する処置と展開が可能になる部位とする．また，この部位は皮弁の回転の中心になる部位でもあるので第 1 指間に皮弁を回転しやすい点を選ぶ．皮弁の先端は切除指の爪の基部より 5 mm 近位までとする．より長い皮弁が必要なときは皮弁の先端を切除指の爪の橈側を経て指尖に至る方向に伸ばす．その際には，皮弁の先端には指尖掌側の皮膚が含まれる．長い皮弁であるため，皮弁の幅を基部から遠位に向かってやや橈側掌側に張り出させて広めに作製する．皮弁背側尺側の皮切の近位端は尺側母指の中手骨の背側にくるが，中手骨の近位に対する処置が行える部位まで伸ばす．この皮切の基部から尺側母指と示指の間（第 1 指間）を通り掌側に向かう皮切を加える．これにより橈側母指の背側に三角形，尺側母指の背側に逆三角形の皮弁が形成される．最終的には，背側に作ったこれら 2 枚の皮弁を入れ替えることにより，尺側母指を橈側に移動する．第 1 指間に加えた皮切は，掌側ではまっすぐ近位に向かう．掌側の皮切の先端は，切除母指掌側の皮弁の橈側皮切の基部（皮弁の回転中心）から測った場合の皮弁先端までの距離とする．

橈側母指背側からの皮弁挙上後にその指の爪を切除する．皮弁の橈側と尺側から腱や骨膜の表層で皮弁を挙上する．橈側母指に停止している腱を停止部で切離して，縫合糸を付けておく．橈側中手骨をあらかじめ決めておいた高位で骨切りして，その遠位の骨と関節を切除する．次に尺側母指の背側から伸筋腱をよけて尺側中手骨の基部を展開する．この中手骨が CM 関節を形成している場合には基部で骨切りを行い，中手骨の骨接合予定部より近位の軟部組織を剥がす．尺側中手骨基部が関節に連続せずに遊離している場合は，中手骨基部から近位に向かい骨切り予定高位まで周囲の組織を剥がす．

予定の高位で尺側中手骨の骨切りを行い，中手骨の遠位骨片を尺側母指とともに移動して，橈側母指の中手骨の骨切り部の遠位に乗せて on-top plasty を行う．骨接合後の固定は 2 本の C 鋼線か，interosseous wiring 法で固定する．その際に移動した尺側母指が回外位にならないように注意する．切除母指から剥離した母指対立筋を移動した中手骨骨膜に縫合する．切離した短母指外転筋などは，筋の方向と機能を考えて尺側母指基節骨の適切な場所に縫合する．

橈側切除指背側から挙上した皮弁を移動した尺側母指の橈側から尺側に回転して第 1 指間の皮膚切開部に入れて第 1 指間を広げる．尺側母指の背側に形成される逆三角形皮弁の近位端を第 1 指間に移動した皮弁の橈側と縫合する．掌側および橈側の過剰な皮膚を切除して創を閉じる．第 1 指間が狭く，背側回転皮弁のみで母指の十分な外転位が得られないと予想されるときには，切除予定の橈側母指の掌側の皮膚を回転皮弁として用いて掌側からも第 1 指間を広げる．このときには母指の全周を切開

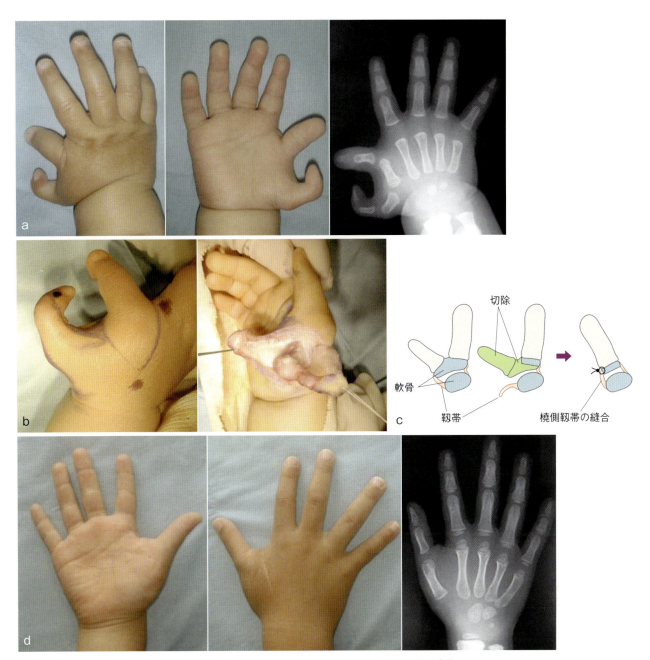

図36　Wassel 6 型の 1 型（橈側指低形成と尺側指形成良好型）に対する CM 関節形成術
a：術前．b：切除指からの回転皮皮弁．c：CM 関節形成術の模式図．d：術後 5 年．

することになるので，指動脈と指神経および背側の静脈を確実に温存する．母指は外転位で 4 週間ギプス固定する．ギプス除去と同時に鋼線も抜去する．

● 中手骨基部での軟骨癒合のある例の治療

Wassel 1 型と 2 型の鑑別診断の際に述べたが，X 線像で中手骨が完全に重複しているが，重複した指をそれぞれ外側より押して重複した指の間を狭めるようにした場合に，重複した指が寄らない場合には，重複した中手骨が基部で軟骨性に癒合している可能性がある．このような例でも多くは橈側母指が低形成である．したがって，橈側母指を切除して尺側母指を外転位にする必要がある．その場合に，4 型の MP 関節に対して行ったように，CM 関節の橈側に近位に茎を持つ骨膜靱帯弁を作製して同関節内を観察する．靱帯骨膜弁が 1 枚で展開が不十分な場合は背側にも同様な弁を作製して十分な視野を得る．中手骨基部の軟骨が連続していた場合には尺側中手骨の幅で基部を縦に切って，橈側指を切除する．残存指は近位の骨幹端から尺側に偏位しているので，中手骨の基部の軟骨面を橈側に厚く尺側で薄く楔状に切除して偏位を矯正する．変形矯正のための軟骨の切除量が多く成長障害が危惧される場合は，最小限の軟骨のシェービングにとどめ，靱帯骨膜弁で CM 関節を安定化する（図 36）．その後に中手骨基部，すなわち骨幹端のやや遠位で中手骨を骨切りして外転位に固定する．偏位を矯正する他の方法としては，重複した両方の中手骨を骨幹端の同じ高位で骨切りする．橈側指は切除して，尺側指は橈

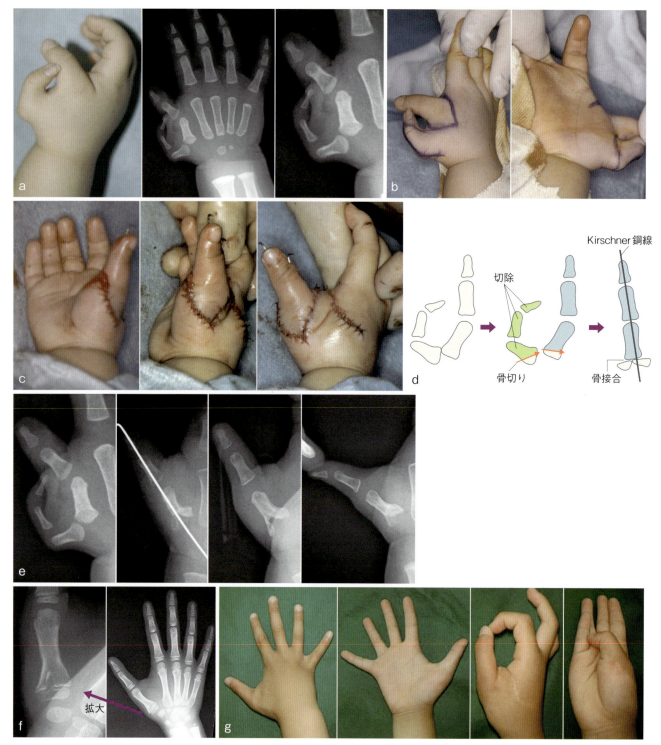

図37　Wassel 6型の1型（橈側指低形成と尺側指形成良好型）に対する尺側中手骨中央移動術
a：術前．
b：術中（切除指からの回転皮弁のデザイン）．
c：橈側指切除後回転皮弁を縫合した直後．
d：橈側指切除と中手骨中央移動の模式図．
e：術後の経過．
f：術後5年の中手骨骨端線の状態．骨端線の早期閉鎖は認められない．
g：術後5年の状態．外見上も機能的にも良好である．

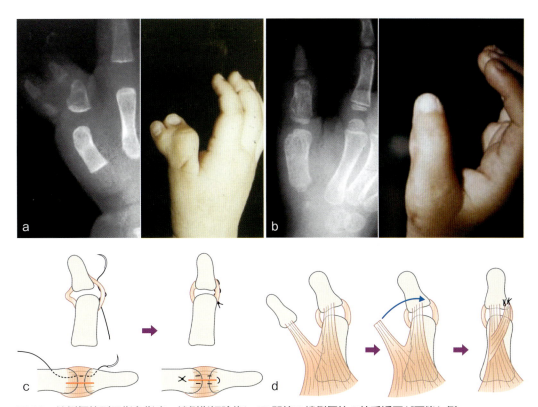

図 38 橈側偏位型母指多指症：橈側指切除後に IP 関節の橈側偏位の徒手矯正が可能な例
a：術前．
b：軟部組織による矯正の術後．
c：IP 関節凸側側副靱帯の縫縮の模式図．
d：IP 関節偏位矯正のための伸筋腱移行の模式図．

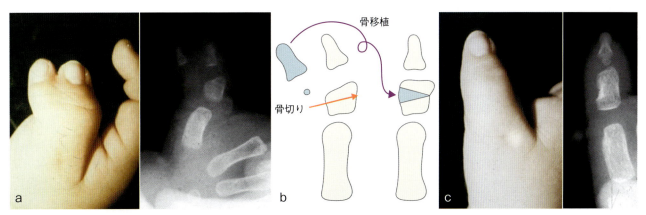

図 39 橈側偏位型母指多指症：橈側指切除後に IP 関節の橈側偏位の徒手矯正が不能な例
a：術前．
b：橈側指切除後に基節骨骨切り（open wedge）と末節骨移植による IP 関節の橈側偏位矯正の模式図．
c：骨切りと骨移植による矯正の術後．

側に移動させて外転位で中手骨基部に C 鋼線で固定する（図 37）．

g）橈側偏位型母指多指症の治療

手術では，橈側母指切除を原則とする．Wassel 2 型に準じた皮膚切開を加え橈側の末節骨周囲を剥離して，橈側末節骨を切除する．その際，温存する尺側母指の骨膜や側副靱帯を損傷しないようにする．その後に，IP 関節の偏位を徒手矯正する．

● 橈側母指切除後に IP 関節の橈側偏位の徒手矯正が可能な例（図 38）

IP 関節の橈側偏位の徒手矯正が可能であれば，Wassel 4 型の IP 関節の偏位のある例の治療法に準じて，尺側の側副靱帯を縫縮する（図 38c）．さらに切除した母指の伸筋腱を残存末節骨の尺側基部に移行して偏位を矯正する（図 38d）．切除した母指の伸筋腱が使えない場合には，残存母指の伸筋の橈側半分を末節骨の停止部から切離し近位に縦切して，これを末節骨基部尺側に

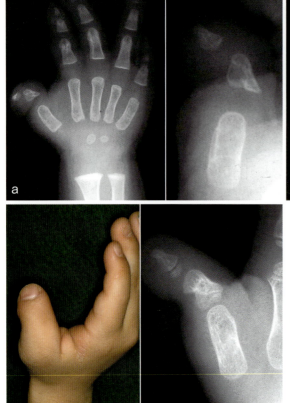
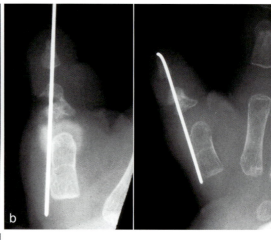

図40 基節骨の三角状骨（デルタ指節骨）による橈側偏位型母指多指症
a：橈側の過剰指切除後にIP関節の橈側偏位の徒手矯正は不可能．左：手の正面X線像．母指の三角状の基節骨と中指斜指変形があり，ともに橈側偏位を示す．右：母指の正面X線像．基節骨には縦に走る骨端線様の像がみられる．母指末節骨の橈側には母指多指症を示す軟部組織の陰影が認められる．
b：基節骨の三角状骨（デルタ指節骨）に対する楔開き骨切り術．左：楔開き骨切り術で橈側偏位を矯正した術直後のX線像．橈側の軟部組織が切除されている．術中の造影剤が中手骨頭周囲に残っている．右：骨癒合し，鋼線抜去直前のX線像．三角形であった基節骨の形態が改善している．
c：基節骨の三角状骨（デルタ指節骨）に対する楔開き骨切り術後5年の外見とX線像．左：爪がやや広く母指末節骨部に軟部組織の膨らみがあるが，橈側偏位は改善している．右：基節骨には台形の変形が残っているが，偏位は術前に比べて改善している．

移行して，偏位を矯正する．

- 橈側母指切除後にIP関節の橈側偏位の徒手矯正が不能な例（図39）

橈側母指切除後にIP関節の偏位が徒手矯正不能であれば，基節骨で楔開き骨切りを行い偏位を矯正する（図39b）．開いた間隙に切除した末節骨をトリミングし横向きに移植して，縦方向のKirschner鋼線で固定する．基節骨が三角指節骨である場合には，縦に走る骨端核を切除して，楔開き骨切りを行い偏位を矯正する．骨切りによりできた間隙には脂肪移植（physeolysis）を行い，術後，数年間自然矯正を待つ．偏位が残存するようであれば，再度矯正骨切りを行う．基節骨は多くの場合，三角状で短縮があるため，楔閉じ合わせ骨切りはさらに短縮を助長するので行わない．

- 基節骨が三角指節骨で橈側偏位を示す例に対する手術

基節骨の三角状骨（デルタ指節骨）による橈側偏位型母指多指症では，橈側指に軟部組織や小さな爪が存在する．また，基節骨部で直角に橈側偏位をしている例もある．同様の変形に対しては1980年当時は楔開き骨切り術で偏位を矯正していたが，最近は楔開き骨切り術を併用した遊離脂肪移植術で変形矯正を行っている（図40）．

h）二分併合法（Bilhaut-Cloquet変法）

Bilhaut原法では重複した両母指の内側を切除し残った部分を併せて1本の母指をつくる[32,33,41,42]（図41）．通常，本法は両母指が対称的で低形成がある場合に行われる．重複した両母指の内側を切除して爪を側々で縫い合わせたときの爪の幅を正常側と同じになるように爪の切除量を決める．爪の縦切開と同じ部位で指節骨を掌背側方向に切離する．その後，爪床を縫合し，1本の指節骨となるように骨接合を行う．本術式では併合する指節骨の成長線と関節面の高位を一致させる必要がある．過去には，指骨の長さが同じで成長線と関節面の距離が同じ例にのみ本手術の適応があると考えられていた時期もある．原法を行った場合は爪の変形と骨接合部の骨端線早期閉鎖による骨の成長障害が必発であった[32]（図42, 43）．また，本術式を行った症例のすべてが不満足な結果であり，再手術による改善が期待できなかったとの報告もある[43]．著者らは，爪の縫合，骨切除と骨接合に工夫を加えた変法を開発した[33]．手術に際しては，まず抜爪し，両母指が接する側の皮膚と皮下組織など軟部組織を切除する．その場合，形成が良好な指の組織を多く残し，低形成の強い指の組織を最低限に使用する．残す指と切除する指の割合は，爪の弯曲など術後の出来上がりを想定して最適と思われる量をそれぞれ判断する（図44）．成長障害を防ぐため，両母指が接する側の骨の切除は最小限にとどめる（図45）．あるいは，一側母指の

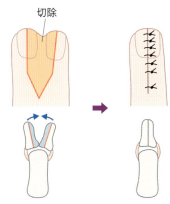

図41　二分併合法（Bilhaut-Cloquet 原法）

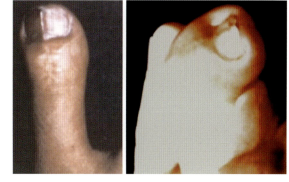

図42　Bilhaut 原法術後の爪変形

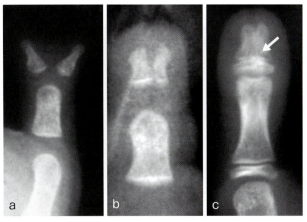

図43　Bilhaut 原法術後の骨端線早期閉鎖
a：生後4か月，b：生後6か月の手術時，c：12歳時．

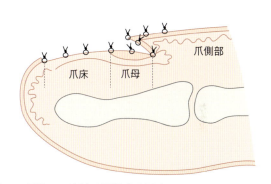

図44　Bilhaut 変法の爪接合の工夫

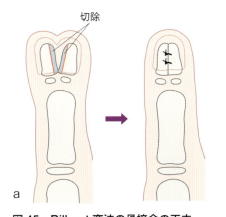

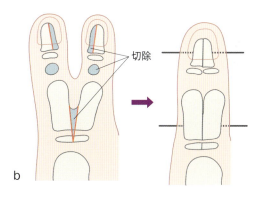

図45　Bilhaut 変法の骨接合の工夫
a：Wassel 2 型に対する Bilhaut 変法での骨接合．
b：Wassel 3 型に対する Bilhaut 変法での骨接合．

骨切除は行わずにそのまま温存し，もう一方の母指の内側の骨切除を行い指の幅を調節する．次に，併合する指の成長線を同じ高位になるようにする．その場合，関節面から成長線までの距離（骨端の長さ）が両母指で異なる場合には，骨端が長いほうの関節面を近位から切除して関節面から成長線までの距離を一致させる．両指の関節面と成長線の高さをそろえて横方向に鋼線を刺入し，両骨片が接するように固定する．背側骨膜を縫合し，必要

に応じて伸筋腱の側々縫合を行う．屈筋腱は一側母指の腱を残し他側は切除する．爪床，爪母，近位爪郭の縫合は手術用顕微鏡を用い 8-0 ナイロン糸で縫合する．

　Wassel 4 型で両母指の IP 関節に亜脱臼があったり，末節骨の骨端が三角骨端の例では，術前から IP 関節には多方向性の不安定性の可能性がある．また，爪の幅が狭い例もある．このような例には MP 関節は片側切除と同じ方法で再建し，それより遠位を Bilhaut 変法に準

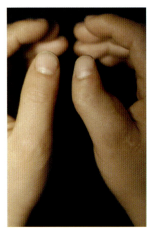

図46　母指多指症術後合併症としてのZ変形

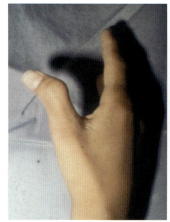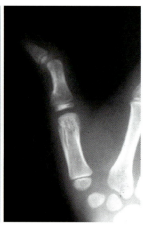

図47　Wassel 4型の術後遺残変形：IP関節の偏位

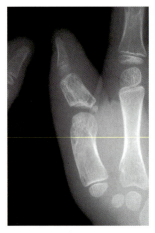

図48　母指多指症の術後合併症：軟骨部の過剰切除

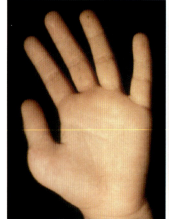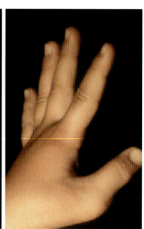

図49　母指多指症の術後合併症：第1指間狭小化とMP関節尺側偏位

じて併合する方法を用いる．すなわち，きわめて高度のIP関節の不安定性を矯正したり，爪の幅を大きくするためにBilhaut変法を選択することがある．術前からある高度の多方向性の不安定性を改善する方法は，Bilhaut変法，chondrodesis，それに成長線を温存した関節固定術がある[44, 45]．著者は，このような例では初回手術としてはBilhaut変法を選択すべきであると考えている（図10⇒185頁）．

i）温存母指が三指節母指の場合の治療

対立可能な三指節母指の治療に準じて，中節骨があって，指が長い場合には可動制限の強いIP関節を切除することにより指を短縮して関節固定術（骨接合術）を行う．偏位がありごく短い独立した中節骨であれば，中節骨を切除して側副靱帯を短縮し，6〜8週間のKirschner鋼線固定を行う．三角骨端核であれば，骨端近位軟骨面の部分切除後に骨端切除と類似の方法を用いる[40]．

j）母指多指症の術後評価と合併症

母指多指症治療の合併症については多くの報告がある[22, 23, 46]．術中と術後間もない時期の合併症には，変形の矯正不足がある．初回手術で矯正されなかった変形

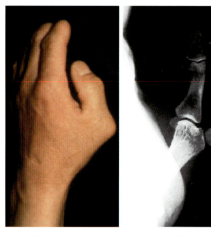

図50　母指多指症の術後遺残変形：単純指切除による第1指間狭小化とMP関節の偏位

が術後に自然矯正されることはほとんどない．そのために初回手術時に遺残した変形がある場合には，二期的手術による矯正を考慮する．

母指多指症の術後成績の評価には，患児あるいは家族の満足度と医師の満足度がある．他覚的な評価としては，可動域，関節の不安定性と指の軸偏位を評価した

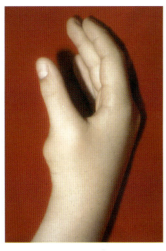

図51 母指多指症の術後合併症：MP関節部の突出

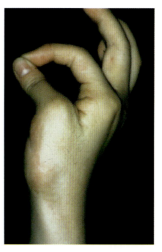

図52 母指多指症の術後合併症：MP関節の不安定性と偏位

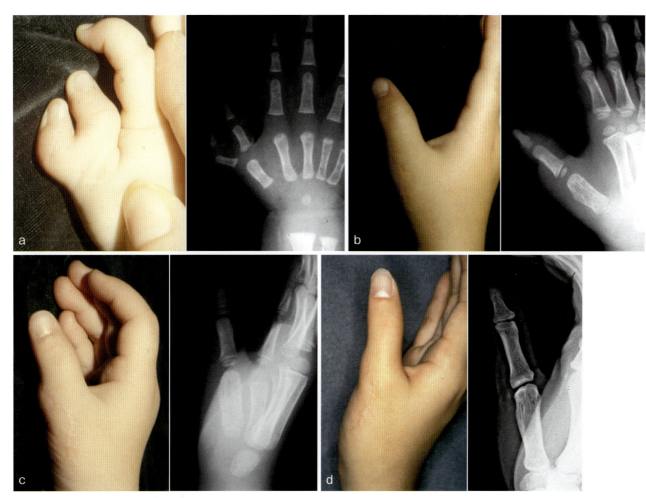

図53 Wassel 4型のMP関節の偏位矯正に関節軟骨のシェービングを必要とした例
a：術前．b：術後1年．c：術後4年．d：術後13年．シェービングによるMP関節の変形は生じていない．

Tadaらの評価法が広く用いられている[47]．最近は，より詳細な項目の評価を加えた日本手外科学会の先天異常委員会作成の評価法が用いられつつある[48]．

最も多い術後合併症はIP関節およびMP関節の偏位で，再手術の原因の86%を占める[30,49,50]（図46）．二次変形をきたしやすい母指多指症や母指多指症のタイプ別の成績，頻度の高い4型のなかでの予後不良因子などが検討されている[51-53]．最も術後成績に影響を及ぼす因子である偏位の原因は，関節を構成する近位骨の関節面の傾き，側副靱帯の弛み，骨の長軸の偏位，あるいは持続性の屈筋腱と伸筋腱の牽引力による変形が考えられている．多くは，初回手術時に矯正しなかったために変形

が残る例が多い（図47）．軟骨の過剰な切除なども稀ではあるが偏位の原因になる（図48）．母指多指症に伴う母指内転拘縮は見過ごされやすい．とりわけ4型では，軽い内転拘縮が，術後に母指を外転したときのMP関節での尺側偏位の原因になっていることがしばしばある（図49）．初回手術時，あるいは変形に気づいた時点で，第1指間の皮膚や筋などの拘縮を解離することで容易に解決できる．次に多いのは温存母指の橈側の突出である．これは，MP関節部では中手骨頭の橈側の突出，取り残した切除指の基節骨（図50），皮膚や皮下組織の不十分な切除（図51），再建した側副靱帯内に残っていた軟骨片の骨化などが原因である．関節の不安定性は靱帯の弛みによるが，その原因は，術前から靱帯が弛い場合と，修復した靱帯の弛みが考えられる（図52）．前者のなかには多方向性の弛みがある．先に述べたように，この変形は初回手術時に靱帯再建などで修復することは難しい．二次手術で再建する計画を術前から考慮しておく．過剰指を切除した後に母指の対立運動ができない例がある．術前からあった母指球筋の形成不全を過小評価したための合併症であり，術前の評価には注意を要する．対立再建術は二期的に行っても問題はないが，初回手術から期間が経つと母指の内転拘縮が加わるので，拘縮解離手術が必要となる．一方，Tadaら[47)]や著者らが行っている関節軟骨のシェービングは，その長期予後がしばしば話題になる．著者らが行った術後平均10年の経過観察では，関節軟骨のシェービングの痕跡と思われる関節裂隙の狭小化が10指のうち1指で認められたがその他は変形性関節症への進行の徴候はなかった[54, 55)]（図53）．調査後ほぼ20年が経過しているが，その間にも関節の痛みや関節可動制限などの症状を訴えた例を経験していない．関節軟骨を削ぐ処置をしないで済むように乳児期の術前に偏位矯正の他動運動を家族に指導している．しかし，矯正ができない場合の表層のみのシェービングであれば，臨床的に問題ないと考えている．著者自身には経験がないが，偏位が強く深いシェービングが必要な例では，関節の傾きを残して側副靱帯を修復し，後日二期的に基節骨あるいは中手骨頚部での矯正骨切り術で偏位を矯正するのも選択肢の一つである．初回手術で偏位を矯正できない場合の関節内からの頚部での矯正骨切り術は骨頭の無腐性壊死の危惧もあり，避けるべきであろう．著者らの症例で，手術後の長期経過観察で認められた障害の中に一時的に挿入した鋼線による成長線の障害があった．これは術後にギプス固定を行わなかった例でのみ発生している．術後の鋼線の弛みにより生じた障害の可能性が高いと考えており，鋼線固定期間中はギプスによる外固定で鋼線の弛みを防ぐ必要がある[56)]．

k）三重複母指症

母指多指症のなかでも稀な異常に三重複母指症（thumb triplication）がある．三重複母指症は，部分的，あるいは完全に近く発達した母指が3つある複雑な変形である．中手骨まで3つの母指があるもの，二指節の母指が3つ，二指節の母指が2つと三指節の母指が1つ，二指節の母指が1つと三指節の母指が2つある組み合わせや，指節骨の高位で重複し，その他に過剰な母指がもう1つある例や，指節骨高位で分岐して母指の末節骨が3つある例などがある．このなかで，母指の基部と遠位が部分的に発育せず欠損して見える型もある．いくつかの分類が試みられているが，きわめて稀な異常であり，それぞれ変形が異なるため，三重複母指症としてまとめるのみで，臨床上の診断名としては十分であるように思われる[57-62)]．

■ 文献

1) 荻野利彦, 児島忠雄：手の先天異常分類マニュアル. 日手会誌 13：455-467, 1996
2) 日本手の外科学会先天異常委員会：手の先天異常分類マニュアル. 日手会誌 17：353-365, 2000
3) Light TR, Buck-Gramcko D: Polydactyly: Terminology and classification. In: Buck-Gramcko D (ed): Congenital Malformations of the Hand and Forearm. pp. 217-223, Churchill Livingstone, London, 1998
4) 米延策雄, 多田浩一, 栗崎英二, 他：多指症232例の分析. 日整会誌 54：121-134, 1980
5) Naruse T, Takahara M, Takagi M, et al: Early morphological changes leading to central polydactyly, syndactyly, and central deficiencies: an experimental study in rats. J Hand Surg Am 32：1413-1417, 2007
6) 荻野利彦, 大塩至, 三浪明男, 他：当科における上肢先天奇形の分析—Swanson修飾分類法の試み. 日手会誌 2：909-916, 1986
7) 荻野利彦：上肢先天異常の診断と分類. 日手会誌 9：900-917, 1993
8) Woolf CM, Myrianthopoulos NC: Polydactyly in American negroes and whites. Am J Hum Genet 25：397-404, 1973
9) Castilla E, Paz J, Mutchinick O, et al: Polydactyly: a genetic study in South America. Am J Hum Genet 25：405-412, 1973
10) Leung PC, Chan KM, Cheng JC: Congenital anomalies of the upper limb among the Chinese population in Hong Kong. J Hand Surg Am 7：563-565, 1982
11) Wassel HD: The results of surgery for polydactyly of the thumb. A review. Clin Orthop Relat Res 64：175-193, 1969
12) 菅野拓勇, 吉沢夏人, 植竹稔, 他：母指多指症47例の検討. 整形外科 29：1561-1563, 1978
13) 荻野利彦, 石井清一, 薄井正道, 他：三指節型母指多指症にみられる介在骨の組織像. 整形外科 34：1789-1791, 1983
14) Makino H, Miura T, Nakamura R, et al: Histological analysis of triphalangism associated with polydactyly of the thumb. Cong Anom 33：55-62, 1993
15) 柏英雄, 土田浩之, 高原政利, 他：短母指外転筋移行を要した浮遊型母指多指症について. 日手会誌 20：S68, 2003
16) 菊地憲明, 柏英雄, 荻野利彦, 他：まれな痕跡型母指多指症. 日手会誌 24：500-504, 2008
17) 荻野利彦, 石井清一, 薄井正道, 他：橈側偏位を示す母指多指症について. 臨整外 19：977-982, 1984
18) Ogino T, Ishii S, Minami M: Radially deviated type of thumb polydactyly. J Hand Surg Br 13：315-319, 1988

19) Takagi R, Kawabata H, Matsui Y: Thumb polydactyly with symphalangism in young children. J Hand Surg Eur 34：800-804, 2009
20) Al-Aithan B, Al-Blaihed L, Mahmoud S, et al: Thumb polydactyly with symphalangism. J Hand Surg Br 30：346-349, 2005
21) Haas SL: Three-phalangeal thumbs. AJR Am Roentgenol 42：677-682, 1939
22) Cheng JC, Chan KM, Ma GF, et al: Polydactyly of the thumb: a surgical plan based on 95 cases. J Hand Surg An 9：155-164, 1984
23) Marks TW, Bayne LG: Polydactyly of the thumb: abnormal anatomy and treatment. J Hand Surg Am 3：107-116, 1978
24) Wilks DJ, Kay SP, Bourke G: Fanconi's anaemia and unilateral thumb polydactyly—don't miss it. J Plast Reconstr Aesthet Surg 65：1083-1086, 2012
25) Temtamy S, McKusick VA: The genetics of hand malformations. Birth Defects. Orig Artic Ser 14: 64: 439, 1978
26) Ogino T, Ishii S, Takahata S, et al: Long-term results of surgical treatment of thumb polydactyly. J Hand Surg Am 21：478-486, 1996
27) Ogino T, Kashiwa H, et al: Thumb polydactyly. Tech Hand Up Extrem Surg. 3：278-285, 1999
28) Iba K, Wada T, Kanaya K, et al: Arthrography in thumb polydactyly with bifurcation at the interphalangeal or metacarpophalangeal joints provides practical information at surgery. J Hand Surg Eur 38：267-271, 2013
29) Manske PR: Treatment of duplicated thumb using a ligamentous/periosteal flap. J Hand Surg Am 14：728-733, 1989
30) 荻野利彦，高畑智嗣，加藤博之：母指多指症の治療成績と成績不良例の検討．日手会誌 10：857-860, 1994
31) Baek GH, Chung MS, Gong HS, et al: Abnormal triangular epiphysis causing angular deformity of the thumb. J Hand Surg, Am 31：544-548, 2006
32) 加藤博之，石井清一，薄井正道，他：母指多指症に対する Bilhaut-Cloquet 法の長期成績．臨整外 19：1219-1226, 1984
33) Kato H, Ogino T, Minami A: Etude à long terme de l'intervention de Bilhaut-Cloquet pour la polydactylie du pouce. In: Gilbert A, Buck-Gramcko D, Lister G（eds）: Les malformations congénitales du membre supérieur. pp. 139-146, Expansion Scientifique Française, Paris, 1991
34) 金谷文則，豊原一作，渡慶次学，他：二分母指（Wassel 4 型）の手術成績．日手会誌 14：852-855, 1998
35) 喜多陽子，児島忠雄，平瀬雄一，他：母指多指症における早期骨切り術と二次的骨切り術との比較．日手会誌 14：847-851, 1998
36) 山内裕雄，阿部績，栗村仁，他：最近 10 年間における母指多指症症例．整形外科 16：861-863, 1965
37) Lee CC, Park HY, Yoon JO, et al: Correction of Wassel type IV thumb duplication with zigzag deformity: results of a new method of flexor pollicis longus tendon relocation. J Hand Surg Eur 38：272-280, 2013
38) Engelhardt TO, Baur EM, Pedross F, et al: Supporting the collateral ligament complex in radial polydactyly type Wassel IV. J Plast Reconstr Aesthet Surg 66：104-112, 2013
39) Wang C, Huang X, Tan W: A new skill for treating unclassified thumb polydactyly: ablation via a periosteal incision. Aesthetic Plast Surg 36：928-933, 2012
40) Ogino T, Ishii S, Kato H: Opposable triphalangeal thumb: clinical features and results of treatment. J Hand Surg Am 19：39-47, 1994
41) Baek GH, Gong HS, Chung MS, et al: Modified Bilhaut-Cloquet procedure for Wassel type-II and III polydactyly of the thumb. J Bone Joint Surg Am 89：534-541, 2007
42) Tonkin MA, Bulstrode NW: The Bilhaut-Cloquet procedure for Wassel types Ⅲ, Ⅳ and Ⅶ thumb duplication. J Hand Surg Eur 32：684-693, 2007
43) Townsend DJ, Lipp EB Jr, Chun K, et al: Thumb duplication, 66 years' experience: a review of surgical complications. J Hand Surg Am 19：973-976, 1994
44) 荻野利彦，石井清一：先天異常手に対する指関節固定術．日手会誌 13：922-924, 1997
45) Ogino T: Arthrodesis of digital Joints for congenital hand conditions. Tech Hand Up Extrem Surg 3：116-120, 1999
46) Light TR: Treatment of preaxial polydactyly. Hand Clin 8：161-175, 1992
47) Tada K, Yonenobu K, Tsuyuguchi Y, et al: Duplication of the thumb. A retrospective review of two hundred and thirty-seven cases. J Bone Joint Surg Am 65: 584-598, 1983
48) 日本手の外科学会：手の機能評価表第 4 版．母指多指症の機能評価表．http://www.jssh.or.jp/doctor/jp/publication/kinouhyouka4th/7-1.pdf
49) 荻野利彦，石井清一：母指多指症に対する再手術の原因の検討．日手会誌 11：892-894, 1995
50) 堀井恵美子，中村蓼吾，角田賢二，他：母指多指術後変形の検討．日手会誌 10：861-864, 1994
51) 川端秀彦，安井夏生，中西啓文，他：二次変形をきたしやすい母指多指症について．日手会誌 9：125-128, 1992
52) 牧野仁美，堀井恵美子，中村蓼吾：タイプ別母指多指症の長期術後成績．日手会誌 20：185-188, 2003
53) 堀井恵美子，中村蓼吾，角田賢二，他：Wassel 4 型母指多指の術後評価―予後不良因子について．日手会誌 11：859-862, 1995
54) 高畑智嗣，三浪明男，荻野利彦：母指多指症手術における関節軟骨 Shaving の形態および機能に及ぼす影響―長期成績の検討．日手会誌 10：868-871, 1994
55) Kawabata H, Tada K, Masada K, et al: Revision of residual deformities after operations for duplication of the thumb. J Bone Joint Surg Am 72：988-998, 1990
56) 佐藤大祐，荻野利彦，渡邊忠良，他：母指多指症手術後に末節骨の成長軟骨板早期閉鎖を生じた 3 例．日手会誌 28：141, 2011
57) Buck-Gramcko D, Behrens P: Classification of polydactyly of the hand and foot. Handchir Mikrochir Plast Chir 21：195-204, 1989
58) Light TR, Buck-Gramcko D: Polydactyly: Terminology and classification. In: Buck-Gramcko D（ed）: Congenital Malformations of the Hand and Forearm. pp.217-223, Churchill Livingstone, London, 1998
59) Mennen U: Triplication of the thumb. J Hand Surg Br 24：253-254, 1999
60) Yildirim S, Taylan G, Aydoğdu E, et al: The true triplication of the thumb: a case of unclassified thumb polydactyly. Ann Plast Surg 55：321-323, 2005
61) Zuidam JM, Selles RW, Ananta M, et al: A classification system of radial polydactyly: inclusion of triphalangeal thumb and triplication. J Hand Surg Am 33：373-377, 2008
62) Jafari D, Shariatzade H, Mazhar FN, et al: An unusual case of preaxial polydactyly of the hand（triplication of the thumbs）. Med J Islam Repub Iran 27：91-94, 2013

B 中央列多指症
central polydactyly

第 4 章 指列誘導異常，C 中央列多指症(⇒ 266 頁)を参照．

C 小指多指症
postaxial polydactyly

母指多指症(軸前性多指症，preaxial polydactyly)が日本を含めたアジアで最も頻度の高い手の先天異常であるのに対して，小指多指症(軸後性多指症，postaxial polydactyly)は米国で最も頻度の高い手の先天異常である．小指多指症では重複した指の形成および発育が良好な場合(発育良好型)(図1)と，尺側の過剰指が痕跡的あるいは浮遊小指の場合(痕跡型)(図2)がある．Temtamyら[1]の分類では，前者がType A，後者がType Bである．

小指多指症の出現頻度では，両側罹患例が多い．男性に多いという報告もあるが男女差は明らかではない[2,3]．人種の違いにより出現頻度には差がある．発育良好型では白人と黒人の比は1：1であるが，痕跡型では1：7～10である．小指多指症の家族内発生の割合は，報告者により36～100%と相違があるが，母指多指症と比較して非常に高い．小指多指症の家系内発生は人種差があり，北米では42%[4]，南米では39%[5]，香港では100%[6]である．

遺伝については，他の異常を伴わない単独発現の場合は常染色体優性遺伝であり，症候群の部分症として発現する場合は常染色体劣性遺伝が多い[7]．Gli3遺伝子の異常で，Type AとType Bの小指多指症が発現することが報告されている[8]．染色体異常が確認されている型もある[9]．

■ 分類

発育良好型(Type A)では，尺側過剰指がMP関節で尺側に分岐する型，中手骨の遠位や中央で2本に分岐する型，それに中手骨基部まで完全に重複する型がある．MP関節で分岐する場合には，尺側指基部が中手骨頭と軟骨性に癒合していることもある．この場合は，小指の発育方向が近位を向く例なども報告されており，手の機能に障害を与える可能性がある[10,11]．中手骨で分岐している場合は，第4，5中手骨癒合症のように尺側過剰指の中手骨頭が橈側中手骨の骨頭や頸部を押すように成長する場合と，分岐した中手骨がそれぞれ離れた方向に発育する場合がある．重複した中手骨基部は，両者が手根骨と関節を形成する場合，中手骨癒合症のように，基部で骨性癒合している場合と中手骨近位が先細り状になり手根骨と関節を形成しない場合がある．指の低形成は橈側の指に優位な場合と尺側指に優位な場合がある[12]．Pritschら[12]は尺側多指症の上記の変化を5型に分類している．すなわち，

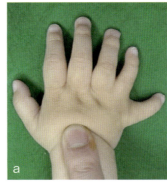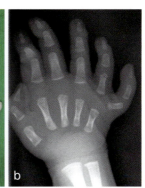

図1　小指多指症(発育良好型)

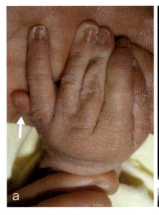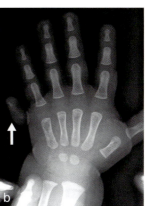

図2　小指多指症(痕跡型)

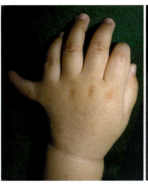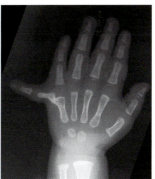

図3　小指多指症(MP関節と癒合)

・1型：完全に発育した第6指列で，独自に手根骨と関節している(metacarpal type)
・2型：過剰指は橈側にあって中手骨の遠位より末梢のみが存在する．
・3型：過剰指が第6番目の中手骨から起こるか(中手骨癒合症の不完全型と類似の変形)，基部が第5中手骨と癒合している(中手骨癒合症の完全型と類似の変形，図3)(phalangeal type)
・4型：過剰指が第5MP関節から起こる(図2)(inter-

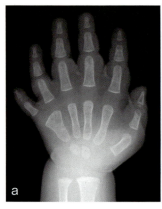
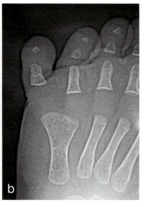
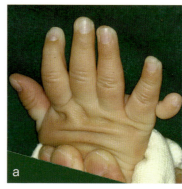
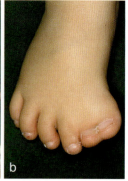

図4　小指多指症に合併した第5足趾多趾症
a：小指多指症のX線像．
b：小指多指症に合併した第5足趾多趾症のX線像．

図5　両側小指多指症に合併した両側第1足趾多趾症
　　　（crossed polydactyly）
a：小指多指症の外見．
b：小指多指症に合併した第1足趾多趾症．

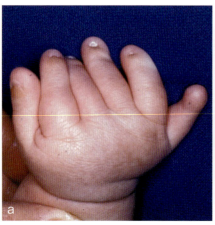
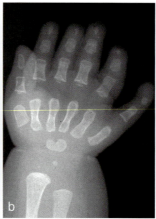
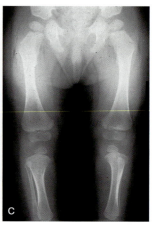

図6　Ellis-van Creveld症候群にみられた小指多指症
a：両側罹患例の右手外見．b：右手X線像．c：両下肢のX線像．

calated type）
・5型：過剰指が，分岐した基節骨から起こる（fully developed type）

　松本ら[13)]も類似の分類をしている．しかし，Wassel分類と同様に重複高位で分類し，中手骨の近位が先細り状になり手根骨と関節を形成しない例（第9章のコラム「浮遊中手骨，浮遊指」⇒352頁を参照）のみを別の型として分類する方法のほうが簡便で使用しやすいように思われる．

　痕跡型（Type B）では，浮遊指の茎は細く，通常は茎の中を腱が走行していることはない．

■ 合併症

　合併症としては，合指症，足の多趾症の合併頻度が高い（図4）．黒人と白人の報告例では稀であるが，本邦では約半数が足の多趾症を伴っている．手の小指多指症（postaxial polydactyly，尺側多指症）と足の脛骨側多趾症（preaxial polydactyly）が合併した例は，crossed polydactylyと呼ばれている[14)]．両側の小指多指症と両側の第1足趾多趾症の合併はcrossed polydactylyの1型（図5），両側の母指多指症と両側の第5足趾多趾症の合併はcrossed polydactylyの2型である．

■ 小指多指症を伴う先天異常症候群

　先天異常症候群の部分症として発現する場合は，13トリソミー，Ellis-van Creveld症候群（図6），Laurence-Moon-Bardet-Biedl症候群（LMS），Biemond症候群Ⅱ，Smith-Lemli-Opitz症候群，McKusick-Kaufman症候群，short rib-polydactyly症候群Ⅰ，orofaciodigital（orodigito-facial）症候群Ⅲ，Bardet-Biedl症候群，Meckel-Gruber症候群，Greig cephalopolysyndactyly症候群，Pallister-Hall症候群などがある[7)]．

■ 治療

　小指多指症ではほとんど手の機能は障害されないので，手術は主に整容的な改善を目的に行われる．

1）発育良好型（Type A）

　MP関節で分岐している場合には，切除指の尺側に近

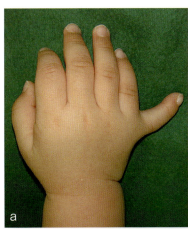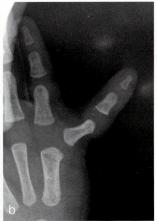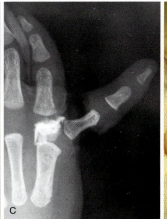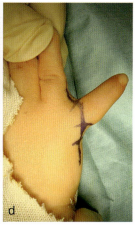
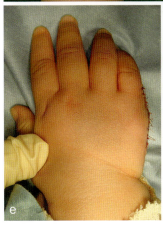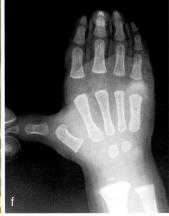

図7 中手骨と軟骨性癒合を呈した小指多指症の治療
a：術前外見.
b：術前X線像.
c：術前関節造影. MP関節で過剰指が中手骨と軟骨性に癒合している.
d：術中の皮膚切開予定線.
e：過剰指切除後の背側からの外観.
f：過剰指切除後のX線像.

位を基部とする骨膜靱帯弁を作製する母指多指症の4型に対する術式と同じ術式が適応になる．第5中手骨頭が広くなっている場合があるので，中手骨頭が尺側へ突出しないよう適切な切除が必要である．そのためには，温存する橈側基節骨の尺側縁の近位への延長線上で第5中手骨頭の尺側を切除して骨幹部と一直線になるようにすることが必要である．側副靱帯の修復後に小指外転筋を小指基節骨基部か，同部の表層を覆う伸筋腱膜に縫着し移行する．橈側指が過度に尺屈しないよう気をつける（図7）．

中手骨で分岐している場合には，尺側を切除すると術後の第4，5指間には正常な指間陥凹が残る．そのため尺側小指が橈側小指に比べて同じ大きさか，外見上許容できる範囲の低形成であれば，尺側を切除する．縫合線は尺側に位置するようにして背側から見えにくくする．中手骨基部は関節部を残し，橈側遠位が先細りになるように傾斜をつけて切除する．橈側中手骨基部の切断端あるいは，尺側中手骨基部の不安定性が危惧されるときには両者を骨接合する．

2）痕跡型（Type B）

全身麻酔下に切除する．生直後や生下時，間もなく縫合糸で茎部を結紮して，指が壊死になるのを待って過剰指を取る方法もある．しかし，指を除去した後に持続する出血で死亡した例もあるとの記載がある．稀な合併症とはいえ，術後に十分な観察ができない場合は，結紮による指の除去は避けるべきである[15]．切除では，血管束の確実な結紮を行い後出血を起こさないようにする．神経は少し遠位に引いて切離する．切除部位が疣状に突出すると術後に整容上の不満の原因になるので，創痕を尺側において背側から見えにくくし，突出しないようにする．血管クリップを用いて結紮する方法が報告されているが，その成績はまだ明らかではない[16]．

術後合併症

過剰指切除部に軟部組織の膨らみがみられることがある．原因として，骨や軟部組織の不完全な切除あるいは縫合時の過剰皮膚の切除不足などが考えられる．縫合糸による結紮では，術後に創痕が目立った例は57％，膨らみが残存していた例が43％であったという報告がある[17]．小指の尺側が物に触れると不快な感じのある患児では，すべて断端神経腫が関係していたとの報告もある[18]．手術による切除では，神経を末梢へ引いて近位で切るためこのような合併症は出ていない[19]．合併症のない良好な結果も報告されている[20]．術直後に変形のないことをしっかり確認することが術後変形の予防に大切である．

■ 文献

1) Temtamy S, McKusick VA: The genetics of hand malformations. Birth Defects Orig Artic Ser 14：364-439, 1978
2) 梅田整, 野崎敏彦, 杉原平樹, 他：小指多指症の検討. 日手会誌 3：635-638, 1986
3) 牧野仁美, 堀井恵美子, 中村蓼吾, 他：小指多指症の臨床像. 日手会誌 16：779-782, 2000
4) Woolf CM, Woolf RM: A genetic study of polydactyly in Utah. Am J Hum Genet 22：75-88, 1970
5) Castilla E, Paz J, Mutchinick O, et al: Polydactyly: a genetic study in South America. Am J Hum Genet 25：405-412, 1973
6) Leung PC, Chan KM, Cheng JC: Congenital anomalies of upper limb among the Chinese population in Hong Kong. J Hand Surg Am 7：563-565, 1982
7) 阿部宗昭：小指多指症の病態と治療. 整形外科 MOOK No.35：252-273, 1984
8) Radhakrishna U, Bornholdt D, Scott HS, et al: The phenotypic spectrum of GLI3 morphopathies includes autosomal dominant preaxial polydactyly Type-4 and postaxial polydactyly Type-A/B; No phenotype prediction from the position of GLI3 mutations. Am J Hum Genet 65：645-655, 1999
9) Umm-E-Kalsoom, Basit S, Kamran-Ul-Hassan Naqvi S, et al: Genetic mapping of an autosomal recessive postaxial polydactyly type A to chromosome 13q13.3-q21.2 and screening of the candidate genes. Hum Genet 131：415-422, 2012
10) Ridha JR, Simpson RL: Ulnar polydactyly with retrograde development and synostosis: case report. J Hand Surg Am 33：1871-1872, 2008
11) 土井悠人, 島田賢一, 置塩良政：特異な形態を呈した小指多指症の 1 例. 形成外科 54：201-205, 2011
12) Pritsch T, Ezaki M, Mills J, et al: Type A ulnar polydactyly of the hand: a classification system and clinical series. J Hand Surg Am 38：453-458, 2013
13) 松本昇, 村上宝久, 片田重彦, 他：小指多指症の検討. 日手会誌 7：794-797, 1990
14) Nathan PA, Keniston RC: Crossed polydactyly. Case report and review of the literature. J Bone Joint Surg Am 57：847-849, 1975
15) Flatt AE: The Care of Congenital Hand Anomalies. 2nd Ed. pp310, St. Louis, Quality Medical Publishing, Inc., 1994
16) Abzug JM, Kozin SH: Treatment of postaxial polydactyly type B. J Hand Surg Am 38：1223-1225, 2013
17) Watson BT, Hennrikus WL: Postaxial type-B polydactyly. Prevalence and treatment. J Bone Joint Surg Am 79：65-68, 1997
18) Mullick S, Borschel GH: A selective approach to treatment of ulnar polydactyly: preventing painful neuroma and incomplete excision. Pediatr Dermatol 27：39-42, 2010
19) Leber GE, Gosain AK: Surgical excision of pedunculated supernumerary digits prevents traumatic amputation neuromas. Pediatr Dermatol 20：108-112, 2003
20) Katz K, Linder N: Postaxial type B polydactyly treated by excision in the neonatal nursery. J Pediatr Orthop 31：448-449, 2011

D 対立可能な三指節母指
Opposable triphalangeal thumb

頻度と臨床像

三指節母指にはいくつかの種類があるが，全体としての頻度は75,000人に3人（0.004%）と報告されている[1]．Abramowitz[2]により強い遺伝性があることが指摘されている．

三指節母指には母指球筋の低形成を伴う場合と母指球筋の低形成を伴わない場合がある．前者は母指形成不全の一型で五指手とも呼ばれ，橈側列形成障害の一部と考えられている（図1）．後者には単独で発現する場合と，母指多指症や裂手症の部分症として発現する場合がある（図1）．しかし，外見上，明らかな母指多指症に伴った三指節母指は，母指多指症の部分症と考えられており，本章のA母指多指症の項（⇒181頁）で記載した．したがって，外見上明らかな母指多指症を除いた例で，母指球筋の形成が良好な三指節母指を対立可能な三指節母指（以下，三指節母指という）と定義する．単独で出現する三指節母指では母指は尺側に偏位して，多くの例で，末節骨の多指変化を伴う（図2）．そのため，単独で出現する三指節母指症の成因には母指の重複と癒合の変化が関与すると考えられている（図3）．また，裂手症に伴う三指節母指では，IP関節は橈側に偏位する．その場合，ほとんどの例で示指は外見上欠損したようにみえるが，X線像では母指と示指の癒合の所見がしばしばみられる（図4）．本項では，理解を容易にするために裂手症に伴う三指節母指を対立可能な三指節母指に含めて記述するが，後に述べるように裂手症に伴う三指節母指は"指列誘導異常"の表現型の一つとして，他の異常を伴わない対立可能な三指節母指とは区別して分類されている．

三指節母指では過剰指節骨が末節骨と基節骨から完全に独立している中節骨の場合と，乳児期にX線像で中節骨にみえた骨片が年を経るに従い末節骨の骨端核と癒合し，末節骨の骨端が三角や台形の形態をとる場合（三角骨端，triangular epiphysis）がある（図5）．最初の国際手外科学会連合（IFSSH）の分類には三指節母指の項目はなかったが，Dobynsら[3]がGreenの"Operative Hand Surgery 1st Edition"のなかで国際手外科学会連合の分類の多指症の項目に三指節母指を加えている．Haas[4]は三指節母指の末節骨の中央にアヒルのクチバシ（peculiar duck-bill appearance）のような骨孔を見つけて母指多指症の軽症例と考えた．前述のように，著者らは1980年に5例の三指節母指を調べて，1例を除いてすべてで罹患手，あるいは反対手の母指の多指症変化を認

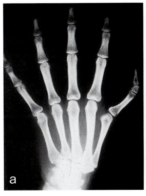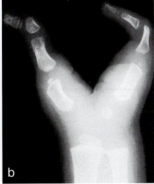

図1 母指形成不全の表現型としての対立不可能な三指節母指と裂手症に合併した対立可能な三指節母指
a：対立不可能な三指節母指で母指形成不全の一型．
b：裂手症に伴う対立可能な三指節母指．

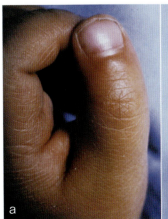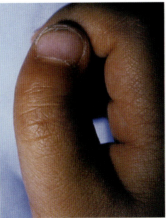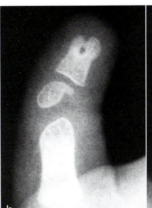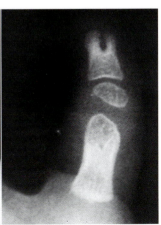

図2 対立可能な三指節母指（1歳10か月）
a：外見．偏位の方向は尺側．
b：X線像．対立可能な三指節母指で観察される末節骨の三角骨端核と多指変化．

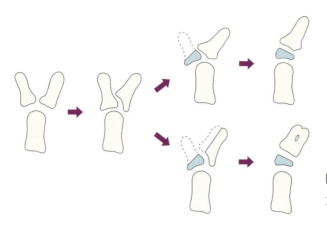

図3　三指節母指成立機序の仮説
上段：重複した母指の基部が隣接指に癒合．
下段：重複した母指が隣接指に癒合．

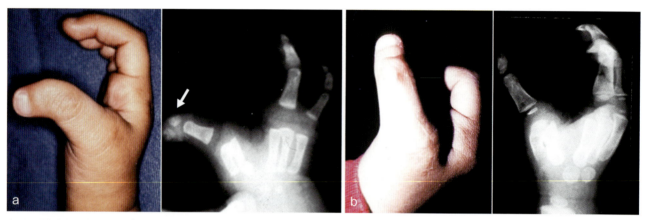

図4　裂手症に合併した三指節母指
a：中節骨を切除した例の術前．末節は橈側に偏位している．末節骨はY字状で多指症の変化が認められる．第1，第2中手骨が母指MP関節の基部を共有している．
b：中節骨を切除した例の術後．偏位は矯正されている．

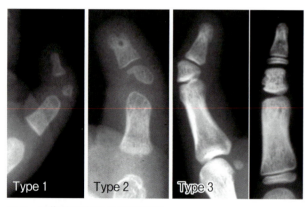

図5　三指節母指のX線像分類
Type 1：末節骨と基節骨の間の小骨片．
Type 2：末節骨の骨端核が長くなった型（三角骨端：triangular epiphysis）．
Type 3：中節骨が末節骨と基節骨から独立しているもの．

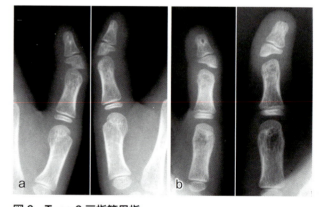

図6　Type 2 三指節母指
a：手全体の正面X線像での母指．末節骨の三角骨端核が認められる．左母指では末節骨の骨幹中央に硬化像がある．
b：母指単独の正面X線像での母指．末節骨の三角骨端核の輪郭が明瞭になる．左母指では末節骨の中央に骨孔があり，アヒルのクチバシ状変化と表現される多指症の変化が明瞭になる．

めた．これらの多指症変化の一つがアヒルのクチバシ状変化であり，他の一つが末節骨の不完全なY状の変化であった．この変化は手全体の正面X線像では確認できないことが多く，母指単独の正面X線像の撮影が必要である（図6）．この母指単独の正面像では正確な母指の偏位の角度も計測できるため，三指節母指では必須のX線検査である．

三指節母指の成因

種々の説がある[5]．Wilkinson[6]は，母指の末節骨は他の末節骨より長いため，母指では末節骨と中節骨が癒合して末節骨になるという仮説を立てて，長母指屈筋の停

止部の研究でこの仮説を確かめた．その結果，母指における末節骨と中節骨の癒合の失敗が三指節母指を形成すると考えた．Joachimsthal[7]は，示指の重複が三指節母指であると報告しているが，母指球筋の正常な例があることの説明がつかない．Haas[4]は母指多指症の形成途中で橈側の成分が成長停止に陥り橈側母指が欠損して尺側偏位が生じると考えた．Lapidusら[1]は，母指多指症の遠位が完全発育しないで，近位部が残存して中節骨に似た形になったと考えた．三指節母指の中節骨は重複した指の一方の基節骨であると推察している．これらの説ではアヒルのクチバシ状変化の形成が理解しにくい．舟山ら[8]は，実験結果から母指欠損・示指重複説を支持している．母指の介在骨と他指の中節骨の軟骨化の時期が一致するので，三指節母指の介在骨は他指の中節骨に相当すると考えた．著者らの臨床例の分析では，対立可能な三指節母指で，手の正面ではなく，母指の正面X線像を見ると高率に母指末節骨に多指症の所見と指の癒合不全あるいは分離不全と考えられる所見が観察された（図2）．このことは，母指多指症の形成過程で指が完全に分離できなかったのか，分離した指が癒合した可能性を示唆する所見である（図3）．一般に多指症の変化は遠位から近位に進む．末節骨の不完全な重複がY型の末節骨を形成したと考えられる．さらに，患児の同一手に多指症変化と指癒合が同時に起こることが少なくない．したがって，アヒルのクチバシ状の末節骨の変化は末節骨の重複が不完全に終わったと考えると理解しやすい．また，Y型の末節骨とアヒルのクチバシ状の末節骨がしばしば合併して出現することも理解しやすい．一方，裂手症に三指節母指が合併することがある．裂手症の成立には指の癒合が関与すると考えられている．著者らの例では，三指節母指を合併した裂手症では，全例で外見上は示指が欠損していた．しかし，X線像では，示指と母指の中手骨の癒合の所見がしばしば観察された（図4）．これらのことから，裂手症における三指節母指では，母指と示指の癒合が成立に関与していることが強く考えられた．

他の合併症を有しない対立可能な三指節母指では指の偏位を高率に合併するが，偏位の方向は尺側であり，その程度は25～60°とさまざまである．一方，裂手症に伴った三指節母指では，母指の偏位の方向が橈側である点が異なる．短い母指に長い示指が癒合することにより母指の先端が橈側に押されたように考えることもできる．

■ 著者らの症例の分析

著者らが，対立可能な三指節母指20例32手の臨床像を調べた結果では，性別は男性11例，女性9例で，罹患

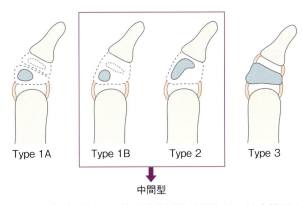

図7 三指節母指のX線像分類型と骨端あるいは中節骨との関係
Type 1BとType 2では，解剖学的な構造は同じであり，長い骨端核の骨化の程度の違い（時期の違い）がみられる．Type 1Bで年齢が上がり骨化が進むとType 2に移行する．

側は右が3例，左が5例，両側が12例であった．合併症は反対側の母指多指症が2例，罹患手に裂手症を合併していた例が5例7手であった．IP関節の偏位は，対立可能な三指節母指単独発現例25手では，全例尺側偏位であった．裂手症の7手では，全例で橈側偏位であった．

三指節母指のX線像は3型に分類できる[9]．すなわち，Type 1は過剰指節骨が基節骨と末節骨の間の小さい骨片として見えるもの，Type 2は過剰指節骨が三角形をしており末節骨の骨端核のように見えるもの（Baek[10]らの報告しているtriangular epiphysisである），Type 3は過剰指節骨が三角形か台形を呈しており隣接指骨から完全に独立しているようにみえるものである（図5）．模式図で示すと，Type 1では，生下時には母指に3つの一次骨核が認められる．Type 1Aでは，中央の骨核は独立した中節骨である．Type 1Bは，中央の骨核が乳児の頃は独立した中節骨にみえるが，成長とともに末節骨の骨端核と癒合してくる．Type 1Bは2型に変化することを知っておく必要がある．Type 2では，中央の骨核は末節骨や基節骨とは独立していない．delta epiphysisと呼ばれているType 1BとType 2は同じ変形であり，発育時期の差で違って見えるということになる（図7）．厳密な定義では，Type 1BとType 2は真の三指節母指とは言えない．Miura[11]やJenningsら[12]は，Type 2を三指節母指に含んでいる．国際手外科学会連合（IFSSH）の先天異常委員会で定義されているように，著者はMiura[11]やJenningsら[12]と同様にType 2を三指節母指の不完全型と考えている（図8）．

一方，Baekら[10]は，母指の偏位をきたす先天異常を3型に分類している．A typeは独立した中節骨の存在する型，B typeは末節骨の三角骨端核，C typeは，基節骨の異常な骨端核により偏位が起こる型である．本分類では，年少児では区別がつかない例がある点が問題であ

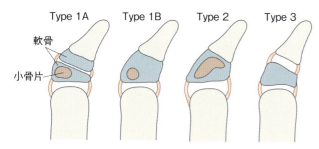

図8　三指節母指のX線像分類と骨端核の骨化の関係
Type 1A：独立した中節骨の一次骨化が小骨片として認められるもの．
Type 1B：末節骨の骨端が長くなった型で二次骨化が小骨片として認められるもの．
Type 2：末節骨の骨端が長くなった型．三角骨端(triangular epiphysis)．
Type 3：中節骨が末節骨と基節骨から独立しているもので骨化が完了しているもの．

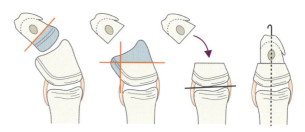

図9　三角中節骨を伴う対立可能な三指節母指に対するPeimerの手術法

る．Type 1BとType 2に対する名称は，三角骨端核(delta epiphysis)が適切であると考える．著者らの対立可能な三指節母指32手を著者らの分類法で分類してみると，Type 1は6手，Type 2は15手，Type 3は11手であった．経過観察中にType 1からType 2に変化したものが2手あった．Type 1とType 2の21手では末節骨と過剰指節骨の間に関節や可動性はなかった．Type 3の11手では末節骨と中節骨の間に関節を形成していた．

■治療

対立可能な三指節母指の治療法として，介在骨の切除，IP関節固定術，基節骨遠位での矯正骨切り術，骨端の矯正骨切り術などが報告されている．本症に対する治療法の変遷を見ると，舟山ら[8]は三指節母指を4つの形に分類して治療方針を立てている．すなわち，①三角指節骨：切除，②小台形の介入骨：DIP関節固定，短縮と偏位の矯正，③-a：中節骨に似るが短い，第1中手骨を第2中手骨に対立位固定，③-b：母指化術を推奨している．しかし，この報告では母指形成不全の三指節母指と対立可能な三指節母指を区別せずに論じている点で問題がある．矢部ら[13]は，三角指節骨に対して，乳児では切除を行い，骨端核が出現した後は楔閉じ骨切り術と関節固定を加えている．長めの中節骨の介在がある三指節母指ではIP関節固定を勧めている．Milch[14]は，乳児期や幼児では介在骨の切除で良好な結果が得られるとしている．しかし，年長児では偏位を矯正すると，介入骨の不均一な成長や介入骨による骨端の圧迫によって，母指の偏位が増す危惧があり，変形の矯正は禁忌であると述べている．小児では早期の小骨片の切除を勧めている．介在した小骨片には靱帯や筋が付着していないと記しているが，通常は，靱帯や関節包がついている．Blundell[15]は，三角指節骨の楔開き骨切り術は，軟部組織の緊張のため難しいと述べ，縦方向の骨端切除は成長を防げないが，偏位は自然矯正されないと述べている．そのため，手術可能な年齢に達し次第，縦に走る骨端を切って，矯正骨切りと骨移植を行い，その後5年以上待って，矯正骨切りと骨移植を再度追加することを推奨している．第1回目の手術の後の待機期間のうちに偏位が改善する例もあるようである．

対立可能な三指節母指の治療結果についての報告は少ない．Peimer[16]は過剰指節骨の単純切除では，機能的にも整容的にも術後に安定した成績を得られないことから，矯正骨切りを推奨している(図9)．Wood[17]は小児に対しては過剰指節骨の切除を，成人に対しては過剰指節骨の切除と関節固定を推奨している．著者の手術適応はWood[17]の報告とほぼ同じであり，独立した指節骨があれば，小児に対して成長線を温存した関節固定術を行っている．対立可能な三指節母指に対する著者の治療原則は，罹患母指が異常に長いか，偏位がありIP関節が2つある場合には，可動域の悪いIP関節を切除し指を短縮し関節固定を行う(図10，11)．過剰中節骨が小さく偏位が存在する場合は1歳以後，可及的早期に中節骨を切除する(図4)．介在骨が成長して末節骨の骨端核の形態(三角骨端の形態)をとる場合には，指節骨の長軸に垂直に関節面から軟骨を削り関節面の傾斜をなくし，関節周囲組織の安定性が得られるまで固定する(図12)．

同様の治療法を行っているHoriiら[18]は，末節骨の三角骨端の近位部切除では，手術時年齢が高い例では早期に手術を行った例に比べて成績が劣る傾向があると報告している．著者自身も同様の印象を持っている．骨端の切除を行う場合には，関節面の傾斜をなくすために必要な骨端の切除量から軟骨切除線を予測するが，この線が骨端にかかる場合には関節面に骨端核が露出することがある．不良な結果を出さないためには，関節面への骨の露出を避ける必要がある．

年長児に対して，著者は骨端核の楔閉じ矯正骨切り術を試みたが，術後早期に変形が再発した(図13)．しかし，Baekら[10]は，骨端核の楔閉じ矯正骨切り術により

D. 対立可能な三指節母指   223

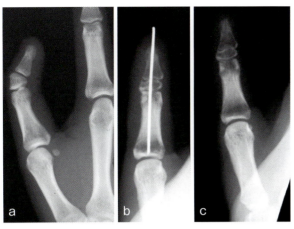

図10　中節骨を伴う対立可能な三指節母指の成人例に対する関節固定術
a：術前，b：術中，c：術後のX線像．

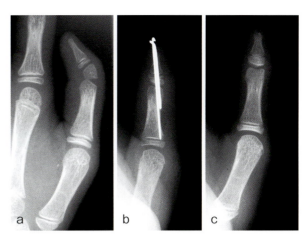

図11　中節骨を伴う対立可能な三指節母指の小児例に対する成長線を温存した関節固定術
a：術前，b：術中，c：術後のX線像．

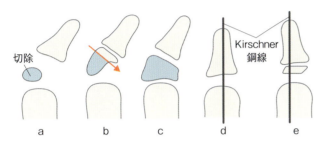

図12　対立可能な三指節母指の各型に対する中節骨切除と骨端の近位切除術
a：Type 1．全切除．
b：Type 2．末節骨三角骨端の近位切除術．
c：Type 3．全切除．
d：Type 1，3での三角骨切除後の固定．
e：Type 2の切除後の固定．

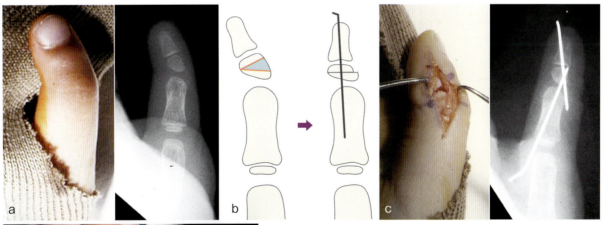

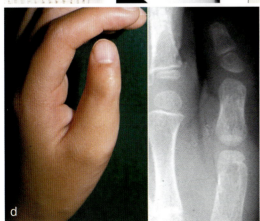

図13　三指節母指で三角骨端核楔閉じ骨切り術を行った例
a：術前．4歳，三角骨端核．
b：三角骨端核楔閉じ骨切り術の模式図．骨端へ凸側から進入し楔閉じ骨切りを行う．偏位矯正後に縦のKirschner鋼線で固定する．
c：左：骨端核の楔閉じ切除部（bの青部分に相当）．右：骨切り後の内固定．
d：術後．外見上わずかに偏位が残存している（左）．X線像も同様である（右）．

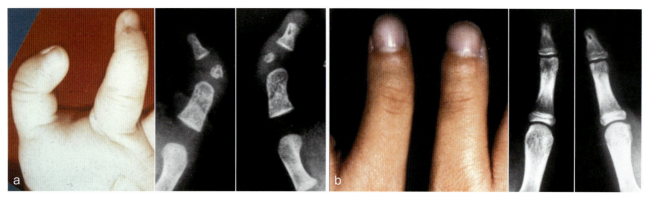

図14　対立可能な三指節母指 Type 1 に対する中節骨切除術
a：術前．独立した中節骨であり，生後10か月で全切除を行った．
b：術後12年．偏位は矯正されている．末節骨に多指症変化が認められる．

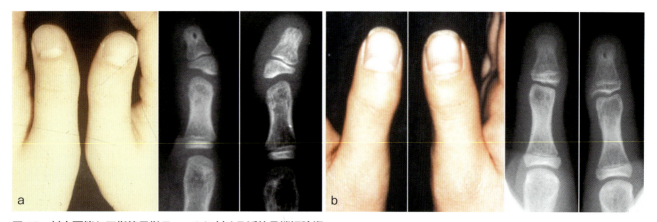

図15　対立可能な三指節母指 Type 2 に対する近位骨端切除術
a：術前．5歳時，X線像が示すように三角骨端であり，基節骨遠位面に平行になるように末節骨の骨端を切除した．
b：術後9年．偏位は矯正されている．末節骨に多指症変化が認められる．

比較的安定した成績を得ている．末節骨の骨端核全体が骨化した年齢の患児に対しては，ステープルによる一時的な成長線閉鎖術や骨端核の楔閉じ矯正骨切り術を試みてもよいのではないかと考えている．

1）Baek らの方法：intraepiphyseal closing-wedge osteotomy

骨端内楔閉じ骨切り術を行う場合にはIP関節の凸側（通常は橈側）の側正中切開を加える．IP関節を他動的に動かして関節の位置を確認する．次に26番の注射針を関節裂隙に穿刺する．針を刺すと骨端は軟らかく，骨幹端は硬く触れる．骨端に印を付け，15番の円刃かビーバーメスで，末節骨の骨端の楔閉じ骨切り術を行う．骨端核が骨化している場合は骨を貫通して骨切りし，関節軟骨や成長線の損傷を防ぐ．屈筋腱，伸筋腱は骨膜剥離子で避けて，骨切り面を合わせて0.7 mm の Kirschner 鋼線で4～6週間固定する．

Baek らの報告[10]では，この手術は生後14～59か月（平均43か月）時に行われ，指の偏位は，術前平均33°（17～47°）から術後12°（5～23°）に改善している．彼らは基節骨の遠位での偏位矯正骨切りも行っているが，関節の傾きが残存することと，変形がわずかに残ることなどの問題があると述べている．

2）著者らの行っている近位骨端(部分)切除術とその成績

過剰指節骨を切除する際には，母指の凸側に側正中切開を加える．過剰指節骨の近位から遠位の範囲で側副靱帯と骨膜・軟骨膜を背側と掌側に剥がして，過剰指節骨を切除する．側副靱帯を短縮するように縫合してC鋼線で6週間固定する．ほとんどの例で満足すべき矯正が得られる（図14, 15）．靱帯損傷と軟骨の取り残しに注意する．軟骨の取り残しは将来，骨化して骨の膨隆として触れる可能性があり，変形の矯正も完全に得られない（図16）．

著者が介入骨の切除あるいは，骨端の近位部切除（過剰指節骨切除術）を行い，2年以上の経過観察が可能であったのは15手である．型別では1型7手，2型7手，3型1手，手術時年齢は生後10か月～9歳（平均2.7歳），術後経過観察期間は2～11年（平均6年）であった．術後のIP関節の可動域は伸展0°から屈曲35～90°（平均64°）であった．IP関節の尺側偏位は術前25～60°（平均

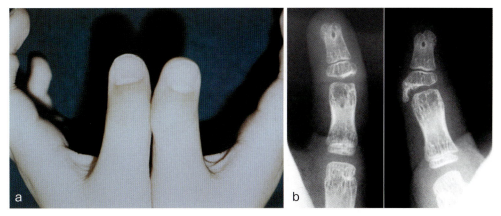

図16 図2(⇒219頁)の症例に対して行った近位骨端切除術の術後遺残変形
a：術後8年の外見．右母指の偏位が残存している．
b：術後8年X線像．右母指の骨端の切除不足と偏位の矯正不足がみられる．

33°)であり，術後の偏位は0〜30°(平均8°)であった．10°以上の偏位が残存したのは6指であった．手術の結果とX線像の型や手術時年齢との明らかな相関はみられなかった．偏位の改善がなかった1手を除き，患児あるいは家族は結果に満足していた[19]．過剰指節骨の切除と6週間のC鋼線固定は，対立可能な三指節母指の乳幼児に対しては簡単で信頼できる術式であると考えられている[20]．しかし，良好な成績を得るためには過剰指節骨の軟骨の取り残しがないように丁寧な手術操作を行うこと，側副靱帯の処理や術後の固定期間の延長などが必要である．側副靱帯は，以前は切離せずに縫合していたが，最近では一部切離して短縮縫合している．

■ 文献

1) Lapidus PW, Guidotti FP, Coletti CJ: Triphalangeal thumb: report of six cases. Surg Gynecol Obstet 77：178-186, 1943
2) Abramowitz I: Triphalangeal thumb: A case report and evaluation of its importance in the morphology and function of the thumb. S Afr Med J 41：104-106, 1967
3) Dobyns JH, Wood VE, Bayne LG, et al: Congenital hand deformities. In: Green DP (ed): Operative Hand Surgery. pp.213-450, Churchill Livingstone, New York, 1982
4) Haas SL: Three-phalangeal thumbs. Am J Roentgenol 42：677-682, 1939
5) Johnston TB, Whillis J (ed): Gray's Anatomy. 30th ed, p.380, Longmans Green, London, 1949
6) Wilkinson JL: The insertion of the flexores pollicis longus et digitorum profundus. J Anat 87：75-88, 1953
7) Joachimsthal G: Verdoppelung des linken Zeigefingers und Dreigliederung des rechten Daumens. Berl Klin Wochenschr 37：835-838, 1900
8) 船山勇吉，野上宏，山下弘：3指節母指症の臨床的，実験的研究．整形外科 20：1367-1369, 1969
9) Ogino T, Ishii S, Kato H: Opposable triphalangeal thumb: clinical features and results of treatment. J Hand Surg Am 19：39-47, 1994
10) Baek GH, Chung MS, Gong HS, et al: Abnormal triangular epiphysis causing angular deformity of the thumb. J Hand Surg Am 31：544-548, 2006
11) Miura T: Triphalangeal thumb. Plast Reconstr Surg 58：587-594, 1976
12) Jenning JF, Peimer CA, Sherwin FS: Reduction osteotomy for triphalangeal thumb: an 11-year review. J Hand Surg Am 17：8-14, 1992
13) 矢部裕，加藤哲也，山根宏夫，他：母指先天異常の発生過程とその治療—3指節症と重複母指について．整形外科 20：1371-1374, 1969
14) Milch H: Triphalangeal thumb. J Bone Joint Surg Am 33：692-697, 1951
15) Jones GB: Delta phalanx. J Bone Joint Surg Br 46：226-228, 1964
16) Peimer CA: Combined reduction osteotomy for triphalangeal thumb. J Hand Surg Am 10：376-381, 1985
17) Wood VE: Treatment of the triphalangeal thumb. Clin Orthop Relat Res 120：188-200, 1976
18) Horii E, Nakamura R, Makino H: Triphalangeal thumb without associated abnormalities: clinical characteristics and surgical outcomes. Plast Reconstr Surg 108：902-907, 2001
19) 石垣大介，荻野利彦，北村美穂，他：対立可能な三指節母指に対する過剰指節骨切除術．日手会誌 20：516-520, 2003
20) Kelikian H: Congenital Deformities of the Hand. pp.285-309, Lippincott, Philadelphia, 1970

E 過剰指節症
hyperphalangy, hyperphalangism

■定義と病態

過剰指節症は母指以外の指で指節骨と指節骨の間に過剰な指節骨が介在する稀な先天異常である[1-3]．同様のことが母指に起これば三指節母指であるが，通常は，三指節母指は過剰指節症から除外されている．

Leboucq & Belgium が 1869 年に hyperphalangy の最初の症例を報告したと言われている．以後 100 例以上が報告されている．男女の罹患率は同じである．両側性であり，主に示指と中指が罹患する．多くの症例で，示指が偏位する整容上の問題や，握った際の示指と他の指との交叉により手が使いにくいということが主訴となる．しかし，この障害は成長によって改善する．この変形は 1951 年に Bell が分類した短指症の C 型に相当すると考えられてきた[4]．成長とともに過剰指節骨と思われていた骨が基節骨と癒合することから，この先天異常は多指症や多指症を伴わない指の多指節骨症とは区別するべきであると述べられている[1-3]．Wood によると，①示指の過剰指節骨，②指節骨短縮症，③中指と環指の異常がない，④示指の MP 関節の関節面が斜めであること，⑤示指が小さく，中指と小指は母指と同じ長さであることが特徴とされてきた[1,3]．いずれも指の短縮を伴うので，Wood は brachyhyperphalangism と呼ぶことを提唱している．Gunal ら[5]は，1 家系で 6 代にわたる 42 例の本症の上記以外の表現型を持った症例を報告している．そのなかには，母指中手骨の短縮を伴った洋梨状変形がある．示指の中手骨と基節骨間の過剰骨と呼ばれている長い骨端核は，成人になると示指の基節骨骨幹端と癒合して示指基節骨基部関節面が広くなり傾斜する．また，一番長い指が環指であったり，小指の斜指症を全例で伴っていた．しかし，これらと異なる表現型を示したり，他の異常を伴う過剰指節症の症例もまた報告されている（図 1）．1961 年に Catel[6]により顔面の異常を伴う過剰指節症が報告された．Manzke[7]は 1966 年に類似の症例を報告した．Stevenson ら[8]は，1980 年にこの異常を Catel-Manzke 症候群と命名し，本症候群には，以後この名称が使われている．一方，1988 年に Temtamy ら[9]が報告した過剰指節症は，橈側指の短指症を伴い，知的障害，聴力障害，口蓋と歯の異常を伴う症候群である．Temtamy preaxial brachydactyly syndrome と呼ばれている．以上の過剰指節症の各型の手の変形の特徴には共通性もみられる．また，単独で出現する独立した過剰指節症の存在があるか否かはいまだ明らかではない．

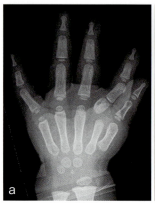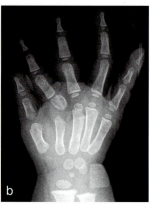

図 1 過剰指節骨症類似の症例
明確な過剰指節骨ではないが，Wood らの言う指節骨短縮症，中指と環指の異常がない，示指の MP 関節の関節面が斜めであること，示指が小さいなどの特徴を持っている．示指の骨端核が 2 つに分かれたか癒合したかのような所見がある．示指の中手骨と基節骨との間の過剰骨と呼ばれている長い骨端核は，成人になると示指の基節骨骨幹端と癒合して示指基節骨基部関節面が広くなり傾斜するといわれており，一番長い指が環指になるなどの特徴がある．

■過剰指節症を伴う症候群とその手の変形

1）Catel-Manzke 症候群

過剰指節症が認められる．本症候群は，Pierre-Robin syndrome with hyperphalangism and clinodactyly や hyperphalangy-clinodactyly of index finger with Pierre Robin syndrome などとも呼ばれる．Pierre-Robin syndrome は，口蓋裂，舌根沈下と小顎症が特徴の症候群であるが，Catel-Manzke 症候群はそれに両側の示指の中手骨と基節骨との間に過剰骨を有する過剰指節症である．示指の過剰指節骨は示指基節骨の骨端核のように見えるが，同時に三角指節骨様の形態を示す．この過剰指節骨は尺側にあり示指の MP 関節部が太くなり，示指は橈屈する．示指の末節骨は短縮し，示指から環指は屈曲する．成人になると，過剰指節骨は基節骨と癒合する．小指の拘縮が増強するが，握りやつまみ動作が可能であり，不自由はほとんどない．小指の斜指症と過剰指節骨は頻度の高い合併変形である．手根骨癒合症，第 1 趾の短趾症，第 1 中足骨の重複や基節骨の低形成，足根骨癒合症，脊柱側弯症などを合併する．40% で種々の心奇形を伴う．Manzke ら[10]は，①典型群，を含めて，②手に過剰な骨がある群，③片側罹患の群，④小下顎症，舌根沈下，軟口蓋裂などの Pierre-Robin 症候群の異常を伴わない群の 4 型に分けている．膝関節脱臼を伴った例の報告もある[11]．

遺伝形式には性染色体劣性遺伝と常染色体劣性遺伝がある[12]．Growth differentiation factor 5（GDF5，以前は cartilage derived morphogenetic protein-1：CDMP1 と呼ばれていた）の異常で起こる短指症の Type C と類似の手の変形であるが，本症では GDF5 の異常は認められていない．

2）Temtamy preaxial brachydactyly syndrome

臨床的には，両側性で対称性の母指，示指および中指の短指症と過剰指節症，小指の斜指症がある．示指から小指にかけて基節骨の基部に三角指節骨様の過剰骨，母指は外転し基節骨が2つの変形がある．指節癒合症，手（足）根骨癒合症や橈尺骨癒合症が合併することもある．足では，第1足趾の短縮，第4趾短趾症，足趾の内側偏位などがある．顔面の軽度の変形，切歯の変形，精神運動発達遅延，知覚神経性聴覚障害，成長遅延などを伴う．Catel-Manzke 症候群の類縁疾患との報告もある．常染色体劣性遺伝であり，Chondroitin sulfate synthase 1（CHSY1）の機能消失により発症する[13,14]．

3）Brachydactyly Type C

常染色体優性遺伝で，浸透率はさまざまである．GDF5 の異常で発現する[15]．示指の基節骨基部橈側に過剰指節骨が生じる．独立した指節骨の場合もあるが，成長とともに基節骨の骨端核と癒合して基節骨の基部橈側が長い変形になることもある[4]．

遺伝子発現が制限された患者では，中節骨と第1中手骨に限局した短縮と示指の基節骨基部の橈側が延長する変形がある．遺伝子異常が完全であると，全ての中手骨に短縮があり，母指で最も変形が強く，次いで小指，環指，中指，示指と続く．全指の中節骨短縮，示指と中指の基節骨短縮，示指の基節骨基部の橈側の延長（台形：trapezoidal の骨端）と示指と中指の MP 関節の尺側偏位と過剰指節骨（hypersegmentation，extra phalanx）があるが，環指と小指の基節骨の長さは正常である[16]．示指と中指の尺側偏位は握った際の指の交叉を引き起こす．示指の基節骨基部の橈側の延長があるが，骨端線は指の長軸と直角であり正常の形態を示す．

■ 治療

手術適応となることは少ない．整容上の問題で治療を希望することがあるが，機能的にはほとんど問題がない．小児では，示指の過剰指骨を切除し，橈側の側副靱帯を修復して指をまっすぐにする．側副靱帯修復のための組織がなければ，掌側板の一部を用いる．成人では，環指を短縮して中指と同じ長さにすることが試みられている[17]．しかし，このような例に遭遇することはほとんどない．三角指節骨様の縦に走る骨端核を持った示指の基節骨を血行を温存しながら90°回転させ偏位を矯正した報告もある[18]．

■ 文献

1) Wood VE: Hyperphalangism: report of a case. J Hand Surg Am 2：79-81, 1977
2) Wood VE: Different manifestations of hyperphalangism. J Hand Surg Am 13：883-887, 1988
3) Wood VE: Hyperphalangism. In: Green DP (ed): Operative Hand Surgery, 3rd ed. Vol. 1, pp.473-480, Churchill Livingstone, New York, 1993
4) Bell J: On brachydactyly and symphalangism. In: Penrose LS (ed): On Hereditory Digital Anomalies. Treasury of human inheritance, Vol. 5. pp.1-31, Cambridge University Press, London, 1951
5) Gunal I, Durak T, Oztuna V, et al: Various manifestations of hyperphalangism. J Hand Surg Br 21：405-407, 1996
6) Catel W: Differentialdiagnose von Krankheitssymptomen bei Kindern und Jugendlichen. vol. I. p.218, Thieme, Stuttgart, 1961
7) Manzke H: Symmetrische Hyperphalangie des zweiten Fingers durch ein akzessorisches Metacarpale. Fortschr Geb Roentgenstr Nuklearmed 105：425-427, 1966
8) Stevenson RE, Taylor HA Jr, Burton OM, et al: A digitopalatal syndrome with associated anomalies of the heart, face and skeleton. J Med Genet 17：238-242, 1980
9) Temtamy SA, Meguid NA, Ismail SI, et al: A new multiple congenital anomaly, mental retardation syndrome with preaxial brachydactyly, hyperphalangism, deafness and orodental anomalies. Clin Dysmorphol 7：249-255, 1998
10) Manzke H, Lehmann K, Klopocki E, et al: Catel-Manzke syndrome: two new patients and a critical review of the literature. Eur J Med Genet 51：452-465, 2008
11) Thompson EM, Winter RM, Williams MJ: A male infant with the Catel-Manzke syndrome and dislocatable knees. J Med Genet 23：271-274, 1986
12) Kiper PÖ, Utine GE, Boduroğlu K, et al: Catel-Manzke syndrome: a clinical report suggesting autosomal recessive inheritance. Am J Med Genet 155A：2288-2292, 2011
13) Tian J, Ling L, Shboul M, et al: Loss of CHSY1, a secreted FRINGE enzyme, causes syndromic brachydactyly in humans via increased NOTCH signaling. Am J Hum Genet 87：768-778, 2010
14) Li Y, Laue K, Temtamy S, et al: Temtamy preaxial brachydactyly syndrome Is caused by loss-of-function mutations in chondroitin synthase 1, a potential target of BMP signaling. Am J Hum Genet 87：757-767, 2010
15) Schwabe GC, Türkmen S, Leschik G, et al: Brachydactyly type C caused by a homozygous missense mutation in the prodomain of CDMP1. Am J Med Genet 124A：356-363, 2004
16) Burgess RC: Brachydactyly type C. J Hand Surg Am 26：31-39, 2001
17) Shoul MI, Ritvo M: Roentgenologic and clinical aspects of hyperphalangism (polyphalangism) and brachydactylism. Hereditary abnormal segmentation of the hand. New Engl J Med 248：274-278, 1953
18) Klug MS, Ketchum LD, Lipsey JH: Symmetric hyperphalangism of the index finger in the palatodigital syndrome: a case report. J Hand Surg Am 8：599-603, 1983

F 鏡手
mirror hand

■ 鏡手変形

1) 疾患概念と成立機序

X線像で手関節を尺屈して第1指間から前腕の橈骨と尺骨の間に鏡の面を尺側に向けて鏡を立てて尺側から見ると，尺骨と尺側4指が重複して，橈骨と母指が欠損した鏡像がみられる．外見と骨の形態がこのように見えることから鏡手と呼ばれる．前腕より遠位の尺側が重複するため尺側重複肢(ulnar dimelia)とも呼ばれる．ほとんどが片側罹患であり散発例である．重複した尺骨が対称的でない症例もある[1]．稀な先天異常であるためまとまった報告はなく，ほとんどが症例報告である[2-4]．

手の発生では，かつては，肢芽の後方にある極性化域から極性化域因子が拡散して濃度勾配により細胞は位置情報を得て，尺側から橈側に向かって指が形成されると考えられていた．動物実験ではニワトリの肢芽の軸後(尺側)部の中胚葉の極性化域を別のニワトリの軸前部(橈側)に移植すると，鏡像対称な重複肢が形成される．Tickle[5]は極性化域の移植の代わりに肢芽の前部をレチノイン酸で処理することで，極性化域移植した場合と同じ鏡像対称な重複肢を誘発した．この実験によりレチノイン酸が極性化域因子(morphogen, 形原)と呼ばれ，手の形態作りに重要な働きを持つと考えられていた．その後の実験によりレチノイン酸は極性化域から出てくるのではなく，極性化域を誘発して手の構造形成に関与していることが明らかになった．後に，極性化域からsonic hedgehog(SHH)が発現して手の尺側列領域を決定して，手の形態形成に重要な役割を果たすことが明らかになった．ulnar dimeliaでは，橈骨が欠損して尺骨が重複する．同時にSHHが肢芽の尺側のみならず橈側においても発現することから鏡像の手の形態が作られることが推測された[5,6]．

Chinegwundohら[7]の報告例は，尺骨が重複して見えるが，橈側の前腕骨は遠位では橈骨の形態をしている．手では示指から小指は正常で，母指列では大菱形骨，第1中手骨の重複があり，基節骨より遠位は癒合して1本の指になり三指節である．手関節部の形態は橈骨と尺骨が存在しているように見える．また，橈側の重複指はCM関節で母指の機能を有していることから，本例のulnar dimeliaは真の重複ではなく，分化の障害で起きた変形の可能性を指摘している．尺骨の近位のみの重複と考えることもできる稀な変形である．

一方，五指手は母指の欠損があり，他の指と同じ面で母指の位置に最も橈側の指があり母指球が欠損している．五指手で認められるこれらの臨床像の特徴が鏡手と類似していることから，五指手は4本の指の手に三指節母指が合併した異常ではなく，尺骨が重複しなかった鏡手様変形の変異であるという考えもある[8]．

2) 鏡手の臨床像

手では，母指が欠損して，他の指の多指が鏡像で並ぶ．指の数や手の低形成の程度は症例により異なる．鏡像指の屈曲がすべての指でできるものがある．伸展力が弱い例もある．小指球筋は低形成で母指球筋は欠損している．手関節は中間位や軽度の屈曲位をとるが，伸展や橈屈あるいは尺屈の制限がある．肘関節の高度の可動制限があり前腕の回旋が不能か制限されている．肩関節や肩甲帯の低形成や肩の挙上制限がみられることがある．

合併症としては，肩関節脱臼，腓骨の重複，特発性脊柱側弯症，肝硬変，幽門肥大，嚢胞腎(polycystic kidney)が報告されている[9]．

3) X線像

X線像では，橈骨が尺骨に置き換わるため橈骨が欠損し尺骨が2つになる．母指が欠損して，本来の示指の隣に尺側から過剰な指が示指，中指，環指，小指と並ぶ異常である[4]．示指から小指が鏡像に見えるが，指先には多指症の変化がある例もある．

手根骨はPintilieら[4]によると有頭骨と有鈎骨がそれぞれ2つある．Harrisonら[3]によると手根骨は小菱形骨，豆状骨，月状骨は1つであり，大菱形骨，有頭骨と有鈎骨は2つある．月状骨，小菱形骨，中指中手骨が鏡像の軸になっている．

典型的な例(classic ulnar dimelia)では肘で2つの尺骨が癒合しており，肘頭が2つあり，鈎状突起が1つになった変形を呈する[10]．上腕骨小頭は欠損する．上腕骨の遠位端は，滑車が2つあり中央の前面が突出しているような形態である．この突出のため尺骨は屈曲位をとることができない．

4) 症候群に伴う鏡手様変形

両側の尺側重複肢(ulnar dimelia)に両側の腓骨列重複(fibular dimelia)を伴う例をLaurinら[11]が報告している．Sandrowら[12]がこれらの異常に加えて鼻翼の低形成を伴った父と娘の例を報告している．これらの異常の組み合わせは，Laurin-Sandrow症候群やSandrow症候群と呼ばれている[13,14]．稀な異常であり，常染色体優性遺伝である．これらの例では，すべてが両側罹患例であり，手の変形も散発例の鏡手とは異なり，真の鏡手と異なる可能性があると考えられている[15]．

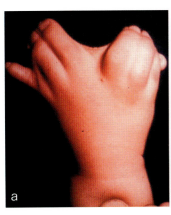
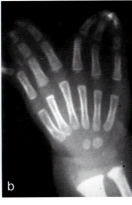

図1　鏡手様変形の症例
a：両側罹患で左右の手は類似の変形である．外見上は，母指は欠損して，鏡像状に橈側と尺側に皮膚性に癒合した4本ずつ合計8本の指が重複する．
b：指の分離手術前のX線像．前腕には明らかな異常はない．中手骨は6本であり，3本ずつが鏡像的に並ぶ．遠位で重複した指と末梢の部分のみ存在した指もあった．

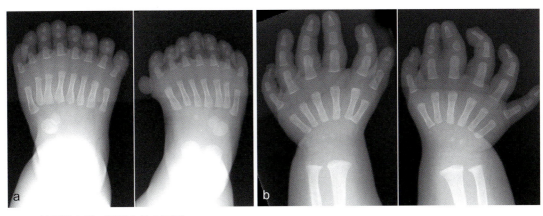

図2　鏡足様変形の両足とその両手
a：両足はそれぞれ8つの足趾がある．左足は8つの中足骨と足趾，右足は最も脛骨側の足趾は先端のみで，中足骨は7本である．
b：両手の橈側指は母指と考えられ，最も尺側の指も小指に見えるので，鏡手様変形というより，中央列多指症と思われる．しかし，隣接指との合指を伴わない点などから，指列誘導異常に含まれる通常の中央列多指症とは手の変形の成立機序が異なっていると考えられる．

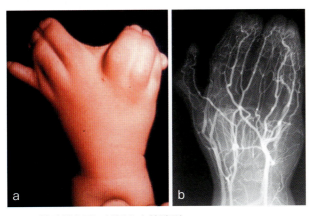

図3　鏡手様変形の外観と血管造影

表1　鏡手と重複手の分類

1型：ulnar dimelia．2つの尺骨と多数の指
A型：2つの尺骨の形成が良好
B型：橈側の尺骨の茎状突起がないか，低形成
2型：中間型．多数指と2つの尺骨と1つの橈骨
3型：中間型．多数指と1つの尺骨と1つの橈骨
4型：症候群の鏡手．両側の多数指と1つの尺骨と橈骨，鏡足と鼻の欠損の合併
A型：Sandow症候群：前腕は2つの尺骨
B型：Martin症候群：前腕は橈骨と尺骨
5型：手の完全な重複（母指とすべての指の重複）と正常な前腕

■鏡手様変形
（前腕骨の異常のない鏡手様変形）

　手は鏡手と類似の変形であるが，前腕骨には異常がみられない鏡手様変形もある（図1）．すなわち，尺骨の重複はなく，前腕にはほぼ正常な橈骨と尺骨があり，手は鏡手と類似の多指変化を示す異常である[16]（図2）．これらの例では，母指は欠損し，母指が欠損した部位に他の指の多指症が鏡像のように並ぶ（non-classic mirror hand）[17-19]．日本手外科学会の改良分類法では，典型的な例は鏡手，前腕が正常な鏡手類似の手の変形は鏡手様変形と分類し，真の鏡手とは区別している．指の数は7つあるいは8つと症例により異なる．過剰な指には低形成であったり，過剰指全体が皮膚性合指症を呈することもある．血管造影では，指動脈の太さに差が認められる（図3）．

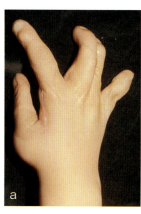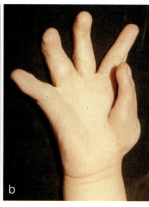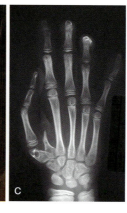

図4　母指化術後
図1の手の母指化術後を示す.
a：背側外見, b：掌側外見, c：X線像.

■鏡手と重複手の分類

Al-Quattanら[19]は, 鏡手と重複手を表1のように分類している.

■治療

1）肘関節と前腕の治療

尺骨の重複を伴う例では肘関節と前腕の可動域を得る授動術が適応になる. しかし, 肘の腕尺関節の解剖学的変化は正常な蝶番関節とはほど遠い変形であり, 可動域の改善は多くは期待できない. 通常は本来の橈骨側にある尺骨の近位を切除する. 術中に肘の安定性を確認する. 不安定性が顕著であれば, 外側側副靱帯を長掌筋の遊離移植で再建する. 上腕二頭筋が上腕部遠位に停止していることがあるので, これを尺骨近位に移行して肘の屈筋を再建する. 前腕の回旋障害については, 橈側にある過剰な尺骨の近位端を切除することで可動性を獲得できる可能性がある.

2）手関節の治療

手関節の屈曲拘縮があるので, 手関節固定を勧める者もいて, 近位手根列切除術, 橈側の手根骨を切除することにより可動域の改善が期待できる[20].

3）手指の治療

過剰指切除, 合指症の分離と母指化術によりつまみ機能を再建する. しかし, 指の数, 可動性や血管の異常など個々の症例で変形が異なるため, 各症例に応じて治療計画を立てる必要がある（図4）. 母指化術を行う際には, 血管造影や超音波などによる検査で, あらかじめ血管の状態を把握していると手術計画を立てやすい. 本来の尺側から数えて5本目の指である多指成分の尺側過剰指を1本あるいは2本切除すると良好な第1指間が形成できる. 残りの指で母指化をすると, 指動脈が全くない状況は避けられる. また, 母指化術でも, 橈側指を指節骨で短縮し, 中手骨での骨切りで回内させる方法であれば, 血流障害のリスクを減少させることができる[10].

骨間筋の発達は必ずしも良好ではなく, 対立再建術を追加することが必要になる. 手関節や指の伸展力不足には尺側手根屈筋腱の総指伸筋腱への移行などが行われている.

■文献

1) Jameel J, Khan AQ, Ahmad S, et al: Ulnar dimelia variant: a case report. J Orthop Traumatol 12：163-165, 2011
2) Davis RG, Farmer AW: Mirror hand anomaly. A case presentation. Plast Reconstr Surg 21：80-83, 1958
3) Harrison RG, Pearson MA, Roaf R: Ulnar dimelia. J Bone joint Surg Br 42：549-555, 1960
4) Pintilie D, Hatmanu L, Olaru I, et al: Double ulna with symmetrical polydactyly. Case Report. J Bone Joint Surg. Br 46：89-93, 1964
5) Tickle C: Experimental embryology as applied to the upper limb. J Hand Surg Br 12：294-300, 1987
6) 野地澄晴, 濃野勉, 小山英樹, 他：Morphogen はレチノイン酸ではなく細胞成長因子か. 実験医学 9：1825-1827, 1991
7) Chinegwundoh JO, Gupta M, Scott WA: Ulnar dimelia. Is it a true duplication of the ulna? J Hand Surg Br 22：77-79, 1997
8) Afshar A: The five-fingered hand anomaly might be considered as a variant of the atypical mirror hand. J Hand Surg Eur 36：80-81, 2011
9) Arayici S, Simsek GK, Oncel MY, et al: Congenital mirror hand deformity. Genet Couns 23：393-396, 2012
10) Al-Qattan MM, Al-Kahtani AR, Al-Sharif EM, et al: Thumb reconstruction without formal pollicization in mirror hand deformity: a series of four cases. J Hand Surg Eur 38：940-947, 2013
11) Laurin CA, Favreau JC, Labelle P: Bilateral absence of the radius and tibia with bilateral reduplication of the ulna and fibula. A case report. J Bone Joint Surg Am 46：137-142, 1964
12) Sandrow RE, Sullivan PD, Steel HH: Hereditary ulnar and fibular dimelia with peculiar facies. J Bone joint Surg Am 52：367-370, 1970
13) Martínez-Frías ML, Alcaraz M, Espejo P, et al: Laurin-Sandrow syndrome（mirror hand and feet and nasal defects）: description of a new case. J Med Genet 31：410-412, 1994
14) Kogekar N, Teebi AS, Vockley J: Sandrow syndrome of mirror hands and feet and facial abnormalities. Am J Med Genet 46：126-128, 1993
15) Barton NJ, Buck-Gramcko D, Evans DM: Soft tissue anatomy of mirror hand. J Hand Surg Br 11：307-319, 1986
16) 藤沢幸三, 加藤公, 関口章司, 他：両側性 Mirror Hand 様合多指症の1例. 日手会誌 9：146-149, 1992

17) 薬丸洋秋, 渡辺信介, 牧野惟男：Mirror Hand の手術経験. 日手会誌 2：294-297, 1985
18) King RJ, Hoyes AD: The mirror hand abnormality. Hand 14：188-193, 1982
19) Al-Qattan MM, Al-Thunayan A, De Cordier M, et al: Classification of the mirror hand-multiple hand spectrum. J Hand Surg Br 23：534-536, 1998
20) Tsuyuguchi Y, Tada K, Yonenobu K: Mirror hand anomaly: reconstruction of the thumb, wrist, forearm, and elbow. Plast Reconstr Surg 70：384-387, 1982

G 上肢の重複
duplication of upper limb

　上肢の重複(多肢，polymelia)は稀な先天異常である．Warkany[1]は片側罹患で他の異常を伴わないと述べているが，必ずしもそうではないという報告もある[2]．

　鏡手では母指が欠損して他の指が重複するのに対して，母指も含めて手が重複するきわめて稀な重複変形である．すべての指が重複し，橈骨と尺骨はともに存在する[3]．これらの記載はAl-Quattanら[4]やYangら[3]の報告にあるが，実際には多数重複肢の一部として認められるものがある[5]．Kelikian[5]が過去の報告例6例を記載しているが，すべてが前腕より近位の重複肢に合併した例である．著者が検索した範囲では，重複肢以外の例で前腕が正常で母指から小指までの手が鏡像状に重複した手の変形は文献上見当たらない．

■ 二重複肢

　異所性に過剰な上肢が発現する異常がここに分類される．その他に尺骨を軸に橈骨が重複し，母指から小指までが重複している変形(radial dimelia)は手が2つあることからこれに含まれる．Peterffyら[6]は尺骨は1本で母指から小指までの手が重複した例を報告している．鏡手では母指が欠損していることが二重複肢とは異なる点である．母指から小指までの手が重複している場合には，この項目に分類する．

1) 2本の尺骨と1本の橈骨

　手は鏡手と同様であり尺骨が重複する変形であり，重複した2つの尺骨の間に橈骨がある．橈骨の中央で鏡像を呈しているかのように見える[7,8]．

2) 1本の尺骨と2本の橈骨

　尺骨が1本で，重複して2本ある橈骨が癒合している例の報告もある．手指では，尺側の4本の指は正常に近い．橈側の多指の3本の指は大菱形骨と関節しているように見える[9]．

■ 三重複肢

　橈側重複肢(radial dimelia)を伴った上肢のtriplicationの報告もある．Mennenら[2]が報告した例がこれに相当する．上肢全体が2つあり，そのうちの1つにradial dimeliaが発現した例である．結果的に3つの手があり，3つの橈骨が存在する．この例では，完全に発育した上肢と頭側にもう一つの上肢があり，この上肢に橈側重複肢が認められるもので，幅広い上腕，橈骨の重複と広い尺骨に鏡手を合併した異常である．

■ 文献

1) Warkany J: Congenital malformations. Notes and comments. pp.955-956, Year Book Medical Publishers, Chicago, 1971
2) Mennen U, Deleare O, Matime A: Upper limb triplication with radial dimelia. J Hand Surg Br 22：80-83, 1997
3) Yang SS, Jackson L, Green DW, et al: A rare variant of mirror hand: a case report. J Hand Surg Am 21：1048-1051, 1996
4) Al-Qattan MM, Al-Thunayan A, De Cordier M, et al: Classification of the mirror hand-multiple hand spectrum. J Hand Surg Br 23：534-536, 1998
5) Kelikian H: Congenital Deformities of the Hand and Forearm. pp. 457-458, WB Saunders, Philadelphia, 1974
6) Peterffy P, Jona S: Zwei Faelle von seltener Anomalie der Oberarmentwicklung. Zentralblatt für Chirurgie 69：878-896, 1964
7) 小原健夫，増田達之，多田浩一，他：両側Mirror handの1例．日手会誌7：801-804, 1990
8) 長尾聡哉，佐藤雅人，長岡正宏，他：Mirror Handの治療経験．日手会誌23：666-671, 2006
9) Bhaskaranand K, Bhaskaranand N, Bhat AK: A variant of mirror hand: a case report. J Hand Surg Am 28：678-680, 2003

H 掌側の重複，背側の重複
double palmar, double dorsal

1 掌側の重複，背側の重複の概念

上肢の掌背側軸の決定は2つの蛋白，すなわち Engrailed 1（En-1）と Wingless-type mouse mammary tumor virus integrated site family 7A（WNT7A）によって制御されている．伸筋腱や薄い発毛のある皮膚の手の背側の構造の発達に関与する WNT7A が，肢芽の背側を覆う上皮に限局して発現する．En-1 は，肢芽の掌側の上皮に発現して屈筋腱や掌側の皮膚の発達に関与する．En-1 が WNT7A の掌側での発現を抑制することによって掌側には背側の構造が形成されない．En-1 の機能喪失は WNT7A を掌側に発現させて，掌側に背側の構造を誘導し，背側の重複を形成する．WNT7A には他に2つの機能がある．一つは背側の間葉に LMX1B を誘導して，爪や腎の形成に関与する．LMX1B の爪形成への関与は，手や指の背側構造の形成過程への関与を示している．いま一つは尺側間葉細胞における sonic hedgehog（SHH）の発現を維持することである[1]．掌側の上皮には Bmp の分泌が誘導される．SHH は尺側列の指の形成に関係している．WNT7A の機能喪失は，掌側の重複を誘導するのみならず，腎欠損や尺側列形成障害が同時に起こる．掌背側重複の分類について，Al-Qattan は，掌側の重複を ① 爪・膝蓋骨症候群（nail-patella syndrome）（軽症型），② Fuhrmann 症候群（中間型），③ Al-Awadi 症候群（重症型）に分類し，背側の重複を，① 遠位型（指の罹患），② 近位型（手掌の近位の罹患）の2型に分類することを提唱している[2]．

2 掌側重複

Al-Qattan[3] は congenital duplication of the palm を報告した．症例は両手の背側に掌側の厚い皮膚があり，毛も爪も欠損している変形である（図1，2）．これらの手は他に3つの特徴があり，その内訳は，両側の尺側列欠損（尺骨や尺側指の欠損），上肢の短縮と低形成，下肢の重度の先天異常である（図3）．この先天異常の手の症状に似た症状を持つ動物モデルで WNT7A の蛋白欠損マウスがある．臨床例でも同遺伝子の異常が確認されている[4]．合併症によって重症度が異なる．

1）掌側重複の分類：Al-Qattan の分類

a）Nail-patella syndrome（軽症型）（第2章の爪変形の項⇒153頁を参照）

掌側重複であり，爪が欠損して，掌側の皮膚が背側に発現する．爪の異形成（dysplasia），膝蓋骨の低形成か欠損が主要な症状である．肘は外反肘を呈し伸展制限がある．前腕の回内外運動制限を伴う．時に糸球体腎炎様の腎障害を合併する．軽症の掌側重複は LMX1B の異常で起こる．中等度あるいは高度の掌側重複は WNT7A の機能喪失により生じる．WNT7A の機能喪失は En-1 の発現を背側に誘導し掌側構造の重複が生じる．同時に障害を受ける SHH の維持の障害は，尺側指列の指の形成異常を発現させると推定される．著者の経験では，掌側重複の例では，尺側指の欠損が観察されており，上述の推定される発現機序と矛盾しない．

b）Fuhrmann 症候群（中間型）

Fuhrmann ら[5] により報告された．大腿骨の弯曲，腓

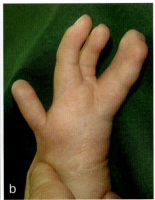

図1　掌側重複の症例
a：背側，b：手掌側．
小指は欠損している．尺側指の背側に掌側の性状の厚い皮膚があり，毛も爪も欠損している．掌側と背側にある2本の指が，各指の背側で癒合しているように見える．

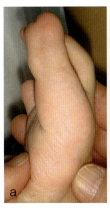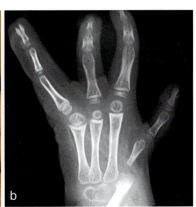

図2　掌側重複の症例の指の側面の外見と正面X線像
a：指の側面の外見からは，掌側と背側にある2本の指が，背側で癒合しているように見える．
b：X線像では，末節骨の先端がY字状に分岐している．DIP関節部に重なって小指と思われる指節骨の一部が観察される．母指には Blauth 分類3型の母指形成不全が合併している．

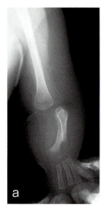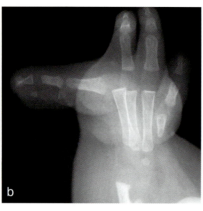

図3 掌側重複の症例の前腕と尺側指の側面X線像
前腕骨の低形成があり，橈骨と尺骨は短く，癒合しているように見える(a)．手のX線像(b)では，小指は高度の低形成を示し，中手骨は欠損し，指節骨も部分的に欠損しているが，欠損部を断定できない．尺側指の末節骨の先端が太くなっている．

骨の欠損あるいは低形成，それに多合指症の合併がある．その他に骨盤の低形成，先天性股関節脱臼，足根骨の欠損か癒合，中足骨の欠損，尺側列の欠損か低形成，小指の低形成，爪の欠損あるいは低形成，小指多指症を合併している．爪の低形成は，橈側指で重症（爪欠損）で尺側指で軽症である[6, 7]．

c) Al-Awadi 症候群（重症型）

Al-Awadi ら[8]により報告された．常染色体劣性遺伝であり，上下肢の重度の変形，重度の骨盤の低形成，外性器異常を特徴とする．成因は，四肢の発育と掌背側軸の形成の欠損であると考えられている．四肢では，両側の大腿骨の低形成，尺骨と腓骨の欠損を伴う．Schinzel[9]は両下肢のあざらし肢症4本足趾の変形を報告した．症例の姉は左上肢のあざらし肢症と横隔膜ヘルニア，妹は後頭骨の欠損，子宮と腟の欠損，それに仙骨の低形成を伴っていた．類似の症例が報告され，Schinzel-phocomelia症候群と呼ばれている．

Lurie ら[10]は Al-Awadi/Raas-Rothschild 症候群と Schinzel-phocomelia 症候群が同一疾患であることを示した[11]．痕跡指に爪の異常が認められた報告もある[12]．Fuhrmann 症候群と Al-Awadi 症候群および類似の変形が同じ signal pathway に由来する連続する変化であることが Subhani ら[13]により報告された．

Garavelli ら[14]は Al-Awadi/Raas-Rothschild 症候群では遠位が強く障害を受けるのに対して，Schinzel-phocomelia 症候群では遠位が障害を受けないことで異なる範疇の異常であることを述べている．しかし，Kantaputra ら[15]は，姉妹例で WNT7A 遺伝子の異常が，Al-Awadi/Raas-Rothschild 症候群の棒状の下肢を誘発し，一方では，軟らかい足背と爪の欠損・低形成のある Schinzel-phocomelia 症候群を誘発したことを示した．また，Kantaputra ら[15]は，Al-Awadi/Raas-Rothschild 症候群は，WNT7A の missense mutation のための homozygosity を明らかにした．3例で WNT7A の missense mutation が，骨盤の低形成，小さい付着物のついた両下肢の欠損を誘発した．上肢では，尺骨欠損4本指，肘の欠損に2本指の手，上肢の全欠損を誘発した．

2）掌側重複の治療

爪と背側の皮膚がないために指は掌側の皮膚の性状をしており，脂肪で膨らんだ状態である．巨指症との違いは，巨指症では肥大した指は緊満しているが，本症の肥大した指では脂肪と皮膚が過剰な状態でだぶついている点である．過剰な皮膚と皮下脂肪の切除を行った経験があるが，一期的に切除できる組織の量には限界があり，その効果は十分ではない．合併症を避けるためには複数回の手術に分けて行う必要があるが，患者と家族の結果に対する満足を得るのはかなり難しいと考えられる．

■ 背側重複

指の背側の特徴である爪が掌側にできる変形である．この変形には変異があり，名称も，指掌側の爪[16]，全周性の指の爪[17]，鉤爪[18]，二枚貝様爪変形[19]，二重爪（double finger nails）[20]などが使われて報告されている[21, 22]（図4, 5）．罹患指は小指がほとんどであるが，同時に合併する変形には，環指と小指間の過剰な指間陥凹（ulnar cleft と呼ばれている），小指の低形成，小指の指節癒合症を含む PIP 関節および DIP 関節の伸展拘縮あるいは強直が主なものである．これらは，尺側裂手症の多くの症例と臨床所見が一致する．しかし，尺側裂手症には，一部の症例で爪の変化がほとんどない症例がある．これらの症例における掌側皮膚の性状を詳細に見る必要がある．現時点では，尺側裂手症の中に背側重複例が多数含まれていることは確かである．両者が同一疾患の部分症である可能性も否定できない．Miura[23]は同一家系内に発生した類似の例を報告しており，"Congenital nail deformities of the little finger associated with hypoplasia of the finger and symphalangism" の疾患概念（尺側裂手症と同じ特徴を有する）に含まれるべき例であると述べている．反対側の手には，尺側列欠損や小指の多指症などが合併する．

1）背側重複の分類：Al-Qattan の分類
a) 遠位型背側重複

この型は，尺側裂手症（ulnar cleft hand）と同じ疾患の可能性がある[24, 25]．背側重複の本疾患が En-1 の機能喪失により WNT7A を掌側に発現させ，背側の構造を規定する LMX1B が掌側に発現して，本来背側に存在するはずの爪や皮膚の構造が掌側に出現すると考えられている[26]．一方，尺側裂手症は，ulnar mammary 症候群の

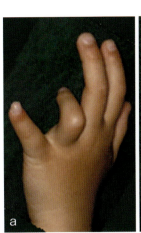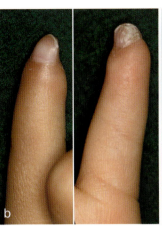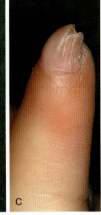

図4 背側の重複
a：類似の変形を示す両側罹患例の左手では，小指の伸展拘縮と環指のPIP関節の屈曲拘縮が認められる．
b：背側と掌側に爪が認められ，掌側も背側も背側の皮膚の性状であるが，皮線は欠損している．
c：爪は二枚貝様である．

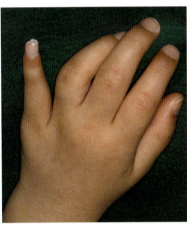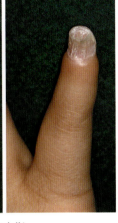

図5 円柱状の爪を有する背側の重複小指

表1 日本手外科学会改良分類のⅢ. Duplication：重複の項目の改変（案）

Ⅲ. Duplication：重複
A. Thumb polydactyly：母指多指症：1～6型（分岐高位で分類：Wassel分類に準じる），7型 浮遊型，8型 その他
B. Central polydactyly：中央列多指症：カテゴリーⅣに分類
C. Polydactyly of the little finger：小指多指症
 a. Floating type ── 浮遊型
 b. Well-formed type ── 発育良好型
 c. Others ── その他
D. Opposable triphalangeal thumb：対立可能な三指節母指
E. Other types of hyperphalangism：その他の過剰指節（症）
F. Mirror hand：鏡手（症）
 a. Mirror hand ── 鏡手（症）
 b. Mirror hand like deformity ── 鏡手様変形
G. 掌背側重複異常：掌背側構造の重複
 ① 掌側の重複
  a. 指の掌側重複
  b. 手を含む掌側重複
  c. 他の異常を含むもの
 ② 背側の重複
  a. 指の背側重複
  b. 手を含む背側重複
  c. 他の異常を含むもの

一部として発現している可能性があり，その原因は，*TBX3*遺伝子の異常であることが指摘されている[27,28]．Ulnar mammary症候群では，上肢尺側の欠損か重複，汗腺や乳腺の低形成や機能不全，歯の異常，男性では思春期の遅延，外性器異常が特徴である[29]．本症候群おける手の変形には，小指の末節骨の低形成から，環指と小指の中手骨を含む尺側2指列の欠損，背側重複変形が観察されている．しかし，前述のように，重複や爪が掌側にない例も含まれており，その範囲は広い．爪や背側皮膚が掌側に発現していない例とこれらの異常を有する例の関係についての分析はされておらず，今後の分子遺伝学的研究による解析が待たれる．

b）近位型背側重複

両側罹患例の家族内発生であり，異常は手に限局している．手指の掌側の皮膚は正常で，手掌の近位の皮膚が背側の性状をしていた症例をAl-Qattanら[30]が報告している以外，他に報告例はみられない．

2）背側重複の治療

掌側の爪は小指に生じることが多く，DIP関節とPIP関節が伸展位に強直するため小指は日常生活であまり使っていない．この爪の治療として，掌側の爪と爪根を切除して，遊離全層植皮を行う．指腹の膨らみは形成できないが，手術は簡単であり，患者が最も気にしている掌側に巻いている爪を除去することができる点で，まず試みてもよい方法と考えている．小指のMP関節の自動屈曲障害と尺側方向への外転位変形は手の機能に障害を及ぼしている可能性がある．年齢の高い患者では改善を望むことは少なくない．この変形は，小指と環指の間の骨間筋などの内在筋の形成不全により起こっている．その場合には，環指と小指の掌側を展開し，いずれかの指の浅指屈筋腱を小指基節骨基部に腱移行するか，Lasso法の変法を行うことで，小指の内転屈曲が可能になり主訴は消失する．

2 著者の提案する掌背側重複異常の分類

現在の国際手外科学会連合（IFSSH）分類と日本手外科学会改良分類では，上肢の近位から遠位方向，および橈尺側方向への発育と分化は理解しやすく分類されている．しかし，三次元で形成される上肢の掌背側方向の発達分化はほとんど分類されておらず，分類には掌背側重複異常は含まれていない．頻度は多くないものの，これらの異常の分類は必須である．Al-Qattan は遺伝子異常を基盤に分類しているが，その機序には推論があり，発現機序が明確になっているわけではない．中間の型や遺伝子の上流の障害や下流の障害などが明らかになる可能性もある．この点についての日本手外科学会改良分類の改変について，著者は，Ⅲ．重複のG項目として「掌背側重複異常」を加えることを提案したい（表1）．

Al-Qattan が掌側の重複としている爪・膝蓋骨症候群，Al-Awadi 症候群，Fuhrmann 症候群は，日本手外科学会改良分類の改変案では，いずれも「掌側の重複：C」の項目に分類されることになる．

■ 文献

1) Al-Qattan MM: WNT pathways and upper limb anomalies. J Hand Surg Eur 36：9-22, 2011
2) Al-Qattan MM: Classification of dorsal and ventral dimelia in humans. J Hand Surg Eur 38：928-933, 2013
3) Al-Qattan MM: Congenital duplication of the palm in a patient with multiple anomalies. J Hand Surg Br 28：276-279, 2003
4) Al-Qattan MM, Al-Balwi M, Eyaid W, et al: Congenital duplication of the palm syndrome: Gene analysis and the molecular basis of its clinical features. J Hand Surg Eur 34：247-251, 2009
5) Fuhrmann W, Fuhrmann-Rieger A, de Sousa F: Poly-, syn- and oligodactylyl, aplasia or hypoplasia of fibula, hypoplasia of pelvis and bowing of femora in three sibs: a new autosomal recessive syndrome. Eur J Pediatr 133：123-129, 1980
6) Aynaci FM, Aynaci O, Ahmetoğlu A, et al: Fuhrmann syndrome associated with cortical dysplasia. Genet Couns 12：49-54, 2001
7) Huber J, Volpon JB, Ramos ES. Fuhrmann syndrome: two Brazilian cases Clin Dysmorphol 12：85-88, 2003
8) Al-Awadi SA, Teebi AS, Farag TI, et al: Profound limb deficiency, thoracic dystrophy, unusual facies, and normal intelligence: a new syndrome. J Med Genet 22：36-38, 1985
9) Schinzel A: Phocomelia and additional anomalies in two sisters. Hum Genet 84：539-541, 1990
10) Lurie IW, Wulfsberg EA: On the nosology of the "Schinzel-phocomelia" and "Al-Awadi/Raas-Rothschield (sic)" syndromes. Am J Med Genet 47：1234, 1993
11) Lonardo F, Sabba G, Luquetti DV, et al: Al-Awadi/Raas-Rothschild syndrome: two new cases and review. Am J Med Genet 143：3169-3174, 2007
12) Woods CG, Stricker S, Seemann P, et al: Mutations in WNT7A cause a range of limb malformations, including Fuhrmann syndrome and Al-Awadi/Raas-Rothschild/Schinzel phocomelia syndrome. Am J Hum Genet 79：402-408, 2006
13) Subhani M, Akangire G, Kulkarni A, et al: Al-Awadi/Raas-Rothschild/Schinzel（AARRS）phocomelia syndrome: case report and developmental field analysis. Am J Med Genet 149：1494-1498, 2009
14) Garavelli L, Wischmeijer A, Rosato S, et al: Al-Awadi-Raas-Rothschild（limb/pelvis/uterus-hypoplasia/aplasia）syndrome and WNT7A mutations: genetic homogeneity and nosological delineation. Am J Med Genet 155：332-336, 2011
15) Kantaputra PN, Mundlos S, Sripathomsawat W: A novel homozygous Arg222Trp missense mutation in WNT7A in two sisters with severe Al-Awadi/Raas-Rothschild/Schinzel phocomelia syndrome. Am J Med Genet 152：2832-2837, 2010
16) Kalisman M, Goldberg R, Ship AG: Dorsal skin and fingernails on the volar aspect of the hand: an unusual anatomic deformity. Plast Reconstr Surg 69：694-696, 1982
17) Kalisman M, Kleinert HE: A circumferential fingernail-Fingernail on the palmar aspect of the finger. J Hand Surg Am 8：58-60, 1983
18) Egawa T: Congenital claw-like fingers and toes: Case report of two siblings. Plast Reconstr Surg 59：569-574, 1977
19) Kinoshita Y, Kojima T, Uchida M, et al: Clam nail deformity of the little finger. Plast Reconstr Surg 91：158-161, 1993
20) Keret D, Ger E: Double finger nails on the small fingers. J Hand Surg. Am 12：608-610, 1987
21) 桐生迪介, 藤田晋也, 斎藤長則：爪異常を伴った小指形成不全. 形成外科 21：216-221, 1978
22) Muraoka M, Yoshioka N, Hyodo T: A case of double fingernail and ectopic fingernail. Ann Plast Surg 36：201-205, 1996
23) Miura T: Two families with congenital nail deformities: Nail formation in ectopic areas. J Hand Surg Am 3：348-351, 1978
24) Kato S, Ishii S, Ogino T, et al: Anomalous hand with cleft formation between the fourth and fifth digits. J Hand Surg Am 8：909-913, 1983
25) 菊地憲明, 荻野利彦, 高原政利, 他：指欠損を伴わない第4指間部の過剰指間陥凹症例の検討. 日手会誌 22：635-638, 2005
26) Rider MA: Congenital palmar nail syndrome. J Hand Surg Br 17：371-372, 1992
27) Schinzel A: Ulnar-mammary syndrome. J Med Genet 24：778-781, 1987
28) Bamshad M, Lin RC, Law DJ, et al: Mutations in human TBX3 alter limb, apocrine and genital development in ulnar-mammary syndrome. Nature Genet 16：311-315, 1997
29) Bamshad M, Root S, Carey JC: Clinical analysis of a large kindred with the Pallister ulnar-mammary syndrome. Am J Med Genet 65：325-331, 1996
30) Al-Qattan MM, Shamseldin HE, Alkuraya FS: Familial dorsalization of the skin of the proximal palm and the instep of the sole of the foot. Gene 500：216-219, 2012

column　Super digit

　Wood[1]は1990年に種々の先天異常に共通して発現する中手骨の一定の異常をsuper digitという名称を提案した．super digitは疾患名ではなく，いくつかの先天異常や先天異常症候群の手変形の部分症としてみられる異常であり，多くの疾患や症候群が混ざっている．彼は20患者24指を報告し，2つの型のsuper digitを考察している．1型は2つの中手骨が1つの太い指を支えている異常である（図1）．2型は1つの中手骨が遠位の2つ，あるいはそれ以上の数の指を支えている異常である（図2）．これらの指は成長すると，肥大，偏位，可動制限や低成長など多くの合併変形を引き起こす．その矯正や予防には，類似の共通の治療が必要になる．

　Super digitの原疾患は，合指症，三角指節骨，裂手症，中手骨癒合症，部分的な手の欠損，中央列多指症，母指形成不全，三指節母指，小指多指症，絞扼輪症候群であった．Woodは，super digitでは，これら罹患指の機能がsuperであることが確実にわかるまでは，成長完了まで経過を見るべきであると述べている．1型を2本の指に分けると，術後に片側の機能は低下する．同様に2型で1本の指を作る手術もほとんどの場合にうまくいかない．手術治療を行う場合には二次変形と術後に生じる可能性のある機能障害に十分な注意を払う．

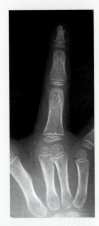

図1　Super digitの1型
2本の中手骨が1本の太い指を支えている．裂手症でしばしば観察される．

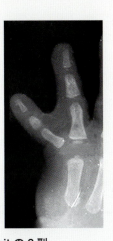

図2　Super digitの2型
1本の中手骨が遠位の2本，あるいはそれ以上の本数の指を支えている異常である．図は小指形成不全であるが，第4-5中手骨癒合症でもみられる異常である．

■ 文献
1) Wood VE: Super digit. Hand Clin 6：673-684, 1990

column X線像でみられる骨端線の異常

手では，中手骨の骨端線は遠位端に一つ，母指では近位端に一つ，指節骨では近位端に一つである．double epiphysis は，これらの骨の両端に骨端線を有する状態である（図1）．この異常が明らかになる時期は，多くの例で生後 12 か月から 30 か月である．double epiphysis の正常児での発生は少なく 1% 以下である．Wood ら[2] の定義では，pseudoepiphysis は incomplete epiphysis とも呼ばれ，骨の近位か遠位の骨端線が一部で癒合している状態をいう（図2）．一方，骨端線が骨を完全に横断しないで，途中でとぎれている状態を notching と言う（図3）．de Iturriza と Tanner[1] によると，pseudoepiphysis の頻度は，示指の中手骨で男性 14%，女性 7% であった．母指ではこの倍の頻度であり，小指では 2% であった．

Wood ら[2] は 1,291 枚の先天異常を含む手の X 線像で double epiphysis と pseudoepiphysis，notching の頻度を調べている．15% に骨端線の異常がみられた．double epiphysis は 11% に，pseudoepiphysis は 7% に認められた．notching は高頻度に認められたためにその後の分析を行わなかった．これらの異常の出現頻度は，性別ではやや男児に多く，左右差はなかったが，片側罹患と両側罹患の比はほぼ 5：1 であった．double epiphysis の頻度は，母指と示指で高かった．pseudoepiphysis は母指，示指に次いで小指で多かった．Complete epiphysis も pseudoepiphysis も，異常のない群と比べて骨の成長に差はない．これら[9] 異常のある例では，正常より長くなることも短くなることもあったが，差がないこともあり，将来の骨長を予測することは困難である．手に先天異常がある例や先天異常症候群の患者で epiphysis の異常が出現する頻度が高かった．

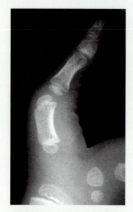

図1 double epiphysis
中手骨の遠位と近位に骨端線がある．

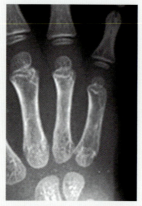

図2 pseudoepiphysis (incomplete epiphysis)
第 5 中手骨の近位に骨端線様の所見があるが中央で癒合している．

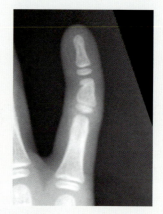

図3 notching
中節骨の遠位橈側に骨端線様のくびれがあるが，骨を完全に横断していない．これを notching と呼ぶ．

■ 文献
1) de Iturriza JR, Tanner JM: Cone-shaped epiphyses and other minor anomalies in the hands of normal British children. J Pediatr 75：265-272, 1969
2) Wood VE, Hannah JD, Stilson W: What happens to the double epiphysis in the hand? J Hand Surg Am 19：353-360, 1994

第4章 指列誘導異常
Abnormal induction of digital rays

指列誘導異常の概念と表現型

　合指症，中央列多指症，それに裂手症(中央列形成障害)は，同一罹患肢や同一患者の左右の手に種々の組み合わせで高頻度に合併して出現してくる．また，家系内での発生が認められることからこれらの先天異常には共通の発現機序が関与することが推定されていた．その後の薬物による先天異常誘発実験と遺伝子モデルを用いた動物実験と研究により，これらの先天異常の臨界期が同一であり，手板内の中央部における外胚葉頂堤の狭い範囲の活動停止が先天異常を誘発することが明らかになった．手板内で誘導される指放線に数の異常が生じることから，これらの異常に高頻度に合併する先天異常も含めて，指列誘導異常という概念で呼ばれるようになった．

　指列誘導異常の表現型は，「皮膚の異常」と「骨格の異常」に分けられ，皮膚の異常には，皮膚性合指症と"cleft"と呼ばれる過剰な指間陥凹がある．骨格の異常には，骨性合指症，中央列多指症，裂手症(中央列形成障害)と裂手症に伴った三指節母指症がある．

A　合指症（皮膚性，骨性）
syndactyly (cutaneous, osseous)

■疾患概念

　正常な指間は各指の独立した内外転と屈曲伸展運動を可能にしている．通常の指の間では35°の外転が，母指と示指の間では70°程度の外転が可能である．自然な指間の背側の傾斜は中手骨頭の背側すぐ遠位から45°程度の傾斜で掌側に向かい基節骨の2/3くらいまで及んでいる．この指間が浅くなったり完全に消失するのが合指症である．隣接指が癒合するため合指症と呼ばれる．合指症発現の基盤になっている病態はいくつかあり，基盤になる病態が異なると臨床像や診断名の付け方も異なる．指列誘導異常に含まれる合指症は，指列誘導異常に含まれる他の先天異常を伴う場合と合指症単独で発現する場合がある．これらの合指症はともに指列誘導異常の部分症と考えられる．従来の多くの成書では合指症はまとめて一つの疾患として取り扱われたため，機序の異なる合指症について区分してまとめられた資料は少ない．合指症を呈する先天異常には，指放線が形成される時期の障害である指列誘導異常に含まれる合指症，指放線が形成された後の障害で生じる絞扼輪症候群の部分症である先端合指症，横軸形成障害の軽症例である合短指症，Apert症候群に代表される尖頭合指趾症など先天異常症候群に伴う合指症がある．これらの異常は，合指症をみた場合にそれぞれを鑑別診断すべきである．

　合指症の出現頻度は1,000〜3,000人に1人という報告が多い[1,2]．男女比は3:2〜2:1で男性が多い．両側例は38%[3]，41%[4]，48%[5]との報告がある．指別罹患頻度は，Nylen[6]とKettelkampら[2]の報告では，母指-示指間(14%：7%)，示指-中指間(18%：15%)，中指-環指間(43%：50%)，環指-小指間(25%：28%)であった．中指-環指間＞環指-小指間＞示指-中指間＞母指-示指間の順に合指症の出現頻度が低下する点では一致している．

■遺伝性

　合指症の遺伝頻度は，Blackfieldら[7]によると20〜80%，Davisら[8]によると18%と報告されている．Wynne-Davies[9]によると，合指症が遺伝するときは常に優性遺伝である．絞扼輪症候群に伴う合指症と合短指症では遺伝はしない．

■外科的分類

　合指症の分類には基盤異常による分類の他に，形態による分類といわゆる外科的分類(surgical classification)

表1　江川の分類[10]

1. 単純性合指症：皮膚性合指症と骨性合指症が含まれる.
2. 他の先天異常を合併するもの：短合指症, Apert 症候群, Carpenter 症候群, 裂手症に合併した合指症, 先端合指症, その他の合指症を含む.

※江川分類の基本の考えは, 裂手症に合併した合指症を2に分類している以外は, 現在用いられている日本手外科学会改良分類と類似のものである.

表2　Emmett の分類[11]

1. 皮膚性合指症(simple syndactyly)
2. 手に他の変形を合併した皮膚性合指症
3. 先端合指症
4. 骨性合指症(compound syndactyly)

表3　Davis の分類[8]

1. 不完全合指症(incomplete syndactyly)：指の基部から途中までの癒合
2. 完全合指症(complete syndactyly)：指の先端まで癒合するもの
3. 単純合指症(simple syndactyly)：皮膚性合指症
4. 複雑合指症(complicated syndactyly)：骨性合指症

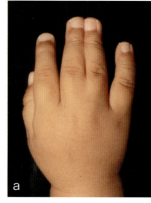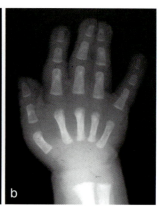

図1　完全皮膚性合指症
a：外見. b：X 線像.

がある(表1〜3)[8, 10, 11]. これは, 基盤異常による分類の亜分類として用いられている. 手術計画を立てる場合には, 基盤異常による分類と外科的分類の両方を考慮に入れて治療計画を立てる.

■ 基盤疾患による分類

1) 指列誘導異常に含まれる合指症

指が形成されるときには手板と呼ばれる手の原基のなかに, 将来の指になる部位に近位から遠位に向かって指の数だけ放射状に細胞の凝集が起こる. この細胞凝集は指放線と呼ばれる. 指放線は指節骨, 指関節, 靱帯などに分化して指を形成する. 隣接する指放線が手板内で癒合して誘導されると骨性合指症が形成される. 手板内での癒合した指放線の誘導には, 上皮頂堤のごく狭い範囲の機能低下が関与すると考えられている. 正常では, 指放線の形成が終了して, 各指放線が指に分化するのと同時に指放線と指放線の間の指間部の細胞は, 生理的細胞死を起こして, オタマジャクシの尻尾がなくなっていくように, 指間陥凹が形成される. この生理的細胞死が起こらないと隣接指同士の間の指間陥凹が形成されず, 皮膚性合指症になる. 骨性合指症, 皮膚性合指症, 中央列多指症, 裂手症を含むこれらの異常が前述したように上皮頂堤の狭い範囲の機能低下により誘導される可能性が指摘されており, 指列誘導異常という概念で取りまとめられている.

本概念に含まれる合指症には, 皮膚性合指症(simple syndactyly, cutaneous syndactyly)と骨性合指症(complex syndactyly, osseous syndactyly)がある. 皮膚性合指症には, 指間陥凹が全く形成されない完全合指症(complete syndactyly)(図1)と指間陥凹が正常の深さまで形成されない不完全合指症(incomplete syndactyly)とがある(図2). 骨性合指症では, 末節骨の先端のみの癒合を示す例が最も多いが, 隣接指の末節骨と中節骨が癒合して1本になったもの, さらには基節骨より遠位全体が骨性癒合して1本になるものまである(図3). 基節骨が横走骨のようになり, 裂手症とも骨性合指症とも診断できる例もある(図4). 中手骨にまで骨癒合が及んだものでは, 外見は裂手症との区別が困難である(図5). しかし, X 線像を詳細に観察すると罹患指の中手骨が太い所見や骨性癒合が起こったことを示唆する所見がしばしば認められる(図5). 中指-環指間の罹患が最も多いが, 母指-示指間, 環指-小指間や, 示指-中指間などすべての指間に発現する. 隣接する3本の指が合指症に含まれる場合もある(図6). 合併症として, 手では中央列多指症, 裂手症, 小指中節骨短縮症, 足では中央列多趾症, 合趾症, 裂足症, 脛骨列形成障害がある. 診断基準については, 合指症, 多指症, 裂手症が合併した場合と, 単純合指症や骨性合指症が単独で発現した場合に指列誘導異常と診断されるが, この診断名に合併した異常を併記することが勧められている[12-14].

一方, 単独で出現する合指症を独立した先天異常の疾患単位としてとらえた場合, 合指症には5本の指があり, 罹患手に小奇形以外の先天異常の合併がないものと定義される. この場合, 小奇形には第5中節骨短縮症がある. 合指症の範囲をどのように定義するかによって出現頻度が異なる. 一般に合指症の出現頻度は 2,000〜7,000 人に1人といわれている. 罹患側は片側例と両側例が同じ比率か, 片側例がやや多い. 男女差では男性に多い. 遺伝性では, 著者の例では 10% が同一家系内発生であった. 遺伝形式は常染色体優性遺伝である.

そのほかに指列誘導異常に含まれる合指症には中央列多指症や裂手症を伴う例がある.

A. 合指症（皮膚性，骨性）　241

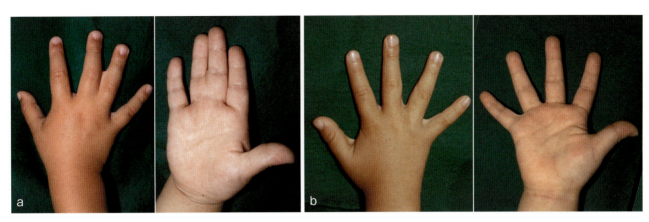

図2　不完全皮膚性合指症
a：背側（左）と掌側（右）の外見．b：分離術後．背側（左）と掌側（右）の外見．

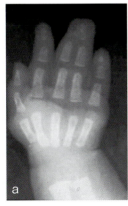 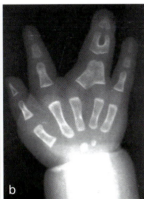 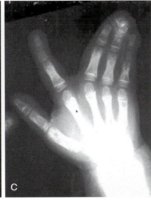

図3　骨性合指症
a：中環指の末節骨のみ癒合．
b：中環指の基節骨より遠位の不完全な骨性癒合．
c：中環小指の末節骨の癒合．

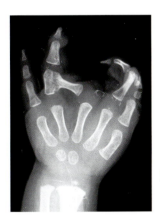

図4　基節骨高位の骨性合指症か，裂手症の横走骨かの区別が難しい例

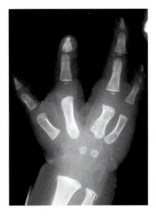

図5　中手骨にまで骨性癒合が及んだように見える裂手症
中環指の中手骨基部に骨性癒合を思わせる所見がある．

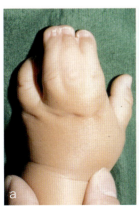 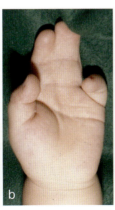 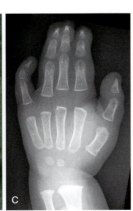

図6　多数指間の合指症
a，b：背側と掌側の外見．示指から環指の皮膚性合指症に見える．
c：X線像．癒合指のX線像では骨性癒合は認めない．

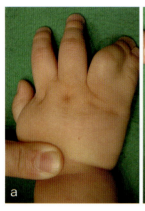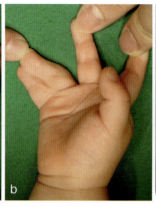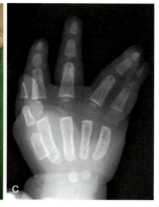

図7　尺側合指症
環小指間の皮膚性合指症である．
a，b：背側と掌側の外見．c：X線像．

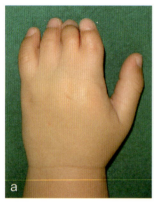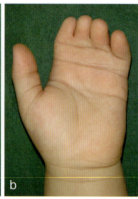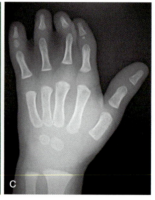

図8　横軸欠損：合短指症型
a，b：背側と掌側の外見．指の短縮と皮膚性合指症があり，手掌が長く見える．
c：X線像では，示指から小指にかけて手を横断するように中節骨が欠損している．

● 尺側合指症での注意点

　尺側指が合指症の場合にはApert症候群，絞扼輪症候群，短合指症があるが，その他のとしては眼歯指症候群（oculodentodigital dysplasia：ODDD）が多い．これらの先天異常・先天異常症候群を伴わない尺側合指症もある（図7）．Al-Qattanは一家系内に発現した中環小指の合指症を報告しているが，後述するODDDの特徴である小指の変形は伴っていない[15]．

2）合短指症（横軸形成障害の短指型）

　指の短縮と皮膚性合指症を伴うため，合短指症と呼ばれる．典型的な例では示指から小指にかけての中節骨短縮あるいは中節骨欠損があり指の短縮と皮膚性合指症が特徴である．罹患手全体の低形成（矮手症）を伴い，片側罹患である．皮膚性合指症の程度はわずかにみずかき形成を示すものから，指尖部までの完全な合指症を示すものまである[16,17]．指の短縮は中央3指列で比較的強いが，軽症例であっても，指の短縮（骨形成障害）は手を横断するように全指に起こる．指短縮の進展は，軽症例では中節骨短縮であるが，短縮が強くなるにつれて中節骨欠損，さらに中節骨と基節骨が欠損する（図8）．重症になると中央指列で指節骨がほぼ欠損し，母指および小指にのみ指節骨が残存することもある．このような変形は以前は非定型的裂手症と呼ばれていた．さらに重症になると母指と小指にも低形成が及び，先天性切断との区別が困難になる．合短指症の短指型では，総指動脈から2本の固有指動脈に分岐する高位がしばしば遠位である．合併する異常としては，胸筋欠損，乳房の形成障害，肋骨欠損，肺ヘルニア，右胸心，肩甲骨高位，脊椎奇形，腎奇形などがある．胸筋欠損を合併した場合はPoland症候群と呼ばれる．診断は，片側罹患で，示指から小指の中節骨短縮あるいは欠損があり，同時に皮膚性合指症があれば容易である．頻度は，4万人に1例の割合といわれている．左右別罹患頻度に差はない．男女差と遺伝性は認められない．

3）先端合指症

　絞扼輪症候群の表現型の一つである．先天性絞扼輪症候群は，指放線形成後に発現する異常であり，その原因が羊膜による絞扼・癒着であるという説と手板内の出血などによる局所の壊死であるという説がある[18]．遺伝性はない．先端合指症，絞扼輪，絞扼輪に伴うリンパ浮腫，指切断などをしばしば同一肢，反対肢や下肢に合併する．先端合指症では指尖部が癒合し，癒合部より遠位の指が変形し，癒合部の近位に瘻孔状の窓を伴うため，有窓性合指症（fenestrated syndactyly）とも呼ばれる（図9）．立体的に指が癒合するのも本症の特徴である[19]．通常は指癒合部の近位に骨の低形成を認めない[20]．先天性内反足の合併が多い．絞扼輪，リンパ浮腫，先端合指症および切断のいずれか一つがあれば本症候群と診断される[21]．頻度は，15,000の出生に1例の割合で出現し，上肢先天異常の5％前後を占める．

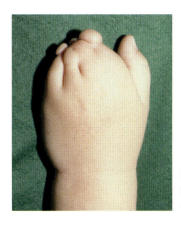

図9 先端合指症
絞扼輪症候群による先端合指症で，指間陥凹が瘻孔のように遺残しており有窓性合指症とも呼ばれる．

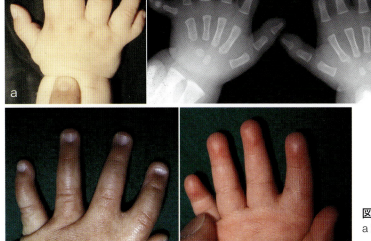

図10 合指症の発現部位
a 左：右手示指-中指の完全合指症に小指多指症を合併している．
a 右：X線像．左手は多指症のみで合指症はない．
b：示指-中指不完全皮膚性合指症の背側（左）と掌側（右）．

4）症候群に伴う合指症

合指症を合併する症候群は，眼歯指症候群（ODDD），Apert症候群などを含む尖頭合指趾症，歯や局所的な皮膚の低形成を伴うGoltz症候群，口顔指症候群（oro-facial digital syndrome）などがある．各症候群の内容とその治療について以下に記載する．

a）眼歯指症候群（oculodentodigital dysplasia：ODDD）

ODDDは，ギャップジャンクション蛋白であるconnexin-43の遺伝暗号を指定する*GJA1*遺伝子の異常により発現する先天異常である．臨床症状としては，顔貌の変化，眼，歯，指の罹患が特徴である．眼の異常は，小眼球症（microphthalmia），小角膜（microcornea），緑内障，両眼接近がある．歯の異常は，歯が小さく，エナメル質形成不全である．顔貌の異常は，狭く高い鼻で鼻翼が低形成，狭く前傾した鼻道と内眼角贅皮（epicanthal fold）が突出している．もろい爪で，毛は薄いか，発毛がゆっくりである．手では，尺側合指症があり，小指の中節骨が短縮するか欠損し，屈指症か斜指症を合併する．中手骨や指節骨の幅が異常に広いことがある．手の罹患は両側性で対称的である．合指症の内訳は，環小指の皮膚性合指症：26%（不完全合指症：10%，完全合指症：16%），環小指の骨性合指症：37%，中環小指の皮膚性合指症：3%，中環小指の骨性合指症：34%である（図10）．足の合趾症は78%に合併し，部位は，第2，3趾間の合趾症が最も多く，第3，4趾間の合趾症の3倍の頻度である．小指の中節骨の変化では，短縮が40%，台形が22%，三角指節骨が11%，欠損が16%であった．骨の異常のない例は11%であった．中枢神経障害が30%程度に合併する．内容は，言語障害，失明，痙攣発作，attention deficit hyperactivity disorder（ADHD）などがある[22]．尺側合指症をみる機会の多い手外科医は本症を知っておいて，家族に情報を提供する必要がある．

治療は，指列誘導異常の合指症に準じて行う．

b）尖頭合指趾症（acrocephalosyndactyly）

　尖頭合指趾症は頭蓋縫合早期癒合による尖頭（塔状頭蓋），顔面中部の低形成と高度な手足の合指趾症を主症状とする遺伝性疾患である．Apert症候群が最初に報告されたが，その後，尖頭と合指趾症という共通の臨床症状を持つ類似の症候群が報告され，それらの総称を尖頭合指趾症と呼ぶ．尖頭合指趾症は尖頭多合指趾症とは別に5型に分類されている．尖頭合指趾症Ⅰ型がApert症候群，Ⅱ型がApert-Crouzon病，Ⅲ型がSaethre-Chotzen症候群，Ⅳ型がWaardenburg型，Ⅴ型がPfeiffer症候群，Ⅵ型がSummitt型，Ⅶ型がHermann-Opitz型である．Ⅰ型（Apert症候群），Ⅱ型（Apert-Crouzon病），Ⅴ型（Pfeiffer症候群）は，線維芽細胞増殖因子受容体2（*FGFR2*）遺伝子の異常により発現するため，同一疾患の臨床像の違いととらえられる．Pfeiffer症候群は，線維芽細胞増殖因子受容体1（*FGFR1*）遺伝子の異常により発現する例も報告されており，遺伝子異常が均一な疾患ではない．以下，各型の臨床症状と代表的なApert症候群について述べる．

● Ⅰ型：Apert症候群

　*FGFR2*遺伝子の異常により発現する．頭蓋縫合早期癒合，顔面中部の低形成と対称的で高度な手の骨性合指症と指節癒合症，足の合趾症を主症状とする遺伝性疾患である．頻度と遺伝性については，英国の調査では100万の出生に15.5人の割合で，本邦の調査では50万の出生に1人の割合で発現する．父親の年齢が高齢な場合に頻度が高い．常染色体優性遺伝であるが多くの例は散発例である．

　臨床症状：環状縫合の早期癒合により，前後が短く上方に長い尖頭（短頭）を呈する．急峻な前頭部，眼球突出，眼間開離，鼻根部の平坦化，上顎骨の低形成と相対的な下顎の突出，高口蓋あるいは口蓋裂，歯牙の配列異常による不正咬合，耳介低位など顔貌は特徴的である（図11）．手では骨性合指症，指節癒合症が主症状であるが，合指の程度をUpton[23]が1型（母指と小指が合指に含まれない），2型（母指のみが合指に含まれない），3型（すべての指が合指に含まれる）に分類している（図12a）．足にも類似の変形が出現し同様に分類される．Al-Qattanら[24]は，1型（橈側偏位を示す母指の変形と示指と中指の皮膚性合指症），2型（橈側偏位を示す母指の変形と示指と中指の骨性合指症），3型（2型の変形に加えて全指の皮膚性合指症），4型（母指から環指までの骨性合指症と環指と小指の皮膚性合指症）の4型に分類している．示中環指の合指症は爪も癒合する例が多い．末節骨は骨性に癒合する．小指と母指も合指症に含まれる例や，指節癒合（symphalangism）を呈する例もある（図3 ⇒ 241頁）．母指には三角状骨（delta bone）があり橈側へ偏位する（図12b）．肘関節強直，肩関節可動制限，心奇形，水腎症などの腎泌尿器系奇形，上気道狭窄や肺形成不全などの呼吸器系異常，幽門狭窄や食道閉鎖などの消化器系異常を合併することがある．種々の程度の精神運動発達遅滞を合併する．小指の多指症を伴うApert症候群の報告[25]や骨性合指を伴わないApert症候群の報告[24]もあるが，後者の例をApert症候群に含めるか否かは議論がある[26]．

　X線像：頭蓋骨前後径の短縮（短頭），冠状縫合早期癒合，手指末節骨の骨性合指症，指節癒合症，台形の母指末節骨，手根骨癒合，足根骨癒合が認められる．頚椎癒合や肘関節強直を伴うこともある．

　治療：生下時には上気道狭窄による呼吸障害の管理が必要である．頭蓋縫合早期癒合による進行性の頭蓋内圧亢進に対する減圧術や頭蓋顔面形成術が手足の変形に対する治療より優先される．つまみ機能の改善のため手の合指症の分離術を行う．Apert症候群の治療については多くの報告がある[27-33]．

　著者らは背側長方形皮弁を用いて合指を分離するが，IP関節は強直しているため通常の合指症のごとくジグザグ皮切を用いて分離する必要はなく，直線で指尖に向かう皮切で分離する（図13）．第1指間には有茎皮弁や遠隔皮弁を用いることも報告されているが，通常はその必要はなく，合指の程度が軽ければZ形成術，強ければ掌背側の三角皮弁と遊離植皮で分離部を被覆する．他の指間では，背側の長方形皮弁で指間を形成して，皮膚欠損部を遊離全層植皮で被覆する．その際，骨の露出部位も通常の植皮で覆う．植皮の面積が多くなるので鼡径部から採取した皮膚を移植する．指列切除により合指症分離時の皮膚欠損の被覆を容易にし，術後のつまみ動作の改善が試みられている[34,35]．Schneiderら[36]は，環指を切除してMP関節を母指に移植しているが，その効果は明らかではない．著者らは，つまみ動作の改善のために母指の偏位を矯正し同時に指延長を行うことを試みている（図14）．足では，第1-2足趾間のみ分離する傾向にあるが，家族の希望などを考慮して最終的な治療法を決める．片手の指間分離を母指-示指間と中指-環指間で同時に行い，さらに両手を同時に手術するなど，手術回数を減らす努力も必要になる．

● Ⅱ型：Apert-Crouzon病

　Vogt cephalodactylyとも呼ばれる[37]．Crouzon病に似た下顎の低形成を伴った頭蓋と顔貌にApert症候群と類似の手足の合指趾症を伴った疾患である．合指症の程度はApert症候群より軽度であり，母指と小指は合指に含まれない．本症候群は非定型的なApert症候群と考えられている．手の尺側多指と第1足趾の多趾を伴った例の報告もある[38]．

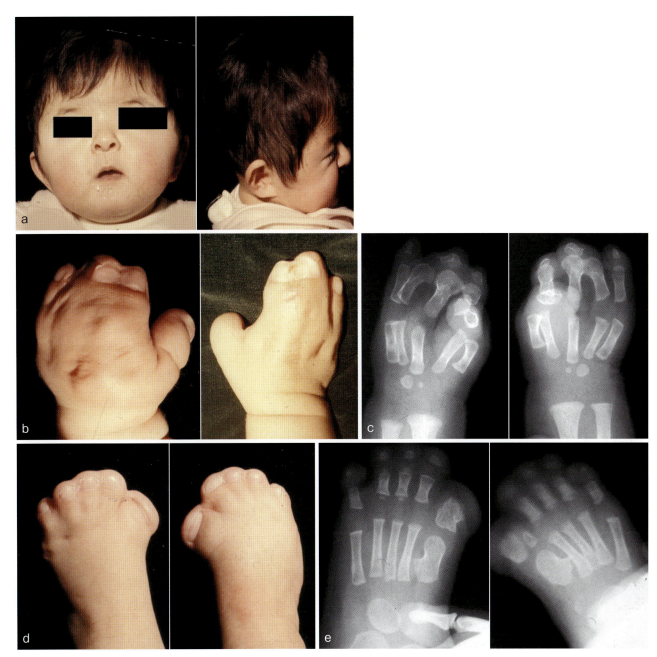

図11　Apert 症候群の頭蓋と手足の変形
a：頭蓋の前後径が短く，短頭である．
b：手の変形．中央3指列に高度の癒合がある．爪の癒合も認められる．
c：手のX線像．Upton の1型(⇒図12参照)の変形である．
d：足の変形．第1足趾の内反と全足趾の合趾を認める．
e：足のX線像．第1足趾の重複様所見と四角の趾節骨が特徴的である．

● Ⅲ型：Saethre-Chotzen 症候群

多くは TWIST 遺伝子の異常が原因で発現するが，FGFR3 遺伝子や FGFR2 遺伝子の変異が原因の場合もある[39,40]．頭蓋縫合早期閉鎖，両眼離開，眼球突出，上顎骨の低形成，知的障害，不完全皮膚性合指症を特徴とする．常染色体優性遺伝であり家系内発生例が多い．臨床症状の特徴は，軽度の尖頭，顔面の非対称，示指-中指間と第3-4足趾間の不完全な皮膚性合指趾症，示指と中指の末節骨の多指変化，第1中足骨の欠損，口蓋裂，牛眼，心奇形，肘と膝の拘縮がみられる．示指-中指間の皮膚性合指症や第1中足骨の欠損などの本症候群に特異的な変化がない例では，顔面の非対称，前額毛髪線低位，眼瞼下垂が診断に役に立つ所見である[41,42]．

治療：他の尖頭合指趾症と同様に，頭蓋内圧亢進に対しては脳神経外科的処置が必要である．視神経圧迫症状や屈折異常の早期発見のための眼科的経過観察と眼瞼下垂に対する眼科的手術，皮膚性合指症に対する指間形成術が必要である．手の治療は，指列誘導異常の合指症に準じて行う．

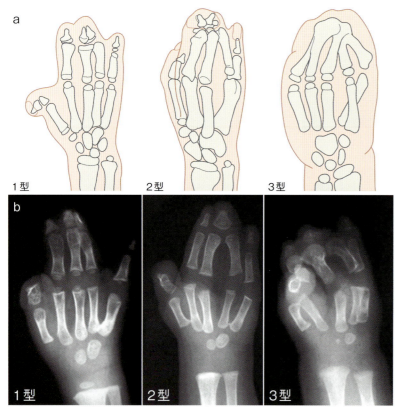

図 12　Apert 症候群の手の変形の分類
a：Upton の分類．1 型：中央 3 指列の骨性癒合，2 型：母指以外の 4 指列の骨性癒合，3 型：母指を含むすべての指列の骨性癒合．
b：各型の X 線像．

● Ⅳ型：Waardenburg 症候群

Waardenburg[43]が報告した．尖頭，口と顔面の非対称，とがった小さな鼻，眼間開離，口蓋裂，牛眼，外耳変形，心奇形と四肢の変形である．四肢の変形の内訳は，肘と膝の拘縮，手では不完全皮膚性合指症，示指と中指では末節骨と爪が重複し指尖が太くなる．母指では末節骨が欠損し短指症を呈する．足では第 3-4 足趾間の不完全皮膚性合趾症があり，第 1 足趾は中足骨を含めて欠損する．

● Ⅴ型：Pfeiffer 症候群

FGFR2 遺伝子異常に発現する家系もあるが，FGFR1 にも FGFR2 にも遺伝子異常がない型もあり，Pfeiffer 症候群の遺伝子異常が不均一であると言われている[44,45]．Pfeiffer[46]によって初めて報告された．Noack 症候群や craniofacial-skeletal-dermatologic dysplasia も本症に含まれる．Saethre-Chotzen 症候群との鑑別診断は困難である．常染色体優性遺伝であり，表現度の差が大きい．散発例も多く，新生突然変異体と推定される．臨床症状の特徴は，頭蓋縫合のなかで主に冠状縫合の早期癒合による短頭と尖頭あるいはクローバー葉頭蓋，眼間開離，斜視，眼瞼裂斜下，眼球突出，とがった鼻，耳介低位，高口蓋がある．知能は正常である．手の母指と第 1 足趾が太く短い．母指の基節骨は三角あるいは台形でしばしば末節骨と癒合している．母指末節骨の遠位が重複していることもある．示指と小指は短く，示指では PIP 関節で指節癒合症（symphalangism）のことがある．中指-環指間の不完全皮膚性合指症を呈する．足では，中足骨を含んで第 1 足趾が太い．第 1 足趾の基節骨は，痕跡的，三角形，重複あるいは欠損などの異常がある[47,48]．他趾の中節骨は欠損するか末節骨と癒合している．第 2 足趾から第 5 足趾間の不完全皮膚性合趾症を呈する（図 15）．その他に橈尺骨癒合症や上腕骨橈骨癒合，脊椎の癒合，外反股，足変形，骨盤の異常を伴う．Pfeiffer 症候群と Apert 症候群は多くの臨床像が共通であるが，違いは前者では完全な合指症ではないことと，骨性合指症ではない点である．

治療：皮膚性合指症に対する分離術の適応がある．頭部と顔面の異常は年齢とともに軽くなる傾向があるので治療の対象にはならない．手の治療は指列誘導異常の合指症に準じて行う．

● Ⅵ型：Summitt 症候群

Summitt[49]が最初に報告した，肥満と正常な知能を持つ尖頭合指趾症である．尖頭，手足の合指趾症，肥満，外反膝，性器低形成，中節骨短縮症を伴う．母指の基節骨は正常であるが，第 1 足趾には基節骨の変形による偏位がある．Cohen ら[50]は Summitt 症候群を Carpenter 症候群の変異であると考えている．

● Ⅶ型：Hermann-Opitz 症候群

Hermann らが報告した尖頭合指趾症である[51]．両眼開離，側頭骨（temporal）が扁平な頭，眼球突出，眼窩上

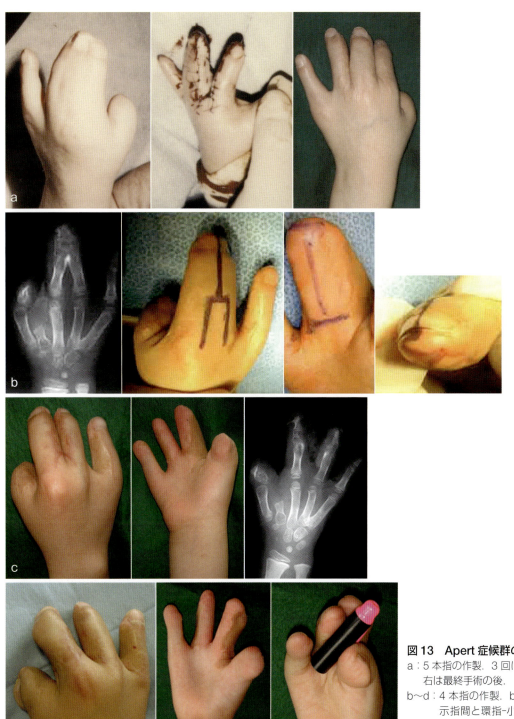

図13　Apert症候群の手変形の治療
a：5本指の作製．3回に分けて分離手術を行った．右は最終手術の後．
b〜d：4本指の作製．bは示指を切除して，母指-示指間と環指-小指間を分離した後，中指-環指間を分離する時のデザイン．背側長方形皮弁と縦の直線の皮切で分離した．cは分離手術後．dは分離手術後の手の機能．

縁の低形成，小顎症，小さな変形した耳で耳介低位，頭頂骨後方の欠損と前頭骨の骨化障害を伴った短頭と四肢の異常を合併する．肘関節の可動制限，両側の短合指症で中節骨短縮あるいは欠損と不完全皮膚性合指症を伴う．足では，中足骨が4本で1本が他のものより長く，その中足骨の遠位に2つの足趾がある．また，知的障害がある．

c）尖頭多合指趾症

頭蓋縫合早期癒合による尖頭（塔状頭蓋）と多合指趾症を主症状とする遺伝性疾患が，尖頭多合指趾症である．このなかには，Ⅰ型（Noack症候群），Ⅱ型（Carpenter症候群），Ⅲ型（Sakati-Nyhan症候群），Ⅳ型（Goodman症候群）がある．しかし，Cohenら[50]は前述のSummitt症候群とGoodman症候群はCarpenter症候群の亜型と報告している．ここでは代表的なCarpenter症候群について主に記す．

● Ⅰ型：Noack症候群

Noack[52]が尖頭と多合指趾症を合併した家系を報告

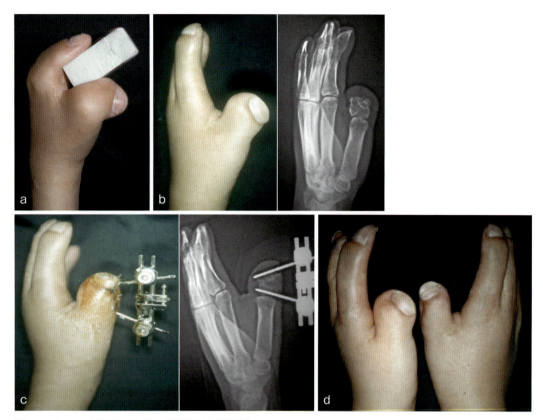

図14　Apert症候群の母指の偏位矯正と指延長
a：母指の変形として，示指との合指，三角指節骨，MP関節での橈側偏位がみられる．
b：母指変形矯正の術前の外見とX線像．
c：末節骨の骨切りで偏位を矯正し，創外固定を装着した．
d：母指の延長を終わり，創外固定を除去し，爪の幅を細くした．

した．主症状は，尖頭，大きな母指，第1足趾の多趾症，手足の指趾の合指趾症であった．Pfeifferが経過を観察した結果，この家系に認められた太い母指と第1足趾が多指趾症であることが明らかになり，この症例が尖頭合指趾症のV型である前述のPfeiffer症候群と同一であると結論した．Temtamyら[53]も両者が同一のものであることを報告している．

● II型：Carpenter症候群

尖頭多合指趾症におけるII型に分類されている[54]．Carpenter[55]が報告した尖頭，特異な顔貌，手の短合指症と足の軸前性多趾と合指症，肥満，知的障害を特徴とする先天異常症候群である．臨床症状としては，尖頭，前後径が短い短頭，側頭部が突出するクローバー葉頭蓋などである．顔面では，広いこめかみと頬，眼間開離，内眼角贅皮，眼瞼裂斜下，眼球突出，平坦な鼻根，耳介低位，高口蓋，小舌，小顎などが認められる．手では，中節骨短縮による短指，基節骨の三角指節骨を伴った太い母指，皮膚性指指症を合併する．足では，第1足趾の多趾症，太い第1足趾，第1中足骨の三角状骨変形，合趾症などを認める．外反股，外反膝，内転足，軸後性多趾，母指末節骨重複，心奇形，腹壁ヘルニア，臍ヘルニア，男性の外性器低形成などを合併することがある．

治療：生命予後は合併奇形の程度による．年長になるに従って，肥満・知的障害・性腺機能低下が著明になる．頭・顔面の変形に対する形成術や心奇形に対する手術が必要になることがある．足の多趾症と手の合指症に対しては形成術が必要である．手の合指症の治療は指列誘導異常の合指症に準じる．

● III型：Sakati-Nyhan症候群

尖頭多合指趾症のIII型であり，下肢低形成を伴う尖頭多合指趾症とも呼ばれる．頭蓋冠は大きく，顔面が小さい，耳介変形と耳介低位，上顎低形成，歯の叢生，下顎の突出，短頸，毛髪線低位が特徴である．手足の多指趾症，脛骨低形成，腓骨変形がある．染色体異常はない．父親の高年齢が突然変異の原因と考えられている[56]．

● IV型：Goodman症候群

Goodmanら[57]は尖頭多合指趾症IV型について，手の斜走指，屈指症，尺側偏位があることによりCarpenter症候群と異なると考えた．しかし，Cohenら[50]はCarpenter症候群の変異であると結論している．

d）歯や局所的な皮膚の低形成を伴うGoltz症候群

部分的な皮膚の低形成があり，伴性優性遺伝で，男子は子宮内で死亡する．皮膚の萎縮と線状の色素沈着，皮膚の欠損からの脂肪のヘルニア，粘膜あるいは皮膚から

A. 合指症（皮膚性，骨性） 249

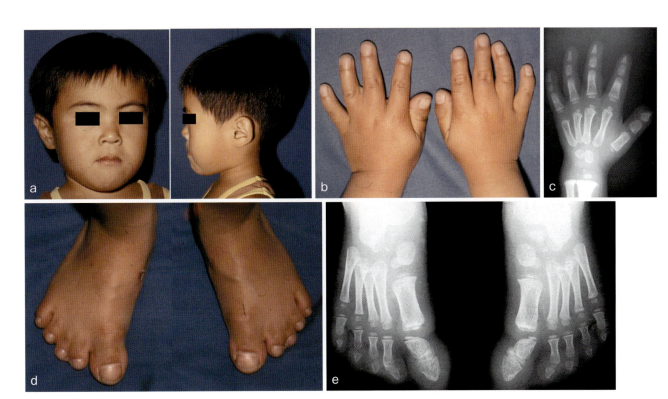

図15　Pfeiffer 症候群
a：頭蓋は前後径が短く，軽度の短頭である．
b：中指-環指間の軽度の皮膚性不完全合指症がある．
c：X線像では，中節骨短縮と末節骨の短縮があり，母指の変形が強い．
d：足では，内反趾と皮膚性不完全合趾症が認められる．
e：第1足趾の三角趾節骨，中節骨欠損と末節骨の短縮があり，母趾の変形が強い．

の多発性乳頭腫があり，手では，合指症，多指症，屈指症や指欠損を伴う．口では，口唇の乳頭腫と歯の低形成を伴う．目の異常としては，虹彩と脈絡膜欠損，斜視と小眼球を伴う例もある．精神発達遅延は高頻度にみられる[58, 59]．

e）口顔指症候群 I（Oro-facial digital syndrome I）

舌小帯の過形成，分葉舌，狭く細長い下顎骨と歯槽突起，歯の異常，唇裂，口蓋裂，上顎骨の低形成を伴う．手では，斜指を伴った非対称性の短縮があり，合指症を合併する場合も，しない場合もある．性染色体優性遺伝で，男性では致死性である[60]．口顔指症候群にはIとIIがあり，その鑑別に手のX線像が役立つという報告がある．すなわち，I型では，指節骨にX線透過性の網状および針状の陰影がみられる．また，中手骨は全体が硬化像を呈して中にX線透過性の不規則な線状陰影がみられる．一方，II型ではこの所見はみられない[61]．

f）口顔指症候群 II（oro-facial digital syndrome II：Mohr 症候群）

分葉舌，唇裂，口蓋裂，舌小帯の過形成，上顎の低形成，第1足趾の部分的な重複が中足骨，楔状骨や立方骨に及ぶ．手は，小指の斜指を伴う短指症で，骨幹端の拡大や不整がみられる．多指症や合指症を伴うこともある．常染色体優性遺伝である[62]．

■ 治療

1）指列誘導異常に含まれる皮膚性合指症と骨性合指症

a）手術時期

過去の多くの報告が5〜6歳時の手術を勧めているが[4, 63]，1歳以下の手術を勧める報告もある[1, 64]．長さの異なる指の癒合で偏位など二次的変形が増強する可能性がある場合には早めに手術を行う．著者は合指症に母指が含まれており握り動作やつまみ動作に障害があれば生後6〜10か月で分離手術を行う．乳児期の手術で，皮下脂肪が多く皮膚がはち切れんばかりに張っている状態（赤ちゃんらしい時期）の時期の手術は，術後に肥厚性瘢痕を残す可能性が高い印象を持っている．そのため通常の合指症では2歳前後に分離手術を行う．2歳過ぎの手術を勧める報告も少なくない[3, 65, 66]．隣接する3指以上の合指症では，分離手術は原則として2回以上に分けて行う．その場合，6か月程度の期間をあけて二期手術を行う．採皮部が外果の下方の場合には，再度同部から採皮するために1年以上待つこともある．色素沈着を防ぎ，植皮部と周囲の皮膚の色の違いを最小限にするためには必要な待機期間であると考えている．

b）合指症分離術の原則と適応

一般的に合指症の手術は，① 皮弁による指間形成，②

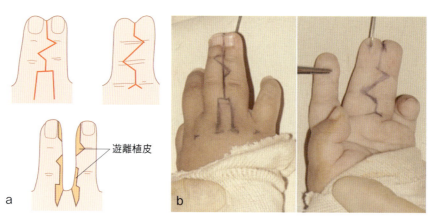

図16 掌背側ジグザグ皮切の指分離術
a：指分離術の皮切のデザイン（模式図）．b：実際の皮切のデザイン．

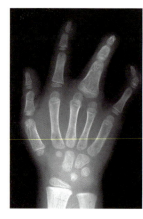

図17 分離手術を行わない骨性合指症
基節骨から遠位が完全に癒合している症例．

ジグザグ皮切による指の分離，③分離された指の皮膚欠損を遊離皮膚移植により被覆することからなる．指間形成のための皮弁としては，背側の長方形皮弁が広く用いられており，良好な指間を形成できる．癒合指の背側の皮膚に余裕がない場合は，背側と掌側の三角皮弁を用いる．指分離の際には，以前は掌背側ともにジグザグ皮切を用いていたが，その場合，術後に背側から植皮片が見える（図16）．これを防ぐために背側は直線皮切に変更した．成長完了まで経過を診た例もあるが直線皮切による問題は生じていない．術中には指動脈の分岐部を確認し温存するが，剥離は最小限にとどめる．皮膚欠損部には，足関節外果下部から採取した遊離全層植皮を用いる．広い植皮が必要な場合は，鼠径部や，下腹部から採取する．

骨性合指症の分離を早く行うように勧める報告もあるが，末節骨癒合の骨性合指症では，著者は通常の皮膚性合指症と同じに扱っているが特に問題は生じていない．基節骨を含む骨性合指症で末梢の指節骨が隣接指同士が骨性に癒合している場合は，分離により機能障害を引き起こす可能性があるため，通常分離手術を行わない（図17）．また，指間の分離により重度の不安定性が予想される場合にも分離手術を行わない．しかし，患児自身が思春期あるいは成人になり，自分の意思で分離を希望する場合には，技術的な面や合併症を含めてよく説明する．これらを考慮した後に，さらに患者自身が分離手術を強く希望する場合には，手術を行うことを検討する（図18，19）．

c）完全合指症の手術で指間を形成する皮弁

皮弁により指間を形成する場合，通常用いられる方法は，背側の長方形皮弁，掌側と背側の2枚の三角皮弁，掌側の長方形皮弁などがある．長方形皮弁を修飾した皮弁には，D'Arcangeloら[67]の背側オメガ皮弁，Joseら[68]の掌側オメガ皮弁などがある．また，長方形皮弁を島状皮弁としてデザインし，これを前進させて指間を形成する方法が報告されている（図20）[69]．

d）完全合指症に対する皮膚移植を併用しない指間分離

指間を分離した後に皮膚移植を行わないで創を閉じる工夫がされている．その一つは，掌背側のジグザグを増やして，脂肪切除を行い，皮膚欠損部はそのままにして，皮膚移植を行わない方法である[70]．本法では，指間の遠位への移動では差がなかったが，植皮を行った群に比べて，行わない群で瘢痕の性状が良好であり，屈曲拘縮の頻度が少なかった．むしろ植皮をしないほうが成績がよいという報告である．しかし，症例数が限られていることや，その他に類似の報告がないことからこの報告のみで結論を出すのには無理がある．

Ekerot[71]は皮切の長方形皮弁の形を変えることで，指基部の植皮が不要になる術式を考案している．この方法で，完全合指症や指尖部まで癒合した骨性合指症を植皮をせずに治療して，短期成績では良好な結果を得ている．Greuseら[69]は，手背の長方形の島状皮弁を前進させ，ジグザグ皮切で指を分離して，指の全長にわたり脂肪を切除して，皮膚移植なしに創を閉じる方法を報告している．2mm以下の皮膚欠損であれば放置しても良好に自然治癒すると述べている．その際の拘縮予防にはジグザグ皮切が大切である．Wafa[72]は，この背側皮弁に

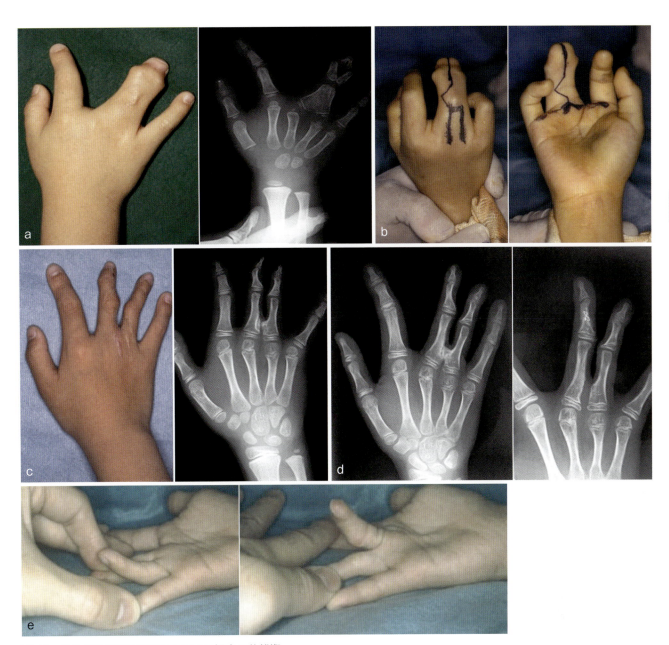

図18 骨性合指症が近位に及んでいる場合の分離術
a：術前の外見とX線像. 患者本人の強い希望があり分離術を行った.
b：掌背側の皮膚を三角皮弁状にデザインし, PIP関節部を覆った.
c：分離術後.
d：基節骨の基部で再癒合を生じたため, 癒合部を分離して, 遊離脂肪移植を行った.
e：最終手術後の指の可動性. わずかであるが個々の指の可動性はある.

背側中手動脈を含める術式を用いて一次的に創を閉じている. その他には, 手背で遠位を底にした三角皮弁を作製し, 皮下脂肪を茎に皮弁を遠位に移動して指間を形成し, 直線の皮切で指を分離して一次的に皮膚を閉じる方法が報告されている. 短期の経過観察であり, 掌側の縦皮切が屈曲拘縮を引き起こす可能性がある.

ティッシュ・エキスパンダーで皮膚を延長して指間を分離する方法も試みられたが, 2回の手術を必要とすることやティッシュ・エキスパンダーによる合併症の発生のため, 一般的には用いられなくなっている.

e) 不完全合指症に対する治療法

不完全合指症に対する治療法としては, 完全合指症と同様に, 皮膚移植をしないで創を閉じる工夫が多く報告されている.

掌背側の三角皮弁に2つの小さな島状皮弁を組み合わせて植皮を行わずに不完全合指症の指間を形成する方法も報告されている[73]. 本法はPIP関節までの不完全合指症に用いることができる.

Yaoら[74]は不完全合指症の指間陥凹を皮下組織を茎にしてV字型の皮弁として起こし, 近位に移動して正常な高位に指間を形成する術式を報告している. 合指症

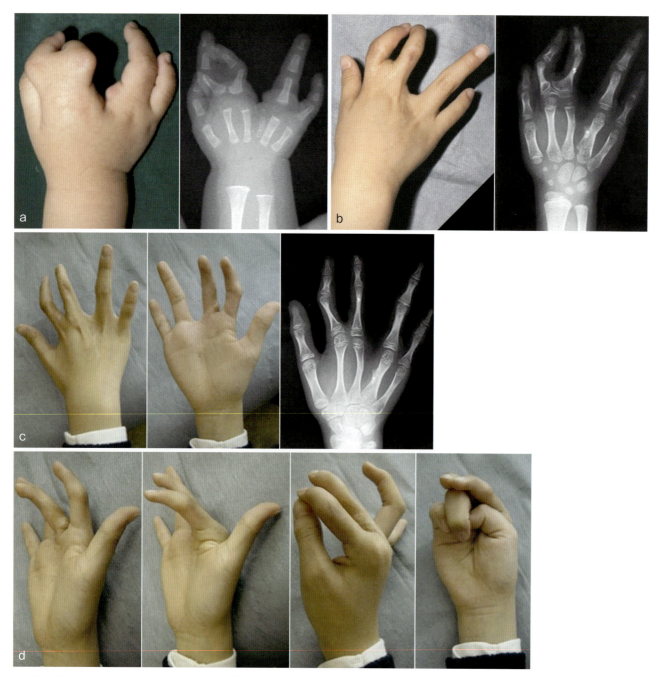

図19　指間の分離により重度の不安定性などが予想される例
a：中手骨が6つあり，示指と中指は皮膚性合指とMP関節を共有している．
b：掌背側の皮膚を三角皮弁状に切り，PIP関節部を覆った．示指は骨切りで偏位を矯正し，中指は骨切りとPIP関節固定術で偏位を矯正した．過剰な指間陥凹を閉じて，示指と中指間を可能な深さまで分離した．
c：患者本人の強い希望があり，MP関節の分離術を行い，指間を深くした．
d：最終手術後の指の可動性は比較的良好であり，関節の不安定性もない．

の分離はジグザグ切開で行い，Z形成術を加えて植皮をせずに創を一次縫合している．皮弁には血管柄をつけなくても生着すると述べている．

Tadiparthiら[75]は，Yaoら[74]の方法を改良し，不完全皮膚性合指症のために遠位に存在する指間陥凹の背側皮膚にV字状の皮弁を作製し，その皮弁に背側の皮下を走る血管柄をつけて近位に移動する方法を開発した．不完全合指症の分離術で良好な結果を得ている．

f）指尖部と爪周囲の形成術

合指症分離に際して，指尖部の形成と爪周囲の整容改善の目的で種々の工夫がされている（図21）．

Pulp plastyは指腹部の丸みを作ることを目的に行われる．すなわち，末節骨先端が癒合した骨性合指症で爪の癒合を伴う場合には，爪と末節骨を分離した後に直接遊離植皮を行うか，爪甲と爪床の幅を縮めて一時閉鎖を可能にすることが考えられる．報告者によってはこれらの方法では，狭い，萎縮したへら状の指尖が形成される

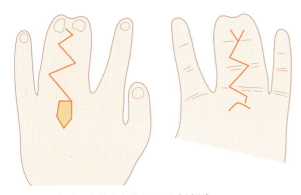

図20　長方形の島状皮弁を用いる方法[69]
長方形の島状皮弁を前進させて植皮なしで創閉鎖を行う術式.

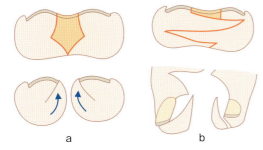

図21　合指症分離の際の指尖部と爪周囲の形成術
a：Flatt法(1977)，b：Buck-Gramcko法(1988).

というものもいる．Sommerkampら[76]は，これを防ぐために，足趾からの皮膚と皮下脂肪の複合組織移植を行っている．組織を採取する部位は，足趾の腓骨側，踵の足底内側，前足部の足底内側である．移植片の大きさは，幅が5～10 mm，長さが1～20 mm，厚さが2～4 mmである．脂肪移植では，移植後に25～33％の容積の減少があるので，その点を考慮する．van der Biezenら[77]は，手の掌面で基部を接する2つの四角形の小皮弁を起こし，指分離部を覆う方法を発表している．第1回目の手術で指の先端を分離して，手掌から起こした皮弁で皮膚欠損部を覆う．2週後に皮弁を切離して，掌背側の2枚の三角皮弁で指間を形成し，遊離全層移植で皮膚欠損部を覆う．いずれも良好な結果を報告している．これらの罹患指以外の部位からの皮膚移植に対して，指尖部の皮弁が応用されている．

Jose[68]はV型皮弁を用いて爪郭を形成している．Lundkvistら[78]は，指尖部とその近位に横方向に2枚の皮弁を作製して遠位を狭く，近位を広くして爪郭を形成している．一方，Buck-Gramckoは指尖部に，それぞれ橈側と尺側を基部にする2つの横方向のほぼ同じ幅の小皮弁を作り爪の側面を形成する術式を報告している（図21b）．この方法が広く用いられており，良好な成績も報告されている[79,80]．Bulic[81]は指尖部再建の長期経過観察の整容的評価を行っている．彼は，完全合指症に対して，背側長方形皮弁，ジグザグ皮切，鼠径部からの遊離全層植皮で指間を分離した．爪郭の創閉鎖には，Buck-Gramckoの方法か，遊離全層植皮を用いて両者の結果を比較した．皮膚性合指症に遊離全層植皮を行った結果が，骨性完全合指症にBuck-Gramcko法を用いた場合より明らかに整容的に良好であった．また，骨性合指症で2つの方法を比較するとBuck-Gramcko法が遊離全層植皮より良好な成績が得られた．これらの結果からは，骨性合指症以外に対しては指尖部を形成する皮弁は必要ないと思われる．

著者らもBuck-Gramcko法による指尖部形成を行ったが，遊離植皮と比べて術後の成績に大きな差がない印象を持っている．皮弁作製の皮切や皮弁の回転の量などを考えると，支配神経の問題など分析できていない問題もある．しかし，骨性合指症の分離では，術中に植皮の母床に凹凸が生じて遊離植皮の生着を不安に思うことがある．遊離植皮が生着しなかった経験はほとんどないが，これらの不安を取り除くために，骨性合指症では試みてもよい方法と考えている．

g）著者の治療法
●皮膚性合指症の手術

①皮弁により指間基部の傾斜を形成する．その場合，通常は背側の長方形皮弁を用いる（図22）．皮弁の基部は拳を作った場合の中手骨頭から始まり，遠位は基節骨の遠位2/3に及ぶ長さにする．分離する指間に皮膚の余裕がない場合，あるいは何らかの理由で長方形皮弁を起こすことができない場合には，背側と掌側の2枚の三角皮弁を用いる．

②指の分離では，植皮片が背側から見えないようにするために背側は直線の皮切を用いる（図23）．掌側はジグザグ皮切により指を分離する．掌側のジグザグ皮切の頂点は指の中央までか，中央を少し越えるようにする．掌側では指間の深さに相当する縦皮切の近位端の両側にそれぞれ4～5 mm程度の横皮切を加えて全長8 mm程度の短い横切開になるようにする．縦皮切と接する部位から横切開の端は両側ともやや近位に向ける．

③皮膚欠損部を遊離全層植皮で被覆する．植皮の採皮部は，足の外果下部にする（図24）．指を分離した後，皮膚欠損部の型紙をとり，可能な限り紡錘状に近い形にする．型紙の外縁にそって浅い皮切を加え，その大きさの皮膚を採取する（図25）．2歳くらいの年齢では一側の完全合指症の分離の場合に片方の指の側面の皮膚欠損を被覆するために必要な遊離植皮の量は，片足の外果から採取できる植皮片の最大の量とほぼ同じである．したがって，一側の完全合指症の分離には両足の外果からの植皮が必要になる．両手の完全合指症で広い植皮を必要とする場合は，手術を2回に分ける．第2回目の手術の時期は，足の外果の初回手術の創に移動性が出てきて再

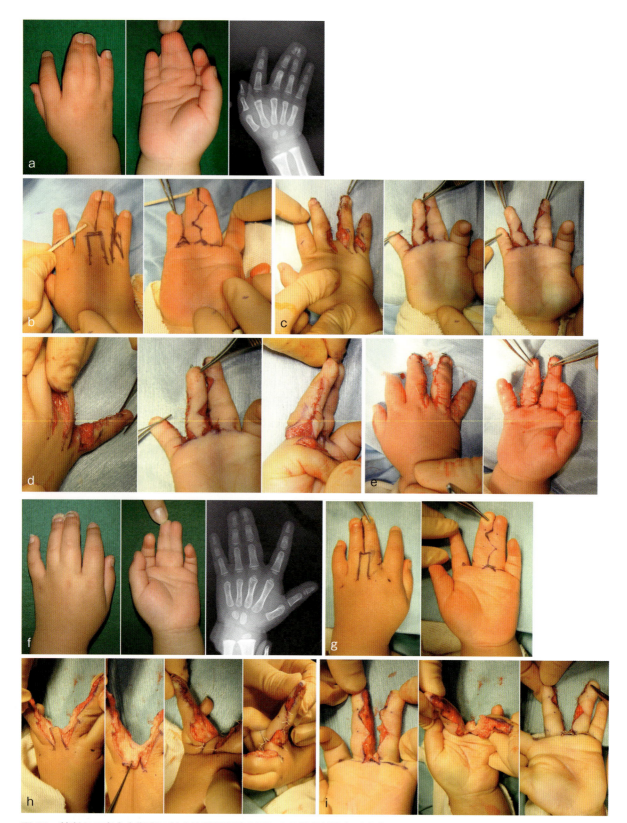

図22　著者らの完全合指症に対する背側直線皮切による指分離術（両側例）
a～e：中環指骨性合指症，環小指皮膚性合指症（右手）．
a：分離術前．b：皮切デザイン．c：術中の分離．d：皮膚の閉鎖と皮膚欠損部．e：遊離植皮終了時．
f～i：中環指皮膚性合指症（左手）．
f：分離術前．g：皮切デザイン．h：術中の分離（背側）．i：皮膚の閉鎖と皮膚欠損部（掌側）．

（つづく）

A. 合指症（皮膚性，骨性） 255

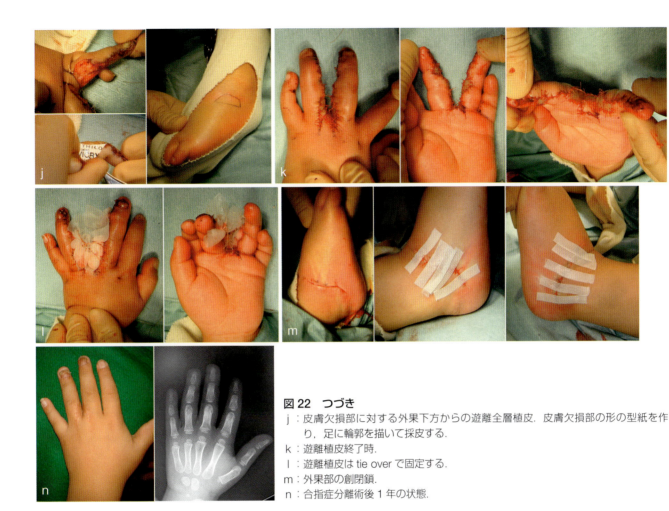

図22 つづき
j：皮膚欠損部に対する外果下方からの遊離全層植皮．皮膚欠損部の形の型紙を作り，足に輪郭を描いて採皮する．
k：遊離植皮終了時．
l：遊離植皮は tie over で固定する．
m：外果部の創閉鎖．
n：合指症分離術後1年の状態．

度の採皮が可能になった時期とする．通常は8か月～1年以上あけて手術を行う．大きな植皮を行う場合でも，色素沈着の合併症を避けるため鼠径部からの植皮は可能な限り行わない．複数指間の完全合指症や Apert 症候群の合指症などで複数回の手術が必要な場合で大きな植皮を必要とする場合には，鼠径部や腹壁から皮膚を採取する．その場合には薄めの全層植皮を用いる．足の土踏まずからの採皮もあるが，著者らの経験では外果からの植皮と比べて結果は変わらない．足からの植皮では，術後の植皮片の色素沈着が少ない．著者は，植皮を行う場合，植皮片が小さくても tie over 法で固定している（図22）．移植皮膚の術後の生着率はほぼ100％である．

手術では皮切のデザインに沿って切開を加える．まず皮弁を起こすが，皮切を加えて伸筋腱膜の直上まで皮下組織を切離する．伸筋腱膜上で皮弁を剥がすが，指間では皮弁の遠位より近位に向けて鈍的に剥離して，指動脈の分岐部を展開する．指分離に際しては，指動脈と指神経の分岐部を確認し血管神経束を損傷しないようにする．小さな出血点をしっかり凝固止血する．皮弁の先端を掌側に回して，掌側の横切開と縫合する．横切開の遠位は橈側と尺側に二分されるが，この二分された皮膚の角を背側近位に引き，皮弁が届くところで長方形皮弁の

側面に縫合する．掌背側の創縁で寄せ合わせることができる部分は縫合し閉鎖する．長方形皮弁を挙上した際にできた背側の皮膚の角を切除する．駆血帯を外して止血を行う．次に皮膚欠損部を遊離全層植皮で被覆する．植皮に際しては，皮膚欠損部の形を縫合糸の袋紙などを用いて型紙を作る．生理食塩水に浸して絞った平らな綿を皮膚欠損部の型紙にあわせて切り取る．植皮片の周囲を5-0 バイクリルラピッド® で縫合する．全周を縫合した後，5-0 あるいは4-0絹糸で，4か所あるいは8か所位に糸を通す．この糸は縛らずに置いておく．その後，シリコンガーゼにバラマイシン® 軟膏やゲンタシン® 軟膏を塗り，型取りした生理食塩水で湿った綿を包み植皮片上に当てる．先に準備していた絹糸を対角線状に縛る．この糸は母床の皮膚と植皮片の間を縛ってはいないが，植皮片の上で綿を縛っている．縛った糸の出ている周囲の皮膚の色を観察し，血行が障害されていないか確認する．白ければその皮膚を引いている糸を切って緊張をゆるめる．指の循環障害がないことを確認して，包帯固定を行う．安静と自動運動を抑制するために罹患肢をギプス固定する．麻酔下でギプスを切割し，絆創膏と包帯で切割部がずれないように固定する．以前は1週後に創の観察を行っていたが，現在では3週後にギプスを除去し包帯

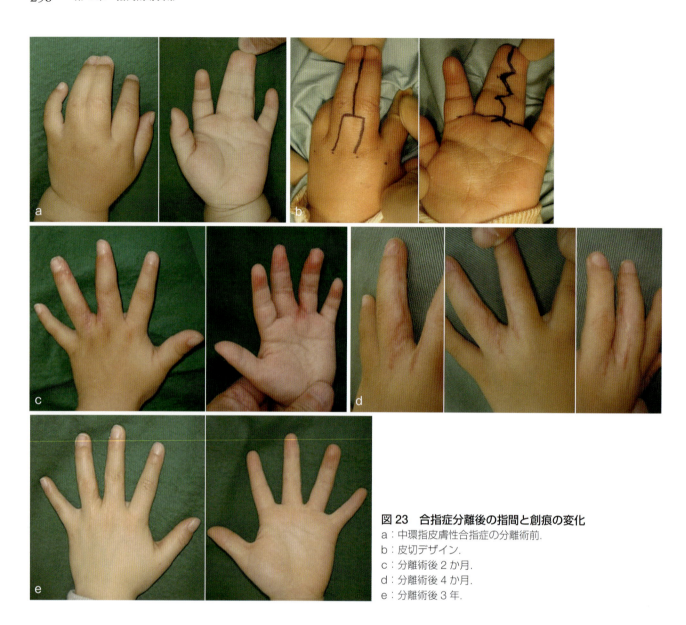

図23 合指症分離後の指間と創痕の変化
a：中環指皮膚性合指症の分離術前．
b：皮切デザイン．
c：分離術後2か月．
d：分離術後4か月．
e：分離術後3年．

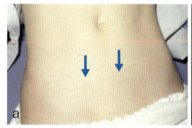 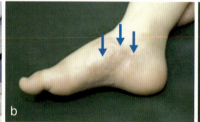 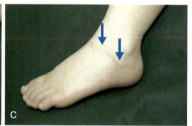

図24 遊離全層植皮のための採皮部
a：下腹部，b：土踏まず，c：外果下部．

を外す．縫合糸は自然に脱落し，tie over に用いた糸は縛っていないので，短くして引くと容易に抜ける．ギプスを切る音もなく，縫合糸を引っ張ることがないので，患児は怖がることも痛がることもない．その後の包帯固定は創のためには必要ないが，念のため数日間固定しておく．術後の経過観察中に創痕は目立たなくなっていく（図23，25）．しかし，消えることはない．

● 骨性合指症の分離術

末節型骨性合指症の分離の際には，皮膚性完全合指症と同じ皮切を用いる（図26）．ほとんどの例で爪が癒合しているので，円刃刀を用いて爪を中央で縦切し，そのまま骨まで達する．末節骨の癒合部は円刃で切って分離する．分離された末節骨の側面は露出するが，局所の軟部組織で加及的に骨の露出部を覆う．Buck-Gramcko の方法に従い2枚の指尖部の局所皮弁で爪縁を覆う方法もあるが，著者は通常は皮弁を用いない．手術手技は末節骨の先端のみの癒合の場合は皮膚性合指症と変わらない．この型の合指症では，分離手術後に DIP 関節で末

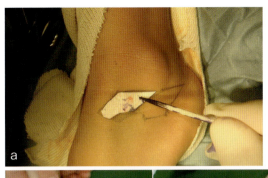
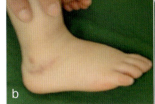
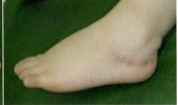
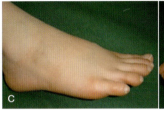
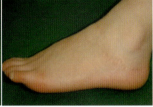

図25　外果部からの遊離植皮片の採取後の創痕の変化
a：皮膚欠損部の型紙に合わせた外果部からの遊離植皮片の採取．b：術後6か月．c：術後4年．

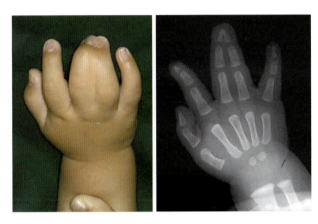

図26　末節型骨性合指症の分離術前

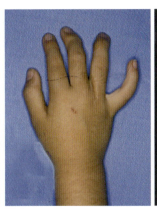
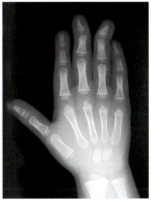

図27　末節型骨性合指症の分離後に生じるDIP関節での偏位

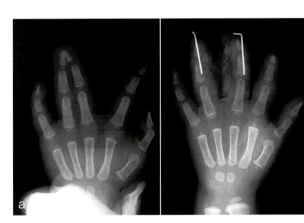
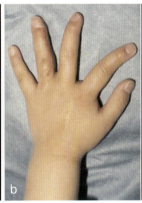
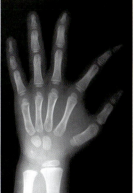

図28　末節型骨性合指症の術後のDIP関節の偏位の予防
a：周囲の軟部組織で側副靱帯を修復して，DIP関節をKirschner鋼線で4～6週間固定．b：術後．

節骨が互いに離れる方向に偏位する変形をきたす可能性がある（図27）．その予防には，癒合部側のDIP関節の側副靱帯を縫縮したり，伸筋腱で側副靱帯を補強したりする．前述のように骨露出部は可及的に軟部組織で覆い，その後に遊離全層植皮で覆う．DIP関節をKirschner鋼線で4～6週間程度固定する（図28）．

Goldfarbら[82]は骨性合指症の術後成績の調査で，術後の回旋や偏位（13～24°），指間の遠位移動（web creep）が高率に起こる可能性があり，1/3の患者で再手術が必要になると報告している．同時に指尖部の形成にBuck-Gramcko法を用いているが，60%で爪側面の変形が認められたとしている．著者は，前述の手術法で，骨

性合指症の成績が皮膚性合指症より劣るとの印象を持っていない．

● 近位に骨性癒合が及ぶ例の分離手術

分離後に露出した関節，あるいは骨を背側あるいは掌側の皮膚で覆う．その場合，皮弁で覆う必要があるIP関節を念頭において，合指症分離のジグザグ皮切のデザインを決める．このように皮切をデザインすることにより，遊離植皮で覆う母床はほとんどが正常な皮下組織になり，移植皮膚の生着の点でも有利である．分離した関節はKirschner鋼線で4週間程度固定する．もし不安定性が出れば，靱帯再建や関節固定術による安定化が必要であるが，多くの場合，不要である．

2) 裂手症に合併する合指症

中指欠損の裂手症では，環指-小指間と母指-示指間（第1指間）に合指症が合併する可能性がある．環指-小指間の合指症に対しては，通常の皮膚性合指症の分離法に準じて背側長方形皮弁により分離する．第1指間の合指症では，合指症が完全合指症の場合は背側と掌側の大きめの三角皮弁で分離して，指の側面にできた皮膚欠損部を遊離全層植皮で被覆する．第1指間の合指症が不完全合指の場合は，中央指列欠損部の深い指間陥凹を閉鎖する際に生じる過剰な皮膚を回転皮弁として用いる．掌側からの回転皮弁を用いる方法はSnow-Littler法と呼ばれる．背側からの回転皮弁を用いる方法もある．外見上，手術瘢痕が目立たない点で，掌側回転皮弁が有利である．著者はいずれの方法を用いる場合でも橈側を基部とする小三角皮弁を過剰な指間陥凹(cleft)の頂点に相当する部位に作製して，橈側からの三角皮弁が入る尺側に切開を加えて，過剰な指間陥凹を閉じる指間形成を行っている．指欠損部の指間陥凹が狭く深い場合には，この部位からの背側，あるいは，掌側の回転皮弁を用いて良好な第1指間を形成することは困難である．深い指間陥凹から掌側と背側の2枚の回転皮弁を用いて両者を第1指間に移動縫合して，残りの皮膚欠損部を遊離植皮で被覆する方法がある．また，通常の裂手症の閉鎖術に準じて初回手術で深い指間陥凹を閉じて，二期手術として，示指の橈背側からの回転皮弁を組み合わせて第1指間を広げる方法もある．環指-小指間の合指症では，第4-5中手骨癒合症を合併していることがある．その場合の治療は，第4-5中手骨癒合症に対しては，癒合の高位と程度により治療法を選択する．また，遠位の皮膚性合指症を同時に，あるいは二次的に分離することになる．

3) 合短指症

合短指症は片側罹患で指が短く皮膚性合指症を伴う．皮膚性合指症はほとんどが不完全合指症である．合短指症では，複数指間の指間形成がしばしば必要であり，2回に分けて分離手術を行う．第1指間の合指症の程度が軽く，母指を用いてのつまみ動作が可能であれば，最初の手術で，示指-中指間，それに環指-小指間を分離する．2回目の手術で母指-示指間と中指-環指間を分けると，2回目の手術時に中指-環指間の指間の深さを決定することが容易である．このような場合の母指-示指間は通常はZ形成術で指間を広げる．合指の程度が強ければBrand法を用いる．他の指間の分離には背側長方形皮弁を用いる．指が短いため通常よりやや深めに他の指間陥凹を設定する．合短指症では指動脈の分岐が正常より遠位にあることがあり，分離手術の際に一側の固有指動脈を結紮することが必要になる場合がある．この場合には，次回手術の際に残す指動脈が限定されるので注意を要する．DIP関節の不安定性のためつまみ動作に不自由があれば，成長線を温存した関節固定術で安定性を得ることができる．基節骨や中節骨の低形成が強く，分離手術により指が不安定になる可能性があるときには，足趾からの遊離趾節骨移植などにより分離する指の近位部の骨性支持を獲得してから分離手術を行うなどの工夫が必要である．

4) 先端合指症

先端合指症は絞扼輪症候群の部分症である．先端合指症では指尖部が癒合し，癒合部の近位に瘻孔様の有窓部が認められる．立体的に指が癒合したり，癒合部の遠位に変形があるのが特徴である．瘻孔様の有窓部は通常より遠位に存在するので，指尖部の癒合を分離すると浅い指間陥凹が残ることになる．後に浅い指間陥凹を分離する手術が必要になる．

指尖の癒合部の分離は1歳以前に行う．その際に瘻孔状の有窓部を開放する．有窓部を開放してできた指間陥凹は先に述べたように通常より浅い．指間陥凹が浅い場合には2歳頃に合指症の手術に準じて背側の長方形皮弁を用いて指間分離術を行う．背側長方形皮弁が作製できないときには掌側と背側の2枚の三角皮弁を用いる．初回手術で瘻孔状の有窓部を開放できなかった場合には2回目の手術で開放するか，切除する．瘻孔状の有窓部の開放により植皮の面積が少なくなるので，可能であれば瘻孔部は切除せずに開放する．下腿などの絞扼輪の合併がある場合，指間分離と絞扼輪の形成を同時に行うと絞扼輪を切除することにより生じた過剰な皮膚を遊離植皮に用いることができる．指間形成が複数回必要な場合は，絞扼輪の形成を分けて行うが，著者は2回までで，3回に分けて絞扼輪の形成を行ったことはない．先端合指症では類上皮嚢疱(epidermoid cyst)を合併している場合があるので，指癒合部の皮膚の色調の変化などに注意して，見つかった場合には術中にこれを切除する．

A. 合指症（皮膚性，骨性） 259

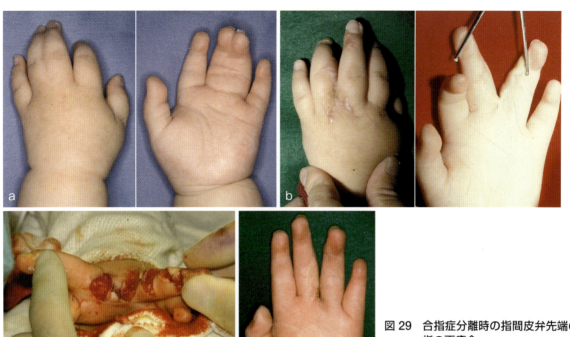

図29 合指症分離時の指間皮弁先端の壊死による指の再癒合
a：合指症分離術前の背側(左)と掌側(右)の外見．
b：指間皮弁先端の壊死による指の再癒合．
c：掌背側の長方形皮弁で再度分離した．
d：再手術後の状態．

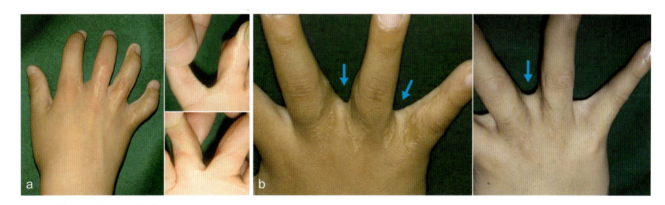

図30 指間の遠位への移動
a：合指症分離術後の指間の遠位への移動(web creep)．b：長方形皮弁を用いた場合に通常形成される指間陥凹．

術後合併症

1）指間の遠位への移動

初期の合併症としては，皮弁先端の壊死や植皮の生着不全がある．指間皮弁先端の壊死が生じると合併症としての指の再癒合は避けられない（図29）．植皮の生着不全は，小さな場合は経過をみるうちに治癒する場合がほとんどであるが，術後の指拘縮や偏位の原因になる．多くの場合，再手術が必要になる．Mossら[83]によると合指症分離術後の指間の遠位への移動（web creep）は報告者によるが，5～59％に発生しており，多くの術式で避けることができない合併症であると述べている（図30a）．彼らは背側皮弁の先端を掌側に縫合した後に，長方形皮弁先端の両側面を掌側からの小三角皮弁で覆うように術式を改良して，指間の遠位への移動を減少させようとしたが，完全になくなったわけではない．長方形皮弁の両側を掌側の皮膚で覆う術式（著者らの方法）は以前から行われている方法である．本法により形成される指間では，指分離により発生した線状瘢痕によって指間の遠位への移動が起こる以外には，合併症は発生しない（図30b）．

2）遊離植皮部の色素沈着と発毛

遊離植皮部の色素沈着は5％，発毛は11％との報告がある（図31）．分層植皮を用いるとこれらの合併症は減少するが，指間の遠位移動や屈曲拘縮が増加するとの報告もある[84]．一方，分層植皮と全層植皮を比較したDeunkら[85]の報告では，全層植皮に比し分層植皮では

260　第4章　指列誘導異常

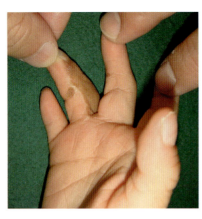

図31　合指症分離術で行った植皮部の色素沈着

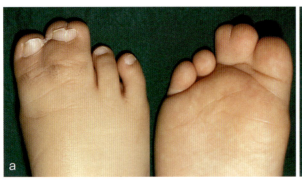
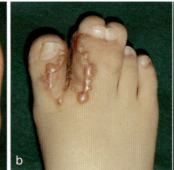
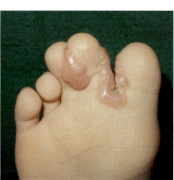

図32　合趾症分離後に生じたケロイド形成
a：趾の肥大を伴った合趾症の術前足背と足底．b：術後足背と足底．第1，第2合趾症分離後に生じたケロイド．

指の可動性がやや制限される．しかし，全層植皮を用いた場合には，指間の遠位移動（上昇）による再手術の割合が高く，色素沈着や発毛も多くの例で認められている．Deunkらの結論は，合指症の治療には両法の植皮を用いることができるという内容である．分層植皮では術後の皮膚の不安定性が残ることも報告されている．これらの論文の結論を基に，全層植皮から分層植皮に変更するのは躊躇される．これらの合併症の予防には採皮部を変更することが唯一の解決法である．内果の下方，外果の下前方，足の土踏まずからの植皮が両法の合併症を減少させる可能性がある[86]．大きな植皮片が必要なため，鼠径部から採皮せざるをえない場合には，外側寄りから採皮して将来の発毛を防ぐようにする．

3）ケロイド形成

合指症分離後のケロイド形成は稀なものである．Wood[87]が1992年に報告して以来，足の合趾症も含めて数例の報告がある（図32）．合指症手術後の創痕の圧迫，ステロイドの局所への使用やケロイドの切除は無効であり，ケロイドに対する有効な治療法がなかった．Muzaffarら[88]は，片側肥大や巨指症などで指の肥大を伴っている例でケロイドの発生が多いことを指摘している．彼らは10例中2例のケロイド切除後に短期で低用量のメトトレキサートを使用して，正常に近い治癒を得ている．Tolertonら[89]の追試でもメトトレキサートの服用でケロイド形成の抑制効果が認められている．しかし，低用量とはいえ薬剤の安全性が確実に証明されたわけではないことから，使用には慎重でなければならない．著者は術後の肥厚性瘢痕に対して，トラニラストを使用して良好な結果を得ている．トラニラストの線維芽細胞の増殖およびコラーゲン合成の抑制効果から考えても，ケロイド形成に対する治療としては本薬剤が第一選択と考えている．トラニラストは商品名がリザベン®で，抗アレルギー薬として気管支喘息，アレルギー性鼻炎や同皮膚炎に用いられている．炎症細胞からの化学伝達物質の放出を抑制することによりかゆみなどの自覚症状を抑え，病変自体を沈静化すると考えられている[90, 91]．

■ 術後成績に影響する因子

Percivalら[84]の報告では，合指症の手術成績に影響を及ぼす因子は，術前の合指症の複雑さと合指症罹患の手の合併異常であった．手術時年齢は影響を及ぼしていないが，長さの異なる指の癒合は早期に分離して二次変形を予防すべきである．手術の内容では，全層植皮を行った場合より，分層植皮を行った場合に指間の遠位移動と指の屈曲拘縮の発生が多かった．しかし，背側長方形皮弁，背側三角皮弁，掌背側三角皮弁の術式による差はなかったと述べている[84]．

Brown[92]の分析では全層植皮に比べて分層植皮で拘

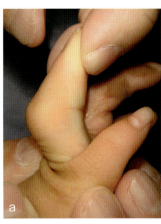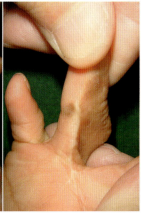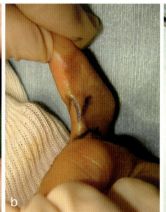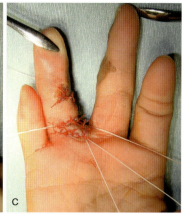

図33　合指症分離術後の晩期合併症
a：皮膚性拘縮による指屈曲拘縮と環指橈側の線状瘢痕．
b：遠位はZ形成術，近位は横切開と遊離植皮により治療した．
c：術中の状態．拘縮は矯正されている．

縮の発生率が高く（12%：40%），皮弁の違いは，結果に影響を及ぼしていなかった．しかし，手術を早期に行った場合に拘縮発現の割合が増加していた．とりわけ2歳以前に手術を行った例では83%に拘縮の発生をみた．2～4歳では57%であり，4～6歳，それに6歳以上では約25%であった．著者は，先天異常手に植皮を行う術式では，ある程度の年齢まで手術を待ったほうがよいと考えており，2歳になってから分離手術をしている．合指症の術後の成績については，前述の分析された因子以上に愛護的な手術手技が結果に及ぼしている可能性も否定できない．

各種合指症の術後合併症と注意点

1) 単純合指症の合併症

早期合併症としては，皮弁先端の壊死，遊離植皮片の生着不全がある．これらが起こると，合指症分離指間に合指症の再発やみずかき形成が生じる（図33）．これらは予防可能な合併症であり，適切な皮弁のデザインと皮弁や植皮片の愛護的な扱いが必要である．Tie overによる植皮片の固定も生着率を上げるのに有効である．晩期の合併症としては，指の屈曲拘縮，皮膚性拘縮，指間のみずかき形成，植皮片の色素沈着，爪変形などがある．指の屈曲拘縮と指間のみずかき形成は皮膚性拘縮に起因することが多い（図33）．掌側のジグザグ皮切は指の掌側正中を越えるまで深く切るべきである．植皮片は従来は鼠径部や鼠径部外側から採取されていたが，色素沈着は外果下方，内果下方や内側土踏まずから採皮すると減少する．爪変形の予防のために爪縁を形成する方法が報告されている．先に述べたように，Buck-Gramcko[79]は小さな回転皮弁で爪縁を形成する方法を報告している．Sommerkampら[76]は骨性合指症の指尖部の分離に足の非荷重部から採取した皮膚と皮下組織の複合組織移植を用いている．van der Biezenら[77]は手掌にdouble opposing flapsを作製して爪縁を形成する方法を報告している．これらの方法を用いても生下時からの爪変形を防ぐのは難しい．著者は合指症分離後の爪の側面に遊離植皮を行ってきたが，合指症分離後の爪変形による訴えはほとんどない．

手足のケロイド形成は稀だが，合指趾症や多合指趾症の分離後に生じることがある．とりわけ合指症に指の肥大を伴う時にケロイドが形成されやすいと報告されている．巨指症，片側肥大やProteus症候群に合併する合指症の分離の際には注意する必要がある．

2) 骨性合指症の術後合併症

骨性合指症の分離手術は2歳前後で行う．皮膚性合指症と異なる点は，骨性合指症の末節型では，末節骨の先端のみが癒合し，両指の爪は癒合して1つになっており幅が広いことである．癒合した爪には元の爪の弯曲が残っていて爪が癒合した跡があるものと，癒合した境界がわからない1枚の広い爪とがある．手術は前述の通り単純な皮膚性合指症と同様の手技で行う．

末節骨の先端が癒合した骨性合指症の癒合部を分離すると末節骨の末梢が遠位で離れて末広がりの変形が起こる．すなわち中環指合指症では，中指のDIP関節が橈側に，環指のDIP関節が尺側に偏位する．同じ変形が中指と環指が完全合指症を呈する末節型の多合指症でも起こる．予防法としては，癒合部の分離後に偏位が徒手的に矯正できればDIP関節を伸展位でC鋼線を用いて6週間程度伸展位で固定する．術中に偏位が徒手矯正できない場合は中節骨の頚部で矯正骨切りを行う．いずれの場合も伸筋腱の一部を用いて凸側の側副靱帯を補強する．

3) 裂手症に伴う合指症の術後合併症

裂手症に伴う第1指間の合指症に対しては，軽度の例

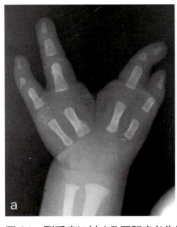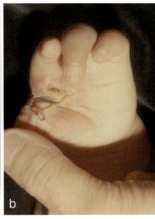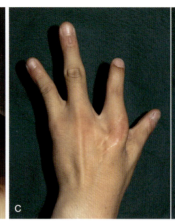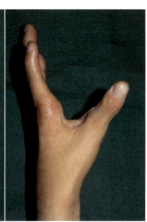

図34　裂手症に対する回転皮弁先端の壊死
a：第1指間狭小化を伴った裂手症の術前X線像．
b：深い指間陥凹からの皮弁を背側から廻して第1指間に移動した皮弁先端の壊死．
c：背側からの回転皮弁で第1指間の形成術を再度行った術後の状態．

には過剰な指間陥凹の掌側からの回転皮弁（Snow-Littler法）を移動して第1指間を深く広げる．掌背側から2枚の回転皮弁で形成することも可能である．皮弁先端が壊死すると合指症が再発する（図34）．

4）合短指症の術後合併症

短指型の合短指症では，総指動脈から固有指動脈への分岐が遠位に位置していることがあり，分離の際に片方を結紮する必要が生じる．DIP関節の不安定性や指基部の骨性支持の不足が指間分離の後に遺残する．DIP関節の不安定性は多方向性であり骨の低形成も加わっているため靱帯再建で安定性を得ることは困難であり，成長線を温存した関節固定術やchondrodesisが適応になる．成長線を温存した指関節固定術は5歳くらいから安全に行える．

5）先端合指症の術後合併症

先端合指症に類上皮嚢腫が合併したり，分離後に瘻孔様の有窓部が皮下に迷入し発生したりする．合指症分離の際に有窓部を開放することが大切である．先端合指症では，指の先端の分離は生後6～8か月と早期に行う．母指が合指症に含まれている場合も早期の指分離を行ったほうがよい．先端合指症の指尖を分離した後に指間が浅いことがしばしばある．これは術前からあったものだが術後に明らかになった変形であり，通常の合指症に準じて指間分離術を行う．

■文献

1) Blackfield HM, Hause DP: Syndactylism. Plast Reconstr Surg 16：37-46, 1946
2) Kettelkamp DB, Flatt AE: An evaluation of syndactylia repair. Surg Gynecol Obstet 113：471-478, 1961
3) Barsky AJ: Congenital Anomalies of the Hand and their Surgical Treatment. Springfield, Illinois, Charles C. Thomas, 1958
4) Velasco JG, Broadbent TR, Woolf RM: Syndactylism. Br J Plast Surg 20：364-367, 1967
5) MacCollum DW: Webbed fingers. Surg Gynecol Obstet 71：782-789, 1940
6) Nylen B: Repair of congenital finger syndactyly. Acta Chir Scand 113：310-318, 1957
7) Blackfield HM, Hause DP: Syndactylism. Plast Reconstr Surg 16：37-46, 1955
8) Davis JS, German WJ: Syndactylism (Coherence of the fingers or toes). Arch Surg 21：32-75, 1930
9) Wynne-Davies R: Genetics and malformations of the hand. Hand 3：184-192, 1971
10) 江川常一，泉類博明，堀木篤，他：合指症例の検討．整形外科 26：1433-1435, 1975
11) Emmett AJ: Syndactylism of the hand: a review of sixty cases. Br J Plast Surg 16：357-375, 1963
12) 荻野利彦，大塩至，三浪明男，他：当科における上肢先天奇形の分析―Swanson改良分類法の試み．日手会誌 2：909-916, 1986
13) 日本手の外科学会先天異常委員会：手の先天異常マニュアル．日手会誌 13：455-467, 1996
14) Ogino T: Teratogenic relationship between central polydactyly, syndactyly and cleft hand. J Hand Surg Br 15：201-209, 1990
15) Al-Qattan MM: Expression of familial middle-ring-little finger syndactyly as either simple syndactyly or synpolydactyly. J Hand Surg Br 31：118-120, 2006
16) Blauth W, Gekeler J: Zur Morphologie und Klassifikation der Symbrachydaktylie. Handchirurgie 3：123-128, 1971
17) 荻野利彦，石井清一，三浪三千男，他：SymbrachydactylyのX線学的分析―指列の形成障害と重症度との関連について．日整会誌 52：1753-1760, 1978
18) 木野義武：先天性絞扼輪症候群の成因と治療．整形外科MOOK No.35：291-311, 1984
19) Moore MH: Nonadjacent syndactyly in the congenital constriction band syndrome. J Hand Surg Am 17：21-23, 1992
20) Ogino T, Saitou Y: Congenital constriction band syndrome and transverse deficiency. J Hand Surg Br 12：343-348, 1987
21) Patterson TJ: Congenital ring-constrictions. Br J Plast Surg 14：1-31, 1961
22) Jones C, Baldrighi C, Mills J, et al: Oculodentodigital dysplasia: Ulnar-sided syndactyly and its associated disorders. J Hand Surg Am 36：1816-1821, 2011

23) Upton J: Apert syndrome. Classification and pathologic anatomy of limb anomalies. Clin Plast Surg 18：321-355, 1991
24) Al-Qattan MM, Al-Husain MA: Classification of hand anomalies in Apert's syndrome. J Hand Surg Br 21：266-268, 1996
25) Anderson PJ, Hall R, Smith PJ: Finger duplication in Apert's syndrome. J Hand Surg Br 21：649-651, 1996
26) Anderson PJ, Smith PJ, Jones BM: Letters to the Editor: New classification for the hand anomalies in Apert's syndrome. J Hand Surg Br 22：140-141, 1997
27) Roje Z, Roje Z, Ninković M, et al: Reconstruction of the hand in Apert syndrome: two case reports and a literature review of updated strategies for diagnosis and management. Acta Chir Plast 54：13-18, 2012
28) Oishi SN, Ezaki M: Reconstruction of the thumb in Apert syndrome. Tech Hand Up Extrem Surg 14：100-103, 2010
29) Chang J, Danton TK, Ladd AL, et al: Reconstruction of the hand in Apert syndrome: a simplified approach. Plast Reconstr Surg 109：465-470; discussion 471, 2002
30) Zucker RM, Cleland HJ, Haswell T: Syndactyly correction of the hand in Apert syndrome. Clin Plast Surg 18：357-364, 1991
31) 渡邉忠良, 荻野利彦, 佐竹寛史, 他：Apert 症候群の母指短縮橈側偏位変形に対する手術治療の経験. 日手会誌 28：141, 2011
32) 堀井恵美子, 洪淑貴, 広石将行, 他：先天異常手における母指機能再建―骨延長術の適応と問題. 日手会誌 27：495-497, 2011
33) 宮脇剛司, 荘司弘, 酒井新介, 他：Apert 症候群の上肢異常の検討. 日手会誌 23：723-727, 2006
34) Hoover GH, Flatt AE, Weiss MW: The hand and Apert's syndrome. J Bone Joint Surg Am 52：878-895, 1970
35) Kilgore ES, Graham WP: The Hand: Surgical and Non-surgical Management. Lea & Febiger, Philadelphia, 1977
36) Schneider W, Vaubel WE: Das Apert-syndrome, ein plastisch-rekonstruktives Problem der Handchirurgie? Handchir Mikrochir Plast Chir 17：129-133, 1985
37) Nager FR, de Reynier JP: Das Gehoerorgan bei den angeborenen Kopfmissbildungen. Pract Otorhinolaryng 10：1-128, 1948
38) Maroteaux P, Fonfria MC: Apparent Apert syndrome with polydactyly: rare pleiotropic manifestation or new syndrome? Am J Med Genet 28：153-158, 1987
39) Howard TD, Paznekas WA, Green ED, et al: Mutations in TWIST, a basic helix-loop-helix transcription factor, in Saethre-Chotzen syndrome. Nat Genet 15：36-41, 1997
40) Paznekas WA, Cunningham ML, Howard TD, et al: Genetic heterogeneity of Saethre-Chotzen syndrome, due to TWIST and FGFR mutations. Am J Hum Genet 62：1370-1380, 1998
41) Bartsocas CS, Weber AL, Crawford JD: Acrocephalosyndactyly type 3: Chotzen's syndrome. J Pediatr 77：267-272, 1970
42) Kurczynski TW, Casperson SM: Auralcephalosyndactyly: a new hereditary craniosynostosis syndrome. J Med Genet 25：491-493, 1988
43) Waardenburg PJ: Eine merkwürdige Kombination von angeborenen Missbildungen: Doppelseitiger Hydrophthalmus verbunden mit Akrocephalosyndaktylie, Herzfehler, Pseudohermaphroditismus und anderen Abweichungen. Klin Mbl Augenheilkd 92：29, 1934
44) Oldridge M, Lunt PW, Zackai EH, et al: Genotype-phenotype correlation for nucleotide substitutions in the IgII-IgIII linker of FGFR2. Hum Mol Genet 6：137-143, 1997
45) Muenke M, Schell U, Hehr A, et al: A common mutation in the fibroblast growth factor receptor 1 gene in Pfeiffer syndrome. Nat Genet 8：269-274, 1994
46) Pfeiffer RA: Dominant erbliche Akrocephalosyndaktylie. Z Kinderheilk 90：301-320, 1964
47) 新橋武, 小立健, 二宮邦稔：Pfeiffer 症候群の1例. 日形会誌 13：42-49, 1993
48) Martsolf JT: Pfeiffer syndrome. An unusual type of acrocephalosyndactyly with broad thumbs and great toes. Am J Dis Child 121：257-262, 1971
49) Summitt RL: Recessive acrocephalosyndactyly with normal intelligence. Birth Defects Orig. Art Ser 5：35-38, 1969
50) Cohen DM, Green JG, Miller J, et al: Acrocephalopolysyndactyly type II-Carpenter syndrome: clinical spectrum and an attempt at unification with Goodman and Summit syndromes. Am J Med Genet 28：311-324, 1987
51) Herrmann J, Pallister PD, Opitz JM: Craniosynostosis and craniosynostosis syndromes. Rocky Mt Med J 66：45-56, 1969
52) Noack M: Ein Beitrag zum krankheitsbild der Akrozephalosyndaktylie（Apert). Arch Kinderheilk 160：168-171, 1959
53) Temtamy S, McKusick VA: Synopsis of hand malformations with particular emphasis on genetic factors. Birth Defects 5：125-184, 1969
54) Temtamy SA: Carpenter's syndrome: acrocephalopolysyndactyly. An autosomal recessive syndrome. J Pediatr 69：111-120, 1966
55) Carpenter G: Case of acrocephaly, with other congenital malformations. Proc R Soc Med 2：45-53, 1909
56) Sakati N, Nyhan WL, Tisdale WK: A new syndrome with acrocephalopolysyndactyly, cardiac disease, and distinctive defects of the ear, skin, and lower limbs. J Pediatr 79：104-109, 1971
57) Goodman RM, Sternberg M, Shem-Tov Y, et al: Acrocephalopolysyndactyly type IV: a new genetic syndrome in 3 sibs. Clin Genet 15：209-214, 1979
58) Larrègue M, Duterque M: Letter: Striated osteopathy in focal dermal hypoplasia. Arch Dermatol 111：1365, 1975
59) Happle R, Lenz W: Striation of bones in focal dermal hypoplasia: manifestation of functional mosaicism? Br J Dermatol 96：133-135, 1977
60) Ferrante MI, Giorgio G, Feather SA, et al: Identification of the gene for oral-facial-digital type I syndrome. Am J Hum Genet 68：569-576, 2001
61) Annerén G, Arvidson B, Gustavson KH, et al: Oro-facio-digital syndromes I and II: radiological methods for diagnosis and the clinical variations. Clin Genet 26：178-186, 1984
62) Mohr OL: A hereditary lethal syndrome in man. Avh Norske Videnskad Oslo 14：1-18, 1941
63) Emmett AJ: Syndactylism of the hand: A review of sixty cases. Br J Plast Surg 16：357-375, 1963
64) Cronin TD: Syndactylism: results of zig-zag incision to prevent postoperative contracture. Plast Reconstr Surg 18：460-468, 1956
65) MacCollum DW: Webbed fingers. Surg, Gynecol Obstet 71：782-789, 1940
66) 田島達也：XIV 先天異常, 第6回新潟手の外科セミナーテキスト. pp.294-296, 1983
67) D'Arcangelo M, Gilbert A, Pirrello R: Correction of syndactyly using a dorsal omega flap and two lateral and volar flaps: A long-term review. J Hand Surg Br 21：320-324, 1996
68) Jose RM, Timoney N, Vidyadharan R, et al: Syndactyly correction: an aesthetic reconstruction. J Hand Surg Eur 35：446-450, 2010
69) Greuse M, Coessens BC: Congenital syndactyly: Defatting facilitates closure without skin graft. J Hand Surg Am 26：589-594, 2001
70) Withey SJ, Kangesu T, Carver N, et al: The open finger technique for the release of syndactyly. J Hand Surg Br 26：4-7, 2001
71) Ekerot L: Correction of syndactyly: advantages with a non-grafting technique and the use of absorbable skin sutures. Scand J Plast Reconstr Surg Hand Surg 33：427-431, 1999
72) Wafa AM: Hourglass dorsal metacarpal island flap: a new design for syndactylized web reconstruction. J Hand Surg Am 33：905-908, 2008

73) Brennen MD, Fogarty BJ: Island flap reconstruction of the web space in congenital incomplete syndactyly. J Hand Surg Br 29：377-380, 2004
74) Yao JM, Shong JL, Sun H: Repair of incomplete simple syndactyly by a web flap on a subcutaneous tissue pedicle. Plast Reconstr Surg 99：2079-2081, 1997
75) Tadiparthi S, Mishra A, McArthur P: A modification of the Chinese island flap technique for simple incomplete syndactyly release. J Hand Surg Eur 34：99-103, 2009
76) Sommerkamp TG, Ezaki M, Carter PR, et al: The pulp plasty: a composite graft for complete syndactyly fingertip separations. J Hand Surg Am 17：15-20, 1992
77) van der Biezen JJ, Bloem JJ: The double opposing palmar flaps in complex syndactyly. J Hand Surg Am 17：1059-1064, 1992
78) Lundkvist L, Barfred T: A double pulp flap technique for creating nail-folds in syndactyly release. J Hand Surg Br 16：32-34, 1991
79) Buck-Gramcko D: Congenital malformations. In: Nigst H, Buck-Gramcko D, Millesi H, et al (eds): Hand Surgery. Vol. 1. 12.22-12.23. Thieme, New York, 1988
80) Golash A, Watson JS: Nail fold creation in complete syndactyly using Buck-Gramcko pulp flaps. J Hand Surg Br 25：11-14, 2000
81) Bulic K: Long-term aesthetic outcome of fingertip reconstruction in complete syndactyly release. J Hand Surg Eur 38：281-287, 2013
82) Goldfarb CA, Steffen JA, Stutz CM: Complex syndactyly: Aesthetic and objective outcomes. J Hand Surg Am 37：2068-2073, 2012
83) Moss ALH, Foucher G: Syndactyly: can web creep be avoided? J Hand Surg Br 15：193-200, 1990
84) Percival NJ, Sykes PJ: Syndactyly: a review of the factors which influence surgical treatment. J Hand Surg Br 14：196-200, 1989
85) Deunk J, Nicolai JP, Hamburg SM: Long-term results of syndactyly correction: full-thickness versus split-thickness skin grafts. J Hand Surg Br 28：125-130, 2003
86) Zoltie N, Verlende P, Logan A: Full thickness grafts taken from the plantar instep for syndactyly release. J Hand Surg Br 14：201-203, 1989
87) Wood VE: Keloid formation in a simple syndactyly release: a case report. J Hand Surg Am 17：479-480, 1992
88) Muzaffar AR, Rafols F, Masson J, et al: Keloid formation after syndactyly reconstruction: associated conditions, prevalence, and preliminary report of a treatment method. J Hand Surg Am 29：201-208, 2004
89) Tolerton SK, Tonkin MA: Keloid formation after syndactyly release in patients with associated macrodactyly: management with methotrexate therapy. J Hand Surg Eur 36：490-497, 2011
90) 熊澤憲一，武田啓，内沼栄樹：形成外科治療に必要なくすりの知識，ケロイド・肥厚性瘢痕に対する薬物療法．PEPARS 70：50-55, 2012
91) 小川令：ケロイド・瘢痕を知る，ケロイド・肥厚性瘢痕の最新知見．Aesthetic Dermatology 22：65-78, 2012
92) Brown PM: Syndactyly--A review and long term results. Hand 9：16-27, 1977

B 深い指間陥凹（指欠損を伴わない裂手症）
cleft of the palm

　皮膚性合指症の隣接指でみられる正常より指間が深い状態である．裂手症では通常は中央指列欠損を合併するが，本疾患は指欠損を伴わない深い指間陥凹である．示指-中指間，中指-環指間，環指-小指間のいずれの指間にも生じる．深い指間陥凹に隣接する指は隣接指と皮膚性合指症を呈することがある．指欠損を伴う指間陥凹では指欠損の程度が強いほど指間陥凹が深くなり，隣接指の合指症の頻度が増し程度も強くなる傾向がある．

　指欠損を伴わないで深い指間陥凹が単独で発現する場合は，その程度が軽く手術治療を希望する例は少ない．手術を行う場合には裂手症の手術に準じて皮弁で指間を形成し過剰な皮膚を切除する．

C 中央列多指症
central polydactyly

■ 分類上の位置づけ

Temtamy ら[1]は，手の多指症を軸後性多指症（小指多指症）と軸前性多指症に分けて，後者を Type 1（母指多指症，thumb polydactyly），Type 2（三指節母指多指症，triphalangeal thumb polydactyly），Type 3（示指多指症，index finger polydactyly），Type 4（多合指症，polysyndactyly）に細分類している．一般的には示指，中指および環指に出現する多指症を中央列多指症という．Swanson 分類あるいは，国際手外科学会連合（IFFSH）の分類法では，第3の大項目である多指症に分類されている[2]．

しかし，本書では，中央列多指症は日本手外科学会の改良分類法に従って指列誘導異常の部分症として扱っており，Swanson 分類と同様に示指，中指および環指に出現する多指症を中央列多指症と定義する．中央列多指症は，合指症や裂手症と成立機序が同じであり，橈側多指症（母指多指症）や尺側多指症（小指多指症）とは臨床像が異なり，成立機序も異なると考えられている．中央列多指症のなかでの指列別の頻度では，示指多指症が最も稀である．示指の多指症は母指多指症の一型であるという説もある．示指が欠損して見える裂手症のなかで，第2中手骨がY字状に分かれて，橈側成分は母指と癒合し，尺側成分は示指と癒合している例などは，そのよい例である（図1）．また，示指の多指症の報告は一般に考えられているほど少なくないとの記述もある[3]．中指と環指では報告者によって頻度が異なる．本邦の報告では中指多指症が環指多指症より頻度が高い．Wood[4]の報告では，中央列多指症のなかで各指の多指症の占める割合は環指多指症63%，中指多指症20%，示指多指症17%である．

■ 遺伝性と遺伝子異常

本邦における中央列多指症は多くが散発例である．遺伝する場合は，常染色体優性遺伝である．一卵性双生児で骨の形態の異なる裂手症と中央列多指症を伴った例が認められたり，裂手症の母親の一卵性双生児の娘2人に中央列多指症と裂手症が合併した例などの報告がある[5,6]（図2）．このようなことから中央列多指症と裂手症の成立機序が関連している可能性が指摘されている[7]．

一方，Hoxd13 遺伝子の異常により中央列の多合指症が出現することが知られている[8]．Hoxd13 遺伝子の異常は多合指症（synpolydactyly：SPD）と呼ばれているが，

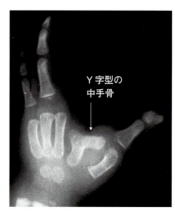

図1 示指多指症と考えられる裂手症
示指の中手骨はY字状を呈して母指と示指方向に分かれている．母指には母指と示指が癒合して形成されたと考えられる三指節母指がある．

典型的な臨床像は多指症変化を伴う中指-環指間の合指症と第5足趾の多趾症である（図3）．このなかで遺伝子内の Hoxd13 polyalanine tract の異常が臨床症状と関連することが指摘されている[9,10]．

■ 成立機序

薬剤投与ラットの中央列多指症や裂手症の動物実験モデルにおいても，これらの先天異常はいずれも手板内中央の上皮頂堤の狭い範囲での機能停止が原因であると考えられている．また，裂手症と裂足症を合併する遺伝疾患である split hand foot malformation（SHFM）でも，中央列多指症や合指症の合併が確認されている．その動物モデルにおいても薬剤投与ラットと類似の病態が観察されている．すなわち，手板内中央の上皮頂堤の機能停止により生じた手板の陥凹が，手板内の指放線の数の誘導異常を引き起こし，これらの変形が発現してくると考えられる[11,12]．中央列多指症，合指症および裂手症は発現機序が同一であり，指列誘導異常という同一範疇の異常としてとらえられている．診断は，多指変化を外見とX線像で確認できれば容易である．

■ 分類

過剰指の形態はさまざまであり，指の成分の一部が存在する場合や，完全に指が重複する型まである．

1）Stelling の分類

Stelling[13]は，中央列多指症を以下のように3つの型に分類している．しかしこの分類は，分類の定義，すなわち，分類項目の説明を聞いたときに手の変形を思い浮かべるのが難しく，実際に使用することは困難である．

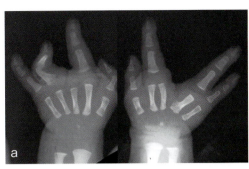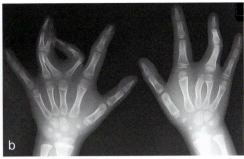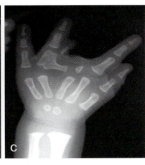

図2　1家系内に発生した裂手症と中央列多指症，合指症
aは母親，bはその長女，cは次女．これらの異常は，単一遺伝子異常で発現した可能性がある（長女と次女は一卵性双生児）．
a：両側裂手症で右手の第4中手骨基部には中手骨が癒合したような形態が観察される．
b：左中指多指症と右裂手症を合併している．
c：左中指多指症と隣接指の癒合を思わせる横走骨がある．裂手症への移行型である．

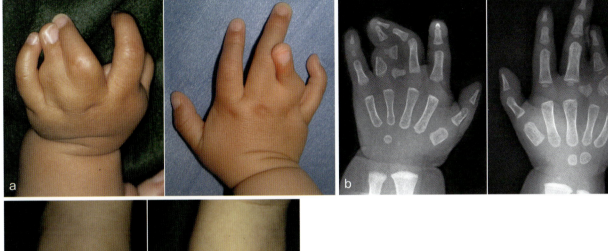
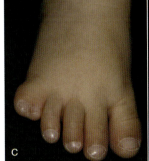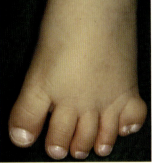

図3　*Hoxd13*遺伝子の異常による中央列多合指症
a：両手は外見上中指-環指間の合指症にみえる．
b：X線像では両手の三角指節骨と左手では中央列多指症の所見が明らかである．
c：両側の第5足趾多趾症を合併している．

- Type Ⅰ：骨に癒着していない過剰な軟部組織で，骨，関節，軟骨や腱を欠く（図4）．
- Type Ⅱ：指の重複あるいは部分的な重複であり，正常な指の構造を含み，肥大，あるいは重複した中手骨や指節骨と関節でつながっている．通常は，指全長にわたって正常な指の構造が保たれている．隣接指と合指症を呈することがある．
- Type Ⅱ-a：過剰指は骨と軟部組織の構造があるが，隣接指と癒合していない．
- Type Ⅱ-b：隣接指と癒合していて，中央列に多指成分がある（polysyndactyly）（図5）．
- Type Ⅲ：稀な変形で，中手骨を含む完全な過剰指が存在する（図6）．

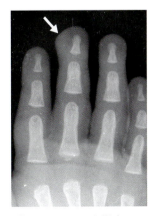

図4　Stelling分類のType Ⅰの多指症
中指の橈側に過剰な軟部組織の膨らみ（矢印）があり，その中央にX線像で小さな骨片が認められる．

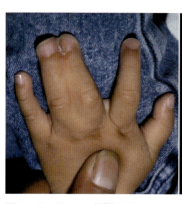
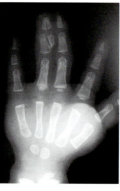

図5　Stellingの分類のTypeⅡ-bの多指症
隣接指と癒合していて，中央列に多指成分がある．
幅が異なる2つの爪がある例では，末節骨多指症の多指成分が爪の広い側に癒合していることが多い．

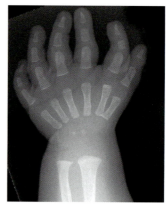

図6　Stellingの分類のTypeⅢと考えられる例
母指と小指は識別できるが，どの指の多指症であるかの判定は困難である．

2）Grahamの分類

Grahamら[14)]は手の多指症を以下のように分類している．

Ⅰ．母指多指症
Ⅱ．三指節の指の多指症
　A．示指多指症
　B．中央列多指症（中指と環指の多指症）
　C．尺側指（小指）多指症
Ⅲ．複雑多指症（complex polydactyly）
　A．鏡手（ulnar dimelia）
　B．五指（pentadactyly），五指手（five fingered hand）
　C．過剰指節骨症（hyperphalangia）

この分類では，中央列多指症はⅡ-A．示指多指症，Ⅱ-B．中央列多指症（中指と環指の多指症）に分けられている．通常は，示指多指症は中央列多指症として分類されるが，母指多指症として報告されることもあり，一般に示指多指症はきわめて稀な疾患であると考えられている．しかし，示指欠損や三指節母指を伴った裂手症のX線像をみると，第2中手骨のY字状の分岐など示指の多指症の変化が高率に観察される．一方，この分類法では中央列多指症として中指と環指多指症を同一群に分類している．しかし，中指と環指の多指症では，手の変形がかなり異なることから，それらを一群に分類する必要はないと思われる．

3）分岐高位による分類

実際には，母指多指症に対するWassel分類[15)]のように，分岐高位で分類し，末節骨の分岐（1型）あるいは重複（2型），中節骨の分岐（3型）あるいは重複（4型），基節骨の分岐（5型）あるいは重複（6型），中手骨の分岐（7型）あるいは重複（8型）に分類する．同時に橈側指，尺側指および両指の低形成の有無，隣接指との骨性合指症の有無，罹患指の先端の部分欠損の有無を併記する分類が，手の変形の多様性を的確に描写できる点で臨床的には優れている．しかし，中央列多指症の手の変形の多様性に正確に対応する分類は現実的には困難である．

■ 分岐高位別の臨床所見の特徴

中央列多指症の分岐高位は，母指多指症と同様に末節骨から中手骨までさまざまな高位の分岐・重複がある．稀にStelling[13)]のTypeⅡ-aやTypeⅢなど合指症を伴わない中央列多指症もあるが，ほとんどが隣接指との合指症を伴う．すなわち，中指では重複した多指症の橈側指は示指と，尺側指は環指と合指症を呈する．合指症の種類は皮膚性合指症のこともあるし，骨性合指症のこともある．中指の多指症が近位に及ぶに従って，末節骨から中手骨に向かって隣接指との骨性癒合の程度が強くなり，癒合が近位に及ぶ傾向がある．

1）末節骨と中節骨の重複（hidden polydactyly）

多指症は母指多指症のWassel分類にみられるように軽症から重症になるに従って，遠位から近位に向かって重複する[15)]．中央列多指症の末節骨あるいは中節骨高位の分岐では，中指と環指が完全皮膚性合指症の外観であることが多い．その場合，重複した末節骨の先端が隣接指と癒合して，多指成分が合指症の中に隠れる型がある．すなわち，中指あるいは環指の末節骨多指症の多指成分と思われる末節骨の先端が癒合することがある．中指と環指の合指症で爪の癒合のある例では，末節骨先端が癒合する率が高い．爪が互いに接している例では，中指と環指の末節骨が接している可能性が強い．そのなかで幅が異なる2つの爪がある例では，末節骨多指症の多指成分が爪の広い側に癒合していることが多い（図5）．外見上は合指症に見えるが，X線像で多指症であることが確認できるため，隠れた多指症という意味で，hidden polydactylyと呼ばれる．

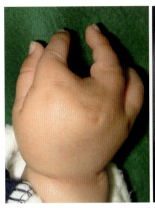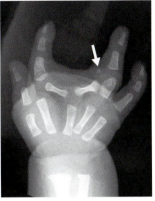 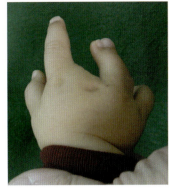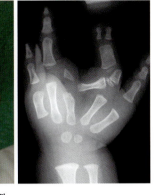

図7　裂手症に見える例
X線像では，中指から示指と環指の方向に2本の横走骨がある．環指には多指症を思わせる小骨片（矢印）と，基節骨には三角指節骨がみられる．

図8　中環指合指症に見える例
X線像では，中指から示指と環指の方向に2本の横走骨がある．環指には中指の多指症の尺側成分が環指に癒合したと考えられる所見が認められる．

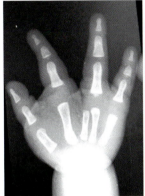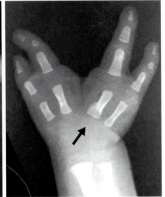 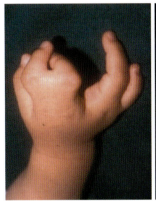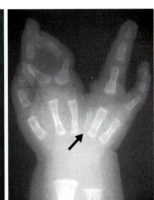

図9　裂手症での中手骨の太さの違い
矢印で示す太い中手骨は癒合の証拠と考えられる．

図10　中手骨が6つある裂手症

　また，基節骨まで骨の多指変化がある症例でも外見上は合指症に見える例もある．このような例では，基節骨まで重複した成分が三角指節骨などの変形を伴い合指症のなかに隠れることも少なくない[8]（図3）．いずれも正面X線像にて中央列多指症と考えられる所見がある．

2) 中節骨～基節骨まで重複した多指症

　中節骨高位～基節骨高位まで重複した合指症では，重複した指の指節骨は遠位から隣接指と骨性に癒合する傾向がある（図3, 5）．そのため，多指症の重複の高位と骨性合指（隣接指節骨への癒合）の高位が異なる可能性があり，種々の変形が出現する．骨性癒合は通常は遠位で強くなるが，中央の中節骨で癒合が強くなる例もある．重複が基節骨の基部に及び隣接指との骨性癒合が高度になると癒合した2本の指はやや幅の広い1本の指のように見える．癒合の程度がさらに強くなると正常の指の太さに近づき，中央指列が1本欠損したように見える．基節骨まで重複した中央列多指症では，基節骨が三角指節骨（delta phalanx）や横走骨（cross bone）などの変形を伴うことがある．三角指節骨や横走骨は先に述べたように合指症のなかに隠れることもあるし，中指欠損の裂手症の環指にあることもある（図7, 8）．

3) MP関節（基節骨基部）～中手骨まで重複した多指症

　中指多指症でMP関節高位，あるいは中手骨まで重複すると重複した基節骨が隣接指と不完全な骨性合指症を呈し，中指MP関節と隣接指の基節骨を結ぶ横走骨（cross bone）として認められる[16]．横走骨は中指中手骨の先端から示指か環指に向かって1つのこともあるし，両指に向かってそれぞれ1つのこともある（図8）．一方，重複が中手骨まで及び末節骨，中節骨と基節骨が隣接指と完全に骨性合指を呈すると，重複した中指は隣接指に吸収されたようになり欠損して見える（図9）．このような例では裂手症と区別できない[17-19]．しかし，X線像では，中手骨の肥大，遠位の分岐，癒合の所見がしばしばみられる（図9）．また，中指欠損の裂手症のX線像で6つの中手骨が中指多指症の痕跡を残している例もある（図10）[18, 20]．裂手症のなかに中央列多指の所見が認められることは1937年にMüller[21]が指摘しており，こ

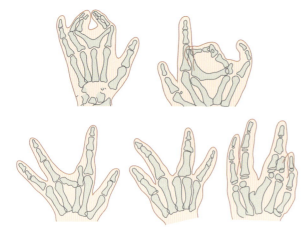

図11　裂手症でみられる中央列多指の所見[21]

れらの変形には中央列多指症の疾患名が用いられている（図11）．中央列多指症，合指症および裂手症は同一手，両手にしばしば合併して出現してくる[22]．

■ 治療

中央列多指症の治療は機能の良好な指を残し他方を切除するのが原則である．中央列多指症のほとんどが合指症のなかに含まれているために術前に重複した個々の指の機能を判定するのは難しい．多くの例で関節の拘縮や強直，異常な血管分岐や分布，多指症成分と隣接指への腱の走行の異常などの問題がある．実際には，X線像で認められる指の分岐高位，重複した指の低形成の有無と程度，三角指節骨などの変形，指節骨の縦方向の並びの不整，骨軸や関節の偏位，合指症の合併とその形態，関節可動性や自動運動などを観察し，総合的に判断して骨の低形成，骨に起因する変形や成長障害が最小限になるように手術治療の計画を立てる[23]．そうすることで，骨形成の良好な多指成分を温存することになる[24]．

再建術では，合指症の分離，過剰な骨の切除，骨軸の偏位の矯正のための骨切り，指列の移動，腱の再建，関節固定による変形と不安定性の矯正を行う．滑走性の悪い腱の剥離術なども考慮に入れる必要がある．実際の術式の決定にあたっては，残す指の爪の大きさ，指節骨の幅と長さを参考に正常に近い指を残し，他方を切除する．指の切除と合指症の分離を同時に行う必要もある．手術を二期的に分けて行うほうがよい場合もある．

実際の治療では，合指症の分離には背側の長方形皮弁を用いる．骨を切除してできた皮膚の弛みは皮弁として用いることができる．過剰骨は必ずしもすべて切除が必要なわけではない．関節の安定性に寄与している可能性のある骨が，外見上指を太く見せている場合や横走骨が隣接指との間を広げている場合には，関節と離れた側の骨を切除する．その際，関節の安定性が損なわれない範囲の切除にとどめる．握ったときの指の重なりが重度な場合には骨切り術により指を回旋させて指の重なりを防ぐ．中央列多指症では，母指多指症のWassel分類6型でみられるように，多指症の一側の指で爪を含む遠位の指の形成が良好で，近位の骨の形成が不良，または他側の指の遠位の形成が不良で近位の骨の形態が良好な多指症の組み合せもある．その場合には，隣接指との合指症を分離し，遠位の形成が良好な指に血管柄を付けて近位の形成が良好な指に移動するon-top plastyを組み合わせる方法が必要になる．

瘢痕形成のない組織を展開して変形を矯正できる機会は初回手術のときに一度しかない．術後変形の治療は初回手術時に比べてきわめて困難である．初回手術が大切であり，時に手術が確実に行える時期まで待つことも必要である．

一方，多指症の関節拘縮や指の腱の滑走性が制限されたりすることで多指症の指が手全体の機能を障害していることもある．文献的には，手全体の機能を考え多指症罹患の指列をすべて切除するほうがよいとの報告もある[4, 25, 26]．

Grahamら[26]は，中央列多指症の再建術の際には，手の機能より5本の指をつくることを優先的な目標にしていると述べている．通常は初回手術で指列切除を第一選択にするのは困難である．再建術を選択すると複数回の手術が必要になり，最終的に5本の指を残すことができても可動性が悪く変形した指が残ることが多い．著者らは，さらなる改善が困難であり，これらの指の障害が手全体の機能障害を引き起こしているときには，手全体の機能改善のために，罹患指の多指成分全体を切断する術式を選択することもある．しかし，その場合も患者あるいは家族の希望が最優先される．整容的な改善は手術の目的のなかでもきわめて重要なことであるが，著者は手術の目的の第一は手全体の機能を改善することであると考えている．治療方針の決定にあたっては，家族ともよく相談して，慎重に術式を決める必要がある．決められない場合には，決定を急がせないように配慮する．

合併症としては，早期合併症には指分離や移動術後の循環障害や皮膚の壊死，晩期合併症には，皮膚の瘢痕拘縮，偏位，可動制限，不安定性や成長障害などがある．

1）末節骨と中節骨の重複（hidden polydactyly）の治療

末節骨が癒合した中環指骨性合指症に準じる．背側長方形皮弁で指間を形成する．掌側はジグザグ皮切，背側は直線の皮切で指を分ける．爪を分離した皮切をそのまま掌側方向に進める．指節骨まで進めて過剰な指節骨ごと切除する（図12）．場合によっては，切開線は骨に当たらずに指間を分けることになる（図13）．過剰末節骨

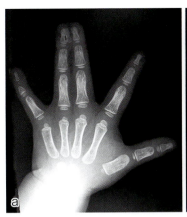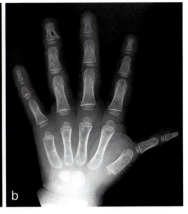

図12　末節型中指多指症の分離術
a：術前X線像．計画した爪の幅と末節骨同士の間隙が一致したために骨切除を必要としなかった．
b：術後X線像．

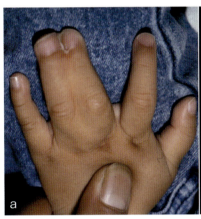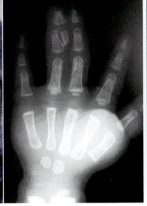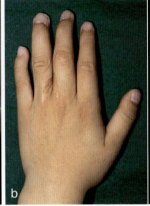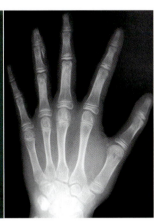

図13　中節型中指多指症の分離術（左手）
a：術前．b：術後．計画した爪の幅で切った際に末節骨と中節骨の橈側の切除が必要になったが，残した尺側の骨と靱帯が偏位を予防した．

の切除と分離を行うと，末節型骨性合指症と同様に，指分離後に末節骨の先端が互いに離れる方向への偏位がIP関節で生じることがある．この偏位を予防するためには，指節骨が癒合していた側の側副靱帯を周囲の骨膜や腱で再建し，IP関節をKirschner鋼線で6週間程度固定する．末節骨の癒合部を分離した後は，可及的に周囲の軟部組織で覆うが，覆いきれないときには露出している骨の表面に遊離植皮を行う．温存する指のDIP関節の側副靱帯を損傷しないように過剰末節骨の切除と分離を行う．DIP関節の安定性を損なう恐れがあって過剰指骨を切除できない場合は，中節骨の頚部での楔閉じ骨切り術によりDIP関節の偏位を矯正する（図14）．

2）中節骨〜基節骨高位まで重複した多指症に対する治療

中節骨の中央あるいは基部まで重複した場合には，指の低形成の程度により術式が変わる可能性がある．重複した一方の指の低形成が軽度であり，整容的に問題がなければ，低形成の強い側を切除して，温存指の偏位を軟部組織の移行や靱帯再建，および骨切りなどを組み合わせて矯正する（図15）．多指症成分と隣接指が皮膚性合指をしていれば，形成が比較的良好な指を残して低形成側の指を切除する（図16）．一方，関節で分岐していれば，指切除後の関節包と靱帯の修復を行う．指節骨の中央で分岐している場合には，低形成の指を切除した後に温存指の位置と偏位を観察して，指が片側に寄っていれば，横方向の骨切り後に温存指を中央に移動しKirschner鋼線で内固定する．温存指が偏位していれば，切除指節骨の突出を切除して滑らかにして，楔閉じ骨切り術で矯正する．伸筋腱と屈筋腱をどのように再建するかの決定は多くの場合術中の判断によることが多い．重複した指の両側がともに高度な低形成であれば，二分併合法（Bilhaut変法）を考慮する．

基節骨高位の重複の場合には，重複した一方の指の低形成が軽度であり，温存した場合に整容的に問題がなければ，中節型と同様に低形成の強い側を切除して，温存指の偏位を軟部組織の移行や靱帯再建，および骨切りなどを組み合わせて矯正する．隣接指の合指症を分ける必要があるので，時には手術を二期的に行うほうが安全なこともある．しかし，基節骨型では多くの例で，一側の遠位の形成が良好で近位に低形成が強く，他側は近位の骨の形成が良好で遠位の低形成が強い．この場合には，形成の良好な一側の指の遠位と形成が良好な他側の近位の骨を温存することになる．すなわち，形成が良好な近位の骨の遠位に形成の良好な一側の指の遠位を移動させ

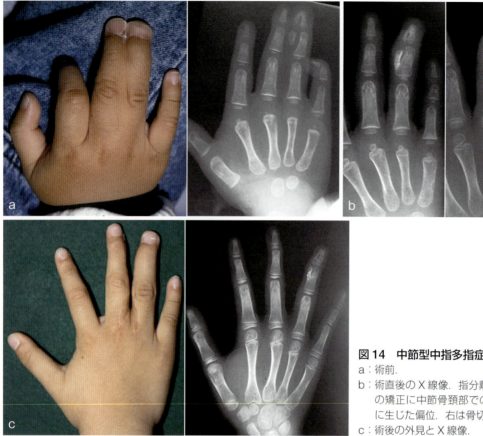

図14　中節型中指多指症の分離術（右手）
a：術前．
b：術直後のX線像．指分離後に生じたDIP関節の尺側偏位の矯正に中節骨頚部での骨切りを行った．左は指分離後に生じた偏位．右は骨切り後の固定の状態．
c：術後の外見とX線像．

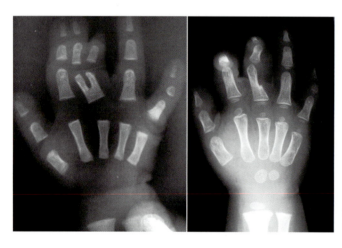

図15　基節型中指多指症①
示指と中指の皮膚性合指症を分離すると同時に，低形成である尺側指を分岐部で切除し，軟部組織で偏位を矯正した．

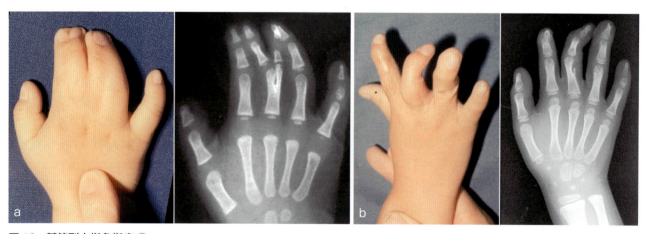

図16　基節型中指多指症②
隣接指と皮膚性合指症を分離して，同時に低形成と爪が癒合していた尺側指を分岐部で切除した．
a：術前．b：術後．掌側皮膚の瘢痕による指の屈曲変形が残存している．

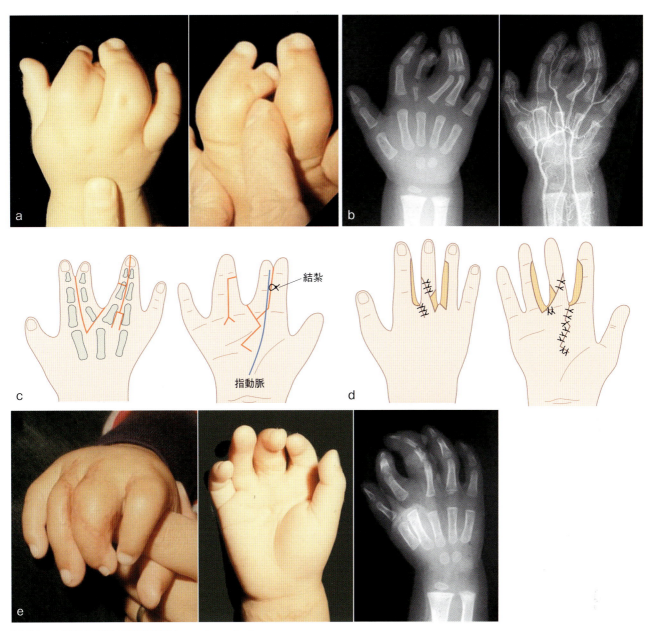

図17 中指多合指症の指間分離と on-top plasty
a：手術前外見（左），および示指，中指，環指外見拡大（右）．中指の多指成分では，橈側の指尖部の形成が良好である．
b 左：術前X線像．中指の多指成分では，指尖部を除いて尺側の形成が良好である．右：術前血管造影．中指の多指成分での指動脈の発育が不良である．
c：隣接指との合指症の分離，ならびに中指の橈側多指成分遠位を尺側多指成分の近位の断端に on-top plasty を行うための皮切．
d：術後の縫合線と遊離植皮予想図．
e：術後の背側外見（左），術後の掌側外見（中央），術後のX線像（右）．

る方法である．術前に指の血行を確認しておくことも必要になる．血管柄付きで指を移動して，on-top plasty を行い骨接合する（図17）．同時に合指症の分離，皮膚欠損部の遊離植皮による被覆，腱の形成を行う．指の形態は比較的良好に保たれるが，関節可動域と腱の滑走動性が制限され，拘縮と偏位が残り，血行が不良な環指になる場合もある．術後の合併症としては，早期には指の血行障害による指尖部壊死が報告されている．晩期には，瘢痕拘縮，関節の傾きや成長線の異常による偏位，可動制限，関節不安定性，成長障害による指の短縮などがあ

る．したがって，形成術で温存した指が手全体の機能を障害する可能性がある．そのような場合には，多指症罹患の指列をすべて切除して手の機能を改善するとともに頻回の手術を避けることも選択肢の一つである．

繰り返し述べているように，2本の異常な指から1本の整容的にも機能的にも良好な指を作るためには，初回手術で指再建に使用可能な組織をできるだけ残存指に移動することが必要である．初回手術で切除した組織の代用はきわめて困難であることが多い．術前の手術計画はより綿密に立てる必要がある．本症に対する治療につい

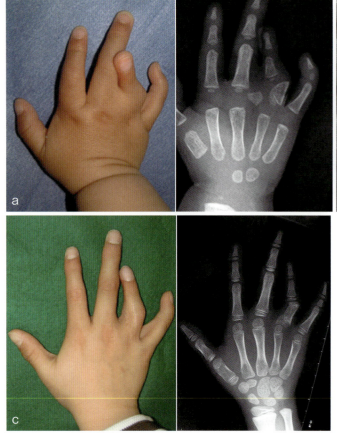
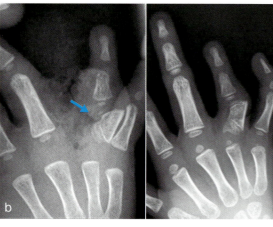

図18　横走骨と三角指節骨のある中央列多合指症（図3の症例⇒267頁の右手）の治療

中指-環指間の合指症の分離術を行い，横走骨を切除し，また環指基節骨の三角指節骨の縦に走る骨端を切除して脂肪移植を行った．
a：術前外見とX線像．
b：3歳時に手術．左は術直後．右は術後1.5年．D型の基節骨（矢印）は台形の骨に変化して，偏位も改善した．
c：術後9年の外見とX線像．台形の骨は長軸への成長がみられる．

ての論文は少ないが，そのなかで1歳前の早期の手術を行ったが手術手技の困難さにストレスを感じ，手技を修正しようとしているとの記載も見受けられた．16患者に91回の手術をしたという報告[26]があるように複数回手術が必要なこともある．これは症例ごとに解剖学的な異常が異なることによると考えられる．

3）MP関節と中手骨に及ぶ重複

この型では，外見上は中央指列が欠損した裂手症に見える．本型に対する治療法は，次項のD裂手症⇒277頁で述べる．

■環指多指症

中指多指症とは手の変形が異なる．ほとんどの例で重複した環指の多指成分は中指との合指症のなかに含まれる．同時に環指の多指症の成分は多くが橈側偏位や尺側偏位をきたし，そのなかに三角指節骨を含んだ症例も少なくない．この場合に術前に温存する指を決めるのは容易ではない．Wood[4]は術中の所見により温存する指を決めているが，術中に温存する指を決める選択は難しく，さらに術式を複雑にする可能性がある．三角指節骨を含んだ症例の治療はきわめて困難であると記載している．

しかし，Hoxd13の異常で発現する中央列の多合指症のように，これらの異常には一定の規則性があるのも事実である．著者は，三角指節骨に対する治療を，骨切り術から縦に走る骨端核の中央を切除して脂肪移植を行う方法（physiolysis）に変更した（図18～20）．偏位の自然矯正を観察するために，術後に指の成長をある期間観察することが必要になった．この手術の導入により，手の成長すなわち骨の成長を待つことになり，他の部位の変形の増強なども判定可能になった．そのためにその後の治療法の選択の面からも，手技的にも全体の治療が楽になったと考えている．Wood[16]は，指の癒合により変形が増強し，固定化する可能性があるため，中央列多指症では生後6か月前に手術を行うことを提唱している．しかし，その結果は良好であるとは言えない．そのため複雑な変形のある中央列多指症では罹患指列全体の切除を行うことがよりよい術式ではないかと提言している（図21）．

■治療計画を立てる場合の注意点

術前には指の形成の状態と血行を考えながら多指症のどの部分の指節骨を温存するかを計画する．皮膚欠損部は切除する指からの皮弁や遊離植皮で被覆する．多指成分から部分的に組織を移動する場合には，基節骨部や中手骨部での指移動術のような術式になる．多指成分の一方の指の低形成が少なければ，指を残すことはそれほど困難ではない．しかし，整容面や指の運動性の面からは良好な結果を出すことはしばしば困難である[27]．

C. 中央列多指症

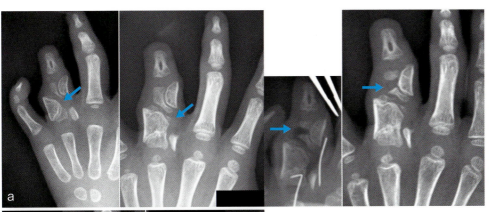

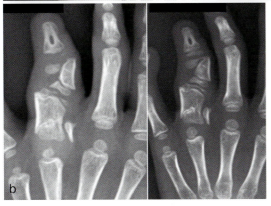

図19 横走骨と2つの三角指節骨のある中央列多合指症（図3の症例⇒267頁の左手）の治療
a：三角指節骨の基節骨に対して2歳時（左），中節骨に対して4.5歳時（中央）にphysiolysis と脂肪移植を行った．右端は2回目の術後3か月．
b：左は術後2年，右は術後4年．術後4年で長軸への成長がみられる．

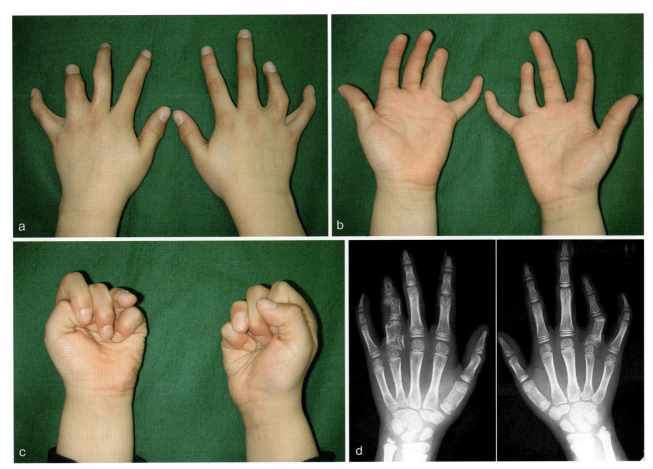

図20 横走骨と三角指節骨のある中央列多合指症（両手）の治療結果
図3（⇒267頁）および図18，19で示した症例の術後6年の状態．
a，b：背側と掌側の外見．
c：手の握り動作．両手の環指に屈曲制限があり，握り動作がわずかに制限されている．
d：手のX線像．D型の三角指節骨の形態の改善と長軸成長が明確にみられる．

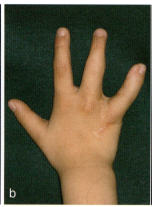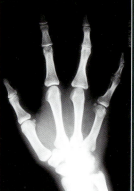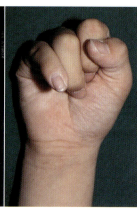

図 21 中央列多指症罹患指列全体の切除
a：手の低形成を伴う指列誘導異常で中央列多指症の所見であるが，中手骨は 4 つで 1 指列が欠損している．どの指列が欠損しているかははっきりしない．罹患指列全体を切除した．
b：術後の外見，X 線像，手の握り動作．小指に屈曲制限があり，握り動作がわずかに制限されている．

　初回手術がきわめて大切であるのは前述の通りである．骨端核の出現などを観察して変形をより正確に判断できる年齢まで手術時期を遅らせることも考慮すべきであろう．2 歳頃に皮膚性合指症の分離と過剰指節骨の切除を行い，成長を観察しながら偏位を矯正する計画を立てるのも一つの方法である．この方法でも 5 歳くらいまでには治療を完了できる．

■ 文献

1) Temtamy SA, McKusick VA: The genetics of hand malformations. Birth Defects Orig Artic Ser 14：i-xviii, 1-619, 1978
2) Swanson AB: A classification for congenital limb malformations. J Hand Surg Am 1：8-22, 1976
3) Burman M: Note on duplication of the index finger. J Bone Joint Surg Am 54：884, 1972
4) Wood VE: Treatment of central polydactyly. Clin Orthop Relat Res 74：196-205, 1971
5) Manske PR: Cleft hand and central polydactyly in identical twins: a case report. J Hand Surg Am 8：906-908, 1983
6) Satake H, Ogino T, Takahara M, et al: Occurrence of central polydactyly, syndactyly, and cleft hand in a single family: report of five hands in three cases. J Hand Surg Am 34：1700-1703, 2009
7) 荻野利彦：裂手症の成立機序に関する研究—多指症および合指症の関与について．日整会誌 53：535-543，1979
8) Muragaki Y, Mundlos S, Upton J, et al: Altered growth and branching patterns in synpolydactyly caused by mutations in HOXD13. Science 272：548-551, 1996
9) Kjaer KW, Hedeboe J, Bugge M, et al: HOXD13 polyalanine tract expansion in classical synpolydactyly type Vordingborg. Am J Med Genet 110：116-121, 2002
10) Goodman FR, Mundlos S, Muragaki Y, et al: Synpolydactyly phenotypes correlate with size of expansions in HOXD13 polyalanine tract. Proc Natl Acad Sci USA 94：7458-7463, 1997
11) Naruse T, Takahara M, Takagi M, et al: Early morphological changes leading to central polydactyly, syndactyly, and central deficiencies: an experimental study in rats. J Hand Surg Am 32：1413-1417, 2007
12) Naruse T, Takahara M, Takagi M, et al: Busulfan-induced central polydactyly, syndactyly and cleft hand or foot: a common mechanism of disruption leads to divergent phenotypes. Dev Growth Differ 49：533-541, 2007
13) Stelling F: The upper extremity. In: Ferguson AB (ed): Orthopaedic Surgery in Infancy and Childhood. pp.304-309, Williams & Wilkins, Baltimore, 1963
14) Graham TJ, Ress AM: Finger polydactyly. Hand Clin 14：49-64, 1998
15) Wassel HD: The results of surgery for polydactyly of the thumb. A review. Clin Orthop Relat Res 64：175-193, 1969
16) Wood VE: The treatment of crossbones of the hand. Handchir Mikrochir Plast Chir 36：161-165, 2004
17) 荻野利彦，石井清一，三浪三千男，他：裂手症と多指症との関連．整形外科 28：1508-1511，1977
18) 荻野利彦，石井清一，三浪三千男，他：Swanson 分類による当科における上肢先天奇形の分析．臨整外 13：568-575，1978
19) Ogino T: Teratogenic relationship between polydactyly, syndactyly and cleft hand. J Hand Surg Br 15：201-209, 1990
20) Jones NF, Kono M: Cleft hands with six metacarpals. J Hand Surg Am 29：720-726, 2004
21) Müller W: Die angeborenen Fehlbildungen der menschlichen Hand. pp.54, Georg Thieme Verlag; Leipzig, 1937
22) Ogino T, Minami A, Fukuda K, et al: Congenital anomalies of the upper limb among the Japanese in Sapporo. J Hand Surg Br 11：364-371, 1986
23) Simmons BP: Polydactyly. Hand Clin 1：545-565, 1985
24) 高原政利，荻野利彦，三浪明男，他：当科における中央列多指症．日手会誌 6：309，1989
25) Tada K, Kurisaki E, Yonenobu K, et al: Central polydactyly: a review of 12 cases and their surgical treatment. J Hand Surg Am 7：460-465, 1982
26) Graham TJ, Ress AM: Finger polydactyly. Hand Clin14：49-64, 1998
27) Guo B, Lee SK, Paksima N: Polydactyly: a review. Bull Hosp Jt Dis 71：17-23, 2013

D 裂手症
cleft hand

■定義

　裂手症は中央列欠指症と同義語である．英語圏では cleft hand, split hand, lobster-claw or central oligodactyly などとも呼ばれる．Barsky[1] は裂手症を定型的と非定型的の 2 つに分類している．定型的裂手症では中央指列の欠損と同部に V 字状の深い指間陥凹が生じる（図 1）．非定型的裂手症は Müller[2] により最初に報告された．定型的裂手症より重症の異常で中央 3 指列の指節骨の全欠損と中手骨の低形成や欠損を含む異常である．母指と小指は細いが存在する．母指と小指の間の指欠損部には軟部組織だけの痕跡指がある．片側例で足の異常の合併や家族発生はない．反対側の手と比べると罹患手全体の低形成が認められる．大胸筋欠損を合併する可能性がある[3,4]（図 2）．Maisels[5] によると，定型的と非定型的 2 つの用語が用いられているが，分類，病理，遺伝性，臨床像の特徴について，同一先天異常であると考えている人はいない．Birch-Jensen[6] は定型的 1 型，非定型的 2 型に分けている．定型的 1 型は中央 3 指列のみの欠損，定型的 2 型は，残りの母指と小指にも低形成があり，遺伝性は少ない．したがって，Birth-Jensen の非定型的 2 型は Barsky の非定型的裂手症と類似しているが同一の先天異常ではない．分析している症例が少ないために各型の臨床像の把握が不十分な可能性もある．

　定型的裂手症と非定型的裂手症は発生の原因や形成機序が異なることが明らかであり，別な範疇の先天異常である．非定型的裂手症は symbrachydactyly（横断性形成障害）の中等度の障害と考えられており，本書で用いている分類では「Ⅰ．形成障害」の項目に分類される[7]．国際手外科学会連合（IFSSH）の先天異常委員会では，用語の混乱を避けるために"非定型的裂手症"という用語を使用しないように要請している[8]．本項では，定型的裂手症のみを取り上げる．そのため本項における「裂手症」は定型的裂手症を意味する．

■頻度と遺伝

　Birch-Jensen[6] は裂手症の出現する頻度を 90,000 人

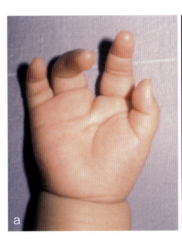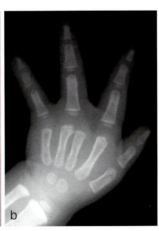

図 1　定型的裂手症

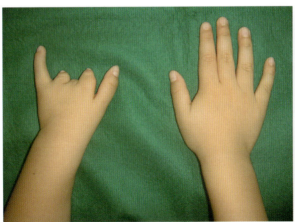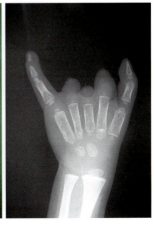

図 2　非定型的裂手症

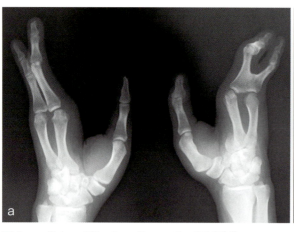
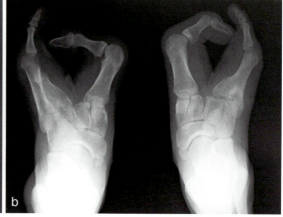

図3　split hand/foot malformation(SHFM)
a：裂手症，b：裂足症．

の新生児に1人の割合であると推定した．手の先天異常のなかで裂手症の占める割合は，Flatt[9]のIowaの症例では，1,476例中2.3%であり，著者ら[10]の札幌の症例では943例中2.6%であった．

　遺伝では，報告されている家系の34%で常染色体優性遺伝が明らかになっている．他の家系の報告では常染色体優性遺伝でありながら浸透性を欠くものや，きわめて不整な優性遺伝もある[11]．Vogelは裂手症を遺伝学の面から2型に分類している．1型では，罹患した例は常に足の異常を伴い常染色体優性遺伝である．2型では，家系内で足の罹患があったりなかったりして不規則な遺伝を示すものである[12]．

　Split hand/foot malformation(SHFM)は手と足の中央列の欠損である．ある報告者はectrodactylyという用語を欠指症全体を意味するのに用い，手足の中央列欠損の合併にはSHFMを用いている．他の報告者は，ectrodactylyをSHFMと同じ意味で用いている[13]．The Human Genome Organization Nomenclature Committeeは，1994年に裂手症と裂足症(split hand/foot malformation)をSHFMで表現することを決めた．SHFMの症状は，手と足の合指趾症，手の中央の深い指間陥凹，それに中手骨，中足骨や指節骨の欠損や低形成である．重度の例ではカニ爪様の変形を呈する[14]（図3）．しかし，SHFMの重症度は症例によって差がある．SHFM軽症例では，合指症のみの症状であり，遺伝しない例が報告されている．臨床症状の差異は，患者間だけでなく，同一患者の左右肢にもある[15,16]．遺伝様式で頻度が高いのは常染色体優性遺伝で種々の浸透率を示す．常染色体劣性遺伝，伴性遺伝の様式を示すものは稀である．SHFMの一部は，染色体の欠失や重複によっても発症する可能性がある．SHFMの原因遺伝子が6か所で発見されている[17,18]．

■ 裂手症と他の縦軸形成障害の違い

　Swanson分類は，国際手外科学会連合(IFSSH)の分類法として受け入れられた[19,20]．この分類では，先天性の指欠損は大きく2つに分けている．すなわち，横断性形成障害(transverse deficiency，またはsymbrachydactyly)と縦軸形成障害(longitudinal deficiency)である．前述のように非定型的裂手症は横断性形成障害の一型である．縦軸形成障害では，指の欠損と上肢の低形成は上肢の縦軸に沿って起こり，橈側列形成障害，尺側列形成障害と中央列形成障害(裂手症)に分類されている．尺側列形成障害では，尺側指，尺骨と肘の形成障害が種々の組み合わせで発現する[21]．橈側列形成障害では，主に母指を含む橈側指，橈骨，肘の形成障害が種々の組み合わせで発現する[22]．橈側列と尺側列形成障害では，合指症や中央列多指症を合併することは少ない．

　裂手症は中央列形成障害であり，重症例では中央の3指列が欠損する．小指あるいは母指が欠損することもある．裂手症では，前腕骨に異常が起こることはない．重症の裂手症では手根骨，とりわけ，遠位手根列に欠損や癒合の異常が認められることがある．裂手症では合指症，中央列多指症を合併する例が非常に多い．また，これらの異常は種々の組み合わせで同じ罹患手や，同一患者の両上肢に合併する[23-25]．

　これらの異常は同一家族内の複数の例にみられることも少なくない．Manske[26]は一卵性双生児の手に発生した裂手症3手と中央列形成障害1手の組み合わせを報告している．Satakeら[27]は両側の裂手症の母親，裂手症と中央列多指症の長女，左手の横走骨を伴う骨性合指症の次女の家族内発生を報告している．また，裂手症の中には外見上中指が欠損していて，X線像で中指と環指の癒合が認められる例がある．一方，Müller[2]は外見上は裂手症であるが，骨格は中指の多指症と呼ぶほうがふさ

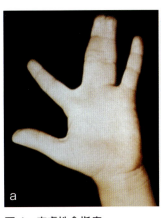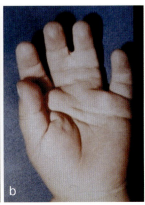

図4　皮膚性合指症
a：完全合指症，b：不完全合指症

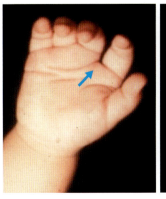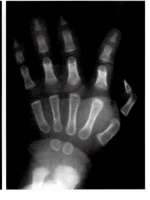

図5　深い指間陥凹
示-中指間の深い指間陥凹．

わしい症例を報告している．しかし，ずっと以前にこのような事実が報告されているにもかかわらず，長い間，このことについての報告や議論はない．ある研究者は中指が外見上欠損していて，中指の中手骨が2つある例を報告している[28,29]．これらの例はいずれも中央列多指症，合指症，あるいは裂手症の2つの疾患の特徴を持っている．このような症例は，国際手外科学会連合（IFSSH）の分類法で1つの項目に分類することは難しい．しかし，このような症例の存在は裂手症が中央列多指症と合指症と近い関係にある先天異常であることを示唆している[30-35]（本章のC 中央列多指症⇒266頁を参照）．X線像で中指と環指の骨性合指症，あるいは中指の多指症をみると骨癒合が十分近位に及んだ例では，外見上は裂手症に見えてくる（総論の手の先天異常—先天性指欠損の病態と発現機序⇒3頁を参照）[36]．これらの観察結果も中央列多指症，裂手症と骨性合指症の発現機序に共通性があるという考えを支持している．また，同時に，これら先天異常の共通の機序が手板内の指の形成過程における指列数の誘導の異常であるという概念を支持している．このような視点から見ると，裂手症は手板内の指列誘導異常の表現型の一つであり，指放線の誘導過程で中央指列が欠損したようにみえる型と考えられる[37]．動物モデルを用いた研究においても橈・尺側列形成障害と裂手症では，臨界期が異なり，発現機序が異なることが示されている[38-40]．

■ 日本手外科学会の改良分類法における裂手症の位置づけ

臨床例と動物実験による研究結果を基に1986年に著者は国際手外科学会連合（IFSSH）分類法を改良した．その際，新しい第4の項目として指列誘導異常を加えた[41,42]．国際手外科学会連合分類原法では，合短指症（short webbed finger）は「5. 低形成」の項目に，横断性形成障害は「1. 形成障害」に分類されていた．また，深

い指間陥凹は分類すべき項目がなかった．しかし，臨床例の分析結果は，合短指症，非定型的裂手症，それに横断性形成障害は，いわゆるsymbrachydactylyの重症度の違いであることを示唆していた[43,44]．そのため，これらの変形は改良分類法では，「1. 形成障害」の項目にまとめて分類された．

一方，国際手外科学会連合分類原法では，中央列多指症は「3. 重複」に，合指症は「2. 分化障害」に，裂手症は「1. 形成障害」に分類されていた．しかし，これらの異常が胎生期の同時期の同一の機序で発現することが明らかになった．1986年に発表した著者らの改良分類法では，成因の共通性という点から中央列多指症は，合指症と裂手症とともに，「4. 指列誘導異常」という同じ項目に一括して分類した[41,42]．最近の報告では，これら疾患の染色体異常や原因遺伝子が報告されているが，同一遺伝子異常により各種の変形が発現することも明らかになっている．

この著者らの改良分類法が1996年に日本手外科学会の改良分類法として採用された[7]．現在は，Japanese modificationと呼ばれている[45]．

■ 指列誘導異常の表現型としての裂手症

指列誘導異常の表現型を皮膚と骨の異常に分けると，皮膚の異常には，皮膚性合指症（図4）と深い指間陥凹（図5），骨の異常には，骨性合指症（図6），中央列多指症（図7），裂手症（図1），それから裂手症に伴う三指節母指がある（図8）．

著者は指列誘導障害の概念と亜分類が臨床的に有用か否かを検討する目的で，自験例の125例186手を日本手外科学会の改良分類法で分類してみた．この分析では三指節母指は合併症として扱われている．

性別は男性83例，女性42例であった．罹患側は，右手が47例，左手が17例，両側が61例であった．これらの例の手の変形を指列誘導異常の表現型の組み合わせで

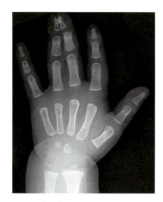

図6　骨性合指症
末節骨の先端が骨性に癒合している．

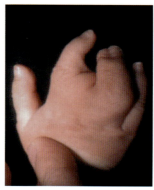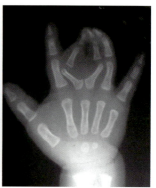

図7　中央列多指症
基節骨基部での分岐型の多指症．

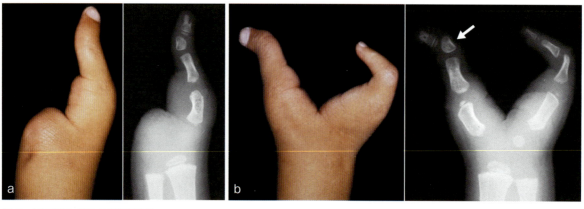

図8　裂手症に伴う三指節母指
a：左手．尺側4指列欠損の裂手症．b：右手．中央3指列欠損の裂手症．
三指節母指の偏位の方向は橈側である．両母指の末節骨に母指多指あるいは母指示指癒合を示唆する所見がある．

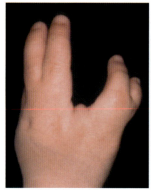

図9　0型裂手症
手掌の深い指間陥凹と皮膚性合指症の合併．

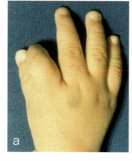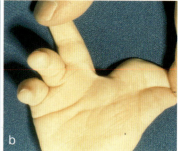

図10　手掌の深い指間陥凹と皮膚性合指症の合併
a：背側，b：掌側．
母指-示指間の合指症と第2指間の深い指間陥凹．

表現した．186手のうち86手では単独の異常であった．その内訳は，皮膚性合指症65手，骨性合指症17手，指欠損を伴わない手掌の深い指間陥凹は4手であった．一方，同一患者の同一手に複数の異常が合併した例は100手であった．その内訳は，多指症と合指症の合併（図7）は16例，手掌の深い指間陥凹と合指症の合併（図9〜11）は6例，手掌の深い指間陥凹，合指症と中央列多指症の合併（図12）は1例，手掌の深い指間陥凹と中央指列欠損（図8）は34例，手掌の深い指間陥凹，中央指列欠損，中央列多指症の合併は1例，手掌の深い指間陥凹，中央指列欠損，中央列多指症，合指症の合併は5例であった．三指節母指が合併していたのは8例であったが，いずれも示指が欠損していた．浮遊小指が合併していた例（図13）が1例あった．この分析では，指列誘導異常に含まれる皮膚と骨の異常の組み合わせで，手の変形を表現することが全例で可能であり，同一範疇の先天異常と

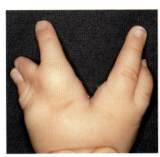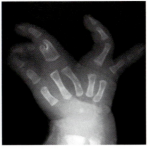

図11　手掌の深い指間陥凹と骨性合指症の合併

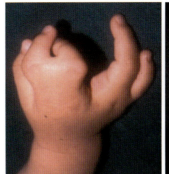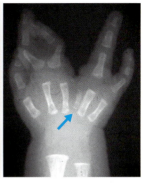

図12　手掌の深い指間陥凹，中央列多指症，合指症の合併

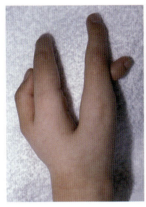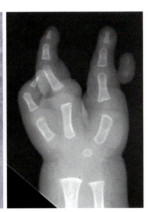

図13　浮遊小指を合併した1型裂手症
術後の状態は図43 ⇒ 295頁を参照．

してとらえられる可能性を示唆していた．国際手外科学会連合の分類法ではそれぞれが異なった項目に分類されている指列誘導異常の各種の変形を第4のカテゴリーとして独立させることにより，発現機序に共通性があると考えられる変形が別な項目に分類されることがなくなる．日本手外科学会の改良分類法に加えられた指列誘導異常の項目は，深い指間陥凹，中央指列欠損，中央列多指症の合併が高頻度にあることから実際に臨床例の分類を行う際にも有用な項目であると考えられる．

本書では，日本手外科学会の改良分類法を見直した分類法を用いた．そのなかで，従来，分類不能と考えられていた2つの項目を「4. 指列誘導異常」のカテゴリーに加えた．すなわち，「E. 尺側列裂手症」と「F. 手の低形成を伴った指列誘導異常」である．この項目を加えることにより，Barskyのいう定型的裂手症と裂手症類似疾患を鑑別して分類することが可能になった．

■臨床症状

Blauthら[46)]の例と著者らの例で臨床像を比較すると，それぞれ，性別では，男性（60%：66%），女性（40%：34%）で，男性がやや多い．罹患側は，片側（50%：51%），両側例（50%：49%）であり，同じ出現率であった．また，右手罹患は（60%：58%），左手罹患は（40%：42%）であり，右の罹患がやや多い傾向がある．著者らの症例の片側罹患例の左右では，右73%・左27%であり，片側罹患例では右の罹患が明らかに多い．

裂手症の中央指列の欠損はさまざまである．不完全な欠損から中央3指列の欠損や4指列欠損もある．指欠損を伴わない深い指間陥凹もある[47)]．ここでは，斎藤ら[48)]の分類を著者が改良した方法（後述の**図22** ⇒ 285頁を参照）を用いて臨床像を記載する．

- 0型

指の欠損を伴わない深い指間陥凹（cleft）である（斎藤の1型）．通常はV字状の深い指間陥凹があるが，通常より広いやや深めの指間陥凹の場合もある．

- 1型

軽症例では中央指列の1指の指節骨が欠損し，その部にV字状の深い指間陥凹がある（斎藤の2型）．中指が欠損することが最も多い．深い指間陥凹に隣接した指（通常は環指）が鉤爪指（clawfinger）となる（図14）．この場合の鉤爪指は，多くの成書や論文で屈指症と記載されているが，幼児期には容易に徒手矯正可能であり，MP関節を屈曲位に保つとIP関節の自動伸展運動が可能である．深い指間陥凹に接する指の内在筋の機能不全により生じている変形である．放置しておくとPIP関節の屈曲拘縮を生じるので，屈指症との鑑別が困難になる．

1型では，中指が欠損しても第3中手骨が正常に見えることがあるし，中手骨の太さが指により異なることもある．しかし，第3中手骨が尺側に傾き，第4中手骨と

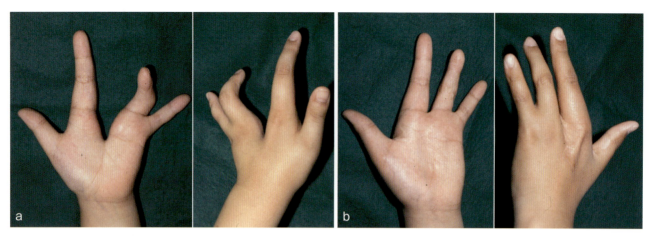

図14 深い指間陥凹や裂手症に隣接した指に出現する鉤爪指（clawfinger）
a：術前．環指が鉤爪指．b：術後．

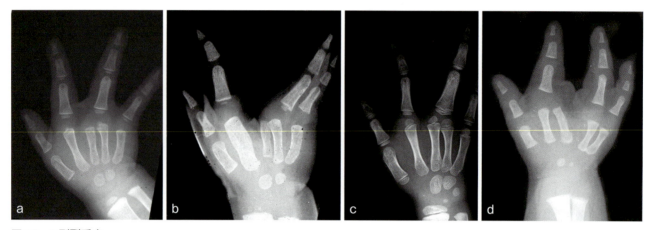

図15 1型裂手症
中央指列の1指の指節骨が欠損する．
a：第3中手骨は正常に見える例．
b：第3中手骨は細く，第2中手骨が太い例．
c：尺側に傾き第4中手骨と環指と共通のMP関節を作っている例．
d：第3中手骨が橈側に傾き，第2中手骨と示指と共通のMP関節を作っている例．図13のように欠損している例もある．

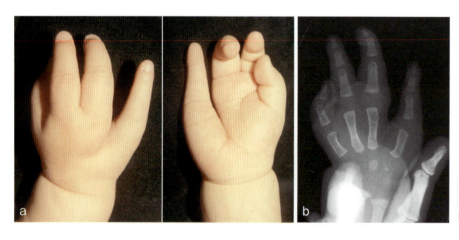

図16 1型裂手症
a：環指欠損の裂手症の外見．
b：X線像．

環指の基節骨と共通のMP関節を作っている場合もある（図15）．逆に第3中手骨が橈側に傾き，第2中手骨と示指の基節骨と共通のMP関節を作っている場合もある．前者では環指が太いことが多く，後者では示指が太いことが多い．第3中手骨も同時に欠損すると，指間陥凹はさらに深くなる．中央の指間陥凹が深くなると，橈側，尺側の隣接指間は皮膚性合指症となる．指間陥凹が非常に深い例では，稀に小指は低形成となる．1型では，示指が欠損することもあるし環指が欠損することもある（図16）．示指が欠損すると母指は三指節母指になる．その場合，X線像では母指と示指の中手骨が寄り添っている所見や，示指の中手骨がY字状で橈側が母

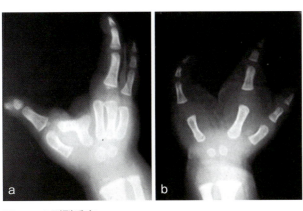

図17 2型裂手症
a：示指と中指の欠損．b：中指と環指の欠損．

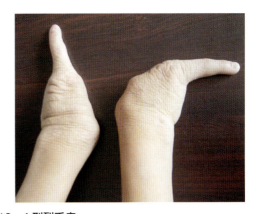

図18 4型裂手症
4指が欠損する型であるが，通常は橈側4指列が欠損する．尺側4指列が欠損する場合も稀にある（図8 ⇒ 280頁参照）．

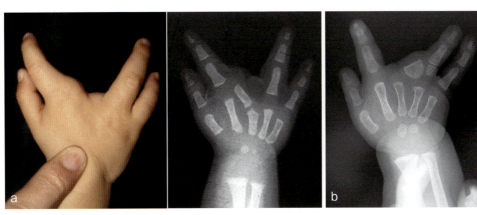

図19 裂手症にみられる横走骨
a：横走骨は隣接指の間に骨性の連続がみられる場合もあるが，骨成熟前の患児では軟骨性の癒合もある．
b：横走骨が三角指節骨（delta phalanx, longitudinal epiphyseal bracket）様であることもある．

指と癒合しているなど，母指と示指が癒合したことを示唆する所見がしばしば認められる．対立可能な三指節母指では偏位の方向は尺側であるが，裂手症に伴う三指節母指ではIP関節は橈側に偏位する．環指が欠損すると小指は細く関節の運動がしばしば制限される．尺側裂手症とも呼ばれる．環指が欠損しないで環小指間に深い指間陥凹が形成される変形では，IP関節の拘縮や強直，掌側の爪，小指の掌側に背側の皮膚が発現するなどの異常を合併する．これは"指の背側の重複"（double dorsal deformity of the finger）と呼ばれる異常である．この手の変形の原因は他の裂手症と発現機序が異なると考えられている（第3章のH．掌側の重複，背側の重複の項⇒233頁，および第2章の爪変形の項⇒153頁を参照）．

●2型
障害が強くなると中央2指列が欠損する．示指と中指の欠損，あるいは中指と環指の欠損が起こるが，前者の頻度が高い（図17）．

●3型
示指，中指および環指の中央3指列が欠損して同部は深いV字状の指間陥凹となる（図8b ⇒ 280頁）．母指球筋が存在すれば母指と小指でのつまみ動作が可能である．母指と小指が同じ面の変形（thumb in the plane of the hand）では母指を用いてのつまみ動作ができない[49]．

●4型
4指が欠損する型であるが，母指を含む橈側寄りの4指列の欠損がほとんどである．しかし，ごく稀に尺側の4指列が欠損することもある（図18）．橈側4指列欠損の例では，欠損した指の中手骨は手掌内に部分的に残存することが多い．

その他の臨床所見

各型の共通の所見としては，指節骨が欠損している指列の中手骨頭と隣接骨との間の横走骨（cross bone）を認めることがある．横走骨と隣接指の間は骨性の連続がみられる場合もあるが，骨成熟前の患児では軟骨性の癒合である．同部に三角指節骨（delta phalanx, longitudinal epiphyseal bracket）様の変化があることもあるし，欠損指の隣接指の基節骨が三角指節骨のこともある（図19）．X線像では，中手骨の幅の拡大や2つの中手骨なども認められる．

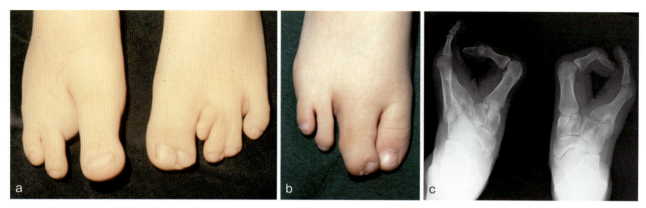

図20　裂手症患者の下肢に発現する合併症
a：右足：中央列欠趾症と深い趾間陥凹，左足：多合趾症と深い趾間陥凹．b：合趾症．c：裂足症．

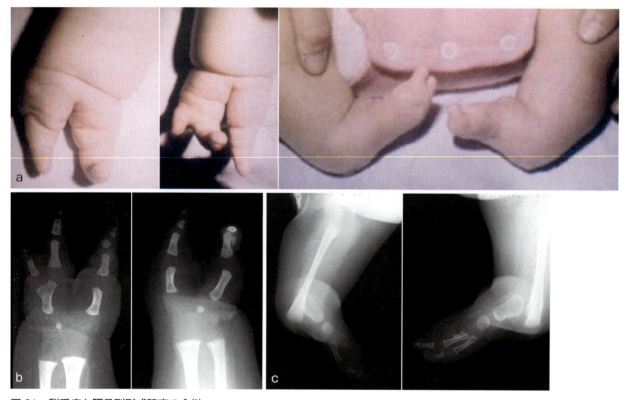

図21　裂手症と脛骨列形成障害の合併
a：手足の外見．b：両手裂手症のX線像．c：脛骨列形成障害のX線像．

　示指に斜指変形が出て橈側偏位することもある．これは示指中節骨の台形変形に起因する．その他，罹患手に母指形成不全や小指形成不全を合併することがある．小指形成不全には浮遊小指や中手骨癒合症などが含まれる．裂手症の成立原因には手板の中央指列に相当する部位の上皮頂堤の機能低下が考えられている．上皮頂堤の機能低下を起こした原因は手板の他の部位にも障害を及ぼしている可能性がある．その場合，間葉細胞も同時に障害を受けることになる．障害の程度が強いと橈側や尺側の間葉細胞の不足が起こり，完全な指が形成されず母指形成不全や小指形成不全が発現することが推察される．下肢には，裂足症，中央列多趾症，合趾症や脛骨列形成障害が合併する（図20，21）．顔面では唇裂，口蓋裂などの合併が報告されている[50]．

成立機序

　外的要因あるいは遺伝子異常により手板中央部の上皮頂堤に限局的な機能停止が起こる．これにより手板中央部に生理的細胞死を伴わない手板の陥凹が生じる．この陥凹が指放線形成予定域に起こると中央列多指症を生じ，指間陥凹部に起こると合指症を生じる．すなわち，手板中央部の陥凹は，指放線形成期の指列誘導の障害を引き起こし多指症と合指症が成立する[51, 52]．その場合，多指症と合指症の変化が近位に及ぶことにより，中央指列に発現した多指成分が隣接指に癒合して中央指列が欠損したようにみえる．このことは，多指症および合指症

と同様に，手板内における指列数の誘導異常が裂手症を発現させており，これらの異常は指列(数)誘導異常という概念の先天異常の部分症ととらえられる．

分類

1) Fallinerの分類

Falliner[53]は裂手症を以下の5群に分けた．

① 中央裂手症(central cleft hand)：中指の欠損および示指と中指の欠損，中央3指列の欠損があるが，母指と小指は障害されていないもの．
② 中央橈側裂手症(medioradial cleft hand)：中央裂手症で，母指にも障害が及ぶ．
③ 橈側裂手症(radial cleft hand)：母指が欠損する裂手症．
④ 中央尺側裂手症(medioulnar cleft hand)：小指に障害が及ぶ裂手症．
⑤ 尺側列裂手症(ulnar cleft hand)：変形が手の尺側(中指と環指)にあり，小指の欠損を伴うもの．

この分類の尺側列裂手症は，その他の裂手症と比べて臨床像と成因が異なることが指摘されている[54-57]．また，分類の型の境界が不明確であること，通常見ない稀な型が頻度の高い型と同格に分類されている点で，使いにくさが予想される．

2) 中村らの分類

中村ら[58]は裂手症を以下の3群に分けた．

- 1群：中央指列の欠損で指間は著しく深い．中手骨は全欠損あるいは部分欠損である．遺伝性がある．
- 2群：中央指列が欠損するが，MP関節の高位を越えない．合併奇形はない．足に裂足を伴うことが多い．Y字状の骨癒合や横走骨(cross bone)がみられる．X線像でみられるこれらの変化は中央列の多指変化である．
- 3群：両側の裂手症と裂足症で橈側指趾列にも欠損が及ぶ．合指趾症以外の合併奇形はない．遺伝性がある．

3) 多田らの分類

多田ら[59]は裂手症を以下のType A〜Iの9型に分けている．

- Type A：第3中手骨の全欠損があり，他の指節骨と中手骨は正常のもの．
- Type B：中指の全欠損があり，示指列および環指列の中手骨より遠位が太いもの．
- Type C：第3中手骨がV型あるいはY型を示す．Type AとType Bの中間型と考えられる．
- Type D：第3中手骨には変化がないが，指節骨が合指症の形態を示すもの．
- Type E：第3中手骨には変化がなく，MP関節より

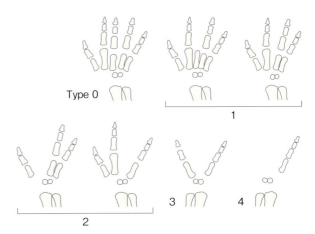

図22　斎藤らの分類を改変
欠損した指の数により分類した．

遠位が欠損している．

- Type F：第3中手骨が示指列か，環指列に傾き，MP関節で基節骨を隣接指の中手骨とともに支えているように見える型で，その末梢が太いもの．
- Type G：F型と類似であるが，第3中手骨の傾いた側の指節骨が太くないもの．
- Type H：横走骨があるもの．
- Type I：外見上は裂手であるが，発生の段階で指列の癒合などの機序が判断できないもの．

4) 斎藤らの分類

斎藤ら[48]は欠損した指の数により裂手症を4型に分類したが，4指列欠損の裂手症の型は分類にない．Watariら[60]も同様の考えの基に裂手症を分類しているが指欠損を伴わない裂手症の型は含まれていない．また，単指欠損の裂手症を，指節骨のみ欠損し中手骨が残っているものと，指節骨と中手骨が欠損した例を分けている．著者は，欠損した指の数により分類した斎藤らの分類を改良し以下の分類法を提案している[61]．

5) 著者が改変した斉藤らの分類法(図22)

- Type 0：指欠損のない深い指間陥凹．
- Type 1：単一指列の欠損：多くは中指欠損で，示指や環指の欠損は稀．
- Type 2：2指列の欠損：示指中指欠損か，中指環指欠損．
- Type 3：3指列の欠損：示指，中指，それに環指欠損．
- Type 4：4指列の欠損：多くは母指，示指，中指，環指が欠損し，小指が残る．しかし，尺側の4指が欠損して，母指のみが残る場合もごく稀にある．

また，示指が欠損した場合には母指は三指節であり，ほとんどが橈側方向に偏位する．

6) ManskeとHalikisの分類

Manskeら[62]は，手の機能にとって中央指列の欠損より第1指間のほうが大切であるという理由で，裂手症を

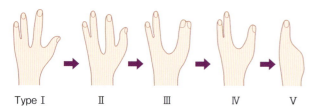

図23 ManskeとHalikis(1995)の分類
Type Ⅰ：第1指間が狭くない．
Type ⅡA：第1指間が軽度に狭い．
Type ⅡB：第1指間が高度に狭い．
Type Ⅲ：母指と示指が合指となり，第1指間がない．
Type Ⅳ：示指列が欠損し，第1指間と深い指間陥凹が一緒になっている．
Type Ⅴ：母指が欠損し，第1指間がない．

第1指の形態で分類した(図23)．
- Type Ⅰ：第1指間が狭くない．
- Type ⅡA：第1指間が軽度に狭い．
- Type ⅡB：第1指間が高度に狭い．
- Type Ⅲ：母指と示指が合指症を呈して，第1指間がない．
- Type Ⅳ：示指列が欠損し，第1指間と深い指間陥凹が一緒になっている．
- Type Ⅴ：母指が欠損し，第1指間がない．

Manskeらの分類法では，Ⅰ〜Ⅲ型までの亜分類の型から手の変形を想像することは難しい．先天異常の亜分類の利点の一つは，分類の型を知ることで変形の状態を想像し把握できる点である．例えば，母指多指症でWassel分類4型と言えば，その変形と可能性のある合併変形を想像できる利点がある．この利点は，多くの亜分類は変形の解剖学的特徴により分類している点である．亜分類は患者の治療に有用であるのみでなく，これらの変形を治療する医師間の情報の連絡にも有用であるべきである．裂手症においては第1指間の狭小化と裂手症の重症度(指間陥凹の深さ)は比例する．したがって，斉藤の分類の型を知ることができれば，おおよその変形を予測できる．この点から著者は斎藤の分類のほうがManskeの分類より役に立つのではないかと考えている．Manskeの分類を使用するのであれば，斎藤の分類を併記して，欠損指を明らかにしておくことで，変形の多様性を表現できると考えている．

日本手外科学会の改良分類[7,63]を用いる場合には，指列誘導異常のなかで手の変形は，合指症，裂手症や他の表現型の組み合わせで表現される．したがって，重症度と部位を併記すれば，多くの場合，裂手症と合併している変形を想像できる．

合併症

罹患指の合併症としては，前述のように指列誘導異常に含まれる異常，環指の鉤爪変形，示指の斜指，小指中節骨短縮症がある．罹患肢以外の上肢には中央列多指症，合指症，裂手症，小指中節骨短縮症が高頻度に合併する．下肢には，裂足症，中央列多趾症，合趾症や脛骨列形成障害が合併する．SHFMの患者でも同様の変形を合併する．顔面では唇裂，口蓋裂などの合併が報告されている[64]．

先天異常症候群の部分症として発現する裂手症

裂手症を伴う症候群としてはectrodactyly-ectodermal dysplasia-clefting(EEC)症候群，de Lange症候群，split hand/split foot with mandibulo-facial dysostosis，split hand with perceptive deafness，split hand with congenital nystagmus, fundal changes and cataract，anonychia with ectrodactyly，acrorenal症候群，Kabuki make-up症候群などが報告されている．

上述のように裂手症は単独の異常としても起こるし，SHFMやEEC症候群などの先天異常症候群の部分症としても起こる(図3⇒278頁，24)．

Rüdigerら[65]は合併した3つの先天異常であるectrodactyly, ectodermal dysplasia and clefting syndromeの頭文字をとって，EEC症候群と名前を付けた(図24)．Rodiniら[66]はEEC症候群の主な臨床所見を頻度の高い順に以下のように述べている．すなわち，上皮形成異常(100%)，中央指列欠損(78%)，涙管の異常(71%)，唇裂/口蓋裂(58%)，外性器-子宮先天異常(15%)，聴力障害(9%)，それに知的障害(2%)である．EEC症候群の臨床症状では，上皮形成異常以外の臨床症状の発現は，症例により大きく異なる．中央指列欠損は手では25%，両手と両足合併例では65%である．10%の患者には四肢の異常がない．裂手症と裂足症はこの症候群の特徴的な異常である．しかし，合指症，中央列多指症が合併することもあり，EEC症候群にとって中央列欠指症は必須の症状ではない[15,16,67]．上皮形成異常と関連する皮膚の異常として，繊細で薄く滑らかな皮膚，過剰な角化や皮膚紋理の異常，毛髪の異形成，歯の欠損，爪の異形成や汗疱が合併する可能性がある．EEC症候群では，ほとんどの例がp63遺伝子の遺伝子変異を持っている．一方，SHFMの単独の発現例でp63遺伝子の遺伝子変異が確認されたのはごくわずかである[68]．

治療

1) 手術適応と手術時期

裂手症は合併症が多い．裂手症の治療の目標として

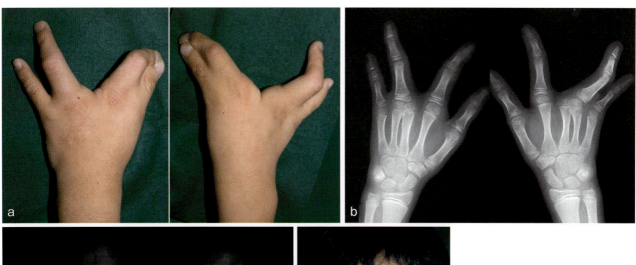

図24 EEC症候群
a：両側裂手症の外見.
b：両側裂手症のX線像.
c：両側裂足症のX線像.
d：EEC症候群の顔貌.

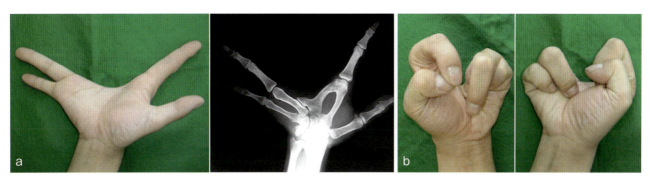

図25 未治療の成人の裂手症
a：右手指の伸展．指間の自動的な閉鎖は不可能である．
b：左手のつまみ動作と右手の握り動作．左手は母指と示指の指腹つまみ動作が不可能である．

は，以下の項目がある．
- 深い指間陥凹の閉鎖
- 第1指間および環指小指の合指症の分離
- 環指の鉤爪変形の矯正
- 三指節母指の偏位の矯正
- 示指の中節骨の変形に起因する斜指の矯正

　裂手症の手術は整容の改善が目的であるので，機能を障害してはいけない，という記述をしばしば目にする．確かに，0型と1型に対しては主に整容的な改善が目的である．一方，第1指間の拘縮解離や三指節母指の変形矯正は機能改善のために行われると考えられてきた．しかし未治療の成人の裂手症では，指間を閉じるのが困難であったり，握った際に中央の深い指間陥凹が水をすくうことを難しくしている．また，つまみ動作の際に指先を合わせることが困難な状態も観察される（図25）．生下時からの変形に馴染んでおり，患者自身は不自由はないとは言うものの，裂手症の治療の目的が整容的改善のみではないことを示していると思われる．

　通常，裂手症の治療は他の先天異常と同様に手術回数を減らすために，過剰な指間陥凹の閉鎖，第1指間の分離，環指の鉤爪変形の矯正，三指節母指の偏位の矯正は初回手術時に同時に行う．

　環指の鉤爪変形は，欠損指の浅指屈筋腱を用いて，lasso法でMP関節の屈曲を再建する（図26）．初回手術

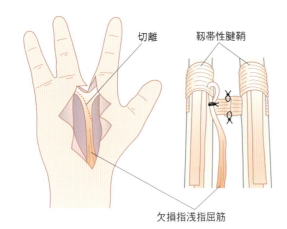

図26 環指の鉤爪指の腱移行による矯正
欠損指の中手骨の先端で伸筋腱とループを作っている欠損指浅指屈筋を長めに切離する．切離した腱の遠位端を鉤爪変形のある指の屈筋腱靱帯性腱鞘に lasso 法で，あるいは，その部の骨膜を弁状に一部剝がして，そこに移行腱を通して MP 関節が屈曲位に保持されるように固定する．

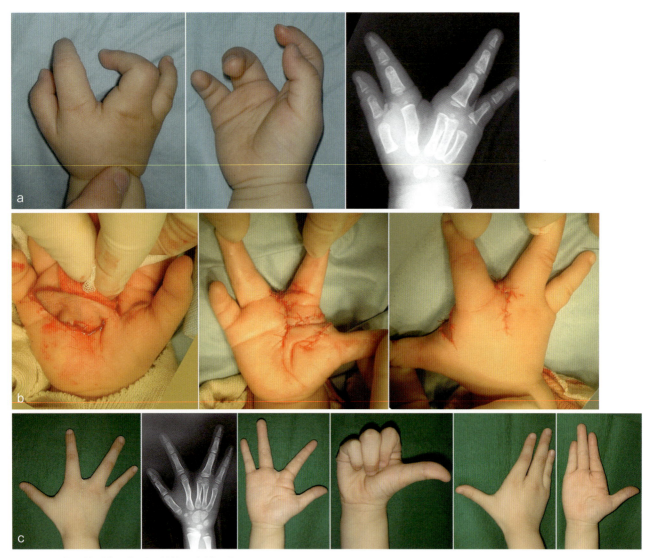

図27 環指の鉤爪指の指間閉鎖後の自然回復
a：術前の状態と環指の鉤爪指．
b：術中．掌側回転皮弁を作製して深い指間陥凹を閉鎖して，同時に第1指間を広げる．
c：術後の外見と機能，X線像．環指の鉤爪指は自然矯正されている．

では深い指間陥凹の閉鎖のために掌側を展開するので，創を閉鎖する前に移行する腱を選択するのは容易である．もう一つの方法は，深い指間陥凹を閉じた後に鉤爪変形が自然矯正されることがあるので，変形が改善されない場合は腱移行により矯正する方法である（図27）．

手術の組み合わせは各患者の変形の程度により異なる．示指欠損の裂手症，示指と中指欠損の裂手症，それに中央3指列欠損の裂手症では指間の閉鎖を行わない．

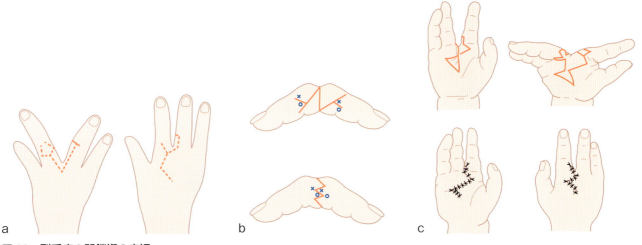

図28　裂手症の閉鎖術の皮切
a：裂手症閉鎖のBarskyの皮切．b：逆Z形成術を利用した裂手症閉鎖の皮切．c：一側の指の掌背側の距離を基部にする三角皮弁．

これらの手に指間閉鎖を行うと患者が大きなものを握りにくくなる．一方，裂手症で環指の基節骨に三角指節骨があり，環指が尺側偏位している例がある．このような例で患者が幼少であれば，physiolysisと遊離脂肪移植である程度の矯正が得られる（第2章の三角状骨，三角指節骨の項⇒165頁を参照）[69]．しかし，満足すべき矯正が得られない場合には矯正骨切り術が必要になる．

治療時期については，手術時期は過去の報告では2～5歳に行うのが望ましいと言われている．放置しておくと深い指間陥凹で物をはさんで，つまむようになる．このような指の運動パターンができてから手術を行う場合には，手術の待機中，隣接指を引き寄せ指間陥凹を閉じる装具を装用させるのも一つの方法である．著者は深い指間陥凹を閉じる手術時期は1歳以後が適当であると考えている．第1指間の分離，環指の鉤爪変形の矯正，三指節母指の偏位の矯正は初回手術時に同時に行う．環小指間の合指症の分離術は二期手術で行う．深い指間陥凹を閉じた後であり，合指症を分離する際に指間の深さが決めやすい．関節固定術や第4-5中手骨癒合の分離の手術は必要に応じて後で行う．physiolysisと遊離脂肪移植は3～4歳で行う．すべての必要な手術は就学前の6歳までに終わるようにする．

2）術前の処置

通常は特別な処置を必要としない．深い指間陥凹の単純な閉鎖を予定している場合には，著者は患児の家族に患児の母指と小指を横から押して深い指間陥凹を閉じる練習を最低1日1回するように指導する．環指の鉤爪変形を合併している場合には，指の屈曲拘縮を作らないように他動伸展運動も同時に行うように指導する．指間を閉じる装具を用いることもある．装具を装用すると広い指間陥凹でものを把持しなくなり，母指と他の指との間でものを把持するようになる．同時に手術時の変形の矯正が容易になる印象がある．矯正位の保持装具は，変形を起こしている筋腱の均衡を改善する可能性があるので，指の開大が広い例に対しては用いる価値があると考えている．

3）指間陥凹の閉鎖

指間陥凹の閉鎖のために指間のスロープを形成する工夫が多数報告されている．Kelikian[70]は深い指間陥凹の尺側の指の近位側面に遠位を基部にした長方形皮弁を起こす．皮弁の先端は指間陥凹の一番深い部分とする．この皮弁を指間陥凹の橈側指の側面に縫合することにより，指間を閉鎖する．他にBarsky[1]のダイヤモンド型皮弁，津下ら[71]の指の側面の三角皮弁などがある（図28）．

著者は，一側の指の掌背側を基部にする三角皮弁を用いている[61]（図28c）．他側の指には，皮弁が挿入できる深さの縦の皮切を加えて，開いた皮膚を三角皮弁の両側に入れて指間を形成する．過剰な皮膚を切除した後の縫合線が掌側はジグザグに，背側は直線になるようにする（図29）．従来は背側もジグザグ皮切を用いたが創痕が目立つため直線の皮切に変更した．

4）中手骨開大の矯正と深横中手靱帯の再建

多くの例では隣接中手骨が末広がりに開大しているので，これを引き寄せる．引き寄せた中手骨の位置を保持するために深横中手靱帯を再建する．その方法としては，深い指間陥凹に隣接する指の屈筋腱靱帯性腱鞘のA1滑車部を弁状に切り反転して縫合する方法，中手骨頸部に骨孔をあけて長掌筋腱で縛る方法，2本のカットグッドを用いて縛る方法（Barsky法）などがある．Flatt[9]は，周囲の軟部組織で靱帯を再建しているが，実際はカットグッドや絹糸を用いている．中手骨頸部を寄せる方法では，握り拳を作ろうとしたときに指が交叉（cross over）することがある．著者はA1滑車を弁状に

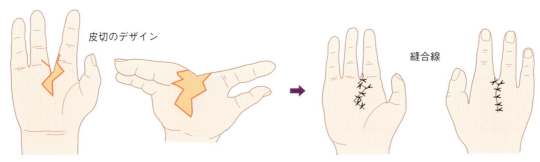

図 29　著者が最近用いている裂手症の閉鎖術の皮切

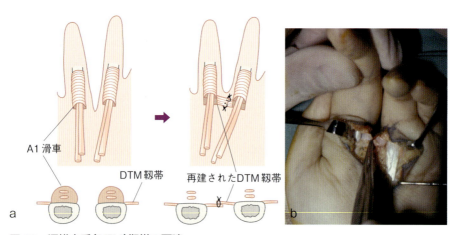

図 30　深横中手（DTM）靱帯の再建
a：A1 滑車を弁状に反転する斎藤らの方法．b：実際の手術．

反転する斎藤らの方法を用いている．解剖学的に同じ部位に深横中手靱帯が再建できる利点がある（図 30）．長掌筋の遊離腱により同じ部位に深横中手靱帯を再建する方法を Harley ら[72]が報告している．彼らの方法では掌側板の深層に横向きのトンネルを形成して，遊離した長掌筋腱を通す．骨に接したまま長掌筋腱の両端を伸筋腱と骨膜の間を通して中手骨の頚部に巻く．長掌筋腱の両方の断端をそれぞれの隣接指の中手骨の反対側の矢状索と骨膜に縫合する．A1 滑車の形成が不良な場合に利用できる方法である．

裂手症では中手骨に各種の変形を伴う．欠損指の中手骨が隣接指に傾き隣接指の MP 関節を支えている場合や，中手骨に偏位がない場合，2 つの中手骨がある場合，母指の MP 関節を 2 つの中手骨が支えている場合や第 1 指間に Y 字状の第 2 中手骨がある場合などがある．これらの中手骨の変形が手の機能を障害することはほとんどない．残存している中手骨は機能障害の原因になっていなければ切除の必要はない．容易に指間陥凹が他動的に閉じることができる状態の場合には，通常は中手骨の切除や移動術などの処置を必要としない．第 3 中手骨が残存しており，指間の閉鎖を妨げている場合には部分切除する（図 31）．その場合，後に断端が背側から触れないように周囲の軟部組織で切除部を被う必要がある．また，第 3 中手骨が環指の MP 関節を支持していない場合

は示指の中手骨を基部で骨切りして，遠位を切除した第 3 中手骨の上に移動（on-top plasty, metacarpal transfer と呼ばれる方法）して骨接合する方法もある（図 32）．この方法は第 1 指間を広くできる利点があり，指屈曲時の指の交叉を矯正できる．

一方，横走骨の処置については，横走骨の切除や，横走骨が接している隣接指との間の連続を断つ手術を薦める報告が多いが，このような処置が不必要であると考えている報告者もいる．第 3 中手骨と同様に横走骨が残存していて，指間の閉鎖を妨げている場合には横走骨を部分切除する．時には経過とともに指間が拡大していく場合もあるが，その場合も切除する．切除範囲は隣接指の MP 関節の安定性を損なわない範囲で行う（図 33）．そのためには，横走骨と隣接骨の接触部は温存し，欠損指に近い側の骨を切除する．骨切除時に伸筋腱膜や関節包を切離する可能性があるが，その場合は修復しておく．

5）裂手症に合併する合指症の治療

a）第 1 指間を広げる手術

裂手症では指間陥凹が深いほど，母指-示指間の合指症と環指-小指間の合指症の発現頻度と程度が増す．母指-示指間の合指症の多くは不完全合指症である．同部の分離術は指間閉鎖時の 1 歳前後に行う．通常は，指欠損部の指間陥凹の閉鎖により生じる過剰な皮膚を回転皮弁として第 1 指間の形成に用いる．この方法には，掌側

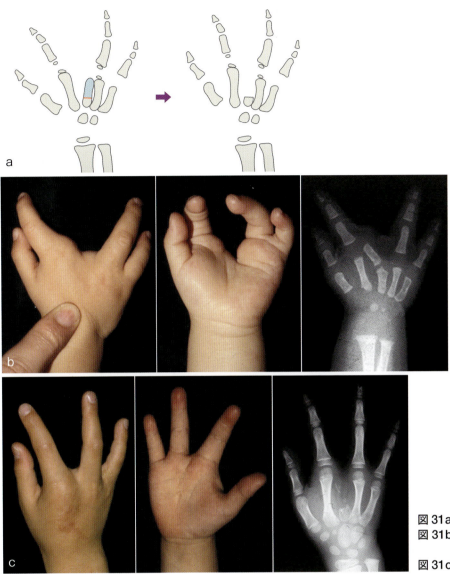

図31a 裂手症に対する中手骨の切除
図31b 示指に向かう横走骨がある．横走骨と第3中手骨を切除
図31c 術後の状態

の皮弁を用いるSnow-Littler法（図34）と，背側の皮弁を用いる方法（図35, 36），それから背側と掌側の2枚の皮弁を用いる方法（図37）がある[73]．Miuraら[74]，Ueba[75, 76]，Uptonら[77]は示指の周囲を切離して，示指を尺側に移動することで第1指間の狭小化を改善する方法を報告している（図38, 39）．これらの方法では，示指の中手骨を骨切りして中手骨移動術を行っている．その際，母指内転筋や尺骨神経の母指内転筋への枝を損傷しないように注意する．

Uptonら[77]は示指の皮膚を全周性に切りこれを深い指間部を横断するように延長して，示指を尺側に移動し，示指の橈側に移動した皮膚で第1指間を形成する術式を報告している（図40）．皮弁を深い指間部から第1指間に移動する代わりに，示指を尺側に移動して相対的に指間部の過剰な皮膚を示指の橈側に移動する術式である．本術式では，中手骨の骨切りと指列移動，それに母指内転筋の温存などの母指化術と類似の注意が必要であるが，術後の成績は良好であると報告されている．

一方，Foucherら[78]は，手根骨を骨切りすることにより尺側指列の橈側への移動を報告し良好な結果を得ている（図41）．すなわち，中手骨から尺側に偏位している小指あるいは小指と環指を有鉤骨を含む手根骨内の骨切りで橈側移動し偏位を矯正する．さらに示指の橈側偏位があれば，第2中手骨の基部の骨切りで尺側方向に示指の向きを矯正する方法を加える．骨切りの後はKirschner鋼線で骨癒合まで固定し，5週でKirschner鋼線を抜去する．

著者は，初期には背側皮弁を用いて第1指間の背側部分を開大しようと試みた．背側の皮弁では手の背側に創痕が残る欠点があるほか，皮弁の先端の血行障害を生じることが少なくなかった．そのため，1990年以後，掌側の回転皮弁（Snow-Littler法）に変更した．以後，皮弁の血行障害は生じていない．掌側皮弁のほうが安定した成績が期待できる印象を持っている（図42）．しかし，Glicensteinら[79]やRiderら[80]は皮弁先端の壊死を経験している．この皮弁はrandom vascularityであり，指動

292　第4章　指列誘導異常

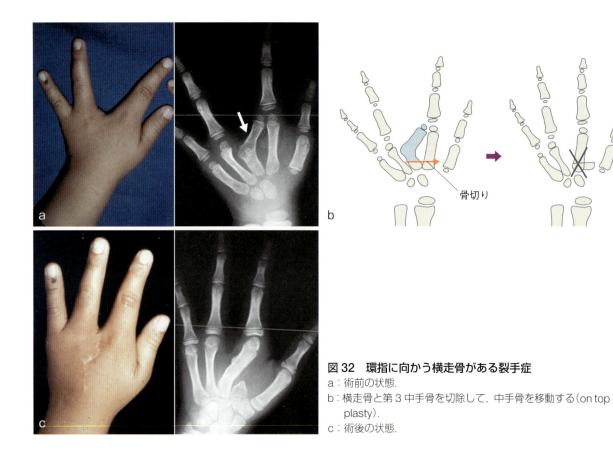

図32　環指に向かう横走骨がある裂手症
a：術前の状態．
b：横走骨と第3中手骨を切除して，中手骨を移動する（on top plasty）．
c：術後の状態．

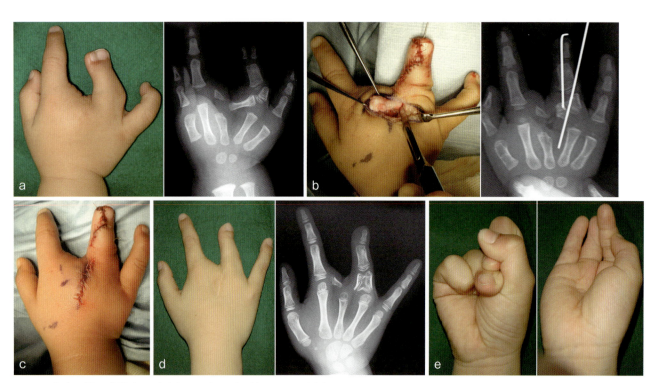

図33　右中環指の合指症と裂手症との中間型と考えられる症例
a：術前の外見とX線像．横走骨は三角指節骨と考えられる．
b：術中．隣接指のMP関節の安定性を損なわない範囲で横走骨を切除した．
c：手術終了時．
d，e：術後7年の外見とX線像．eは手の機能．

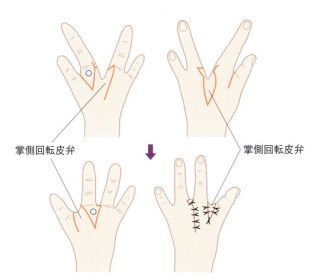

図34 裂手症に伴う第1指間の形成：Snow-Littler法
指間陥凹を閉じる際に掌側回転皮弁を作製して，指間陥凹を閉鎖するのと同時に第1指間を広げて，回転皮弁で皮膚欠損部を覆う．

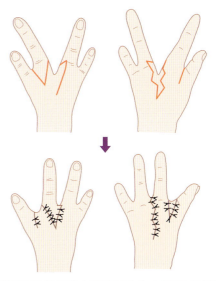

図35 裂手症に伴う第1指間の形成：背側の皮弁を用いる方法
過剰な指間陥凹を閉じる際に背側回転皮弁を作製して，指間陥凹を閉鎖するのと同時に回転皮弁により第1指間を広げる．

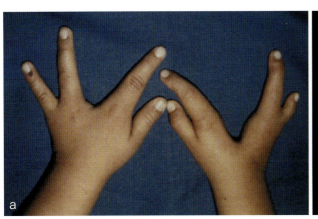
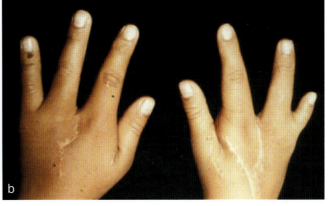

図36 背側の皮弁を用いる方法：実際の症例
a：術前．左手の指間陥凹は通常の指間閉鎖を行い，第1指間はZ形成術で広げた．右手の第1指間は指間陥凹からの背側回転皮弁を用いて広げた．
b：術後．右手の背側皮弁による創痕が目立つ．

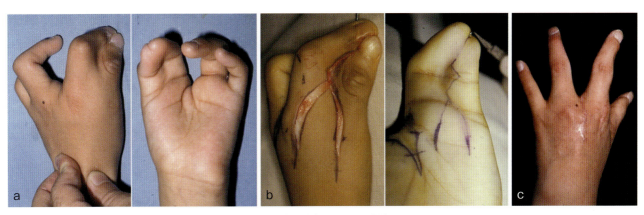

図37 裂手症に伴う第1指間の形成：背側と掌側の2枚の皮弁を用いる方法
a：中指欠損を伴った裂手症に合併した母指と示指間の完全合指症．
b：第1指間の分離．掌背側の2枚の三角皮弁を用いて広げた．
c：指間分離後の状態．

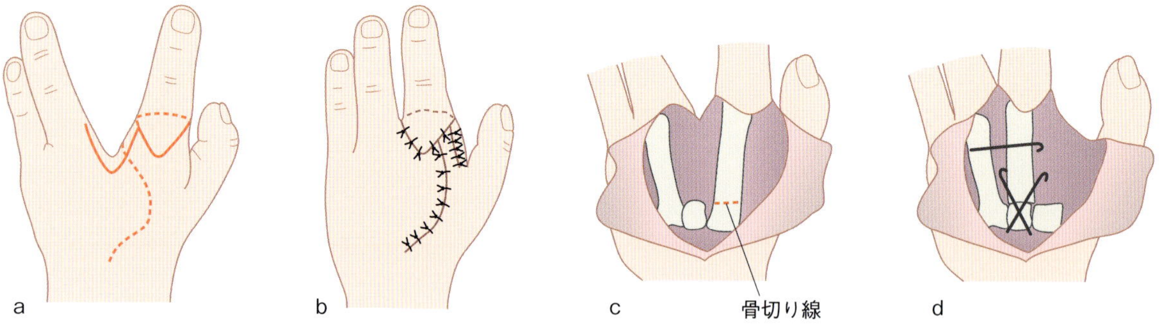

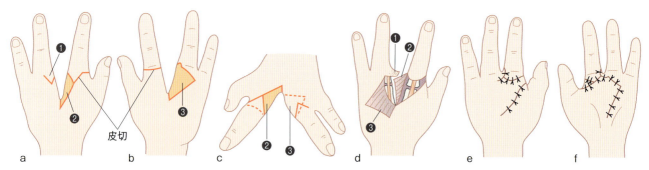

図 38　裂手症の第 1 指間を示指の移動で改善する方法：示指を尺側移動することで第 1 指間を改善する方法
a：皮膚切開線を示す．点線は掌側の切開．b：皮膚の縫合線．c：第 2 中手骨の骨切り．d：第 2 中手骨を遺残していた第 3 中手骨の移動して骨接合．内固定は Kirschner 鋼線を用いている．

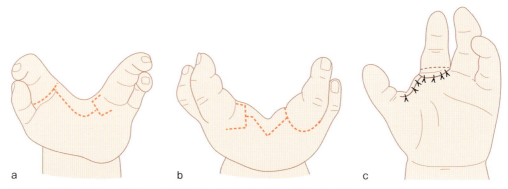

図 39　裂手症の第 1 指間を示指の移動で改善する方法：尺側に移動することで第 1 指間を改善する方法
a〜d：掌側・背側および指の遠位よりみた皮膚切開線（a〜c）と皮弁を挙上した状態（d）．❶は指間を形成する小三角皮弁，❷は掌側に基部をもつ皮弁，❸は背側に基部をもつ皮弁．
e，f：示指を中指側に移動した後の皮膚の縫合線．

図 40　裂手症の第 1 指間を示指の橈側に移動した皮膚で改善する方法
a，b：点線は皮膚切開線を示す．指間は長方形皮弁で形成する．
c：示指を中指側に移動した後の皮膚の縫合線．点線は示指背側の縫合線を示す．

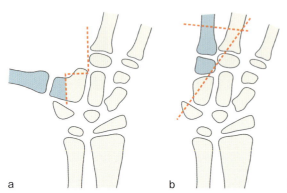

図 41　手根骨の骨切りによる裂手症の形成術
尺側偏位した小指を手根骨骨切り術で矯正する．a：点線は骨切り線．小指の手根中手関節の近位で骨切りする．青色の骨は移動した小指列．b：中手骨を橈側へ移動して，点線で示すごとく Kirschner 鋼線で固定する．

D. 裂手症

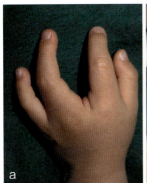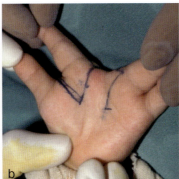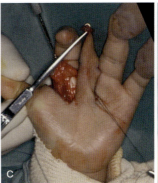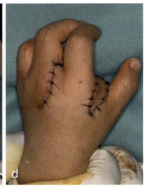
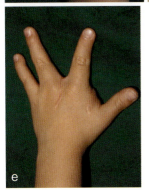

図42 裂手症の第1指間の狭小化に対する掌側の回転皮弁（Snow-Littler法）の結果
a：術前．指間陥凹の程度はそれほど強くない．
b：術中．掌側回転皮弁の皮切デザイン．
c：術中．掌側回転皮弁を挙上した状態．
d：術直後の創閉鎖の状態．
e：術後数年経過した状態．第1指間は十分開いている．

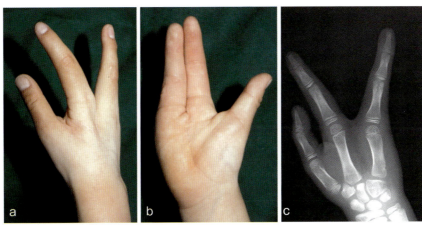

図43 指間陥凹が非常に深く切れ込んでいる裂手症に対する回転皮弁の術後
術前の状態は図13 ⇒ 281頁を参照．
a, b：術後の手背と手掌の状態．
c：術後のX線像．術前遠位に向かって開いていた中手骨は平行になっている．

脈を含めるとよいという報告もあるが，実際には難しい．指間陥凹が非常に深く切れ込んでいるような裂手症では，指間陥凹部からの回転皮弁は母指-示指間を十分広げるためにうまく適合しないので，用いないほうがよい（図43）．Riderら[80]は裂手症に伴う母指と示指の完全合指症にこの皮弁を応用し植皮を追加しているが，母指-示指間を十分広げるためには他の方法を用いることが望ましい．

母指-示指間の合指症が完全な場合には，背側と掌側の大きめの三角皮弁と遊離植皮により指間形成を行うほうが良好な形態の第1指間を形成できる．

b) Snow-Littler法（図34）
ターニケット使用下に手術を行う．示指の橈側と小指の尺側列から指を押して指間陥凹を閉じる．環指と小指間の背側で指間陥凹を閉じて，生じた皮膚のたるみの近位端の皮膚にマーカーで小さい印をつける．この点が，掌側を基部にした回転皮弁の遠位端になるが，近位に近づき過ぎないように注意する．環指と小指間の背側で指間陥凹と同部の指手掌皮線およびMP関節の位置から指間陥凹を閉じた場合の示指と環指間の指間陥凹の高位を決めて，両指の側面の皮膚に印を付ける．この点が手術後に形成される指間の高さになる．環指でこの印より8mm程度近位に掌背側方向に線を引く．指の掌背側方向に引いた線の中央で，側正中切開の位置に相当する部位で指の遠位に向かい8mmの線を引く．線の遠位端は最初に付けた指間陥凹の予定の点と同じ高位になる．環

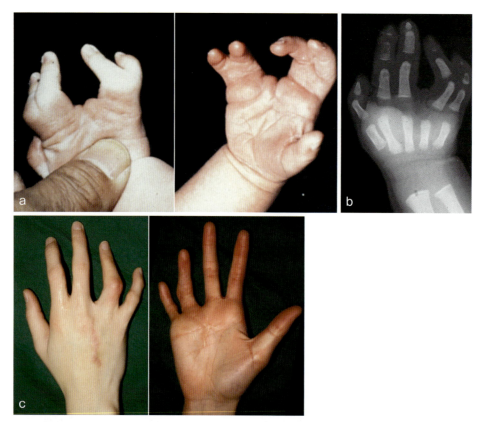

図44　裂手症に合併した環指-小指間の合指症の分離
a：術前の外見．示指-中指間および環指-小指間の合指症を合併した広い指間陥凹で中指の欠損はない．広い指間陥凹を閉じて，合指症の分離には背側長方形皮弁を用いた．
b：術前X線像．
c：術後の手背と手掌の状態．

指の背側に出た線は一番先に印を付けた皮弁の近位端の点の印と結ぶ．示指では先に付けた指間陥凹の想定の印の高位で，仮の線を掌背側方向に指の幅だけ引く．長過ぎないように注意する．その線の背側の端から先に印を付けた皮弁の近位端の点の印と結ぶ．これで背側から移動する三角の皮弁の形が決まる．

示指に付けた掌背側方向の仮の線を基部にして指の側面で近位方向（指の基部に向かう方向）に三角形の小皮弁を作成する．三角形の皮弁の高さはほぼ8 mmとする．皮膚の切開を加えた後は，環指の横に引いた線の切開の遠位端にこの小三角皮弁の先端が入り，横に引いた線に接していた皮膚がこの三角皮弁の掌側と背側の2辺と合わさることになり，指間陥凹が形成される．次に母指を最大に掌側外転してできる指間陥凹の線に直交する皮切を背側に想定する．通常は指間陥凹より2 cm程度の長さである．この皮切の想定線の掌側は，示指の尺側縁の近位への延長線と母指球皮線との交点までのばす．この線の掌側の端と，示指の尺側に想定した掌背側方向の皮切の掌側端とを結ぶ．環指の掌背側に引いた線の掌側端は，環指の橈側縁の近位への延長線と中央手掌皮線の交点に向かいここで終わる．この終点が回転皮弁の回転中心になる．また，この点と第1指間に加えられた背側皮

線の端が皮弁の長さになる．したがって，第1指間の背側の皮切の長さは，他の皮切が決まった後で最終的に決められる．実際には，皮弁を起こした後で長さを調節するほうが安全である．皮弁は手掌腱膜の直下あるいは直上で起こすが，皮弁基部では，皮膚に向かう貫通血管を温存するのが望ましい．指間陥凹を形成するための小三角皮弁作製でできた皮弁の凹凸は縫合して閉じる．深横中手靱帯の再建と中手骨や横走骨の処置などを終えた後に，指間陥凹からの回転皮弁を第1指間に移動して創を閉じる．

c）環指-小指間の合指症の分離（図44）

環指-小指間の合指症の治療は，背側の長方形皮弁と遊離植皮の組み合わせで分離する．通常の合指症に準じて，2歳頃に手術を行う．指間陥凹の閉鎖と合指症分離を同時に行い，第1指間に回転皮弁を用いない場合には，指間陥凹を閉鎖した部分から採取した皮膚を植皮に用いることができる．

第4-5中手骨癒合症と同部の合指症が合併している場合，第4-5中手骨癒合が不完全で変形や不都合があれば，中手骨癒合部の分離を行う．合指症の分離はその後，時期をみて行う．中手骨癒合症が完全であれば，中手骨癒合部の分離を行うことはできないが，皮膚性合指症の分

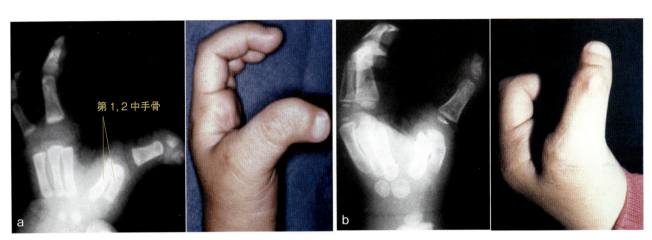

図45 裂手症に伴った三指節母指の橈側偏位の矯正
5歳未満の場合には過剰指節骨を切除する.
a：5歳未満の裂手症に伴った三指節母指の術前. 第1, 2中手骨の遠位が母指の基節骨を支えるように癒合している. 三指節母指は橈側偏位である. 三角指節骨を完全に切除してKirschner鋼線固定を6週間行った.
b：術後. 母指の偏位は矯正され, IP関節の安定性も良好である.

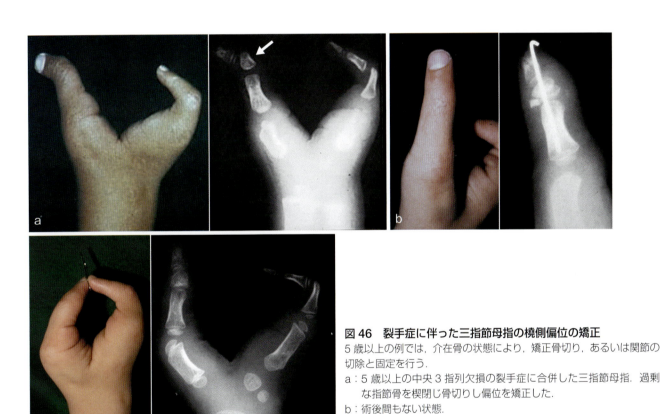

図46 裂手症に伴った三指節母指の橈側偏位の矯正
5歳以上の例では, 介在骨の状態により, 矯正骨切り, あるいは関節の切除と固定を行う.
a：5歳以上の中央3指列欠損の裂手症に合併した三指節母指. 過剰な指節骨を楔閉じ骨切りし偏位を矯正した.
b：術後間もない状態.
c：母指の偏位は矯正され, つまみ機能も改善した.

離により指が長く見える利点がある.

6）合併する三指節母指の橈側偏位の矯正
（correction of the deviation of the thumb）

　裂手症に伴う母指の偏位は三角指節骨や台形の過剰指節骨を伴う三指節母指に起因する. 偏位の方向は橈側であり, 母指のつまみ動作に障害を及ぼす. この変形は5歳未満であれば, 三角指節骨などの過剰指節骨を切除することで矯正できる（図45）. 患児が5歳以上であれば, 矯正骨切り術か, 偏位の起こっているPIP関節あるいはDIP関節を切除して固定する（図46）.

　過剰指節骨の切除では, 母指の凸側の側正中切開を用いる. 凸側の側副靱帯を含む関節包を縦切して背側と掌側に引く. 過剰指節骨を切除した後にKirschner鋼線を斜めに刺入して6週間固定する. 側副靱帯は短縮縫合する. 緊張が弛んでいる皮膚は切除しないで放置すると自然に改善する.

7）示指斜指変形の矯正〔第6章-C. 斜指症（斜走指）⇒333頁を参照〕

　裂手症に伴う示指の斜指症は台形の中節骨によるDIP関節の傾斜で生じる. 多くの患児あるいは患児の

家族はこの変形の矯正を希望しない．しかし，思春期になった患児がこの変形の矯正を強く希望する場合がある．このような場合には，中節骨の遠位 1/3 で楔閉じ骨切りを行う．背側の縦切開で皮膚と伸筋腱を切開する．骨膜下に楔閉じ骨切りを行う．骨切り部は交叉する 2 本の Kirschner 鋼線か，modified interosseous wiring で固定する．著者は後者の方法を用いている．

8) 環指の鉤爪変形の矯正

中指が欠損している裂手症では環指の PIP 関節の屈曲変形がみられる．この変形は多くの報告で屈指症と記載されている．しかし，乳幼児では環指の MP 関節を屈曲位に保持すると PIP 関節の自動伸展運動が可能になる．したがってこの変形は鉤爪変形であって，屈指症ではない．手術までの期間，拘縮予防の他動伸展運動を行うように指導する．

指間閉鎖の際に欠損した中指，示指および環指の屈筋腱を観察するとほとんどの場合，欠損した指の屈筋腱が残存している．この指の浅指屈筋と思われる腱を切離して，MP 関節の過伸展がなくなる程度の緊張で環指の基節骨掌橈側基部に縫合する．この操作により環指の鉤爪変形は矯正される．過剰な指間陥凹の指間閉鎖のみでも，術後に鉤爪変形が自然に改善することもある．しかし，変形が明らかな例では初回手術時に腱移行で変形矯正を行っておく．実際の手術では，欠損指の浅指屈筋腱を指欠損部の先端の膜状の部分か，隣接指へ向かう部分で，同腱を引いて切離して，環指屈筋腱の靱帯性腱鞘の近位端か，基節骨掌側橈側の骨膜に縫合する．Lasso 法のように縫合部が外れないような工夫が必要である[81]（図 26 ⇒ 288 頁）．

9) 指間陥凹隣接指の開離の矯正

中指が欠損している裂手症で，術前に示指と環指の指先が互いに離れるような変形があれば，鉤爪変形を矯正する腱を二分して，一方は環指基節骨掌側橈側の骨膜に，一方は示指基節骨掌側尺側の骨膜に縫合する．同様の手術を伸筋側でも行うと指伸展時に指が離れる変形を矯正できる．すなわち，欠損した中指に向かう伸筋腱を二分して，一方は環指の MP 関節高位で伸筋腱膜の背側橈側に，一方は示指 MP 関節高位で伸筋腱膜の背側尺側に縫合する．

■ 文献

1) Barsky AJ: Cleft hand: classification, incidence, and treatment. J Bone Joint Surg Am 46：1707-1720, 1964
2) Müller W: Die angeborenen Fehlbildungen der menschlichen Hand. Georg Thieme Verlag, Leipzig 1937
3) Blauth W, Gekeler J: Symbrachydaktylien; Beitrag zur Morphologie, Klassifikation und Therapie. Handchirurgie 5：121-174, 1973
4) Ogino T, Minami A, Kato H: Clinical features and roentgenograms of symbrachydactyly. J Hand Surg Br 14：303-306, 1989
5) Maisels DO: Lobster-claw deformities of the hands and feet. Br J Plast Surg 23：269-282, 1970
6) Birch-Jensen A: Congenital Deformities of the Upper Extremities. Ejnar Munksgaar, Copenhagen 1949.
7) 荻野利彦，児島忠雄：手の先天異常分類マニュアル．日手会誌 13：455-467，1996
8) Manske PR: Symbrachydactyly instead of atypical cleft hand. Plast Reconstr Surg 91：196, 1993
9) Flatt AE: The Care of Congenital Hand Anomalies. p.50, CV Mosby, St. Louis, 1977
10) Ogino T, Minami A, Fukuda K, et al: Congenital anomalies of the upper limb among the Japanese in Sapporo. J Hand Surg Br 11：364-371, 1986
11) Temtamy SA, McKusick VA: The genetics of hand malformations. Birth Defects Orig Artic Ser 14：i-xviii, 1-619, 1978
12) Vogel F: Verzögerte Mutation bei Menschen? Ann Hum Genet 22：132-137, 1958
13) Duijf PH, van Bokhoven H, Brunner HG: Pathogenesis of split-hand/split-foot malformation. Human Mol Genet 12：51-60, 2003
14) Elliott AM, Evans JA: Genotype-phenotype correlations in mapped split hand foot malformation (SHFM) patients. Am J Med Genet 140：1419-1427, 2006
15) Elliott AM, Reed MH, Roscioli T, et al: Discrepancies in upper and lower limb patterning in split hand foot malformation. Clin Genet 68：408-423, 2005
16) Khan S, Basit S, Zimri FK, et al: A novel homozygous missense mutation in WNT10B in familial split-hand/foot malformation. Clin Genet 82：48-55, 2012
17) Scherer SW, Poorkaj P, Massa H, et al: Physical mapping of the split hand/split foot locus on chromosome 7 and implication in syndromic ectrodactyly. Hum Mol Genet 3：1345-1354, 1994
18) Basel D, Kilpatrick MW, Tsipouras P: The expanding panorama of split hand foot malformation. Am J Med Genet 140：1359-1365, 2006
19) Swanson AB: A classification for congenital limb malformations. J Hand Surg Am 1：8-22, 1976
20) Swanson AB, Swanson GD, Tada K: A classification for congenital limb malformation. J Hand Surg Am 8：693-702, 1983
21) 荻野利彦，石井清一，三浪三千男，他：尺側列形成不全の病態に関する臨床および実験的考察．整形外科 29：1530-1534，1978
22) 加藤博之，荻野利彦，三浪明男，他：橈側列形成障害の実験的研究．日手会誌 4：560-565，1987
23) 荻野利彦，石井清一，三浪三千男，他：裂手症と多指症との関連．整形外科 28：1508-1511，1977
24) 荻野利彦，加藤博之，高原政利：裂手症と随伴変形に対する治療法の検討．日手会誌 9：129-131，1992
25) Miura T: Syndactyly and split hand. Hand 8：125-130, 1976
26) Manske PR: Cleft hand and central polydactyly in identical twins: a case report. J Hand Surg Am 8：906-908, 1983
27) Satake H, Ogino T, Takahara M, et al: Occurrence of central polydactyly, syndactyly, and cleft hand in a single family: report of five hands in three cases. J Hand Surg Am 34：1700-1703, 2009
28) 荻野利彦，石井清一，三浪三千男，他：Swanson 分類による当科における上肢先天奇形の分析．臨整外 13：568-575，1978
29) Jones NF, Kono M: Cleft hands with six metacarpals. J Hand Surg Am 29：720-726, 2004
30) 丸毛英二，中村純次，原瀬瑞夫，他：まれな手奇形例の検討―骨性合指症？裂手症？形成外科 17：217-224，1974

31) 三浦隆行, 木野義武, 中村蓼吾, 他：合指症と裂手症. 整形外科 26：1435-1437, 1975
32) 荻野利彦, 石井清一, 三浪三千男, 他：裂手症と多指症との関連. 整形外科 28：1508-1511, 1977
33) Egawa T, Horiki A, Senrui H, et al: Characteristic anatomical findings of the cleft hand-its significance and classification. Handchirurgie 10：3-8, 1978
34) Watari S, Tsuge K: A classification of cleft hands, based on clinical findings: theory of developmental mechanisms. Plast Reconstr Surg 64：381-389, 1979
35) 荻野利彦：裂手症の成立機序に関する研究—多指症および合指症の関与について. 日整会誌 53：535-543, 1979
36) Ogino T: Teratogenic relationship between polydactyly, syndactyly and cleft hand. J Hand Surg Br 15：201-209, 1990
37) Ogino T: Clinical features and teratogenic mechanisms of congenital absence of digits. Dev Growth Differ 49：523-531, 2007
38) Ogino T, Kato H: Clinical and experimental studies on teratogenic mechanisms of congenital absence of digits in longitudinal deficiencies. Congenit Anom 33：187-196, 1993
39) Otsuji M, Takahara M, Naruse T, et al: Developmental abnormalities in rat embryos leading to tibial ray deficiencies induced by busulfan. Birth Defects Res. A Clin Mol Teratol 73：461-467, 2005
40) Ogino T: Teratogenic mechanisms of congenital absence of digits. Locomotor System: Advances in Research, Diagnostics and Therapy 18：173-193, 2011
41) 荻野利彦, 大塩至, 三浪明男, 他：当科における上肢先天奇形の分析—Swanson 改良分類法の試み. 日手会誌 2：909-916, 1986
42) Ogino T: Current classification of congenital hand deformities based on experimental research. In: Saffar P, Amadio CP, Foucher G (eds): Current Practice in Hand. pp.337-341, Martin Dunitz, London, 1997
43) 家常敏弘：Symbrachydactyly の自験例とその分類についての考察. 日整会誌 48：245-263, 1974
44) 荻野利彦, 石井清一, 三浪三千男, 他：Symbrachydactyly の X 線学的分析—指列の形成障害と重症度との関連について. 日整会誌 52：1753-1760, 1978
45) De Smet L: Classification for congenital anomalies of the hand: the IFSSH classification and the JSSH modification. Genet Couns 13：331-338, 2002
46) Blauth W, Falliner AA: Zur Morphologie und Klassifikation von Spalthanden. Handchirurgie 18：161-195, 1986
47) 荻野利彦, 三浪明男, 福田公孝：欠指症を伴わない裂手症について. 日手会誌 3：625-628, 1986
48) 斎藤英彦, 関利明, 鈴木順夫, 他：裂手症に対する治療法の検討. 整形外科 29：1551-1553, 1978
49) Langer JS, Manske PR, Steffen JA, et al: Thumb in the plane of the hand: characterization and results of surgical treatment. J Hand Surg Am 34：1795-1801, 2009
50) David TJ: The differential diagnosis of the cleft hand and cleft foot malformations. Hand 6：58-61, 1974
51) Naruse T, Takahara M, Takagi M, et al: Early morphological changes leading to central polydactyly, syndactyly, and central deficiencies: an experimental study in rats. J Hand Surg Am 32：1413-1417, 2007
52) Naruse T, Takahara M, Takagi M, et al: Busulfan-induced central polydactyly, syndactyly and cleft hand or foot: a common mechanism of disruption leads to divergent phenotypes. Dev Growth Differ 49：533-541, 2007
53) Falliner AA: Analysis of anatomic variations in cleft hands. J Hand Surg Am 29：994-1001, 2004
54) Kato S, Ishii S, Ogino T, et al: Anomalous hands with cleft formation between the fourth and fifth digits. J Hand Surg Am 8：909-913, 1983
55) Tonkin MA, Nanchahal J, Kwa S: Ulnar-sided cleft hand. J Hand Surg 27：493-497, 2002
56) 菊地憲明, 荻野利彦, 高原政利, 他：指欠損を伴わない第 4 指間部の過剰指間陥凹症例の検討. 日手会誌 22：635-638, 2005
57) Schinzel A: Ulnar-mammary syndrome. J Med Genet 24：778-781, 1987
58) 中村純次, 里見隆夫, 大森喜太郎, 他：裂手 19 例の経験. 整形外科 22：896-900, 1971
59) 多田浩一, 江川常一, 堀木篤, 他：裂手症 27 例の検討と考察. 整形外科 25：1230-1233, 1974
60) Watari S, Tsuge K: A classification of cleft hands, based on clinical findings: theory of developmental mechanism. Plast Reconstr Surg 64：381-389, 1979
61) Ogino T: Cleft hand. Hand Clin 6：661-671, 1990
62) Manske PR, Halikis MN: Surgical classification of central deficiency according to the thumb web. J Hand Surg Am 20：687-697, 1995
63) 日本手の外科学会先天異常委員会：手の先天異常分類マニュアル. 日手会誌 17：353-365, 2000
64) David TJ: The differential diagnosis of the cleft hand and cleft foot malformations. Hand 6：58-61, 1974
65) Rüdiger RA, Haase W, Passarge E: Association of ectrodactyly, ectodermal dysplasia, and cleft lip-palate. Am J Dis Child 120：160-163, 1970
66) Rodini ESO, Richieri-Costa A: EEC syndrome: report on 20 new patients, clinical and genetic considerations. Am J Med Genet 37：42-53, 1990
67) Küster W, Majewski F, Meinecke P: EEC syndrome without ectrodactyly? Report of 8 cases. Clin Genet 28：130-135, 1985
68) Ianakiev P, Kilpatrick MW, Toudjarska I, et al: Split-hand/split-foot malformation is caused by mutations in the p63 gene on 3q27. Am J Hum Genet 67：59-66, 2000
69) Vickers D: Clinodactyly of the little finger: a simple operative technique for reversal of the growth abnormality. J Hand Surg Br 12：335-342, 1987
70) Kelikian H: Split hand complex, In: Congenital deformities of the hand and forearm. pp.467-495, WB Saunders, Philadelphia, 1974
71) 津下健哉, 真田義男, 山本正隆：裂手の治療経験. 整形外科 16：854-856, 1965
72) Harley OJ, Bain CJ, Fleming AN: A technique to reconstruct the deep transverse metacarpal ligament. J Hand Surg Eur 37：890-891, 2012
73) 高橋正憲, 矢部裕：合指症を伴う裂手症の治療経験—特に皮膚デザインに対する一考察. 整形外科 29：1554-1557, 1978
74) Miura T, Komada T: Simple method for reconstruction of the cleft hand with an adducted thumb. Plast Reconstr Surg 64：65-67, 1979
75) Ueba Y: Plastic surgery for the cleft hand. J Hand Surg. Am 6：557-560, 1981
76) Ueba Y: Cleft hand. In: Buck-Gramcko D (ed): Congenital Malformation of the hand and forearm. pp.199-215, Churchill Livingstone, London, 1998
77) Upton J, Taghinia AH: Correction of the typical cleft hand. J Hand Surg Am 35：480-485, 2010
78) Foucher G, Loréa P, Hovius S, et al: Radial shift of the ulnar fingers: a new technique for special cases of longitudinal central deficiency. J Hand Surg Br 31：156-161, 2006
79) Glicenstein J, Guero S, Haddad R: Fentes médianes de la main. Ann Chir Main Memb Super 14：253-263, 1995
80) Rider MA, Grindel SI, Tonkin MA, et al: An experience of the Snow-Littler procedure. J Hand Surg Br 25：376-381, 2000
81) Zancolli EA: Structure and Dynamic Bases of Hand Surgery, 2nd ed. JB Lippincott, Philadelphia, 1978

E 尺側裂手症（第4指間の深い指間陥凹）
ulnar cleft hand（cleft of the 4th web space of the hand）

「第4指間の深い指間陥凹」は，環指の欠損を伴う場合と伴わない場合がある（図1，および本章 D．裂手症の図17 ⇒ 283 頁を参照）．これらの変形は尺側裂手症（ulnar cleft hand）と呼ばれる[1]．ただし，この異常の臨床像は指列誘導異常に含まれる裂手症とは異なる．しかも，尺側裂手症では小指には低形成があるが，環指欠損を伴う場合と伴わない場合の臨床像は異なる[2,3]．尺側裂手症と呼ばれる一連の変化に対する適切な名称と正確な分類はいまだ確立していない．指欠損を伴わない尺側裂手症の特徴は，環小指間の種々の程度の深い指間陥凹，小指の低形成，小指球筋の低形成，小指の関節拘縮あるいは指節癒合症，clam nail，claw nail or circumferential nail などの小指の爪変形，それに小指の掌側に背側の皮膚が認められることである（図2，表1）．これらの特徴

表1　尺側裂手症の臨床像

1）小指低形成
　a．環指の欠損を伴う群
　b．環指の欠損を伴わない群
2）小指の関節拘縮
　a．PIP 関節，DIP 関節あるいは両関節に指節癒合を伴う例
　b．PIP 関節，DIP 関節あるいは両関節に可動制限（不完全強直）がある例，関節拘縮の程度が軽いが自動屈曲ができない例もここに含まれる．
3）小指の爪変形
　a．clam nail
　b．claw nail
　c．circumferential nail
4）小指の掌側に背側の皮膚が認められること

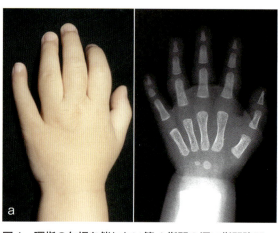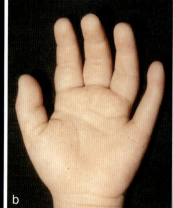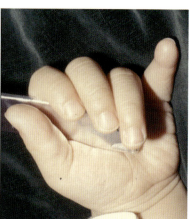

図1　環指の欠損を伴わない第4指間の深い指間陥凹
a：背側の外見とX線像．b：掌側の外見と機能．
第4指間の深い指間陥凹，小指低形成，小指の屈曲障害があるが爪の変形はほとんどない．

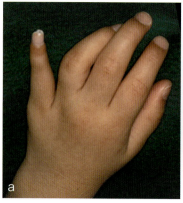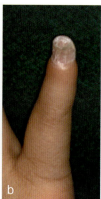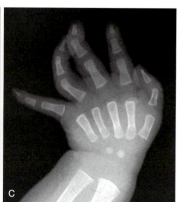

図2　指欠損を伴わない尺側裂手症の特徴
環小指間の種々の程度の深い指間陥凹，小指の低形成，小指球筋の低形成，小指の関節拘縮あるいは指節癒合症（symphalangism），clam nail，claw nail あるいは環状（circumferential）爪変形，それに小指の掌側に背側の皮膚が認められる．

が種々の程度と組み合わせで生じる．罹患側の反対側の手には，同じ変形，小指の多指症，尺側列形成障害，あるいは環指の末節骨の部分的な重複が出現することがある．この先天異常では，手に種々の合併症を伴う（図3）．この先天異常の手と爪の変形はulnar-mammary症候群あるいはSchinzel症候群と同じである[4]．また，背側重複異常（double dorsal）と呼ばれる異常とも臨床像は一致する．指欠損を伴わない尺側裂手症でみられる手の一連の変化（teratologic sequence）は，指列誘導異常と大きく異なる範疇の異常である[5]．したがって，本来はこの項目に分類すべきではないとも考えられるが，本疾患の位置付けが明確でない現状では，この項目に入れておくことが適切と考えた．

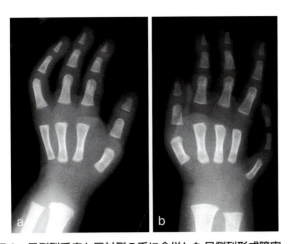

図3　尺側裂手症と反対側の手に合併した尺側列形成障害
a：尺側列形成障害で，小指の欠損と尺骨の遠位で短縮が認められる．
b：尺側裂手症で，小指の低形成の程度が強い．

■ 文献

1) Tonkin MA, Nanchahal J, Kwa S: Ulnar-sided cleft hand. J Hand Surg Am 27：493-497, 2002
2) Kato S, Ishii S, Ogino T, et al: Anomalous hands with cleft formation between the fourth and fifth digits. J Hand Surg 8：909-913, 1983
3) 菊地憲明，荻野利彦，高原政利，他：指欠損を伴わない第4指間部の過剰指間陥凹症例の検討．日手会誌 22：635-638, 2005
4) Schinzel A: Ulnar-mammary syndrome. J Med Genet 24：778-781, 1987
5) van Bokhoven H, Hamel BC, Bamshad M, et al: p63 gene mutations in EEC syndrome, limb-mammary syndrome, and isolated split hand split foot malformation suggest a genotype-phenotype correlation. Am J Hum Genet 69：481-492, 2001

F 手の低形成を伴う指列誘導異常（裂手症を含む）
abnormal induction of digital rays associated with hypoplastic hand (including cleft hand)

指列誘導異常は手板内での指の数の異常な誘導を意味する．したがって，過剰な数や少ない数の指放線が誘導される．指列誘導異常に含まれるほとんどすべての例で，罹患手には低形成は生じない．しかし，本異常では，深い指間陥凹，合指症，中央列多指症，骨性合指症，裂手症（中央列指欠損）などの誘導異常に含まれる変形の種々の組み合わせは指列誘導異常と同じであるが，罹患手の低形成を合併していることが大きな違いである（図1）．この変形は片側罹患であり，手の低形成を伴うため横断性形成障害の特徴を備えているとも言える．同時に中央列指欠損（裂手症），中央列多指症や合指症を伴うため指列誘導異常の特徴も備えている．

この異常では，足や反対側の手は正常に見えて，中央列指欠損（裂手症），中央列多指症や合指症などの異常を伴うことはない．この手の異常では，母指球と小指球が比較的良好に形成されており母指と小指は欠損していな

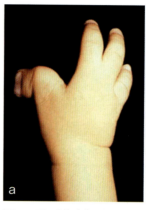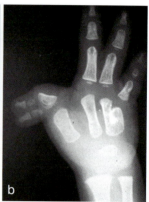

図1　手の低形成を伴った指列誘導異常①
本例では，罹患手橈側に母指多指症か，母指－示指間の癒合と考えられる変形があるが，第1指間と考えられる部は，通常の第1指間の傾斜はなく，深い指間陥凹に見える．手には全体に低形成があり，中央指列が欠損しているように見えるが，どの指が欠損したかは明確ではない．

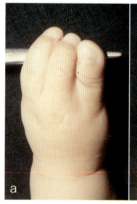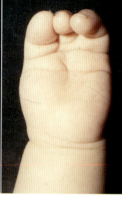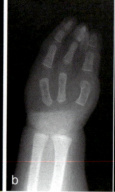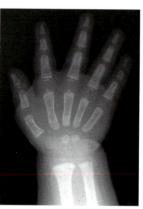

図2　手の低形成を伴った指列誘導異常②
a左：罹患手背側．左手の低形成があり2本の指が欠損している．
a右：罹患手掌側．掌側からみると小指球筋の形成は良好であり，小指が欠損していないように見える．
b：X線像．母指はあるが，中央列のどの指が欠損したかを判定することは難しい．

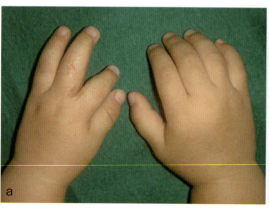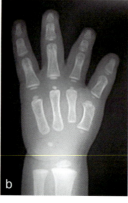

図3　手の低形成を伴った指列誘導異常③
a：正常な右手と比較すると罹患手（左手）全体の低形成がある．
b：軟部組織の陰影から小指球筋の形成が良好なことがわかる．X線像では母指があるのは明らかである．中央列の指が欠損しているが，どの指が欠損したかを判定することは難しい．

い．しかし，罹患した手に指欠損がある場合には，中央列のどの指が欠損したかを判定するのはしばしば難しい（図2，3）．

　Sandzén[1]は中央列の先天性指欠損を3型に分類しているが本異常は3型に相当する．1型は，Barskyの定型的裂手症に，2型はsymbrachydactylyの非定型的裂手症に相当する．3型は，中央の1指から3指の欠損で，1，2型と比べて最も軽度の障害であると述べている．合指症がしばしば合併して，多指症も時に合併する可能性がある．手術を必要としない例も，合指症の分離手術が必要になった例も両者とも，機能的にも整容的にも良好である．ここで3型に分類されている症例は，合指症や多指症を時に伴う中央指列欠損であり，定型的裂手症と類似の症状を呈し，指列誘導異常の臨床像の特徴を持つが，V字状の深い指間陥凹はなく，中央列の指欠損でどの指列が欠損したかの判定はしばしば困難である．先にも述べたように，これらの例では片側罹患であり，手全体の低形成を伴い，合短指症（横軸形成障害）の特徴も一部備えている．現在の国際手外科学会連合（IFSSH），あるいは，日本手外科学会の改良分類法でも分類できない変形である．指列誘導異常と横軸形成障害の特徴を持つ分類不能の病態として，著者らが報告している[2,3]．本書では，手の低形成を伴う指列誘導異常（裂手症を含む）と呼ぶ異常がこれに相当する．他の裂手症と同様に母指と小指があるために機能障害は少ない．

■ 文献

1) Sandzén SC Jr: Classification and functional management of congenital central defect of the hand. Hand Clin 1：483-498, 1985
2) 荻野利彦，大塩至，三浪明男，他：矮手症を伴った多指，合指，中央列欠指症．日手会誌 3：847-852, 1986
3) Buck-Gramcko D, Ogino T: Congenital malformations of the hand: non-classifiable cases. Hand Surg 1：45-61, 1996

column　hypodactyly

　hypodactylyは非遺伝性の片側罹患を特徴とする横断性形成障害の特徴を持つため現在はsymbrachydactylyに分類されており，従来からsymbrachydactylyの1型と考えられてきた．hypodactylyは指が欠損し断端にbulbous fingerが残存する異常であるが，断端に爪や痕跡指などの上皮の先端の構成要因がない点がsymbrachydactylyと異なると述べられている（図1）．そのため，この異常はsymbrachydactylyや絞扼輪症候群とは成因が異なる異常であり，両者とは区別される疾患であるという考え方がKnightら[1]により報告されている．日本手外科学会の改良分類法で末梢低形成型と分類されている異常とほぼ同じ特徴を持つ．すなわち，指の欠損はsymbrachydactylyのように中節骨から始まるのではなく，末節骨から始まり，遠位ほど低形成が強い．爪や痕跡指などの上皮の先端の構成要因がない点もhypodactylyの特徴と一致する．本症が，他のsymbrachydactylyの成因と異なるとの根拠はない．むしろ，symbrachydactylyの臨床像の特徴をほとんど満たすことから，現在の分類から除外して分類を複雑にする必要はないと思われる．

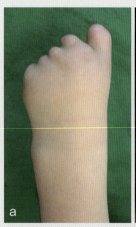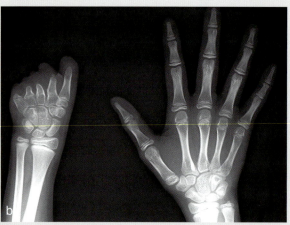

図1　hypodactyly
a：外見．symbrachydactylyの重症型では指が欠損しているが，多くの例で断端に爪や痕跡指などの上皮の先端の構成要素を伴う．本異常では，上皮成分の遺残が指欠損部先端にないことから，symbrachydactylyとは異なる異常であると報告されている．
b：X線像では，指欠損部の近位に骨の低形成が認められる点，手全体の低形成がある点，片側罹患である点などsymbrachydactylyと同じ特徴を有している．

■ 文献
1) Knight JB, Pritsch T, Ezaki M, et al: Unilateral congenital terminal finger absences: a condition that differs from symbrachydactyly. J Hand Surg Am 37：124-129, 2012

column　単指症と欠指症

　単指症と欠指症は従来診断名として用いられていた．しかし，これらの名称は診断名ではなく所見あるいは現症を現している．指が1つのみの手を単指症と呼び，指の先天性欠損を欠指症と呼ぶ．これらの異常の発現機序が少しずつ解明されるにつれて，その名称は診断名から，所見を表す言葉に変化した．したがって，国際手外科学会連合の分類法や日本手外科学会の改良分類法には両者の診断名はない．これら現症の基礎疾患はいくつかあり，その疾患と臨床像の特徴を以下に述べる．特徴を比較することによって多くの場合に鑑別診断ができる．

❶尺側列形成障害

　両側例も片側例もある．多くの場合，尺骨は全体が欠損しており，肘は強い屈曲拘縮を呈する．上肢全体が低形成である．残存している1本の指は，乳児期には不安定でしっかり力が入らないようにみえることもあるが，成人では安定している．下肢に脛骨列欠損を合併することがある（図1）．

❷横軸形成障害（合短指症）

　片側罹患であり，手全体に低形成がある．残存母指にも低形成があるが，他の指は欠損する．X線像では，欠損した指の中手骨の基部が残っていることが多いが，中手骨全体も種々の程度の低形成を伴う．

❸指列誘導異常

　両側罹患が多く，反対側に裂手症を伴うことが多い．4つの指列が欠損する場合は小指が残ることが多いが，稀に母指のみが残ることもある．母指のみが残った際は，三指節母指で，偏位がある場合は橈側方向である．母指の先端

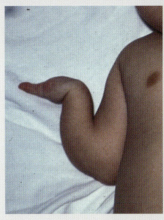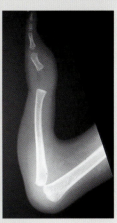

図1　尺骨全欠損と尺側4指列欠損の合併
肘関節は強い屈曲拘縮を示す．残存しているのは母指であり三指節母指である．

がY字状になっていることもある．母指と示指が癒合したことを示唆する所見と考えられている．小指が残存する場合は，環指との間に横走骨（cross bone）など指癒合を示唆する所見がみられることがある（第4章D．裂手症の図19⇒283頁を参照）．

❹絞扼輪症候群

　手全体に低形成はない．母指以外のすべての指が欠損することはほとんどなく，示指から小指にかけての基節骨の基部が残っていることが多い．同一肢の近位に絞扼輪を合併したり，反対側上肢や両下肢に絞扼輪，先端合指症や切断型など絞扼輪症候群の症状を伴うことが多い．絞扼輪症候群の切断型では，近位に骨の低形成がほとんどみられないことでも鑑別診断できる（総論A-2．手の先天異常－先天性指欠損の病態と発現機序の図38⇒13頁参照）．

第5章 過成長
overgrowth

A 巨指症
macrodactyly, megalodactyly

■ 定義

巨指症は，macrodactyly, megalodactyly, macrodystrophia lipomatosa, dactylymegaly, gigantmegaly, local gigantism などの名前で呼ばれていた．Temtamy と McKusick[1] は先天性の指の肥大を一次的な骨の障害を伴うか否かで2つの群に分けた．一つは，指の肥大が単独で出現する異常であり，もう一つは指肥大の基盤になる疾患があり症候群の部分症として出現する異常である．前者は真の巨指症（true macrodactyly）と呼ばれ骨の一次的な肥大を伴う．後者は偽性巨指症（pseudo macrodactyly）と呼ばれ，軟部組織の肥大が主なものである．偽性巨指症は，原因疾患があり二次的に指の肥大を引き起こしたものである．偽性巨指症の原因疾患として神経線維腫，リンパ管腫，血管腫，動静脈瘻，片側肥大や迷入筋などがある．症候群としては，①Silver 症候群，Russell-Silver 症候群（上肢肥大や片側肥大），②神経線維腫症（von Recklinghausen 病），③Ollier 病（内軟骨腫症），④Maffucci 症候群（enchondromatosis and hemangiomata），⑤Klippel-Trenaunay-Weber 症候群（osteoangiohypertrophy），⑥先天性リンパ浮腫（Milroy 病），⑦片側肥大を伴う巨指症と軟部組織母斑（Nevi），⑧反対側の片側肥大，血管奇形，骨軟骨腫症を伴う巨指症などがある．これらの原因疾患を伴わない指の肥大が真の巨指症である（図1）．

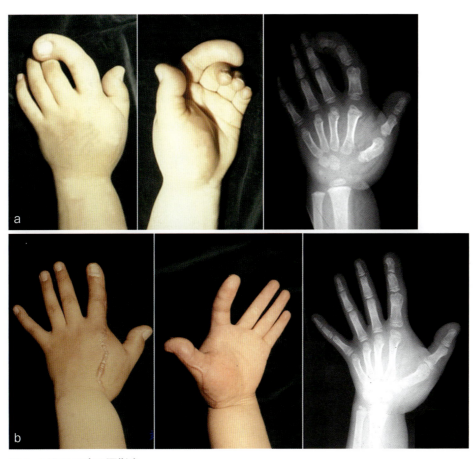

図1　いわゆる真の巨指症
a：外見とX線像．原因疾患を伴わない指の肥大．b：手術後の外見とX線像．

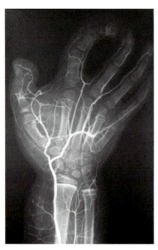

図2 巨指症の血管造影
血管の肥大はない．各指の片側の指動脈が優位に造影される．本例では，橈骨動脈と尺骨動脈の高位分岐があり，造影剤を注入した部位が尺骨動脈分岐より遠位であったため，尺骨動脈はこの時点では造影されていない．

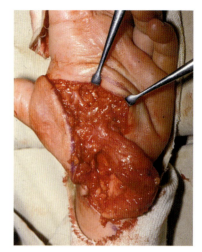

図3 母指，示指と中指の巨指症の手術時に観察された手関節部での神経幹の肥大
指神経と同時に正中神経の本幹が肥大していた．

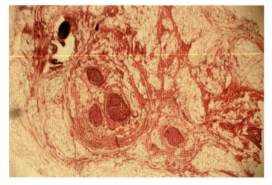

図4 神経の断面の組織像
神経周囲の脂肪と線維組織の著しい増殖が認められる．

■ 病態

片側罹患が多く，各指の罹患頻度は示指＞中指＞母指＞環指＞小指の順である．かつては真の巨指症は指を構成するすべての要素または構造が大きさを増すのが巨指症と定義されていた．しかし，実際には血管や腱は肥大せず（図2），神経の腫大や皮下組織の脂肪の腫瘍様増殖がしばしば認められる．神経の腫大は，指の腫大のある側に一致して起こる．固有指神経，総指神経のみならず正中神経や尺骨神経の本幹が肥大することもある（図3）．指の肥大は，上肢では正中神経と尺骨神経の支配域の指に出現するが，両神経の支配領域が同時に罹患することはない．この肥大は脂肪組織の増殖浸潤である．組織学的には脂肪の小葉は大きい．神経の断面の組織像では神経周囲の脂肪と線維組織の著しい増殖が認められる（図4）．これらの組織像は，正中神経脂肪腫（median nerve lipoma），神経の脂肪線維性肥大あるいは神経内脂肪線維腫（lipofibromatous hypertrophy of nerves or intraneural lipofibroma）と類似の所見である．これらの事実は指神経の異常と脂肪浸潤が指肥大の原因であることを示唆している．

Kelikian[2]は nerve territory oriented macrodactyly と呼ぶことを提案している．露口ら[3]は巨指症の診断基準を，①先天異常であり，生下時あるいは遅くとも3歳までには明らかとなる．②指の肥大で長さのみならず太さも増大しているものと提案している．

真の巨指症には大きく2つの型がある．一つは，指の肥大が生下時からあって，成長に伴って他の部位とほぼ同じ速度で成長する型である．Static type あるいは，macrodactylia simplex congenita と呼ばれ，肥大は指に限局し，X線像では指節骨のみ肥大する．もう一つは，成長とともに他の部位に比較して速い速度で指が大きくなる progressive type である．progressive type は，macrodystrophia lipomatosa progressiva とも呼ばれ，2つ以上の指が罹患し，近位が肥大している場合が多い．手掌や前腕の肥大を伴い合指症を合併することがある．X線像では骨の肥大が認められる他に，罹患指に接する中手骨間の間隙が広くなっている．男女差はなく，家族発生の報告もない．

これらの2つの型の巨指症の他に，もう一つ別の型の巨指症がある．指の骨・軟骨と軟部組織の肥大を伴うが，神経肥大を伴わない型である．この型では，神経線維腫の特徴である皮膚の病変は伴わないが，X線像の所見は，指節骨や中手骨の骨端から発生した軟骨・骨の過形成が認められ，神経線維腫と類似の異常所見を伴っている．この型の巨指症を，Kelikian[2]は骨形成型巨指症（hyperostotic variety of macrodactyly）と，Dell[4]は hyperostotic digital gigantism と呼んでいる（図5）．この型の巨指症に片側肥大，橈骨頭亜脱臼を伴った腕橈関節の異形成，肘関節内の骨軟骨遊離体が合併することを

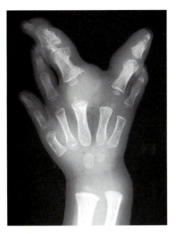

図5　骨形成型巨指症
手指の掌側板の軟骨性の肥大を伴い，肥大部の組織学的特徴は，骨端から発生した骨軟骨腫である epiphyseal dysplasia hemimelica と同じである．本症例は多彩な合併症を伴っており，後に Proteus 症候群と診断された．

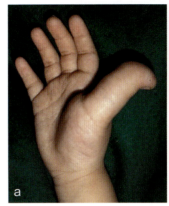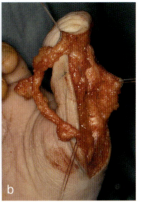

図6　巨指症でみられる IP 関節の過伸展位拘縮
a：母指巨指症での罹患指の IP 関節の過伸展位拘縮．
b：罹患指の指神経の肥大．

Heiple ら[5]，Bloem ら[6]，加藤ら[7] が報告している．いずれの症例も掌側板の軟骨性の肥大を伴っている．本型の肥大部の組織学的特徴は，骨端から発生した骨軟骨腫である epiphyseal dysplasia hemimelica と同じである．

Dell は巨指症を3型に分類している[4]．1型は脂肪線維性の奇形腫（hamartoma）で，Temtamy と McKusick[1] の分類では，真の巨指症（true macrodactyly）に相当する．2型は偽性巨指症で神経線維腫症による肥大である．3型は hyperostotic digital gigantism であり，Kelikian[2] の骨形成型巨指症に相当する．本型では神経の肥大はなく，指節骨や中手骨の骨端から発生する骨軟骨塊は神経線維腫で骨端から発生する腫瘍と同様である．この塊が成熟すると隣接する関節の運動を障害する．

■ 病因

巨指症は遺伝しない．Barsky[8] は胎生期に成長を一定に制御する因子に障害が起こり，過成長になると考えた．この成長抑制因子に神経が関与しており，神経の障害により過成長が起こると考えているものもいる．Inglis[9] は，①神経内因子の関与，②過剰な血管網と過剰な血行，③下垂体前葉のホルモンの異常などを原因に挙げている．しかし，後者の2つは病態を説明しにくい．Moore[10] は神経が指の過成長を調節しており，神経の障害により指の大きさを調節する機能が失われて，巨指症が発症すると考えた．一方，ある研究者は指神経の異常と指の肥大部位が一致することから，指神経の異常が巨指症の原因であると考えた．

McCarroll[11] や Tsuge[12] は末梢神経の腫瘍による軟部組織の肥大と考えた．神経線維腫が巨指症であると考えたものもいたが，皮膚病変，脊柱側弯症，先天性偽関節，遺伝歴陽性など神経線維腫の特徴を持つ巨指症は通常はない．皮下，内在筋あるいは神経内での脂肪組織の増殖が原因に関与していると考えているものもいる．成長と軟骨細胞の分化に重要な働きをするソマトメジン-C 受容器との関係を研究した報告[13] もあるが，因果関係を証明できなかった．しかし，近年，神経肥大と脂肪増殖を伴う真の巨指症の体細胞で PIK3CA 遺伝子の gain of function の変異が明らかになった．この結果により，単独で発現した巨指症は体細胞の PIK3CA cell signaling pathway の活性化で引き起こされていることが明らかになった．PIK3CA の活性化は遺伝的に，また生化学的に他の過成長の病態にも関与している可能性がある[14]．

■ 臨床像

著者らは Barsky[8] の報告した64例を含む165例の手の巨指症の報告例を検討した[15]．家族内発生と染色体異常はなかった．性別罹患頻度では，男性47％，女性54％であり，男女差はなかった．90％が片側罹患であり，両側罹患は10％であった．右手罹患が多かった．単指のみの罹患が30％，複数指の罹患が70％であった．複数指罹患では，3指罹患よりも2指罹患が多かった．同一手で2つ以上の指が罹患するときは隣接指が罹患する．各指の罹患頻度は高い順に，示指33％，中指30％，母指16％，環指15％，小指7％である．軽症例では，指神経のみが罹患するが，重症例では，手掌，前腕，上腕に神経の肥大が及ぶ．罹患指の偏位があるときには凸側の指神経の肥大が認められる．年長児では，DIP 関節の過伸展変形や伸展拘縮がしばしば認められる（図6）．上肢では同一手の正中神経と尺骨神経の支配域が肥大することがあるが，両神経の支配領域が同時に罹患することはない．両手罹患も報告されており，両手両足に発生し

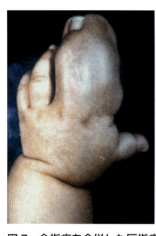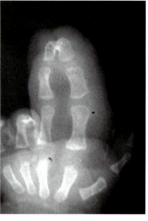

図7　合指症を合併した巨指症
示指と中指の骨性合指症を伴った巨指症である．示指の爪は欠損している．

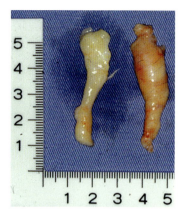

図8　巨指症の手術時に切除した指神経
肉眼では，指神経は肥大しており，脂肪のような色を呈している．

た症例の報告もみられる．その報告例では，右手示指，中指と環指，左手示指と中指，両足は第1～3足趾の罹患であり，足では左2，3足趾が合指症を呈していた[16]．また，罹患指では，中手骨の肥大も観察されている．上述したように真の巨指症には，static type と progressive type がある．static type では肥大は指に限局し，X線像では指節骨のみ肥大する．progressive type では2本以上の指が罹患し，近位が肥大している場合が多い．手掌や前腕にも肥大を伴う．巨指症は他の先天異常を合併することは少ないが，合指症，多指症，心房中隔欠損，血管腫，脂肪腫，皮膚の母斑を合併することがある．最も頻度の高い合指症は巨指症の10%に合併する（図7）．成人では，罹患指に変形性関節症の所見が認められることがある．血管造影では指の血管の肥大はない．肥大した指では1側の指動脈が優位に造影されて，他側は細い．骨の成長は思春期以後に止まるが，軟部組織の過形成は，その後も続くことがある．年長児あるいは思春期以後の例では，手根管症候群が発症することがある．患児はしびれや知覚障害などの症状があっても，人に告げず我慢していることもあり，麻痺が進行する可能性もある．手根管症候群が発症する可能性とその症状を家族と本人に伝えておき，発症したら医療機関を受診するように指導することも必要である．成人女性患者で妊娠により体重が増加したときに，手術後は比較的良好であった指に軟部組織の肥大が増強した例もある．

術中所見と病理所見

指の肥大はほとんどが腫瘍様の脂肪組織の増殖による．脂肪は小児の脂肪というより成人の脂肪のようである．脂肪の小葉は大きく，除去が難しい．神経血管束，神経は太くなっており，指神経のみならず尺骨神経幹，正中神経幹も太くなっている（図8）．横断面では脂肪組織と線維組織が神経を囲んで増生している．組織像は，正中神経の脂肪腫，神経の脂肪線維性過形成，神経内脂肪線維腫，線維脂肪増殖の所見に類似している．神経周膜は肥厚して，神経内膜の線維組織の増殖は神経を圧迫しているように見える[17]．血管の外見と太さは正常に見えるが，内腔がわずかに広がっているようにも見える．

軟骨内骨化と一次骨化は正常に行われている．指節骨と中手骨の骨膜では線維芽細胞の増殖が起こっている[9,18]．骨膜内線維組織の中では膜性骨化が起こっている．Ben-Bassat ら[19]も類似の所見を報告している．腱と皮膚は正常に見える．

治療

巨指症は先天異常のなかでも最も治療が困難な異常である．小児例に対する指縮小術をいつ開始するべきかについては議論があるが，明確な記載はみられない．報告例の最小手術時年齢をみると，2～3歳前後である．著者らは，爪あるいは指節骨の大きさが，女児であれば母親，男児であれば父親のそれより大きくなった時期に治療を開始するようにしている．その結果，著者の例では，初回手術時年齢は，3.8～16歳で平均10.3歳であった．この時期が適切な時期であるか否かの判断には術後の長期経過観察が必要である．巨指症では他の先天異常より変形が外見上目立つ可能性がある．他の先天異常と同様に可能な限り早めに手術を行い患児の心理的負担を軽減させることも必要である．

巨指症に対する手術法の報告は散見されるが，多くは皮膚・皮下組織・脂肪・神経の切除，骨端線閉鎖術，骨切り術，骨短縮術，関節固定術，指切断を組み合わせて行う．巨指症の手術は，指を短縮する術式と指を細くする術式に分けられる．指を短縮する方法としては，小児例に対する骨端線閉鎖術や骨端線切除術，短縮骨切り術，

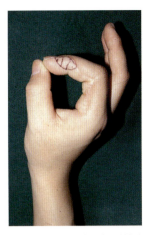

図9 示指橈側の指神経切除術後の知覚障害
示指の巨指症の術後．切除神経の支配領域の皮膚の切除も同時に行っているが，知覚障害は指の側面の斜線で示す狭い範囲に限られていた．

あるいは関節の切除と指節骨の部分切除の組み合わせにより短縮する方法がある．指を細くするための方法としては，皮膚・脂肪の切除，肥大した神経の切除や指節骨の片側を切除する方法がある．指神経の切除が指の肥大を抑制するという考えもある．多くの術式はこれらを組み合わせたものである．

1) 各手術法の内容
a) 皮膚と皮下組織の切除

皮膚・爪・皮下組織の切除は，神経切除，骨端線閉鎖術，骨切り，関節固定術などと同時に行われる．指の皮膚では，皮線と直交する縫合線を避ける．皮下脂肪は可及的に切除するが，皮膚の血行障害を引き起こさないように注意する．時々，空気止血帯を弛めて血行を確認しながら手術を進めるのも一つの方法である．

b) 指神経の切除

指神経の枝の切除，肥大した指神経の切除，肥大した神経を切除短縮して再縫合する方法や，切除後に神経移植を行う方法などがある．肥大した指の両側の指神経の切除を行ったことはないが，両側の指神経の切除が必要な場合には少なくとも片方は神経修復をすべきである．著者は一側の肥大した指神経を支配領域の皮膚を含めて切除している．露口ら[3]は小児に対する指神経の切除が指の肥大を抑制すると報告している．津下ら[17]は，神経切除は指の過形成を調節できないと報告している．著者らの結果では指神経の切除と同時に指を縮小しているため，神経切除が指の肥大を抑制するという明らかな所見は得られなかった．しかし，術後に指の成長が抑制された可能性は否定できない．また，指神経切除時に切除神経の支配領域の皮膚の切除も同時に行っているため，術後の知覚障害は狭い領域に限られていた．この知覚障害には患児自身は気づいておらず，手の機能にもほとんど影響していなかった（図9）．

c) 指横径減少のための長軸方向の骨切除

Bertelliら[20]は指節骨を半裁して横径を矯正する方法を行っている．同時に行う手術手技は著者らが以前に報告した方法と同じである．1例報告であり，18か月の経過観察で，長期的に問題が生じないか観察する必要がある．細見ら[21]は，同様の方法で，指節骨を半切して横径を矯正する方法を行っている．PIP関節は軟部組織の縫縮と4週間のKirschner鋼線固定を行っている．手術時の年齢は1〜6歳であり，経過観察期間は術後5か月から3年4か月と短い．術前後の片側比で比較すると182%から139%に横径が減少していた．横径の減少率は24%と良好であるが，掌背側方向の厚みの矯正ができない短所があると述べている．この報告例でも経過観察期間が短いため効果を判定するためにはもう少し長い経過観察期間が必要である．

一方，篠原ら[22]は，周径を減じる骨手術は手指・足趾とも10%以内の骨切除しか行えず，術後骨形成が生じたため手術の効果はほとんど得られなかったと述べている．両報告の骨切除量の違いが術後成績を左右している可能性が考えられる．

指節骨の中央部の骨切除を行い，母指多指症に対するBilhaut法のような骨接合を行う方法を大村ら[23]が報告している．指の両側の靱帯が温存できるため関節の安定性が損なわれない利点がある．しかしこの術式の効果についての詳細な記述は少ない．

著者は軟部組織の切除による指縮小手術を若年者のときに行っている．骨成長の完了後か，完了間近になってから，さらに細い指を希望する場合には，骨の片側の切除を行っている．しかし，関節の不安定性が生じる可能性があるため，著者は通常は関節を含んだ縦の骨切除はほとんど行っていない．骨切除後に生じる可能性のある関節の不安定性や骨の吸収の問題など，骨の切除量とも関係しており，今後解決すべき問題を残している術式といえる．これらの問題を解決するためには，長期の注意深い観察結果の積み重ねが必要である．

d) 骨端線閉鎖術

若年者で変形が中等度の場合には骨端線閉鎖術を考慮する．その場合，手術時年齢の選択が重要である．早すぎると指の長軸成長が障害され，指は短縮し太くなる．巨指症に対する骨端線閉鎖術の至適時期については，津下ら[17]は5〜6歳，露口ら[3]は10歳前後と報告している．著者らは5〜10歳前後に指縮小手術を行う場合には骨端線閉鎖術の適応があると考えている．骨端線閉鎖術を一次的に行う場合は，Kirschner鋼線でステープルを作製して骨端線をまたいで刺入する方法がある．本法では短かすぎたり，偏位が生じた場合には抜去することで成長を回復できる．骨端線を切除する場合には15番の

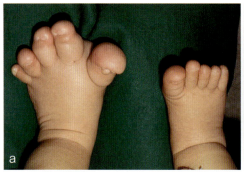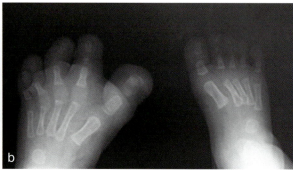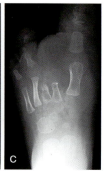

図10 足の巨趾症に対する趾列切除術
a：術前外観．左足の第1足趾から第4足趾まで肥大している．脛骨側の3本の足趾の肥大が顕著である．
b：X線像．罹患足趾では，骨も軟部組織も肥大している．
c：趾列切除術後．本例に対しては，第2足趾と第3足趾を中足骨高位で趾列切除した．

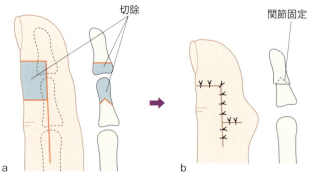

図11 Barsky法
a：第1期手術．青色で示す指背側の皮膚を切除する．DIP関節を短縮固定する．
b：術後．

円刃を用いて切除する．この場合，骨端線は閉鎖するので術後の調節はできない．篠原ら[24]は，骨端軟骨をKirschner鋼線や尖刀で損傷する手技と骨端軟骨を切除してピンニングする手技の違いによる成長抑制の効果を比較し，十分な効果を得るためには確実な骨端線切除と鋼線固定が必要であると述べている．

e）指の偏位に対する楔閉じ骨切り術・関節固定術

指の偏位の矯正は骨棘を切除して楔閉じ骨切り術を行う．著者はDIP関節の過伸展変形がある例や，DIP関節の自動屈曲ができない例では関節切除と関節固定術で偏位を矯正して指を短縮する．より近位部での指偏位では，楔閉じ骨切りで指の偏位の矯正と短縮を行う．

f）指切断

指切断あるいは指列切除は，進行型の重度の変形があり他の方法では指の縮小ができず，つまみ動作や握り動作など手の機能を大きく損なう場合にのみ行う．Thorneら[25]は，母指以外の指の単指罹患に対して薦めており，多数指罹患では禁忌であるとしている．著者は指切断術は手ではほとんど行っていない．足では両足に同じ大きさの靴を履かせる目的で指列切除を行うことがある（図10）．脂肪増殖が足底に向かって膨らんで足底全体の接地を困難にしていることがあるので，目的を達成するためには，同時に足底の脂肪切除を行って，足底を平坦にすることを計画する．

2）複数術式の組み合わせによる指縮小術

Barsky[8]や津下ら[17]，Tsuge[26]は，初回手術で指を短縮し，二期的に過剰な皮膚の切除を行う二期的手術を報告している．田島[27]および星ら[28]は指の凸側に皮切を加えて爪，皮膚と脂肪を切除し，同時にDIP関節を切除固定する一期的形成術を報告している．著者は田島らの方法に似た一期的方法を行っている．

a）Barsky法

Barsky[8]は背側切開で中節骨の遠位半分と末節骨の近位半分をDIP関節を含んで切除し骨接合している．さらに屈筋腱を短縮して遠位の指を近位に移動させて掌側に皮膚のたわみをつくっている．第二期手術でこの皮膚のたわみを切除して指を形成している（図11）．

b）津下法

津下らは，Barskyの術式を修飾し両側の側正中切開で進入し，爪床に末節骨の近位1/3の背側の骨をつけた背側皮弁を近位を基部として起こす．末節骨の残りは切除する．中節骨の背側遠位端を水平に一部切除して骨のへこみを作製する．爪を近位に移動して爪の下の末節骨を中節骨の骨のへこみにあわせて骨接合する．背側の皮膚のたわみはそのままにして創を閉鎖する．第二期手術でこの皮膚のたわみを切除して指を形成している．また，津下[17]，Tsuge[26]は，小児例に対しては骨端線切除あるいはMP関節の切除と末節骨の末梢の切除の組み

A. 巨指症　313

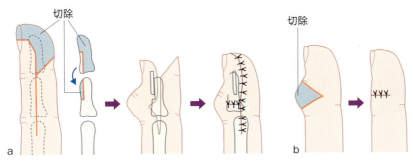

図12　津下法
a：第1期手術．青色で示す爪の遠位と指先の皮膚を切除する．背側近位の爪下の骨を除いた末節骨と中節骨の背側遠位を切除する．骨接合をして皮膚を閉じる．
b：第2期手術．背側の過剰皮膚を切除する．

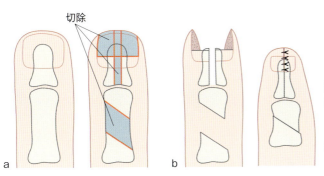

図13　Millesi 法
a：母指の巨指症に対する Millesi 法の術前と皮切のデザイン．青色で示す爪と末節骨の遠位半分と中央1/3と基節骨中央1/3を切除する．
b：切除部と創閉鎖の状態．骨切除後の指節骨を Kirschner 鋼線で固定する．爪と皮膚を縫合する．

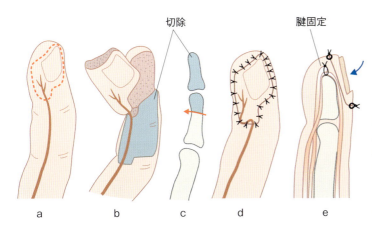

図14　Rosenberg 法
皮切と切除部位を示す．aの点線を皮切し，血管柄を付けて爪と周囲の軟部組織を遊離する．bの青色で示す皮膚を切除し，cの青色で示す指節骨を切除する．d，eに創閉鎖の状態を示す．屈筋腱を短縮した中節骨に腱固定する．皮膚を切除した部位に血管の付いた爪と周囲組織を戻す．

合わせで短縮する方法や末節骨のほとんどを切除する方法を勧めている．Barsky[8] および田島ら[27] は DIP 関節を切除固定する方法を報告している．津下ら[17] は，自身が報告した術式を足の巨趾症での初回手術として用いることを勧めている（図12）．

c) Millesi 法

Millesi[29] は，母指の巨指症に対して，母指多指症に対する二分併合法を応用した術式を報告している．爪と末節骨の先端を切除する．次いで，爪と背側の皮膚とともに末節骨の中央を縦に切除する．中央を切除した末節骨と爪を寄せて指の幅を縮小する．指の短縮には基節骨に対して斜めに平行な骨切りを行い，骨切りの幅の量の指短縮を行う（図13）．

d) Rosenberg 法

Rosenberg ら[30] は爪の島状皮弁による形成術を報告している．爪床は橈側の神経血管束を茎に島状皮弁として起こす．末節骨と中節骨の遠位を切除する．残存した中節骨を末節骨様にかたどる．短くした指を爪付きの皮弁で形成する（図14）．

e) 藤田法

藤田ら[31] は罹患指の橈側神経血管束を含めた近位に基部を持つ掌側皮弁による指縮小手術を報告している．皮弁挙上後に皮弁の遠位と尺側1/3を切除する．指の背側では爪と末節骨の遠位端と尺側の指神経を切除し，皮膚を閉じる（図15）．

f) 田島法

田島ら[27] は指の変形凸側に皮切を加えて爪，皮膚と脂肪を切除し，同時に DIP 関節を切除固定する一期的形成術を報告している[28]．著者らは田島らの方法に準じて一期的指縮小手術を行い，同時に変形凸側の指神経切除を行っている（図16，17）[15,32]．

g) 著者らの方法

著者らは，皮切は罹患指の凸側の側方切開を用いる．爪は凸側と遠位を切除して縮小する．指尖部の皮下組織は可及的に切除する．指を短くするために，末節骨の遠位部を切除する．さらに，DIP 関節に伸展位拘縮がある

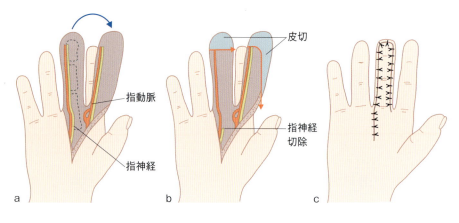

図15 藤田法
a：中指巨指症に対して掌側皮膚に橈側指動脈を付けて橈側に反転した状態
b：罹患指を短縮して，尺側指神経を切除する．反転してある中指の皮膚の先端と尺側を切除する．
c：反転しておいた中指の皮膚を戻し創を閉鎖する．

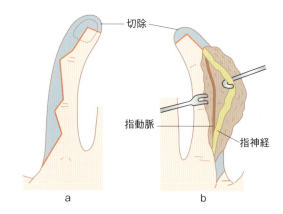

図16 田島法を改良した著者らの方法 ①
a：青色の爪と皮膚を切除する．
b：肥大指神経を切除する．指動脈は可能な限り温存する．

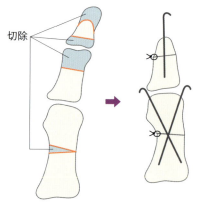

図17 田島法を改良した著者らの方法 ②
末節骨の先端を切除，DIP関節を切除して短縮固定する．偏位に対しては骨切り術で変形を矯正する．

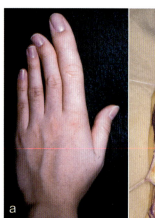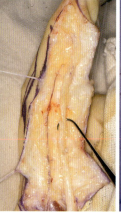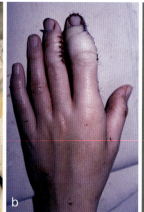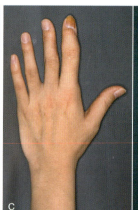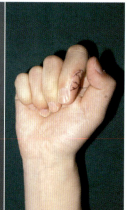

図18 示指と中指の巨指症で術直後に観察された指循環障害
a：著者らの方法．指動脈を温存し，肥大した神経を切除した．
b：創閉鎖直後に観察された示指循環障害．縫合糸を数か所で抜糸したら循環器障害は改善した．
c：術後の外見と指の屈曲状態．示指橈側の斜線部に知覚障害が残存した．

場合には同部の関節固定術を行い，指を短縮し偏位を矯正する．関節拘縮があっても軽度の場合は，中節骨の短縮骨切り術を加えて変形を矯正する．指の太さを調節するために，脂肪切除，肥大した一側の指神経の切除および同側の皮膚の切除を行う（図16, 17）[15, 32]．指神経と同時に支配領域の皮膚が切除されるため，術後に出現する知覚障害の部位は爪の横から指尖部側方の狭い範囲に限局し，機能上もほとんど問題にならない．若年者で変形が強い場合には骨端線閉鎖術も考慮する．骨端線閉鎖術の時期については，5〜10歳前後が適当であるが，重症度により異なる．

術中・術後合併症

術中に指の循環障害が生じたり，皮膚切除量が多くて創閉鎖時の縫合部の緊張が強いと指や皮膚が白くなる．縫合糸をいくつか除去することで多くの場合に改善する

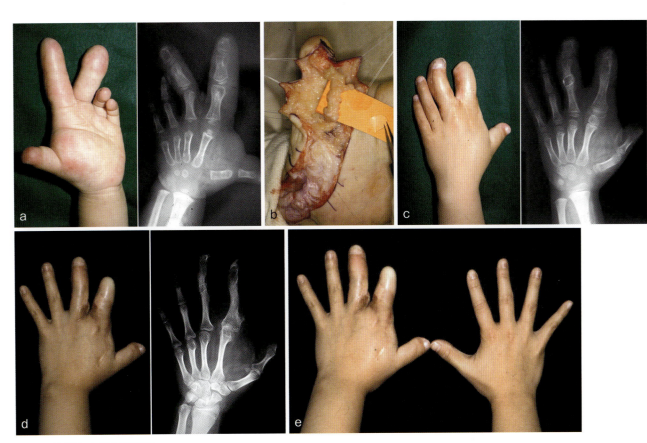

図19　示指と中指の巨指症
a：当科初診時の外見とX線像．当科で行った第2回目の術前の状態である．
b：術中所見．肥大した指神経を切除し，関節切除による指短縮術を行った．
c：第2回目手術後で，第3回目手術前外見とX線像．第3回目手術では縦方向の骨切除を行い，指を細くした．
d：第3回目（最終）手術後外見とX線像．
e：最終手術後の状態を健側と対比．

（図18）．術後の皮膚の壊死は，脂肪切除後の血行不全による．術中に皮膚が白くなったら，皮膚を切除して遊離植皮片にして，皮膚欠損部を覆うことも選択肢の一つである．関節周囲の骨化で関節可動域が制限されることがある．これは骨軟骨の塊を切除することによって一時的に改善するが，多くの場合再発する．

■ 手術の結果

著者らの経験では，術後の指の長さの調節は満足すべき結果が得られている例が多い．しかし，指の太さの調節はより困難であり，約半数の例でしか満足すべき結果が得られてなかった（図19, 20および図1 ⇒ 307頁）．罹患指の術後の手の機能では，日常生活で手術指を常に使用していた例が約8割であり，使用できない例は20%であった[32]．

■ Proteus 症候群

生下時には変形はほとんどないか，軽度である．1歳半～12歳の間に特徴的な異常が発現する．すべての組織と器官で多発性の分節的あるいは斑点状の過成長や過形成が起こる．腫瘍が発現しやすいのも特徴である．すなわち，均衡のとれていない骨の過成長，結合織母斑（connective tissue nevus）が特徴である．Proteus 症候群ではさらに，非Proteus症候群の過成長に比べて，過成長は非対称で非罹患部位より早く成長する．骨肥厚症（hyperostosis），種々の石灰化を伴った類骨の過形成，結合織の石灰化，長管骨の延長と骨皮質の菲薄化など不整で成熟していない骨変化がある．著者らの経験した症例は，生下時には変形に気づかず，生後4か月で中指と環指の肥大に気づいた．6か月で初診した時点では同部の指が長く肥大があったが，その程度は高度ではなかった．罹患側の上肢と下肢に過成長があり，罹患肢がそれぞれ反対側より2cm長かった．右頚部に茶褐色の色素沈着があり，生検で表皮母斑と診断された．右腹部に軟部腫瘍があり，切除生検の結果は脂肪腫であった．

手の手術時の所見では，指節骨の骨端部から軟骨の腫瘤が形成されており，片側肢骨端異形成症（dysplasia epiphysealis hemimelica）と類似の所見を呈していた（図21）．初診時明らかでなかった足関節と膝関節周囲にも同様の腫瘤形成があり，関節の可動制限も出現した．その後，脊椎にも類似の病変が出現し高度の脊柱側弯症が発現した．本症例は，Proteus症候群の初期であったこ

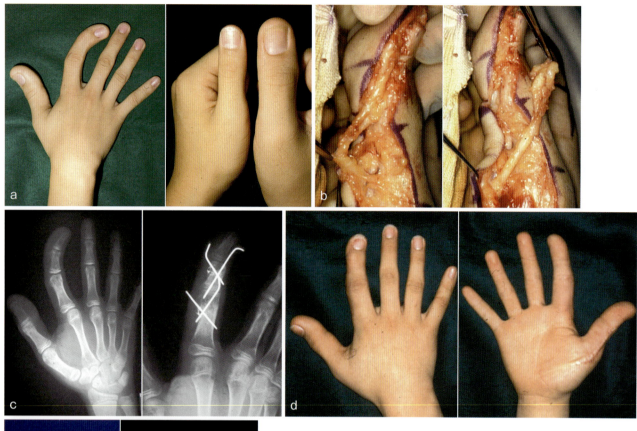

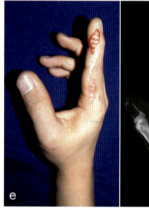
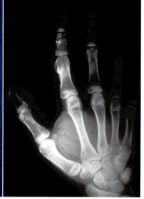

図20 右母指示指巨指症
a：術前の外見．左写真では母指と示指の肥大と示指の尺側偏位を認める．右写真は健側との対比．
b：術中所見．指動脈を温存し，肥大した指神経を切除した．
c：術前後のX線像．示指の中節骨と基節骨で偏位矯正の骨切りを行い，わずかに指を短縮した．
d：術後の外見．指の肥大は残存しているが偏位と長さはほぼ矯正されている．
e：術後の示指の知覚障害（斜線部）とX線像．

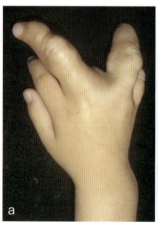
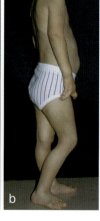
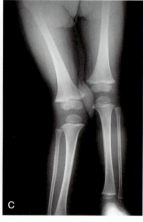

図21 Proteus症候群
a：罹患手の写真．X線像は図5 ⇒ 309頁に示した．
b：右下肢の肥大と延長
c：両下肢のX線像．X線像では確認できない軟骨の塊が関節周囲に触診できた．後に下肢，脊柱にも片側肢骨端異形成症様の軟骨肥大が生じ変形が増強した．内臓の疾患も合併していた．

とが推測される[7]（図21）．一般に，本症では重度の合併症が発現しやすく，男性に多いなどの特徴がある．

診断では異常所見が入り混じっている．結合織の母斑は特徴的である．類上皮母斑(epidermal nevus)，均衡のとれていない過成長(disproportionate overgrowth)，特別な腫瘍(specific tumors)は診断基準に当てはまる．

高い死亡率も特徴である．骨変化の特徴には，不整で異常に組織された骨，骨過形成（hyperostosis），類骨の過形成，種々の石灰化，石灰化した結合織，菲薄化を伴った長管骨の延長などがある[33]．合併症としては，脊柱側弯症，megaspondyly，深部静脈血栓症，中枢神経の異常，腫瘍，肺嚢胞，耳鼻科・眼科・歯科領域の合併症などがある．成長終了前の死亡率が高い．AKT1の遺伝子異常が90％にみつかっている[34]．

● 治療

本症候群の診断がついたら個々の患者の多様な障害や合併症に対処できる治療を行える体制を作ることが大切である．長管骨の過成長に対しては骨端線切除や，骨端線固定術を行う．短縮側の骨延長をIlizarov法で行う場合もある．装具や靴の工夫も必要になる．Cerebriform connective tissue nevi（CCTN）が足底にできることがしばしばあり，清潔な状態を保てなくて悪臭を放つことや潰瘍を作ることがある．この場合は，皮膚科の治療が必要である．脂肪組織の切除は，脂肪腫のように膜で包まれていないため境界が不明で難しい．切除後の再過形成はしばしば起こる．脂肪吸引による治療は，血管に富んだ脂肪腫様の過形成に対して行うと止血が困難な出血の危険がある．深部静脈血栓症の予防と治療が必要なことがある．肺嚢胞性疾患がある場合には進行が早いので肺の評価をして切除の計画を立てる．巨指症の治療はきわめて困難であり，術後間もなく変形が再発することも多い．著者の経験では再発後の変形は術前より増大する可能性がある．本邦においては田崎ら[35]は，巨指症の術後，比較的早期に再発傾向があったことを報告している．

■文献

1) Temtamy SA, McKusick VA: The Genetics of Hand Malformations. Birth Defects: Original Article Series. Vol.14, No.3. pp.507-510, Alan R Liss, New York, 1978
2) Kelikian H: Congenital Deformities of the Hand and Forearm. WB Saunders, Philadelphia, 1974
3) 露口雄一，米延策雄，河井秀夫，他：巨指症―治療と経過について．臨整外 18：255-262，1983
4) Dell PC: Macrodactyly. Hand Clin 1：511-524, 1985
5) Heiple KG, Elmer RM: Chondromatous hamartomas arising from the volar digital plates. A case report. J Bone Joint Surg Am 54：393-398, 1972
6) Bloem JJ, Donner R: Hyperplasia of palmar plates and macrodactyly in a young child. J Bone Joint Surg Br 63：114-116, 1981
7) 加藤貞利，石井清一，薄井正道，他：同側上下肢肥大を伴った巨指症の一例．北海道整災誌 27：141-145，1982
8) Barsky AJ: Macrodactyly. J Bone Joint Surg Am 49：1255-1266, 1967
9) Inglis K: Local gigantism (a manifestation of neurofibromatosis): its relation to general gigantism and to acromegaly; illustrating the influence of intrinsic factors in disease when development of the body is abnormal. Am J Pathol 26：1059-1083, 1950
10) Moore BH: Macrodactyly and associated peripheral nerve changes. J Bone Joint Surg Am 24：617-631, 1942
11) McCarroll HR: Clinical manifestations of congenital neurofibromatosis. J Bone Joint Surg Am 32：601-617 and 626, 1950
12) Tsuge K: Treatment of macrodactyly. Plast Reconstr Surg 39：590-599, 1967
13) 越智光夫，安永裕司，生田義和，他：巨指症の成因に関する研究―成長軟骨帯のSomatomedin-C Receptor．日手会誌 4：567-571，1987
14) Rios JJ, Paria N, Burns DK, et al: Somatic gain-of-function mutations in PIK3CA in patients with macrodactyly. Hum Mol Genet 22：444-451, 2013
15) Ogino T: Macrodactyly. In: Buck-Gramcko (ed): Congenital Malformations of the Hand and Forearm. pp.183-193, Churchill Livingston, London, 1998
16) Keret D, Ger E, Marks H: Macrodactyly involving hands and both feet. J Hand Surg Am 12：610-614, 1987
17) 津下健哉，渡捷一，龍味雅明，他：巨指症の病態と治療．整形外科MOOK No.35：323-334，1984
18) Minkowitz S, Minkowitz F: A morphological study of macrodactylism: a case report. J Pathol Bacteriol 90：323-328, 1965
19) Ben-Bassat M, Casper J, Kaplan I, et al: Congenital macrodactyly. A case report with a three-year follow-up. J Bone Joint Surg Br 48：359-364, 1966
20) Bertelli JA, Pigozzi L, Pereima M: Hemidigital resection with collateral ligament transplantation in the treatment of macrodactyly: a case report. J Hand Surg Am 26：623-627, 2001
21) 細見僚，高山真一郎，関敦仁，他：巨指症の治療，指節骨半裁による横径矯正．日手会誌 27：477-479：2011
22) 篠原孝明，中村蓼吾，堀井恵美子，他：巨指症における成長抑制手術の長期成績．日手会誌 22：632-634，2005
23) 大村愉己，岸陽子，栗原邦弘：巨指症の治療とその長期経過．日手会誌 21：271-275，2004
24) 篠原孝明，堀井恵美子，鈴木正孝，他：巨指症に対する骨端線閉鎖術の成長抑制効果の検討．日手会誌 24：299-302，2007
25) Thorne FL, Posch JL, Mladick RA: Megalodactyly. Plast Reconstr Surg 41：232-239, 1968
26) Tsuge K: Treatment of macrodactyly. J Hand Surg Am 10：968-969, 1985
27) 田島達也：手指および足指の巨指症に対する私たちの治療経験．形成外科 7：64，1964
28) 星栄一，田島達也，渡辺好博：巨指症に対する私たちの手術方法の成績検討．整形外科 24：1183-1185，1973
29) Millesi H: Korrektur der Makrodaktylie bei Erwachsenen durch multiple Osteotomie. Zentralbl Chir 91：1472-1475, 1966
30) Rosenberg L, Yanai A, Mahler D: A nail island flap for treatment of macrodactyly. Hand 15：167-172, 1983
31) 藤田晋也，児玉国男，渡辺宏之：巨指症手術症例の検討．形成外科 26：420-428，1983
32) 荻野利彦，石井清一：巨指症に対する指縮小術の経験．日手会誌 13：925-927，1997
33) Turner JT, Cohen MM Jr, Biesecker LG: Reassessment of the Proteus syndrome literature: application of diagnostic criteria to published cases. Am J Med Genet 130：111-122, 2004
34) Lindhurst MJ, Sapp JC, Teer JK, et al: A mosaic activating mutation in AKT1 associated with the Proteus syndrome. New Engl J Med 365：611-619, 2011
35) 田崎法昭，金谷文則，新垣晃，他：Proteus syndromeの1症例．日手会誌 8：953-958，1992

column 母指が手の平面上にある先天異常

母指が回外して指腹部が他の指と同じように手掌面に向いており，母指の外転回内運動が制限されて他の指への対立運動ができない状態をthumb in the plane of the handと呼ぶ[1]．この異常は五指手と類似するが，最も橈側の指は母指と同じように二指節で第1中手骨は近位に成長線を有している．このような異常を引き起こす原疾患を，Langerらの報告した14手でみると，合短指症：5手，裂手症：5手，複雑合指症：2手，尺側列形成障害：2手であった．治療法としては母指の外転を可能にし，母指の指腹部を他指の指腹部に向けるためには母指中手骨の外転回旋骨切り術を行い，第1指間を開大する必要がある（図1，2）．

Langerらの例では，手術時年齢は生後6か月～6.5歳（平均4.1歳）である．骨切り術は中手骨の基部で行い，外転は平均73°（30～90°），回内は60～90°であった．第1指間の形成術は，骨切りの前に行ったのが8手，同時に行ったのが6手であり，回転皮弁と植皮が12手，Z形成術が2手であった．追加手術は，小指外転筋による対立再建術：5手，第1中手骨の延長：2手，母指のIP関節の固定術：1手，母指CM関節の関節包切離：1手，中指中手骨延長術：1手，示指の中指列への移動：1手であった．その他に合指症分離術：8手，絞扼輪形成術：1手，伸筋腱の中心化術：1手であった．変形再発の頻度は高く，1手に対する手術回数は4回であった．最終観察時には鍵つまみ（key pinch）が全例で可能になり，母指と少なくとも他の1本の指とのつまみ動作が可能な例が14手中9手であったが，母指の機能には制限があった．

五指手では母指化術が適応になるが，本症では適応にならない．母指中手骨の外転回旋骨切り術と第1指間開大術の併用は，変形の再発が多いものの最終的には機能改善が得られる．一方，著者ら[2]は4例の経験では，1例で中手骨の回転皮弁を必要としたものの，母指内転拘縮の矯正によって母指を用いてのつまみ動作が可能になったことから，本変形の母指は対立機能の能力を備えている可能性があると考えている．著者らの症例の中には絞扼輪症候群が含まれている．両報告で，対象とした症例の臨床像に差がみられる可能性があり，このことがLangerらの症例で手術回数が多いことと関係がある可能性がある．

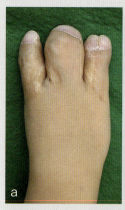
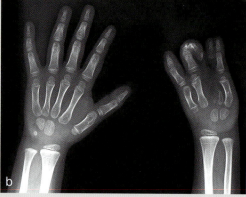

図1　thumb in the plane of the hand
a：外見．母指示指間と中指環指間の分離術を他院で受けている．母指から小指までの爪と指の背面が同一平面上にあり，母指は対立位をとれない．
b：X線像．右手中央指列の指尖部の骨は爪と同様に認められるが，その近位の骨の低形成は顕著である．中央指列で指欠損部と骨の低形成が優位であること，手全体の低形成があり，片側罹患である点など合短指症と類似の異常を呈している．

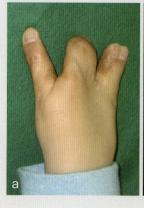
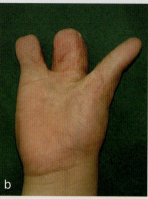
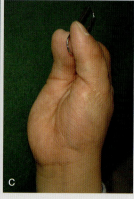

図2　母指中手骨の外転回旋骨切りと第1指間の形成術後
a：外見．
b：術後の母指の外転と伸展．第1指間は術前より開き，母指は回内が可能になり，不完全ながら対立位をとる．
c：術後のつまみ動作．母指と尺側指でのつまみ動作が可能になっている．

■ 文献
1) Langer JS, Manske PR, Steffen JA, et al: Thumb in the plane of the hand: Characterization and results of surgical treatment. J Hand Surg Am 34：1795-1801, 2009
2) Iba K, Wada T, Aoki M, et al: Improvement in pinch function after surgical treatment for thumb in the plane of the hand. J Hand Surg Eur Vol 37：145-148, 2012

第6章 低成長
hypoplasia, undergrowth

A 矮手症

　手を構成する特定の骨の短縮や低形成が明らかではなく，反対の手と比べて手全体が小さい，すなわち手全体が低形成の先天異常である．両手全体が小さい場合の診断基準はない．両手の大きさの差が小さい場合は，片側肥大であるのか，片側の低形成であるのかの明確な診断基準はない．横断性形成障害の末梢低形成と類似しており，末梢低形成の指短縮の軽症例ととらえることもできる（図1）．

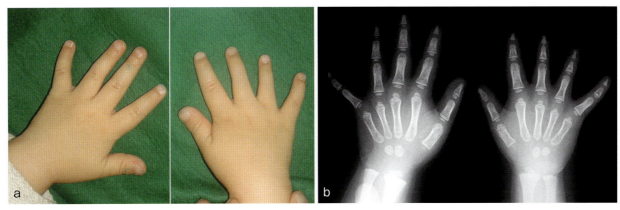

図1　矮手症
a：外見．右手が小さく，すべての指が左手と比較して短く見える．手掌に相当する部分も短い．
b：X線像．右手全体の骨が小さく，遠位の指節骨ほどその程度が強い．

B 短指症
brachydactyly

定義と発現部位

過去には指を構成している指節骨あるいは中手骨の短縮と部分欠損をいずれも短指症として表現していた時代があった．しかし，Barskyら[1]が前者を短指症，後者を欠指症と呼ぶべきであることを提唱して以後，この呼称が定着した．

指節骨あるいは中手骨の先天性の短縮と成長異常による指の短縮を短指症という．短縮が生直後から明らかな場合と生後徐々に進行し10歳前後で短縮が明らかになる場合がある．短指症は短縮を起こした部位により，末節骨短縮症（brachytelephalangia），中節骨短縮症（brachymesophalangia），基節骨短縮症（brachybasophalangia），それに，中手骨短縮症（brachymetacarpia）と呼称される．短縮変形が出現しやすいのは，小指中節骨，母指末節骨，第4，5中手骨である（図1）．京極ら[2]によると89手143指の指別の罹患頻度は，高い順に小指(61%)，環指(13%)，中指(11%)，示指(9%)，母指(6%)であった．橈側指に比べて尺側指で短指症の出現頻度が高かった．一方，指節骨と中手骨の罹患頻度では，中節骨(73%)，中手骨(23%)，基節骨と末節骨がそれぞれ(2%)であった．

杉浦[3]による約6,000人の児童の調査結果では男女別の出現頻度（男児：女児）は，小指中節骨短縮症は男性15%，女性24.5%，母指末節骨短縮症(1.1%：2.9%)，小指中手骨短縮症(0%：0.28%)，第4中足骨短縮症(0%：0.1%)，示指中節骨短縮症(0%：0.1%)であった．

短指症のX線像は骨端線の不規則化や早期閉鎖，骨端軟骨成長板が指の長軸方向に向かう三角指節骨（delta phalanx）を伴うこともある（図2）．また，骨端線の閉鎖前に骨端線の中央が盛り上がったように閉鎖する円錐骨端が認められることがある（図3）．円錐骨端核が認められると，骨成長が間もなく終了することを意味する．

診断基準

短指症の診断基準は以下に示す杉浦[4]の基準が用いられている．

1）母指末節骨短縮症

母指の末節骨が他指の末節骨より短い場合，あるいは母指の末節骨長径対母指の基節骨の長径の比が1：1.6より大きい場合は母指の末節骨短縮と診断する．母指の末節骨が他指の末節骨より短い場合は母指末節骨短縮症と診断できる．発生頻度は，男性1.2%，女性3.0%である．

2）小指中節骨短縮症

小指の末節骨長径を1とした場合，中節骨長径比が1.0以下のもの（正常は1.1〜1.3）を小指の中節骨短縮症とする．小指中節骨短縮症では小指の中節骨が末節骨より短い．発生頻度は，男性14.7%，女性23.4%である．

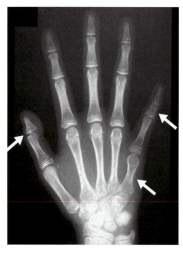

図1　短指症のX線像
母指末節骨，小指中節骨，小指中手骨短縮症の組み合わせ（矢印）．

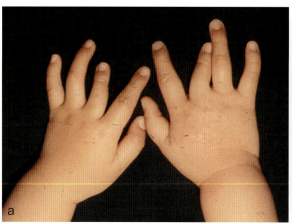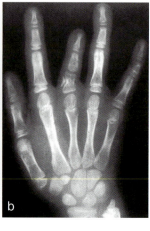

図2　三角指節骨（delta phalanx）を伴った中指短縮症
a：外見では，両手の中指に著明な短縮がある．
b：X線像．中指基節骨の短縮は三角指節骨を伴っている．

指関節の偏位を伴う先天異常を斜指症あるいは斜走指というが，短指症に高頻度に合併する．小指の橈側偏位を伴う中節骨短縮は Down 症候群の手の変形としてよく知られている．裂手症，合指症や中央列多指症などの指列誘導異常に含まれる疾患にしばしば合併する[5]（図 4）．

3）示指中節骨短縮症

他の短指症より発生頻度は低く，女性 0.1% である．

4）中手骨短縮症

杉浦[4]によると発生頻度は，男性 0.042%，女性 0.48% であり，男女比は，1：11.4 である．罹患側では，片側：両側は 8：13 である．第 5 中手骨短縮症の頻度が高く 85.7% を占める．左右対称的には出現しない．中手骨短縮が乳児期に気づかれることは稀であり，多くが 10～12 歳の成長期に気づかれる．

正常では手を握ったときに中手骨頭により握り拳のアーチが形成されるが，中手骨短縮症では，短縮のある指で中手骨頭のアーチに陥凹が認められる（図 5）．X 線像では罹患指に中手骨の成長軟骨板の早期閉鎖が生じ，非罹患中手骨の成長完了前に罹患指で成長が止まるために相対的に罹患指が短縮する．Turner 症候群と偽性上皮小体機能低下症の軽症例では第 4 中手骨と中足骨に短

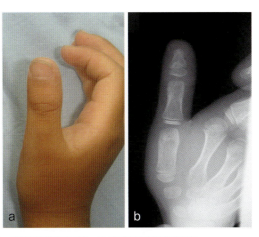

図 3　円錐骨端核を伴った母指末節骨短縮症
a：外見，b：X 線像

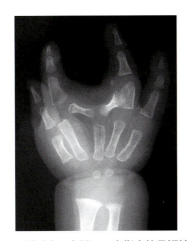

図 4　裂手症に合併した小指中節骨短縮症

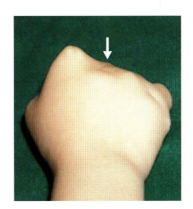

図 5　中指および小指中手骨短縮症にみられる中手骨頭アーチの乱れ

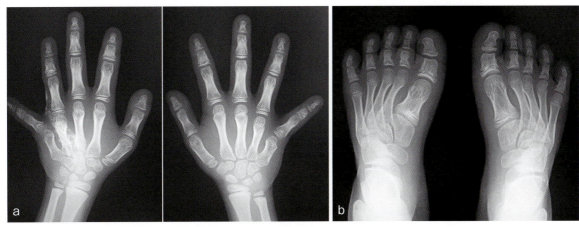

図 6　第 4，5 中手骨短縮症と末節骨の短縮症，小指基節骨の円錐骨端核を伴った偽性偽性副甲状腺機能低下症
a：両手 X 線像，b：両足 X 線像．
偽性副甲状腺機能低下症では特徴的な身体所見である低身長，肥満，円形顔貌，短指症，皮下の骨化などを伴う．しかし，血清カルシウムや血中副甲状腺ホルモンは正常である．臨床症状からは偽性副甲状腺機能低下症が考えられるが，異なるため，偽性偽性副甲状腺機能低下症という．副甲状腺機能は正常である．

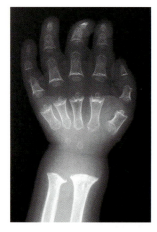

図7 軟骨無形成症に伴った短指症

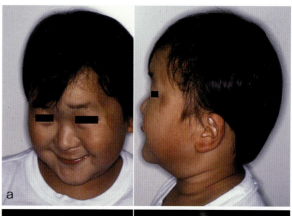

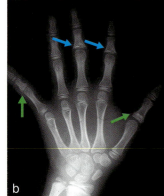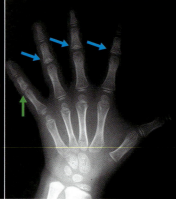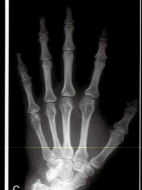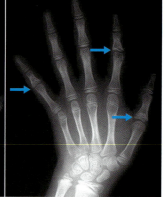

図8 TRP 1型の家族発生例
a：顔貌と頭蓋．頭髪が薄く，洋梨状の鼻が特徴である．
b：患児（7歳男児：左）と姉（10歳次女：右）の手のX線像．青矢印は円錐状骨端核，緑矢印は骨端線閉鎖．
c：母（40歳：左）と姉（11歳長女：右）の手のX線像．青矢印は円錐状骨端核．

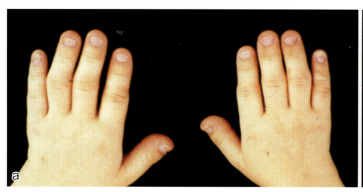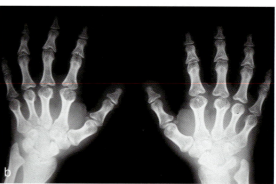

図9 TRP 1型（成人）
a：両手外見．指の短縮と偏位が認められる．
b：両手X線像．基節骨以外の指節骨と中手骨に短縮が認められる．

縮がみられる（図6）．第5中手骨や第3中手骨の短縮症を合併することもある．これら指骨の短縮は単独あるいは種々の組み合わせで出現する．軟骨無形成症など，ほとんどの低身長症では指も短縮する（図7）．毛髪鼻指節異形成症（TRP）（図8〜10），遠位中間肢異形成症，軟骨外胚葉異形成症では，円錐状骨端が多発性にみられ指骨が短縮する．

Bellの分類

Bellは短指症を以下のように，A〜E型に分類している[6,7]．

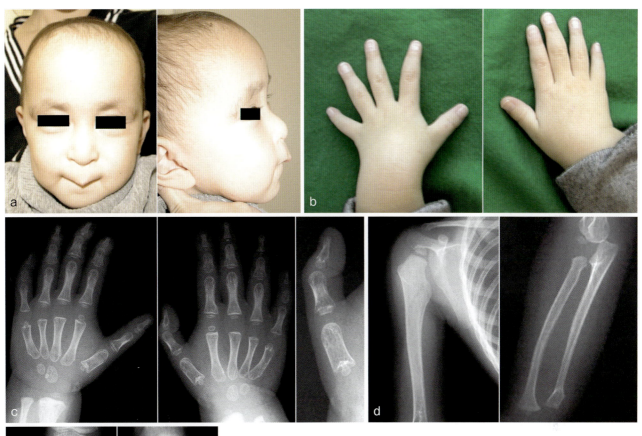

図10　TRP 2型（Langer-Giedion症候群）
a：顔貌と頭蓋．頭髪が薄く，洋梨状の鼻が特徴である．
b：手の外見．小指短縮とPIP関節の軽度の膨隆がみられる．
c：手のX線像．右母指拡大では，指節骨と中手骨に円錐骨端がみられる．
d：上肢のX線像．上腕骨近位内側，橈骨近位，尺骨遠位に骨軟骨腫様の像が認められる．
e：下肢のX線像．右脛骨遠位，左腓骨近位に骨軟骨腫様の像が認められる．

●A型

A1型（Farabee型）：示指から小指にかけての中節骨短縮と母指の基節骨短縮症．重症例では中節骨は欠損するか末節骨に癒合する（図11，12）．

A2型（Mohr & Wriedt型）：示指の中節骨が短縮し，台形か三角形で，三角状骨〔delta bone，三角指節骨（delta phalanx）〕である．そのため，示指は短縮し橈側に偏位する（本章C．斜指症の図4⇒334頁を参照）．他の指はほぼ正常である．

A3型：小指の中節骨短縮症である．本型ではしばしば小指の橈側偏位を伴い，小指斜指症と呼ばれる．DIP関節あるいはPIP関節の強直を伴うことがある．すなわち，前者では末節骨と短縮した中節骨の指節癒合症，後者では基節骨と短縮した中節骨の指節癒合症を伴うことがある（図13，14）．

A4型：全指の中節骨は短く，母指の末節骨が重複している．

●B型

示指から小指の末節骨は欠損し，中節骨が短い．爪は低形成か，欠損している．母指の末節骨は広いか重複する[8]．

●C型

示指と中指の基節骨の基部に小さい三角形の骨がある．この骨が基節骨と癒合しないと，過剰指骨症に見える．示指，中指と小指の中節骨短縮を伴う斜指を合併する[9]（図は第3章　重複，E．過剰指節症の項⇒226頁を参照）．

●D型

母指と第1足趾の末節骨が短く広い．

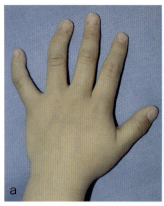
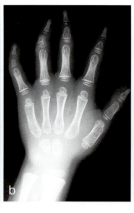
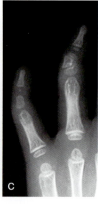

図11　A1型短指症
a：指遠位の短縮がある.
b：X線像では，全指の末節骨と中節骨の低形成が認められる.
c：環指中節骨に三角指節骨が認められる.

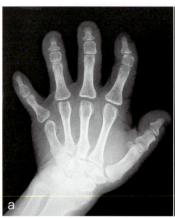
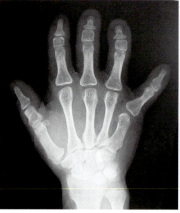
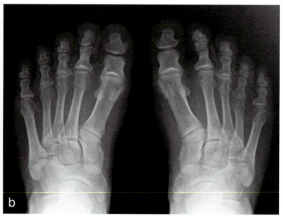

図12　A1型短指症の成人例
a：母指基節骨，母指〜環指の末節骨と中節骨（母指では基節骨）短縮，小指の末節骨と中節骨の癒合と低形成が認められる.
b：足趾の中節骨の欠損がみられる.

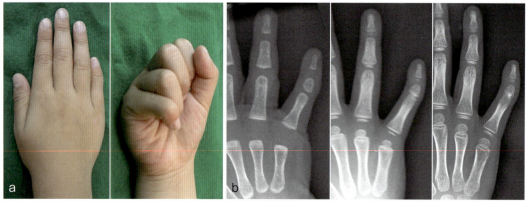

図13　小指短縮症とPIP関節強直①
a：小指短縮がみられる（左）．小指PIP関節の屈曲が障害され，DIP関節の過屈曲がみられる（右）．
b：生後6か月時（左），2歳時（中央），4歳時（右）のX線像．4歳の時点で中節骨の骨端核は現れず，PIP関節の骨性強直が明らかである.

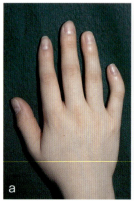
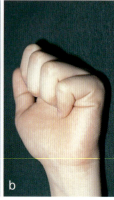
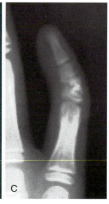

図14　小指短縮症とPIP関節強直②
a：外見では小指短縮症.
b：指屈曲時，小指PIP関節は強直し屈曲できない.
c：X線像では，末節骨の骨端核と中節骨に骨性癒合がある.

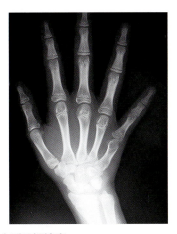

図15 小指中手骨短縮症
小指中手骨に著明な短縮を認める．環指の中手骨にも軽度の短縮がある．

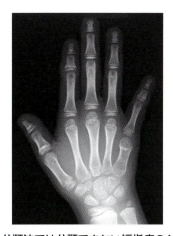

図17 Bell 分類法では分類できない短指症の X 線像
全指の末節骨，母指基節骨，示指と小指の中節骨，小指中手骨に短縮が認められる．

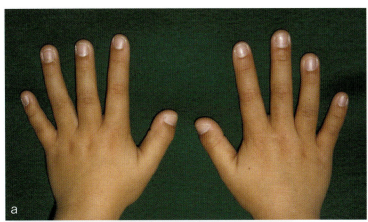

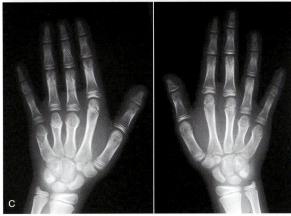

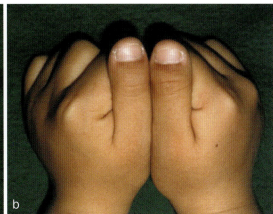

図16 複数の中手骨短縮症
a：外見上，左中指，右環・小指，両母指の短縮がみられる．
b：両母指は幅が広く短い．
c：左手 X 線像では，中指，環指と小指中手骨の短縮，小指中節骨短縮，母指末節骨の短縮がみられる．右手 X 線像では，環指と小指中手骨の短縮，小指中節骨短縮，母指末節骨の短縮がみられる．

● E 型

中手骨短縮症であるが，第4，5中手骨の罹患頻度が高い（図15）．

これ以外の組み合わせもあり（図16），Bell の分類で分類できない型もある（図17）．Bell の分類には，短指症以外の指の低形成に伴う指短縮など種々の異常が含まれているため，現在用いられている国際手外科学会連合の分類法や日本手外科学会の改良分類法にはうまく当てはまらない．

遺伝性

Wynne-Davies[10] によると，短指症の遺伝性については指節骨では，① 末節骨と癒合した痕跡的な中節骨，② 示指と第2足趾の中節骨，③ 小指の中節骨に限局した橈屈偏位を伴う短縮，④ 中節骨が短く指節癒合を伴うもので，末節骨は痕跡的か欠損，⑤ 母指の指節骨の短縮の5型がある．① 以外は優性遺伝である．中手骨短縮症は環指と小指に多いが，散発性で，遺伝しない．

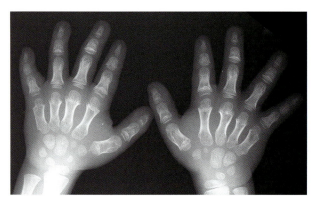

図18　peripheral dysostosis
両手のすべての中手骨と指節骨に短縮がある．骨端核の不整と円錐骨端核がみられ，骨端と骨幹端移行部で太い．

■原因

短指症の原因は不明であるが，Barskyら[11]，Villaverde[12]は内分泌説を推測している．Villaverdeは母指の短指症には内分泌異常が関与していると述べており，彼の症例の75%に他の骨格異常が認められていた．成長線の早期閉鎖の原因は内分泌系の異常や胎生期の障害によるという説である．Burrows[13]の母指末節骨短指症の108例では，骨格異常の合併症はなかったが，成長線の早期閉鎖を認めている．Bell[6]は，124例の短指症と先天性指節骨癒合症を報告し，骨端線早期閉鎖が多くの例でみられることを報告し，成長線の早期閉鎖により指短縮が起こることを述べている．Shafar[14]は，この現象が胎生早期の発達の部分的停止や関節形成期に指原基内で短い指節骨あるいは中手骨が形成されることによって起こる可能性を指摘している．笠井[15]によると正常では中手骨や指節骨の成長は，13〜14歳くらいから早まり，19〜20歳で終了する．しかし，短指症では，7〜12歳で骨の成長が完了すると記載している．すなわち早期に成熟過程を終了したことになる．

■頻度

短指症全体としての統計はない．各異常で出現頻度に男女差が認められる．杉浦[4]の統計によると，男女別出現頻度（男性：女性）は第5中節骨短縮症（14.7%：23.4%），第1末節骨短縮症（1.2%：3.0%），第2中節骨短縮症（0%：0.1%），中手骨短縮症（0.04%：0.48%）である．指列別罹患頻度は，高い順に小指（61%），環指（13%），中指（11%），示指（9%），母指（6%）であった．橈側指に比べて尺側指で短指症の出現頻度が高かった．一方，指骨と中手骨の罹患では，中節骨（73%），中手骨（23%），基節骨と末節骨がそれぞれ（2%）であった．遺伝性は常染色体優性遺伝だが，浸透率は低い．

■短指症を合併する骨系統疾患

短指症は骨軟骨異形成症の部分症や異骨症として発現する．前者は骨系統疾患であり，骨系統疾患に伴う短指症には多くの疾患がある．一方，遠位肢節短縮を特徴とする疾患群はperipheral dysostosisと総称される（図18）．短指は偽性上皮小体機能低下症，末端異骨症（acrodysostosis），短指症E型，脊椎骨端異形成症，毛髪鼻指節異形成症などに合併し，10歳前後で発症する．変形は両側例で左右対称的である．小児期には，指が短く，ずんぐりしている．IP関節は紡錘状になり，指先に向かって細くなる．骨端核の不整円錐骨端核がみられ，骨端と骨幹端移行部で太い．成人では，骨が短く，骨端が太い．変形性関節症になる[16]．その他に低身長症を伴う骨系統疾患の一部としても指短縮が発現する．以下に比較的頻度の高い骨系統疾患について記す．

1）軟骨無形成症

四肢短縮型の低身長症で，上腕や大腿が前腕や下腿に対して短い．軟骨内骨化の障害が原因である．手では，中指が短い．第3中手骨が短く，環指は尺側に，母指は橈側に偏位して三叉手を呈する[17]（図7⇒322頁）．

2）acrodysostosis（末端異骨症）

指と中手骨の短縮（peripheral dysostosis），鼻の低形成，知的障害，早期骨成熟を特徴とする．手足のX線像では，中手骨，中足骨，それに指節骨の短縮，第1足趾列の過形成がみられる（図19）．常染色体優性遺伝である[18,19]．偽性上皮小体機能低下症ときわめて類似している[20]．

3）多発性骨端異形成症

均衡のとれている低身長症で，短指症，若年発症の変形性関節症，加齢とともに大関節の可動制限と疼痛が生じる．X線像では，手根骨の骨端核の出現の遅延があり，中手骨と指節骨が太くて短い短指症である．また，全身の長管骨の骨端核の輪郭が不整になったり，分節化がみられる．変形の程度はさまざまであり，正常に近いごく軽度の変形もある[21]（図20）．

4）毛髪鼻指節骨異形成症（Trichorhinophalangeal dysplasia）

Ⅰ型とⅡ型に分けられる．

Ⅰ型は，軽度の低身長，薄い頭髪，洋梨状の鼻，短指

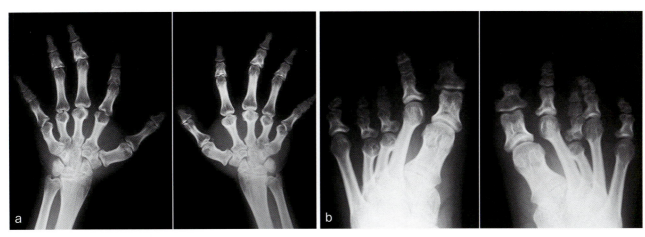

図19　acrodysostosis（末端異骨症）
a：手X線像．全指の中手骨，中節骨に短縮が顕著である．末節骨にも短縮がある．中節骨基部軟骨下骨の不整がある．
b：足X線像．中足骨短縮が左第3，4足趾列と右第3趾列に認められ，第1足趾列も短くて，幅が広い．

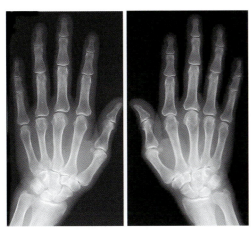

図20　多発性骨端異形成症
ごく軽度の中手骨短縮があり，橈骨手根関節，手根中手関節，中手指節関節に関節裂隙狭小や変形性関節症の所見がある．第3，4中手骨骨頭の平坦化がある．

症を特徴とする[22]．大腿骨頭の骨端にPerthes様変化を見ることがある．指の短縮は，示指から環指にかけて円錐骨端を伴う中節骨の短縮と母指基節骨や末節骨の短縮がみられる（図9 ⇒ 322頁）．家族内発生がある．

Ⅱ型は，Langer-Giedion症候群とも呼ばれる．Ⅱ型ではⅠ型の特徴に加えて，四肢の外骨腫症を合併する[23]（図10 ⇒ 323頁）．

5）偽性上皮小体機能低下症，偽性偽性上皮小体機能低下症（pseudopseudohypoparathyroidism）

低身長，丸い顔，肥満，皮下の骨化，知的障害がある．手足では，第4，5中手骨・中足骨の短縮が著明であり正常の半分以下のこともある．時に中指列も罹患する[24]（図6 ⇒ 321頁）．

6）Thiemann病

Thiemann病は上記の骨系統疾患や先天異常症候群とは区別して考えられている疾患であり，鑑別診断が必要になる．本症は指骨の骨端症と考えられていて，中指の中節骨に発症するのが典型的であるが，時に環指に発症することもある．12～18歳で発症し，PIP関節の腫脹，疼痛，可動制限を伴う．多発性と単発性があり，左右非対称が多い．X線像では，骨端核が小さく，不整や分裂，硬化像，骨端線の早期閉鎖，関節面の不整がみられる．津下によると繰り返される外傷による血行障害が原因と考えられているが，原因は明らかではない[25, 26]．

■ 短指症の各型を合併する先天異常症候群と骨系統疾患

1）小指中節骨短縮

Russell-Silver症候群，Cornelia de Lange症候群，multiple synostosis syndrome，Coffin-Siris症候群，Prader-Willi症候群，眼歯指異形成症（oculodentodigital dysplasia），Noonan症候群，Down症候群の部分症としても出現する．

2）母指の中手骨短縮

diastrophic dysplasia（捻曲性骨異形成症，hitchhikers thumbとも呼ばれ，短くて卵型を呈する），myositis ossificans progressiva（進行性骨化性筋炎．きわめて稀であり，頻度は第1中足骨のほうが高いが，生下時に第1中手骨にも短縮が認められる．骨化が起こるのは年が経ってからである），Rubinstein-Taybi症候群（短く幅広い母指と第1足趾，特有の顔貌，知的障害が特徴），Larsen症候群（母指の短縮，先天性の多発性関節脱臼）で認められる．

3）示指から小指の中手骨短縮症

偽性上皮小体機能低下症（pseudohypoparathyroidism．手に他の異常を伴わない第3あるいは第4中手骨短縮），遅発性脊椎骨端異形成症（spondyloepiphyseal dysplasia tarda．不整な扁平椎，股関節と肩関節の骨端

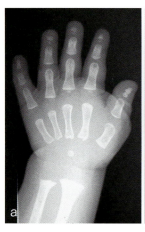
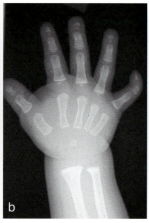
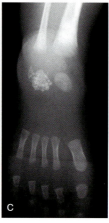

図21　点状軟骨無形成症
a, b：両手短指症．すべての指の末節骨短縮，右環小指の中手骨短縮症，手根骨に骨化遅延が認められる．
c：生後直後の足では，足根骨周囲に点状石灰化が認められる．

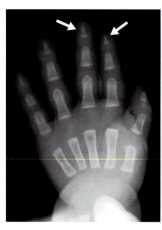
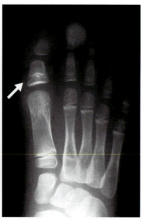

図22　鎖骨・頭蓋異形成症
手足の末節骨低形成，足では円錐骨端も認められる（矢印）．

異形成症，遠位の骨は正常），Turner症候群（染色体異常 XO．第3あるいは第4中手骨短縮）で認められる．

4）末節骨の短縮，欠損あるいは変形

点状軟骨異形成症（点状石灰化，末節骨短縮，低身長症，図21），鎖骨・頭蓋異形成症（craniocleido dysplasia．膜性骨化の障害で末節骨の短縮，頭蓋縫合の閉鎖不全と鎖骨の偽関節，恥骨結合の異常，図22），Larsen症候群（母指の短縮と末節骨の短縮），濃化異骨症（pycnodysostosis．骨硬化性病変，頭蓋縫合の閉鎖不全と鎖骨の偽関節，末節骨の短縮はDIP関節の炎症性変化を伴う），Hajdu-Cheney症候群（骨粗鬆症の変化と末節骨の短縮）でみられる．中節骨と中手骨の短縮は，毛髪鼻指節異形成症I型，II型でみられる（図9，10 ⇒ 322，323頁）．

■治療

手術は整容的改善を目的として行われる．全指が短い場合や手術が機能障害を引き起こす可能性のあるときは行わない．手術では指の延長を行う[27]．

1）一期的骨延長法

1cm以内の延長であれば短縮した骨の骨切りと自家骨移植を同時に行う一期的延長が可能である．通常は骨幹部を背側から展開して，横に骨切りを行う．C鋼線で骨切り予定部の骨皮質にいくつかの穴をあけて，15番の円刃を用いて彫刻刀のようにして骨切りを行う．年長児や成人では円刃の代わりに骨ノミを用いる．近位と遠位の骨片の皮質骨に鉤を掛けてそれぞれ離れるように引く．皮質骨を損傷しないように注意する．周囲組織を十分剝がして切離すると延長は容易になるが骨癒合に問題が生じる危惧がある[28]．そのため，軟部組織の剝離は骨延長に必要最低限にとどめる．移植骨は腸骨稜の下方から自家腸骨を採取し，移植床に合うように採型する．移植骨を骨切りでできた間隙に入れて2本のC鋼線による内固定を行う．年少児では移植骨の強度が弱く，移植後に軟部組織の緊張により圧壊する可能性がある．その場合には，延長した遠位骨片が元の位置に戻ろうとするのを防ぐために，隣接指の骨と遠位骨片の間を横方向にC鋼線で固定する方法が有用である．年長児であれば，小形のプレート固定も移植骨の圧潰予防に用いられる．移植骨の母床からの脱転を予防するためには，移植骨に溝や角を作り，母床の皮質骨にかみ合わせるとよい．移植骨と母床の骨が接する部位には海綿骨を移植する．

2）持続的骨延長法

通常，1cm以上の延長を行う場合には，創外固定を用いた持続的指延長術が適応される[29]（図23）．指の側方

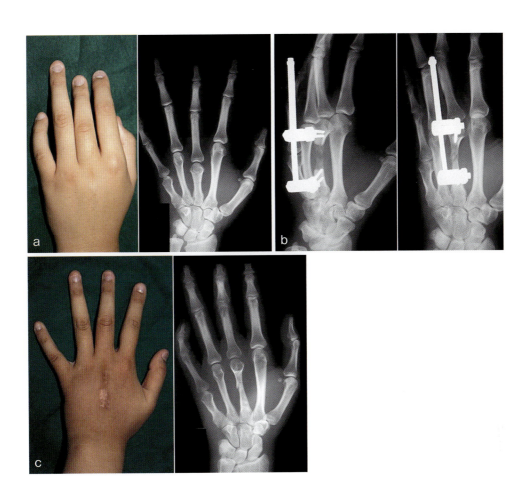

図23　中指中手骨短縮症に対する仮骨延長法による指延長術
a左：外見．左中指の短縮が認められる．右：X線像では，左中指中手骨短縮と小指中手骨短縮が認められる．
b左：創外固定による中手骨の延長時，延長部に仮骨の陰影が認められる．右：延長終了後の中手骨では仮骨骨折が認められる．
c左：術後の外見．左中指の短縮は改善しているが，やや不十分である．創外固定による手背の瘢痕形成も目立つ．右：術後のX線像．仮骨骨折後の骨形成は不十分である．

偏位がある場合は延長と同時に偏位を矯正する．持続的指延長術には，延長した後に骨移植をする方法と仮骨延長法がある．前者では，初回手術時に骨切りを行い創外固定を装着後に3〜4mmの初期延長を行い，創を閉じる．翌日より2〜4回に分けて1日1mm延長する．痛みやしびれがあれば延長回数を減らす．目標の長さより5mm程度長めに延長する．延長した位置を1週間程度創外固定を装着したまま保つ．長めの延長と待機期間をおくことにより移植骨の挿入は容易になる．第2回目の手術では，自家腸骨を採取して，延長部の間隙に移植して，Kirschner鋼線かプレートで内固定する．

仮骨延長法では，初回手術時に骨切りを行い創外固定を装着後に創を閉じる．4〜7日の待機期間をおいて1日に4回に分けて1日0.5〜1mm延長する．成人では1日の延長量は0.5mm，小児では1mm程度を目安に，目標の長さまで延長する．延長した位置を8〜12週間程度創外固定を装着したまま保つ．骨形成と成熟を確認してから創外固定を抜去する．成人の指節骨と中手骨の骨形成は不良なため，著者は，成人の短指症には仮骨延長を行わないようにしている．成人に対しては，小指の中手骨であれば創外固定を尺側から装着して持続延長を行い，自家腸骨移植を行っている（図24）．皮切や創外固定のピン挿入による瘢痕を可能な限り尺側あるいはやや掌側にくるようにして背側から見えないように工夫する．指延長後の関節拘縮も問題になる[30]．

中指の中手骨短指症では，Saitoが開発した掌側から切開を加えて指を延長する方法を著者も行っている[31,32]（図25）．手術では尺骨神経の深枝を損傷しないように注意する．この方法は，術後に手の背側から創痕が見えないため整容的には大変よい結果が得られる．

3）中手骨短縮症に対する掌側進入による一期的骨延長法（斎藤法）

斎藤氏の開発した方法である[31,32]．

中指の指手掌皮線の近位より始まりジグザグに近位に向かい母指球皮線に沿って手くび皮線の遠位に向かう皮切を加える．手掌腱膜を縦切して両側に引く．中指の虫

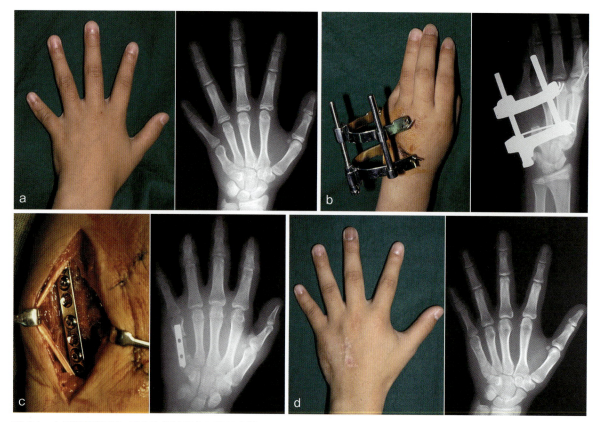

図24 中手骨短縮症に対する創外固定と腸骨移植による指延長術
a：左小指中手骨短縮症の術前外見とX線像．
b：創外固定による中手骨延長の外見．X線像では骨切り部が開大して骨が延長されているのがわかる．
c：左は延長後の術中の術野で，腸骨移植と内固定直後．右は術直後のX線像．
d：延長術後．外見：延長によって小指の短縮が改善している．X線像：内固定材は抜去されている．

様筋と周囲の手掌腱膜を剥がし，中指の深指屈筋腱と浅指屈筋腱を尺側に引く．尺骨神経の深枝を確認した後に母指内転筋の起始部を切離する．第2と3中手骨間と第3と4中手骨間の骨間筋の起始部を第3中手骨から剥がす．中指の中手骨遠位で隣接指とつながっている深横中手靱帯を切離する．第3中手骨の中央に細いKirschner鋼線を刺入してX線像で部位を確認して骨切り部の高位を決める．Kirschner鋼線で骨切り部にいくつかの骨孔をあける．これをノミでつなげて骨切りを行う．遠位骨片に単鈍鉤を掛けて，遠位方向に引いて目標の長さ延長する．延長が得られた状態で，第2中手骨の橈側から遠位骨片に向けて横方向のKirschner鋼線を2本刺入して遠位骨片の近位への移動を防ぐ．腸骨稜の外縁より皮質骨が2面ある腸骨を採取する．この骨を第3中手骨の骨延長部に合わせて採型する．採型した腸骨を骨延長部に入れる．移植骨の一部が中手骨の骨切りした面から骨内に入るように工夫して移植する．遠位から中手骨の遠位骨片，移植骨，中手骨の近位骨片を貫いて縦か斜めにKirschner鋼線を刺入する．止血帯を解除し，止血をする．術中，尺骨神経の深枝と血管を損傷しないように注意する．術野が深いために手技上の困難を覚えた際には手根管を開放すると広い術野が得られる．

4）三角状骨，三角指節骨による短指症に対するphysiolysisと脂肪移植

比較的若年者で，三角指節骨が原因で指短縮と偏位が強い場合で，骨成長完了まで2年以上を残している例には，三角指節骨の骨端成長軟骨板の中央を切除して遊離脂肪移植を行うVickersの方法が変形矯正に有効である．幼少時期に手術を行うと指の長軸に沿って走行していた骨端成長軟骨板は，時間の経過とともに指の長軸に垂直になり正常に近い指節骨の成長線の形態となって，長軸成長が得られる．

5）Vickersの術式[33]

中節骨の尺側で三角指節骨の凹側に側正中切開を加える．横支靱帯を切離して，背側に反転しておく．骨端核の切除想定部の横から注射針か細いC鋼線を刺しX線像で部位を確認する．骨の中央部で縦に走る骨端核を部分切除して，成長線の奥まで骨を切除する．軟骨の成長線を肉眼で確認する．手術後の自然矯正の期間が短いと思われる症例には反対側の骨皮質近くまで切除して，反対側の骨皮質を徒手的に骨折させ偏位を矯正する．偏位の矯正を行った場合，あるいは，骨切除後に骨折が危惧

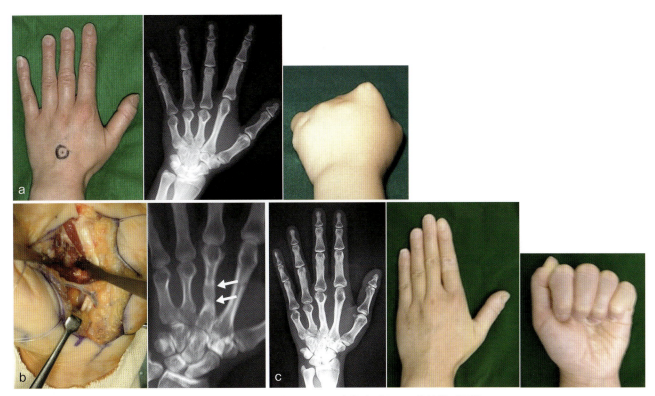

図25　中指，環指，小指の中手骨短縮症に対する掌側展開による中指中手骨の一期的指延長術
a：左手中手骨短縮症の術前の外見（左），X線像（中央）．握り拳を作った状態では，中指のknuckleがなく陥凹している（右）．中指の延長を希望したため，第3中手骨を掌側進入で延長した．
b：左手を掌側からみた術中所見．左は掌側から軟部組織をよけて中指中手骨を展開し，骨切りを行った直後．右は骨癒合後のX線像．
c：術後のX線像と手の外見．創痕は背側からは見えず，指の可動性も良好である．

される場合には縦方向にC鋼線を刺入して変形再発を予防する．骨切除により生じた間隙には遊離脂肪移植を行う．創周囲の皮下脂肪に余裕がある場合には，同一創内から脂肪を採取するが，余裕がない場合には鼠径部から採取する．皮膚移植を含む手術を同時に行った場合には植皮片採取を行った外果の下から脂肪を採取してもよい．遊離脂肪は周囲の骨膜や軟部組織に縫合し脱転を防ぐ．それでも脱転する傾向がある場合には，ナイロン糸を用いてpull out wireのように反対側の皮膚に引き出して一時的に縫合固定する．術後1週間程度でナイロン糸の一側を切り，反対側を引いて抜糸する．鋼線固定は6〜8週間行う．

著者の経験では，術前45°の偏位が手術後平均3.4年で23°に改善しており，ほとんどの例で受容可能な矯正が得られていた．十分な矯正が得られなかった例では，変形の再発は内固定に使用したC鋼線の抜去直後に生じていた．骨の変形の再発のみならず，DIP関節の側方への弛みがあり，鋼線抜去後に軟部組織の緊張によりDIP関節での偏位が生じた可能性がある．固定期間を少し長めにすべきと考えて，鋼線固定期間を4〜6週から，6〜8週に変更している．

■ 文献

1) Barsky AJ, Kahn S, Simon BE: Principles and Practice of Plastic Surgery, 2nd ed. p.714, McGraw-Hill, London, 1964
2) 京極元，荻野利彦，三浪明男，他：短指症の臨床像について．日手会誌 4：614-618，1987
3) 杉浦保夫：【画報 X線写真ライブラリー】手指の短縮性変化に着いて．日本医事新報 1927：45-48, 1961
4) 杉浦保夫：手部奇形における骨格異常の種々相．整形外科 29：1197-1200, 1978
5) 乗安整而：日本人におけるBrachymesophalangia 5の判定基準．人類学雑誌 81：14-24, 1973
6) Bell J: On Brachydactyly and Symphalangism. In: Penrose LS (ed): The Treasury of Human Inheritance. Vol.5, pp.1-31, Cambridge University Press London, 1951
7) Chen VT: Brachydactyly. Hand 10：191-201, 1978
8) 外木秀文：Type B短指症．薬の知識 41：18-19, 1990
9) Burgess RC: Brachydactyly type C. J Hand Surg Am 26：31-39, 2001
10) Wynne-Davies R: Genetics and malformations of the hand. Hand 3：184-192, 1971
11) Barsky AJ, Kahn S, Simon BE: Congenital anomalies of the hand. In: Converse JM (ed): Reconstructive Plastic Surgery. pp.1696-1727, WB Saunders, Philadelphia, 1977

12) Villaverde M: Sistema endocria y anomalias congenitas (studio de la braquifalangia terminal del pulgar). Vida Nueva 51：228-254, 1943
13) Burrows HJ: Developmental abbreviation of terminal phalanges. Brit J Radiol 11：165-176, 1938
14) Shafar J: Hereditary short digits (with report of two cases of chondro-osteo-dystrophy). Br J Radiol 14：396-402, 1941
15) 笠井実人：同胞3人に見られた短指症．整形外科 12：283-284，1961
16) Brooks AP, Wynne-Davies R: A family with diaphyseal aclasis and peripheral dysostosis. J Med Genet 17：277-280, 1980
17) 二見徹：研修医のための見逃すと困る整形外科疾患―骨系統疾患；FGFR3異常症，軟骨無形成症，軟骨低形成症．関節外科 31：12-15，2012
18) Hernández RM, Miranda A, Kofman-Alfaro S: Acrodysostosis in two generations: an autosomal dominant syndrome. Clin Genet 39：376-382, 1991
19) Silve C, Le-Stunff C, Motte E, et al: Acrodysostosis syndromes. Bonekey Rep Nov 21：1：225, 2012
20) Gorlin RJ, Sedano HO, Odont: Cryptodontic brachymetacarpalia. Birth Defects Orig Artic Ser 7：200-203, 1971
21) 川端秀彦，田村太資，杉田淳，他：研修医のための見逃すと困る整形外科疾患―骨系統疾患；多発性骨端異形成症，偽性軟骨無形成症．関節外科 31：21-24，2012
22) Hatamura I, Kanauchi Y, Takahara M, et al: A nonsense mutation in TRPS1 in a Japanese family with tricho-rhino-phalangeal syndrome type I. Clin Genet 59：366-367, 2001
23) Kikuchi N, Ogino T, Kashiwa H, et al: Trichorhinophalangeal syndrome type II without the chromosome 8 deletion that resembled metachondromatosis. Congenit Anom (Kyoto) 47：105-107, 2007
24) Levine MA: An update on the clinical and molecular characteristics of pseudohypoparathyroidism. Curr Opin Endocrinol Diabetes Obes 19：443-451, 2012
25) Cullen JC: Thiemann's disease: Osteochondrosis juvenilis of the basal epiphyses of the phalanges of the hand. Report of two cases. J Bone Joint Surg Br 52：532-534, 1970
26) 塩之谷昌：Thiemann 病と Peripheral dysostosis―Brailsford (Hereditary brachy-dys-mesophalangy)との異同性について．臨整外 3：1037-1045，1968
27) 川端秀彦：小児の上肢先天異常―その診断・治療；斜指症・短指症．整・災外 51：177-182，2008
28) 加藤博之，荻野利彦，三浪明男，他：先天奇形手に対する指延長術の経験．日手会誌 7：141-147，1990
29) Ogino T, Kato H, Ishii S, et al: Digital lengthening in congenital hand deformities. J Hand Surg Br 19：120-129, 1994
30) 柳農浩右，阿部宗昭，土居宗算，他：短指症に対する指延長術(Callotasis)とその問題点について．日本創外固定研究会誌 2：91-94，1991
31) Saito H: Elongation of brachymetacarpia. In: Boswick JA Jr (ed): Current Concepts in Hand Surgery. pp.106-116, Lea & Febiger, Philadelphia, 1983
32) Saito H, Koizumi M, Takahashi Y, et al: One-stage elongation of the third or fourth brachymetacarpia through the palmar approach. J Hand Surg Am 26：518-524, 2001
33) Vickers D: Clinodactyly of the little finger: a simple operative technique for reversal of the growth abnormality. J Hand Surg Br 12：335-342, 1987

C 斜指症（斜走指）
clinodactyly

■定義

斜指症は橈尺面での指の偏位と定義されている[1]．指のわずかな偏位（特に小指）は正常とする．正常と異常の境界が曖昧であり，どこからが異常かが不明瞭である．Smith は 8°の偏位を，Burk と Flatt は 10°の偏位が正常の上限であると述べている[2]．しかし，15°以上を異常とする報告もある[3,4]．総合的にみると川端[5]の報告のように 10°以上は異常と考えるべきであろう（図1）．

■出現頻度と診断

Flatt[6] によると斜指症の出現頻度は 1～19.5% であるが，Fujita ら[7] によると日本人では 3～5% であり，地域により差がある．報告者による出現頻度の違いは斜指症の定義の違いにも起因している可能性がある[7]．本症は単独で出現することもあるが，他の先天性疾患や先天異常症候群に小奇形として高頻度に合併する．Down症候群では 35～79% と高率に合併すると報告されている．しかし，その他の先天性疾患や先天異常症候群でも多発している可能性がある．

小指の中節骨短縮症（brachymesophalangy）に伴う斜指症の頻度が高いことはよく知られている[8,9]．小指中節骨短縮に関して，Schmid ら[10] は正常な子どもの小指の中節骨の長さは中節骨対末節骨の比が，1.3：1 であると述べている．Sugiura[4] は日本人の子どもで，1.1：1.3 であると述べている．しかし，通常はこれらの比が 1 以下であれば中節骨短縮症と診断している[11]．常染色体優性遺伝で完全な浸透率である[12]．

先天性の斜指症と鑑別すべき疾患には，外傷による骨端線損傷，凍傷による障害があるが，病歴を丁寧に聞くことで鑑別できる．凍傷では多発性に障害が起こることによっても鑑別できる（図2，3）．

■分類

Light と Blevens[13] は斜指症を以下のように分類している．

① 三角状骨（triangular bone）：X 線像で骨端が存在する所見がない（図1）．

② 台形状骨（trapezoidal bone）：中節骨の形態は正常であり，遠位骨端や偽性骨端核を伴う可能性がある（図4）．

③ 完全な longitudinal epiphyseal bracket（LEB）：D 型の骨幹部分を持つ．骨端核は近位関節面から指節骨の

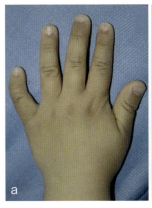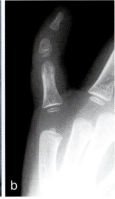

図1 小指斜指症
a：外見上，小指には短縮と橈側偏位が認められる．
b：X 線像では，小指中節骨は短縮し三角状を呈しているが，縦方向に走る骨端核は認められない．

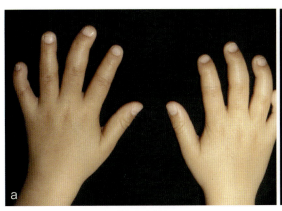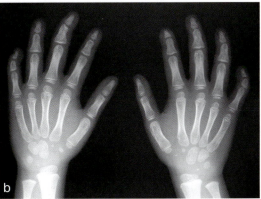

図2 凍傷による指の偏位（小児例）
a：外見上，多発性に DIP 関節の橈側偏位が認められる．
b：X 線像では，末節骨と中節骨の骨端核は消失している．中節骨遠位関節面の不整もみられる．母指には明らかな異常は認められない．

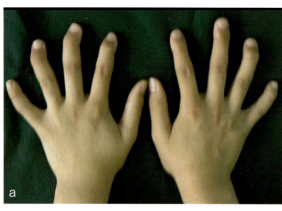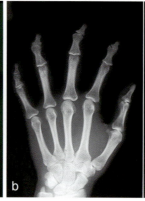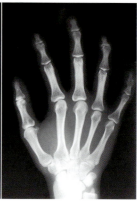

図3 凍傷よる指の偏位（成人例）
a：外見上，多発性にDIP関節の偏位が認められる．
b：X線像では，末節骨の短縮とDIP関節での偏位がみられる．母指には明らかな異常は認められない．

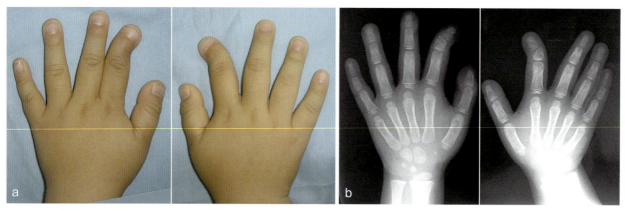

図4 両示指斜指症
a：外見上，両示指のDIP関節の偏位が認められる．他の指もわずかではあるが短く見える．
b：X線像では，示指中節骨は台形で短縮がある．右手では成長線が縦に走っているように見える．すべての末節骨は短縮している．Lightらの分類ではB型である．

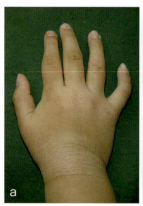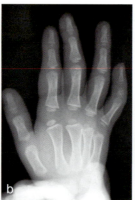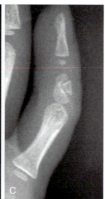

図5 小指斜指症
a：小指には短縮と高度の橈側偏位が認められる．
b：小指には短縮と橈側偏位が認められる．小指中節骨は短縮し三角状を呈している．
c：拡大像では骨端線は縦方向に走り，Lightらの分類ではC型で，完全なLEBを呈している．

全長にわたり凹側を走る（図5）．
④ 不完全な longitudinal epiphyseal bracket（LEB）：③と同じ形であるが，2つの骨端核を有する．これは完全なLEBの未熟な骨端核で後に癒合するものではない（図6）．
⑤ 完全な longitudinal epiphyseal bracket（LEB）：隣接した2つのLEBの横同士が癒合したような不整な形態を示す．中央列多指症に合併する．

■ 治療

装具は患者が装着したがらないことが多く，変形矯正の効果はない．

外科的治療の目的は，手の機能に障害を及ぼす可能性のある指の偏位を矯正することである．しかし，患者自身が変形の矯正を強く希望する場合，あるいは患者の家族が変形の矯正を強く望む場合には整容的改善を目的に手術を行う適応があると考えている．治療法の選択は，

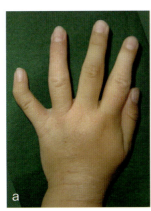
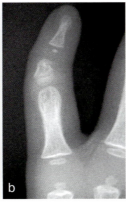

図6 小指斜指症
a：小指に短縮と高度の橈側偏位が認められる．
b：X線像では，中節骨は短縮し，近位に骨端核があり，遠位には偽性骨端核様の変化がみられる．Lightらの分類ではD型で，不完全なLEB（completeと同じ形であるが，2つの骨端を持つ）を呈している．

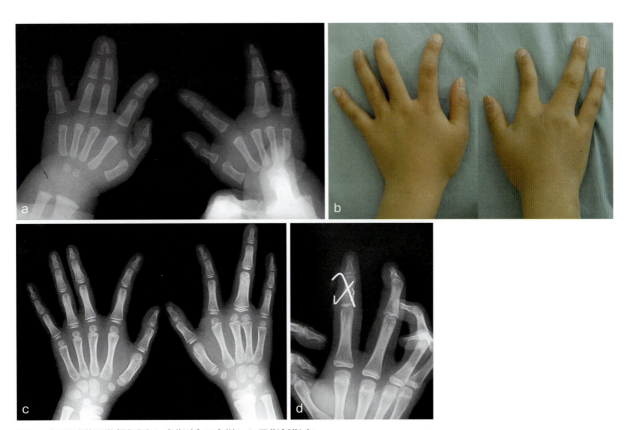

図7 指列誘導異常（裂手症と合指症）に合併した示指斜指症
a：初診時のX線像．左中環指は末節骨での骨性合指症である．右手は中指欠損の裂手症を合併している．両示指には軽度の橈側偏位がある．
b：左手の合指症の分離，右手の裂手症の指間陥凹の閉鎖を行った術後の外見．両示指には軽度の橈側偏位が残存している．
c：第1回手術後のX線像．両示指の中節骨の軽度の台形変化によるDIP関節での橈側偏位が存在する．
d：示指の矯正骨切り術後のX線像（左手）．患者の強い希望で両側示指の偏位の矯正を期間を置いて行った．

基盤になっている病理，変形の程度，患者の年齢によって異なる．偏位矯正の外科的治療の方法としては，楔閉じ骨切り術（closing wedge osteotomy）[1]（図7, 8），楔開き骨切り術（opening wedge osteotomy）[14, 15]（図9, 10），reversed wedge osteotomy[16]およびphysiolysisがある．三角指節骨に起因する偏位で指節骨の骨成長期間が数年以上ある場合には，縦に走る骨端核の部分切除（physiolysis）と遊離脂肪移植により変形が改善する可能性がある．手術適応がある患者で条件を満たす場合には，まず試みてよい手術法と考えられる．

1）楔閉じ骨切り術

凸側の骨を楔状に骨切りし，骨切除部を閉じて偏位を矯正し，内固定を行う方法である．楔開き骨切り術より手技的に容易であり，骨移植などを必要としない．Aliら[17]は，30°以上の偏位がある例に手術をすべきであると述べている．Tansleyら[18]は，凸側から進入し，骨の幅の75%までの深さで楔閉じ骨切りを行い偏位を矯正する簡単な方法を報告している．すなわち，反対側の骨膜を含めた軟部組織と皮質骨を残して楔閉じ骨切りを行い，偏位を徒手矯正すると若木骨折のように反対側の骨

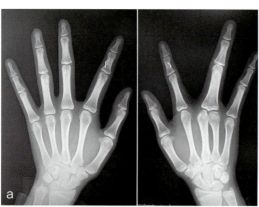
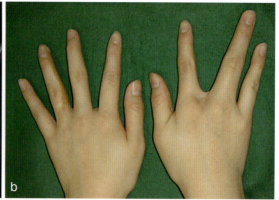
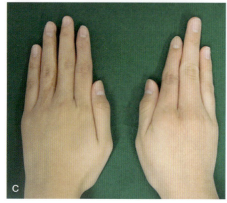

図8　図7の症例の示指斜指に対する矯正骨切り術後
a：X線像では，示指の偏位は矯正されている．
b, c：術後の手の外見．力を抜いて手を置いた状態(b)．指を伸ばして閉じた状態(c)．

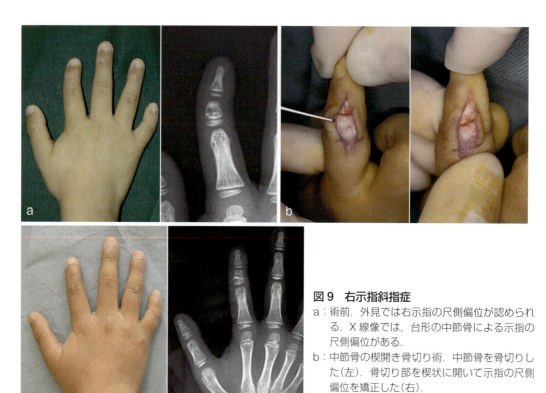

図9　右示指斜指症
a：術前．外見では右示指の尺側偏位が認められる．X線像では，台形の中節骨による示指の尺側偏位がある．
b：中節骨の楔開き骨切り術．中節骨を骨切りした(左)．骨切り部を楔状に開いて示指の尺側偏位を矯正した(右)．
c：術後の外見とX線像．示指の偏位は矯正された．

皮質が骨折して変形が矯正される．進入した側の皮質骨を軟鋼線で縛り安定性を得る．外固定を5～6週間行う．平均7歳で本手術を行い，合併症なく骨癒合と変形矯正を得ている．彼らの結果では，術前平均29°の偏位が術後平均5°に矯正されていた．合併症も再発もないと述べている．彼らは，指短縮については述べていないが，指短縮の強い患者ではさらに指を短縮することになるため本法は避けるべきであると著者は考えている．Physiolysisの術後の遺残偏位の矯正にはよい適応があるとしている．

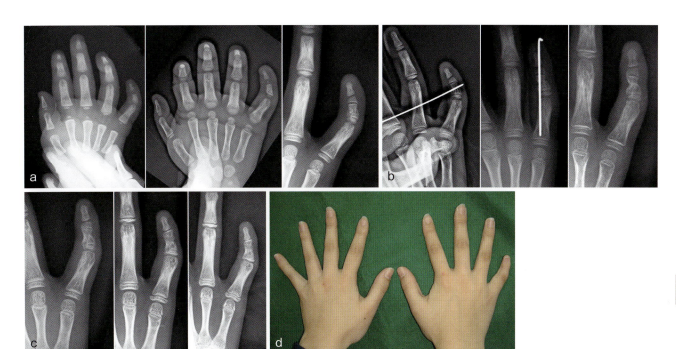

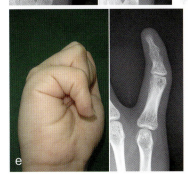

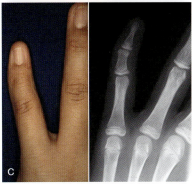

図10　中節骨短縮とDIP関節強直を伴う小指斜指症に対して楔開き骨切り術を行った症例
a 左：1歳時のX線像．小指中節骨は台形に見える．
　中央：2歳時のX線像．小指末節骨と中節骨に骨端核が現れたように見える．
　右：6歳時のX線像．小指末節骨の骨端核は中節骨の遠位と連続しているように見える．関節裂隙と成長線の区別が難しい．近位の成長線の橈側は一部骨性架橋があるように見える．
b 左：術中のX線像．中節骨の骨切り部の確認のためのKirschner鋼線の刺入．
　中央：楔開き骨切り術を行い，縦方向のKirschner鋼線で固定した．
　右：術後2か月のX線像．鋼線抜去後では，わずかに矯正不足である．
c 左：術後1年のX線像．鋼線刺入による障害と思われる中節骨成長線の橈側の閉鎖が認められる．
　中央：術後3年のX線像．わずかに偏位が増強して見える．
　右：術後5年のX線像．偏位が残存している．小指DIP関節のように見える裂隙は成長線であり，徐々に狭くなっている．
d：術後10年の外見．右小指の偏位はあまり目立たないが，短縮が目立つ．
e 左：術後10年の小指の自動屈曲の状態では，PIP関節の可動制限がわずかにみられる．
　右：術後10年のX線像．小指DIP関節は関節強直になっている．

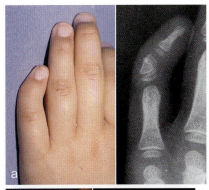

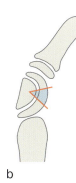

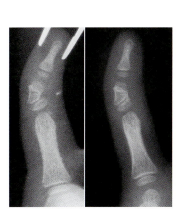

図11　physeolysisと脂肪移植による小指斜走指変形（三角指節骨）の矯正
a：5歳時術前の外見とX線像．三角指節骨による小指斜指症．
b：5歳時に三角指節骨の橈側から青色で示す部位を切除するepiphyseolysisと脂肪移植を行った．
c：術後7年で偏位はよく矯正されている．術後に自然矯正の期間が十分あったため，満足すべき矯正が得られている．

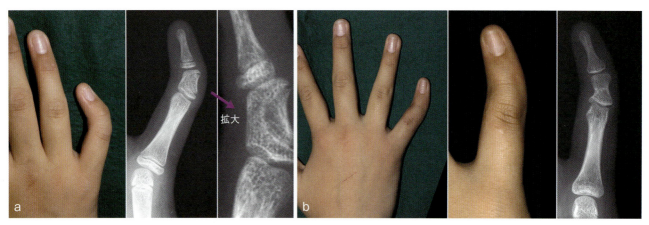

図12　図11の症例の反対側（右手）のPhysiolysisと脂肪移植による小指斜走指変形（三角指節骨）の矯正
a：11歳時術前．
b：術後．自然矯正が期待できる期間が短かったため，変形は改善したものの矯正は不十分であった．

2）楔開き骨切り術

　凹側より横に骨切りを行い，骨切り部を楔状に開いて，骨欠損部に骨移植を行う．偏位矯正と同時にわずかに指が延長される．骨切り部の間に骨移植をしないで，内固定を少し長く行う方法もあるが，骨の圧潰により短縮したり偏位が再発する危惧がある．骨移植をした場合でも手術時年齢が低いと，軟部組織の緊張により移植骨の圧潰が起こる可能性がある．凸側から楔状に切除した骨を凹側から骨切り部に挿入して偏位を矯正する方法が報告され，reversed wedge osteotomyと呼ばれている．本法や骨移植を併用する方法は，骨端線の早期閉鎖が生じて，短い骨がさらに短くなる危惧がある．年齢が低く皮質骨の強度が十分でない患者では行うべきではない．

3）physiolysis

　三角状骨あるいは三角指節骨による斜指症に対して行われる術式である[19, 20]．Bednarら[21]によると，適応は6歳未満で前額面で20～25°以上の偏位がある症例である．縦に走る骨端の中央を切除して脂肪移植を行い，骨端核を近位と遠位に分ける方法である．縦に走る成長線は平坦な面ではなく，弯曲して橈尺側面のみならず，掌背側方向に伸びている可能性があるので，骨端の切除に際しては，骨端核を切除した後に骨幹部の骨面が側面のみならず，背側，掌側，あるいは背・掌側両方にも見えることを確認する．術後の骨成長の期間が長いと偏位は成長とともに自然矯正される[22, 23]（図11）．

　Physiolysisの術後成績に影響する因子としては，石垣ら[24]の分析では三角型の形態の骨に比べて台形の形態の骨で術後によい矯正が得られた．また，偏位の程度の強いもの，6歳未満の手術例で良好な結果が得られた．短縮が強く三角形を呈する例では，縦方向への成長は期待できないため，physiolysisの適応はないという報告もある[21]．変形残存例に対する2度目のphysiolysisの結果はよくない．偏位残存例に対しては矯正骨切り術が適応になる．本法の禁忌は年長児であり，9歳以上には行わないという報告もある．また本法では，偏位は改善するが完全には矯正されないことを家族に伝えておく必要がある[24]（図12）．

　本法については，第2章　D-3．三角状骨，三角指節骨（⇒165頁）を参照されたい．

■ 文献

1) Burke F, Flatt A: Clinodactyly. A review of a series of cases. Hand 11：269-280, 1979
2) Smith DW: Recognizable patterns of human malformation. Genetic, embryologic and clinical aspects. Third edition. Major Probl Clin Pediatr 7, 1970
3) de Marinis F, de Marinis MR: Frequency of clinodactyly in children between the ages of 5 and 12. Acta Genet Med Gemellol（Roma）4：192-204, 1955
4) Sugiura Y: Brachyphalangia of the fifth finger in Japanese children. Ijishinpo（Japanese Medical Journal）1927：45-48, 1961
5) 川端秀彦：【小児の上肢先天異常　その診断・治療】斜指症・短指症．整・災外 51：177-182，2008
6) Flatt AE: The Care of Congenital Hand Anomalies. pp.154-163, St. Louis, CV Mosby, Company, 1977
7) Fujita H, Iio K, Yamamoto K: Brachymesophalangia and clinodactyly of the fifth finger in Japanese children. Acta Paediatr Jpn 6：26-30, 1964
8) Poznanski AK, Pratt GB, Manson G, et al: Clinodactyly, camptodactyly, Kirner's deformity, and other crooked fingers. Radiology 93：573-582, 1969
9) Dutta P: The inheritance of the radially curved little finger. Acta Genet Stat Med 15：70-76, 1965
10) Schmid F, Moll H: Atlas der Normalen und Pathologischen Handskeletentwicklung. Springer-Verlag, Berlin, 1960
11) 乗安整而：日本人におけるBrachymesophalangia 5の判定基準．人類学雑誌 81：14-24，1973

12) Hersh AH, Demarinis F, Stecher RM: On the inheritance and development of clinodactyly. Am J Hum Genet 5：257-268, 1953
13) Light TR, Bleven A: Congenital angulation of the tubular bones of the hand. Presented at the 1992 Annual Meeting of the American Society for Surgery of the Hand.
14) Light TR, Ogden JA: The longitudinal epiphyseal bracket: implications for surgical correction. J Pediatr Orthop 1：299-305, 1981
15) Wood VE, Flatt AE: Congenital triangular bones in the hand. J Hand Surg Am 2：179-193, 1977
16) Carstam N, Theander G: Surgical treatment of clinodactyly caused by longitudinally bracketed diaphysis ("delta phalanx"). Scand J Plast Reconstr Surg 9：199-202, 1975
17) Ali M, Jackson T, Rayan GM: Closing wedge osteotomy of abnormal middle phalanx for clinodactyly. J Hand Surg Am 34：914-918, 2009
18) Tansley PD, Pickford MA: The partial excision greenstick (PEG) osteotomy: a novel approach to the correction of clinodactyly in children's fingers. J Hand Surg Eur Vol 34：516-518, 2009
19) Vickers D: Clinodactyly of the little finger: a simple operative technique for reversal of the growth abnormality. J Hand Surg Br 12：335-342, 1987
20) Zhang G, Kato H, Yamazaki H: Physiolysis for correction of the delta phalanx in clinodactyly of the bilateral little fingers. Hand Surg 10：297-302, 2005
21) Bednar MS, Bindra RR, Light TR: Epiphyseal bar resection and fat interposition for clinodactyly. J Hand Surg Am 35：834-837, 2010
22) Caouette-Laberge L, Laberge C, Egerszegi EP, et al: Physiolysis for correction of clinodactyly in children. J Hand Surg Am 27：659-665, 2002
23) Ogino T, Ishigaki D, Satake H, et al: Free fat graft for congenital hand differences. Clin Orthop Surg 4：45-57, 2012
24) 石垣大介, 荻野利彦, 鳴瀬卓爾, 他：先天異常手に対する遊離脂肪移植を併用した骨切り術. 日手会誌 18：590-594, 2002

第7章 先天性絞扼輪症候群
congenital constriction band syndrome

■ 臨床像
　本症候群は，15,000の出産に1例の割合で出現するといわれている．上肢先天異常の5%前後を占める．出現頻度に性差はなく，遺伝性もない．罹患側では両側罹患例が多く，上肢罹患例の半数以上で，下肢に絞扼輪症候群の表現型を伴う．先天性内反足の合併も比較的多い．その他，唇裂，鎖肛，心室中隔欠損などの心奇形の合併症が報告されている．両親には，知能が正常であること，遺伝しないこと，機能が比較的良好であることを伝えるという報告もある[1]．

■ 成因
　発生の段階で手板内に指放線が形成されて指の数が決まり，その後指間陥凹が形成される．本症候群は指放線形成後の障害により発現すると考えられている．時に，指の創が治りきっていない状態で痂皮がついて生まれてくることもある(図1)．胚細胞の発育異常，手板内の出血や壊死が原因とする内因説と，羊膜の絞扼が原因であるとする外因説がある．原因が単一ではなく，複数ある可能性もある．母親の妊娠歴では，風邪罹患(64%)と切迫流産(21%)が多いことが報告されている[2]．

■ 臨床所見
　先天性絞扼輪症候群に発現する四肢の変形としては，絞扼輪，絞扼輪を伴うリンパ浮腫，先端合指症(acrosyndactyly)および切断がある[3](図2)．各変形の出現頻度では，高い順に先端合指症，切断，絞扼輪，リンパ浮腫となる．各罹患手では先端合指症が単独で出現する場合が約50%を占め，先端合指症に切断を合併しているものが約25%，その他に，切断単独(14%)，先端合指症と絞扼輪(8%)，切断と絞扼輪の組み合わせ(8%)がみられる[4](図3)．合併異常では，先端合指症の罹患手に類上皮嚢腫が合併することが時々ある[5](図4)．また，きわめて稀な例であるが指列誘導異常に含まれる骨性合指症を合併したとの報告がある[6]．下肢の異常が上肢罹患例の半数に認められている．下肢の合併異常では，足趾切断，下腿絞扼輪，内反足，足趾絞扼輪，先端合趾症，絞扼輪による下腿弯曲などがある．絞扼輪は上腕から指に至るいずれの高位にもみられる．絞扼輪は全周性のことが多いが，半周など部分的なこともある．また，通常は上肢の長軸に垂直方向に絞扼輪が形成されるが，斜めに上肢を横切ることもある(図5)．絞扼輪が深いとしばしば遠位にリンパ浮腫を伴う(図6)．絞扼輪がさらに深

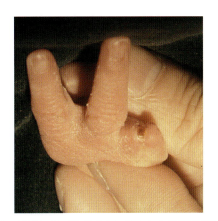

図1 手の創が完全に治癒せずに生まれた先天性絞扼輪症候群
環指と小指の間に痂皮が付着している．

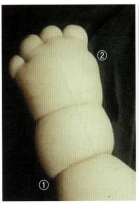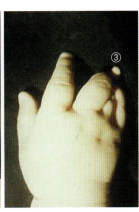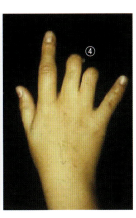

図2 先天性絞扼輪症候群でみられる変形
①絞扼輪，②絞扼輪を伴うリンパ浮腫，③先端合指症，④切断がある．

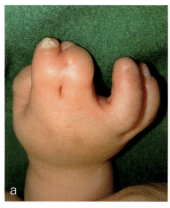
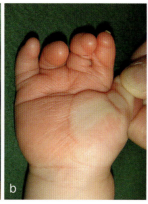
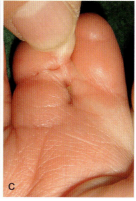

図3　先端合指症①
指間陥凹部の遠位で指の癒合が起こり，癒合部より遠位の指には絞扼輪，短縮，切断，成長障害などの変形がある．cは中指を伸展させたものであるが，小さな有窓部（fenestration）が複数認められる．

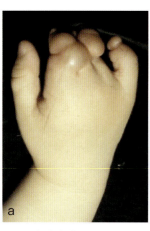
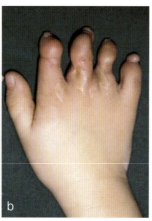

図4　類上皮囊腫を合併した先端合指症の指間分離前後
a：術前の外見．示指と中指の先端合指症の有窓部の遠位で皮膚の色調の異なる部分が類上皮囊腫である．
b：術後の外見ではこの腫脹は縮小している．

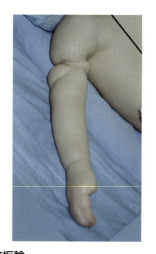

図5　上腕部絞扼輪
右上腕部と手関節部に絞扼輪があり，母指切断と他指の合指症が認められる．

くなると指や上肢が切断される切断型となる．切断は指尖から前腕近位に及ぶものまである．横軸形成障害では基節骨より近位で欠損する頻度が高いのに対して，絞扼輪症候群の切断はほとんどが基節骨より遠位の切断である．先端合指症は指尖部が癒合し，癒合部の近位に指間陥凹が認められる．そのため有窓性合指症（fenestrated syndactyly）とも呼ばれる．癒合部の遠位は変形し指の先端は欠損することが多い．立体的に指が癒合する所見，あるいは小指と中指が隣接している環指に癒合せずに，環指の掌側や背側で小指と中指が癒合する所見が認められる[7]（図2，7）．これらの所見は，いったん形成された指が癒合した根拠にもなる．立体的癒合は本合指症にのみみられる特徴である（図7）．

■診断

絞扼輪，リンパ浮腫があればその特徴的な所見から診断は容易である．先端合指症では，指の付け根に有窓部があること，絞扼輪や癒合部より遠位の指変形を伴うこと，立体的な癒合があることなどの特徴により診断できる．切断型が単独で出現すると横軸欠損の先天性切断との鑑別が問題になる．横軸欠損では指や上肢の欠損部より近位に骨の低形成があるが，絞扼輪症候群の切断では切断部位より近位に通常は骨の形成障害がないので区別できる．切断端を比較すると，絞扼輪症候群の切断では，痕跡指（痕跡爪）がないのに対して，横軸欠損では，80％に痕跡指が認められている．本症の切断型は外傷性切断と類似している．しかし，指欠損が基節骨高位で起こると成長するに従ってその指列の中手骨の低形成が明らかになってくるので，診断に際しては注意を要する（図6）．この低形成は，指が切断されたための廃用による中手骨の低形成と考えられている[8]．絞扼輪症候群の切断型，あるいは先端合指症の分離後に指尖部の疼痛を訴えることがある．多くは，指尖部が瘢痕状であり，直下に尖った骨を触れる．Ibaら[9]は，術前の指の断端のX線像を円形群と尖った群に分けて，尖った群では将来，高率に疼痛が出現すると報告している．術前に家族に疼痛出現の可能性を伝えておくことにより，疼痛が出現した場合の対処が容易になる．

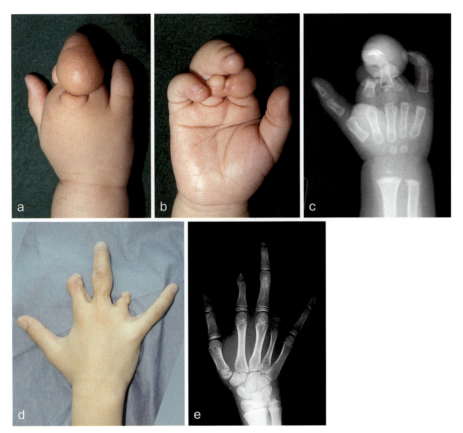

図6 リンパ浮腫と立体的な合指症
a：術前背側外見．中指にリンパ浮腫がある．
b：中指の掌側で示指と環指が癒合している．
c：X線像．軟部組織の陰影では中央3本の指が絞扼されているように見える．癒合部で環指の中手骨がやや細いが長さは正常に見える．
d：術後外見．合指症を分離して，中指のリンパ浮腫を数回に分けて切除した．
e：9歳時のX線像．基節骨で指切断のある環指の中手骨に低形成が認められる．

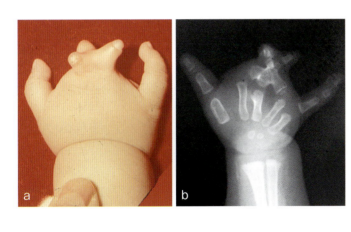

図7 先端合指症②
外見(a)とX線像(b)．示中指が環指の背側で小指と立体的に癒合して，癒合部の遠位は指が変形している．

切断型のX線像

先天性の指欠損のX線像を，関節離断型，小骨片型，先細り型，横断型の4型に分類すると，絞扼輪症候群では，先細り型(38%)，関節離断型(25%)，小骨片型(25%)，横断型(13%)であった．横軸形成障害では，関節離断型(75%)，先細り型(11%)，小骨片型(11%)，横断型(3%)であり，両者ではX線像の特徴が異なることがわかる[10]．

絞扼輪症候群に伴った末梢神経麻痺

Mosesら[11]の報告では，絞扼輪症候群の患者の23%に神経障害がみられたが運動麻痺は見つかっていない．前腕や上腕の絞扼輪に伴う神経麻痺は比較的稀ではあるが，Uchidaら[12]や荻野ら[13]によると手関節より近位に絞扼輪があった4例のうち3例に運動麻痺を伴う神経麻痺を認めている．その他の報告を含めると麻痺は，正中神経，尺骨神経，橈骨神経のいずれにも起こっている．Uchidaらが述べているように，著者らの経験でも絞扼

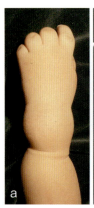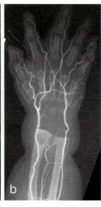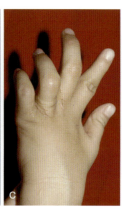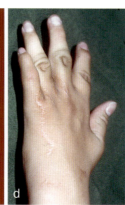

図8　尺骨神経低位麻痺を伴った前腕の絞扼輪
a：前腕遠位の絞扼輪.
b：血管造影では深部が絞扼されているようには見えない.
c：小指から中指にかけての不完全皮膚性合指症を分離した後．環指と小指の鉤爪変形が認められる.
d：腱移行により鉤爪変形を矯正した.

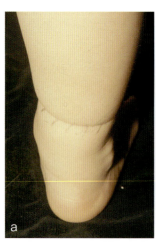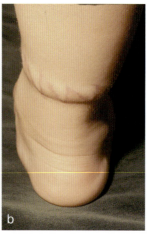

図9　下腿絞扼輪に対するZ形成術
術前(a)と術後(b)．絞扼輪を切除せずにZ形成術を行ったために，陥凹していた皮膚が隆起した例.

輪の深さはそれほど高度でなくても麻痺が発生していた．生後数年後の神経剥離では，神経の強い絞扼は確認されなかった(図8)．しかし，神経麻痺の程度は完全麻痺も含めてさまざまであり，生後早期に神経剥離を行った場合でも回復の予後は不良である[14]．一方，早期の神経修復で良好な結果を得たとの報告もある．手関節部位より高位の絞扼輪については，神経麻痺を考慮に入れて診察を行い，麻痺が確認されれば，早期に神経剥離を行い，神経の状態によっては神経縫合や神経移植などの修復術を行う必要がある[15]．

■ 治療

手術は複数回になることが多いが，1歳以後に開始して4歳くらいまでに治療が終了できるようにする．絞扼輪は深部の瘢痕を含めて切除する．その際，深部組織を損傷しないように筋膜を切開して，深層組織の異常の有無を観察する．多くの場合，深部にはっきりした絞扼は認められない．絞扼輪の切除は手術を2回に分けて行う方が末梢の血行の面から安全である．皮切はジグザグ皮切やZ形成術を用いる方法が成書や論文に書かれているが，絞扼輪を切除せずにZ形成術を行うと陥凹していた皮膚が隆起して目立つことがあるので注意する(図9)．ジグザグ皮切の術後の創痕は手術をしたことがはっきりわかる点で整容的には適切な皮切とは言えない(図10)．絞扼輪に平行な2つの皮切によって絞扼輪を切除後に創を深部の脂肪，浅層の皮下脂肪の層に分けて，深部より順に各層を縫合する方法が整容的な面からは優れている(図11)．とりわけ手関節や足関節より近位の絞扼輪では，平行な2本の皮切を用いて手術を行う．指の絞扼輪では，多くの場合皮膚の余裕がないためZ形成術が適応になる(図12)．

母指や示指の切断により，つまみ動作ができない例では指延長術の適応がある．指延長術には一期的延長と創外固定を用いた持続延長がある．切断端の皮膚の状態が瘢痕状であれば，まず，これを先に切除して正常の皮膚で覆う．その後，6か月から1年の期間をおいて指を延長する．一期的延長は小児の場合，移植骨の強度が弱く圧潰の危惧がある．小児であれば持続延長による仮骨延長を行うほうが安全に指延長ができる(図13)．断端の状態が良好で，皮膚に余裕がある場合には，足趾からの遊離趾節骨移植による指延長や，MP関節の可動性を持たせた再建術が可能になる[16]．

1）絞扼輪の形成術

駆血帯をかけて無血野で手術を行う．絞扼輪の遠位と近位から絞扼輪に向かい皮膚を押して絞扼輪の深さの遠位と近位の皮膚を密着させる．その際，押し付け過ぎに

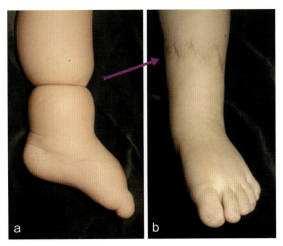

図10 下腿絞扼輪に対して皮膚をジグザグに切除して縫合した例
a：術前の外見．b：術後の縫合線が目立つ．

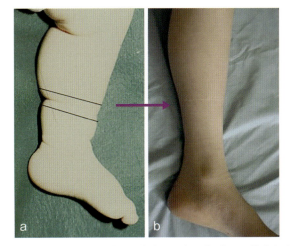

図11 下腿絞扼輪に対して皮膚を平行に切除して縫合した例
a：術前の外見では図10の例とほぼ同じ部位に絞扼輪がある．
b：術後の縫合線は図10と比べると目立たない．

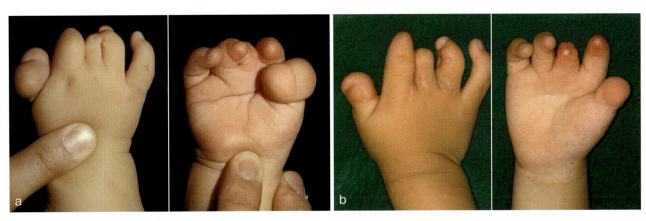

図12 母指の絞扼輪とリンパ浮腫
a：術前の状態．左は背側，右は掌側からみた母指．リンパ浮腫の基部に絞扼輪がある．
b：絞扼輪に対するZ形成術とリンパ浮腫に対して縦方向の皮膚切開で切除を行った術後の状態．母指を用いたつまみ機能が改善した．

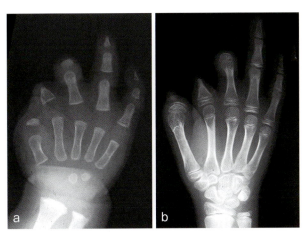

図13 母指延長術
a：1歳時のX線像．母指と示指の先端合指症を分離して，3回に分けて指延長を行った．
b：最終観察時．成長線の早期閉鎖は起こらず，指延長の効果は成長終了間際まで保たれていた．

注意する．両者が接した部位の表面にマーカーで全周性に印をつける．この印が術後に予想される縫合線であり，元の状態に戻すと，マーカーの色がついた2本の全周性の線が切開線となる．絞扼輪が浅くて循環障害の危惧がないと判断できれば，全周を切離して，平行な皮切に囲まれた皮膚は切除する．深い絞扼輪では，その半周を切除して，2回目の手術で残りの半周を形成する．絞扼輪が最も狭く深い部位では，筋膜や骨膜と接していることがあるが，これを剥がして，瘢痕様の組織を切除する．深部に神経血管束があればこれを瘢痕から剥がす

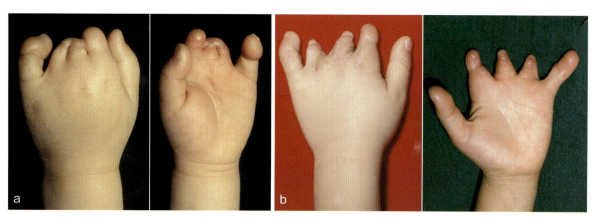

図14 示指，中指と環指の先端合指症と小指の絞扼輪の合併
a：背側から見ると癒合した指の間に有窓が認められ，指間部が遠位にあるように見える（左）．掌側から見ると指間部が遠位にあるのが明確になる（右）．
b：術後外見（背側，掌側）．通常より深めに指間分離を行った．

が，多くの場合は癒着はない．皮下脂肪を中央で深層と浅層に分けて，それぞれを縫合し，皮膚を縫合して創を閉じる．術後は創部の安静のためにギプスシーネ固定を1〜2週間行う．

2）先端合指症の分離術

先端合指症では有窓部より遠位の指尖の分離を1歳以前に行う．指尖の分離のみでは，指間のみずかきや不完全合指症が残存する．その場合，合指症の治療に準じて二期手術として浅い指間陥凹の指間形成術を行う（図14）．指の癒合の程度が強いときには，指間分離のために背側長方形皮弁を作製することが困難である．その場合は掌背側の三角皮弁を用いる．瘻孔様の有窓部は通常は第一期手術で遠位が開かれた状態になる．しかし，そのまま残存した場合には第二期手術でこれを掌背側方向に切って瘻孔を開放する．この操作により予想以上の皮膚が瘻孔内に存在し指の側面の皮膚欠損が少なくて済むことがある．瘻孔切除のように全体を切除することなく，瘻孔部の皮膚を用いる工夫をする．先端合指症分離後の指の凹凸変形に対しては，特別な方法はないが，患児の希望に添って小手術で少しずつ改善させることも必要である．しかし，手術の限界を患児とその家族にあらかじめ説明しておくことも大切である．

3）絞扼輪を伴うリンパ浮腫

絞扼輪を伴うリンパ浮腫は，消失しないが改善するという報告[17]と自然寛解するという記載がある．Kiryuら[18]は，軟部組織のバルーン変形は原因がリンパ浮腫の段階では術後早期に改善するが，リンパ浮腫が長期続いて皮下の瘢痕化があるときは，絞扼輪に対する処置のみでは浮腫の改善はみられないとしている．しかし，皮下の瘢痕化が起こる時期は明らかではないと述べている．Kiryuら[18]の絞扼輪の切除年齢は平均26か月である．一方，福岡ら[17]の初回手術年齢は平均14か月であり，1歳を目安に手術を行っていると述べている．リンパ浮腫の改善がなかった2例は，生後10か月と10歳時に手術を行っている．症例数が少ないために手術時年齢と術後のリンパ浮腫の改善の関係については分析されていない．著者は絞扼輪によるリンパ浮腫の明らかな自然寛解は経験していない．

治療の際にはまず絞扼輪の形成を行う．1年前後経過観察し，リンパ浮腫の改善がなければ，リンパ浮腫のある部位の皮下組織（脂肪）とそれを覆う過剰な皮膚を切除する．この方法は，倉田ら[2]の方法と同様である．指の循環障害に注意しながら，数回に分けて切除術を行い，浮腫の部分を平らにする．浮腫と皮膚の切除の回数はリンパ浮腫の程度によって異なり，浮腫が強ければ，手術回数を増やして循環障害をきたさないようにする．切断型では，指の成長によって断端の瘢痕様皮膚に骨が当たり，痛い場合や断端の皮膚に傷がつきやすいことがある．皮膚直下の組織内に石灰化を伴うこともある．その場合には，骨の先端を切除し，状態のよい皮膚で断端を覆う．絞扼輪症候群による指短縮に対して骨延長するときには，先にも述べたように指の先端の皮膚と骨の状態を観察して，瘢痕様皮膚を切除して，断端の骨を丸くするなどの断端形成をあらかじめ行っておくと指延長による合併症を防ぐことができる．

■ 文献

1) Walsh RJ: Acrosyndactyly. A study of twenty-seven patients. Clin Orthop Relat Res 71：99-111, 1970
2) 倉田利威, 津下健哉：上肢の congenital constriction band syndrome について. 整形外科 24：1003-1009, 1973
3) Patterson TJ: Congenital ring-constrictions. Br J Plast Surg Apr 14：1-31, 1961
4) 斎藤裕, 石井清一, 三浪三千男, 他：先天性絞扼輪症候群について―先天性切断との比較. 臨整外 15：666-670, 1980
5) 荻野利彦, 薄井正道, 菅原誠：Acrosyndactyly に合併した epidermoid cyst の1例. 臨整外 19：1285-1288, 1984
6) 荻野利彦, 石井清一, 加藤貞利, 他：単純型骨性合指症を合併した先天性絞扼輪症候群の1例. 臨整外 19：915-918, 1984
7) Moore MH: Nonadjacent syndactyly in the congenital constriction band syndrome. J Hand Surg Am 17：21-23, 1992
8) Satake H, Ogino T, Iba K, et al: Metacarpal hypoplasia associated with congenital constriction band syndrome. J Hand Surg Am 37：760-763, 2012
9) Iba K, Wada T, Yamashita T: Pre-operative findings of acrosyndactyly and sharpening of distal portion of the phalanx related to post-operative finger tip pain in constriction band syndrome. J Hand Surg Eur Vol 37：287-288, 2012
10) Ogino T, Saitou Y: Congenital constriction band syndrome and transverse deficiency. J Hand Surg Br 12：343-348, 1987
11) Moses JM, Flatt AE, Cooper RR: Annular constricting bands. J Bone Joint Surg Am 61：562-565, 1979
12) Uchida Y, Sugioka Y: Peripheral nerve palsy associated with congenital constriction band syndrome. J Hand Surg Br 16：109-112, 1991
13) 荻野利彦, 加藤博之, 野島孝之：絞扼輪症候群に合併した先天性かぎ爪手変形の1例. 日形会誌 6：510-515, 1986
14) Jones NF, Smith AD, Hedrick MH: Congenital constriction band syndrome causing ulnar nerve palsy: Early diagnosis and surgical release with long-term follow-up. J Hand Surg Am 26：467-473, 2001
15) Light TR, Ogden JA: Congenital constriction band syndrome. Pathophysiology and treatment. Yale J Biol Med 66：143-155, 1993
16) Gohla T, Metz C, Lanz U: Non-vascularized free toe phalanx transplantation in the treatment of symbrachydactyly and constriction ring syndrome. J Hand Surg Br 30：446-451, 2005
17) 福岡昌利, 関敦仁, 宮崎馨, 他：当院での先天性絞扼輪症候群の治療経験. 日手会誌 28：271-274, 2011
18) Kiryu M, Sawamura T, Oka I: Postoperative follow-up study of congenital constriction ring syndrome. J Jpn Soc Surg Hand 12：746-749, 1996

第8章 骨系統疾患および症候群の部分症

各種の手の先天異常を伴う代表的な骨系統疾患および先天異常症候群を挙げる．

1) 多指症
- Carpenter 症候群：手では短指症と斜指症，不完全合指症，足では，第1足趾多趾症の合併．肥満，知的障害，短頭
- Ellis-van Creveld 症候群：四肢短縮，小指多指症，爪・歯低形成，心房中隔欠損

2) 太い母指と第1足趾
- Apert 症候群
- Larsen 症候群：太い母指，短い爪，中手骨短縮，手根骨の多発性の骨化中心，肘，膝，股関節の多発性脱臼
- Pfeiffer 症候群
- Rubinstein-Taybi 症候群：低身長，太く橈屈した母指，太い第1足趾

3) 合指症
- Apert 症候群
- Carpenter 症候群
- EEC 症候群：唇裂，口蓋裂，薄い髪，薄く過剰な角化のある皮膚，手足の中央指趾列の欠損，合指趾症の場合もある．
- 眼歯指異形成症（oculodentodigital dysplasia）：手では，環指小指間の合指症，小指屈指症，中節骨の低形成，歯のエナメル質形成不全，小眼球症
- 口指顔面症候群（oro-digit-facial syndrome）：上口唇中央と舌の部分的な亀裂，鼻翼軟骨の低形成，手では，斜指症を伴った非対称の指短縮，合指症を伴う場合もある．
- Pfeiffer 症候群

4) 橈骨形成不全
- Holt-Oram 症候群：母指形成不全，時に橈骨形成不全やあざらし肢症の合併，心奇形では，心房中隔欠損や心室中隔欠損，1/3 では他の心奇形の合併
- radial aplasia-thrombocytopenia
- Roberts 症候群：知的障害，小頭症，唇裂，小顎症，外耳変形，あざらし肢症，橈骨形成不全，母指形成不全などの四肢低形成
- VATER 連合

5) 母指形成不全
- Holt-Oram 症候群
- radial aplasia-thrombocytopenia
- Fanconi pancytopenia
- Roberts 症候群
- VATER 連合

6) くも指症
- 拘縮性くも指症
- Marfan 症候群

7) 短指症を合併する骨系統疾患
- 軟骨無形成症
- acrodysostosis
- 毛髪鼻指節異形成症（trichorhinophalangeal dysplasia I型）
- 毛髪鼻指節異形成症（trichorhinophalangeal dysplasia II型）（Langer-Giedion 症候群）
- 偽性上皮小体機能低下症，偽性偽性上皮小体機能低下症（pseudo-and pseudohypoparathyroidism）
- Thiemann 病

■ 参考文献

- 二見徹：研修医のための見逃すと困る整形外科疾患—骨系統疾患；FGFR3 異常症，軟骨無形成症，軟骨低形成症．関節外科 31：12-15，2012
- Hernández RM, Miranda A, Kofman-Alfaro S: Acrodysostosis in two generations: an autosomal dominant syndrome. Clin Genet 39：376-382, 1991
- Silve C, Le-Stunff C, Motte E, et al: Acrodysostosis syndromes. Bonekey Rep 2012 Nov 21; 1: 225
- Gorlin RJ, Sedano HO, Odont: Cryptodontic brachymetacarpalia. Birth Defects Orig Artic Ser 7：200-203, 1971
- 川端秀彦，田村太資，杉田淳，他：研修医のための見逃すと困る整形外科疾患—骨系統疾患；多発性骨端異形成症，偽性軟骨無形成

症．関節外科 31：21-24，2012
- Brooks AP, Wynne-Davies R: A family with diaphyseal aclasis and peripheral dysostosis. J Med Genet 17：277-280, 1980
- Cullen JC: Thiemann's disease: Osteochondrosis juvenilis of the basal epiphyses of the phalanges of the hand. Report of two cases. J Bone Joint Surg Br 52：532-534, 1970
- 塩之谷昌：Thiemann 病と Peripheral dysostosis-Brailsford（Hereditary brachy-dys-mesophalangy）との異同性について．臨整外 3：1037-1045，1968
- Hatamura I, Kanauchi Y, Takahara M, et al: A nonsense mutation in TRPS1 in a Japanese family with tricho-rhino-phalangeal syndrome type I. Clin Genet 59：366-367, 2001
- Kikuchi N, Ogino T, Kashiwa H, et al: Trichorhinophalangeal syndrome type II without the chromosome 8 deletion that resembled metachondromatosis. Congenit Anom (Kyoto) 47：105-107, 2007
- Levine MA: An update on the clinical and molecular characteristics of pseudohypoparathyroidism. Curr Opin Endocrinol Diabetes Obes 19：443-451, 2012

第9章 その他（分類不能例を含む）

　手外科の診療に携わる立場から，著者は使いやすい分類法を目指して工夫をしてきた．近年の分子生物学的手法を取り入れた研究により，上肢の発生機序も徐々に解明されつつある．これらの知見を基にした分類法も試みられている．しかし，いずれの方法を用いても分類できない先天性の手の異常をみることがある．これらの異常については，主症状による分類が可能であることもある．しかし，さらに研究が進み類似症例の積み重ねによって，その病態が解明されたり，他の疾患との関連が明らかになる可能性も少なくない．分類できない異常については分類不能としてこの項目に入れ，異常の詳細を記述しておくことが大切であると考える．

column 浮遊中手骨，浮遊指

母指の基部が皮膚と血管束で手につながっているが，自動運動が認められないものを浮遊母指（floating thumb）と呼ぶ．

中手骨の基部が欠損して，手根中手関節を形成せず，X線像上，不安定に見える場合がある（図1）．このような異常の名称ははっきり定義されておらず，この異常は種々の表現で記載されている．著者はこの異常を浮遊中手骨（floating metacarpal）と呼ぶことを提案したい．

指の近位部の欠損が中手骨から基節骨までであれば，浮遊基節骨と呼び，以下同様の定義で，浮遊中節骨などと呼ぶ．そして，この異常を持つ指を浮遊指（floating finger）と呼ぶと，本異常の記述や，医師同士間での所見の理解が円滑になる可能性があると考えている．

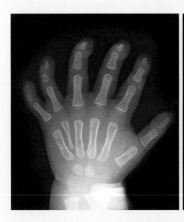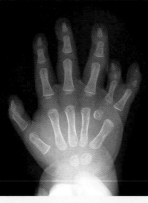

図1　両手の小指多指症でみられた浮遊中手骨
多指症は小指多指症と考えられる．橈側の小指中手骨の基部が欠損して，手根中手関節を形成せず，X線像上，不安定に見える．このような変形を浮遊中手骨（floating metacarpal）と呼ぶことを提案したい．

column 上腕骨滑車形成不全

上腕骨滑車形成不全（hypoplasia of the trochlea of the humerus）の原因は明らかではない．上腕尺骨関節関節斜走症[1]，上腕骨尺側顆形成不全症[2]，上腕骨滑車壊死[3]，上腕骨内側上顆形成不全症[4]などの名称でも呼ばれている．著者が渉猟し得た範囲では，森脇らが1977年に本症に対して上腕骨滑車形成不全という疾患名を用いて以後，この名称が一般的に用いられている．稀な先天異常であり，報告例のほとんどが日本人である．外傷歴がないこと，家系内発生が認められること[5,6]，約半数の例が両側罹患であること，小児期から肘変形が認められることなどから，先天性と考えられている．

❶臨床像

本邦で報告されている41例では，男女比は26：15，年齢は9～53歳，22例が両側例である．41例中36例に尺骨神経麻痺が合併している．内反肘変形が70%，外反肘変形が10%にあり，内・外反変形がないものが20%である．ほとんどの例で軽い伸展と回内制限がある．尺側屈筋付着異常[7,8]や回内屈筋群の形態異常[4]も認められており，これらの所見から先天異常である可能性が強いことを示唆する報告もある[8,9]．塚田ら[4]はHegemann病[10]と呼ばれる上腕骨滑車無腐性壊死が無症状で経過した結果，本症が発症した可能性を指摘している．

本症に合併する尺骨神経麻痺の頻度は70%以上と報告されている[11]．原因としては，尺骨神経溝が浅く神経が小外傷にさらされやすい[12]，上腕骨内上顆の形成障害のため神経が前方に脱臼しやすい，合併したガングリオンによる圧迫などが考えられている[13-16]．尺骨神経麻痺を合併した例では肘関節を20°屈曲すると内反変形が増強する．一方，尺骨神経麻痺を合併していない例では肘関節の不安定性がないため，肘の不安定性が尺骨神経麻痺の発生に関与している可能性が報告されている[17]．しかし，内反肘変形により尺骨神経と周囲組織との解剖学的関係が変わり麻痺を引き起こしている可能性もある．著者らの経験でも術中所見で内側側副靭帯の明らかな弛みが確認され，内反肘に伴う後外側の不安定性が存在するものと思われる[16,18]．

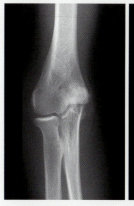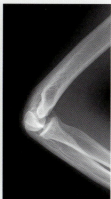

図1 上腕骨滑車形成不全のX線像

❷X線所見（図1）

上腕骨滑車，内顆および内上顆に形成障害が認められる．腕尺関節は関節裂隙が広く，尺側に傾斜している（このことから最初の報告例[1]は，上腕尺骨関節関節斜走症という疾患名で報告されている）．尺骨神経溝は明らかではない．上腕骨と橈骨の短縮がみられることがある．外顆と橈骨近位の肥大が認められるとの指摘もある．

❸治療

尺骨神経麻痺があれば神経の前方移動術を行う．滑車形成不全そのものに対しては放置することが多い．

■文献

1) 斉藤一男：上腕尺骨関節関節斜走症．日整会誌1：339-343, 1927
2) 楢松紀雄, 宮下雷平, 青木範充：尺骨神経麻痺を伴う上腕骨尺側顆形成不全症例．東北整災紀要7：116-120, 1963
3) 山脇慎也, 他：両側上腕骨滑車無腐性壊死の1例．整形外科19：534-536, 1968
4) 塚田忠行, 司馬正邦：尺骨神経麻痺を伴う上腕骨内側上顆形成不全症の1例．臨整外10：831-833, 1975
5) 森脇正之, 磯部饒, 荒井孝和, 他：上腕骨滑車形成不全の3例──一卵性双生児例および尺骨神経麻痺合併例．関東整災誌8：425-429, 1977
6) 田名部誠悦, 福島稔, 山内裕雄, 他：上腕骨滑車形成不全症自験例5例および本邦報告例の検討．日手会誌5：767-770, 1988
7) 松崎昭夫, 高岸直人, 清水万喜生：稀な原因による尺骨神経麻痺の2症例．整形外科29：1424-1427, 1978
8) 和田尋二, 石井良章, 河路渡：両側上腕骨の滑車形成不全に尺骨神経麻痺を伴った1例．整形外科35：1433-1438, 1984
9) 前田道宣, 松井猛, 大内悦雄：尺骨神経麻痺を伴った上腕骨滑車形成不全11例の検討．日手会誌3：599-602, 1986
10) 平上健, 荻野利彦, 高原政利, 他：骨折と見誤られたHegemann病の1例．東北整災紀要44：95-98, 2000
11) 大前博路, 萩山吉孝, 嶋村正俊, 他：上腕骨滑車形成不全に伴う肘部管症候群の1例．整形外科54：1551-1553, 2003
12) Yanase Y, Yamamuro T, Kitaoji M: Cubital tunnel syndrome associated with hypoplasia of the trochlea and medial condyle of the humerus: A case report. J Jpn Soc Surg Hand 4：789-793, 1987
13) 樋口成臣, 積木秀明, 上野起功：上腕骨滑車形成不全とガングリオンにより発症した肘部管症候群の1例．臨整外29：1389-1391, 1994
14) 日比野直仁, 成尾政圀, 小柳英一, 他：上腕骨滑車形成不全にガングリオンを合併し，尺骨神経麻痺を呈した1例．整・災外49：854-857, 2000
15) Sato K, Miura T: Hypoplasia of the humeral trochlea. J Hand Surg Am 15：1004-1007, 1990
16) Kaneko K, Takahashi S, Yamauchi Y: Hypoplasia of bilateral humeral trochlea associated with unilateral ulnar nerve palsy: a case report. J Shoulder Elbow Surg 9：242-243, 2000
17) Tanabu S, Yamauchi Y, Fukushima M: Hypoplasia of the trochlea of the humerus as a cause of ulnar nerve palsy. Report of two cases. J Bone Joint Surg Am 67：151-154, 1985
18) Ogino T, Minami A, Fukuda, K: Tardy ulnar nerve palsy caused by cubitus varus deformity. J Hand Surg Br 11：352-356, 1986

第10章 手の先天異常治療での合併症

著者が手外科を始めた当時は，手の先天異常の術後変形や医原性の変形にしばしば遭遇した．手術手技の向上と進歩とともに手術での合併症は減少しているが，手外科の術後結果のすべてが満足できるわけではなく，不満足な結果に終わることもある．先天異常の治療結果も同様である．私たちはどのような合併症が起こりうるかを予測する必要があり，同時に術後瘢痕，移植皮膚の色素沈着，指自体の低形成など外科的には解決できない問題があることも認識しておく必要がある．

1 母指多指症

著者は母指多指症の手術を341例に行ってきたが，このうち100例が術後変形に対する修正手術であった[1]．著者自身が初回手術をした症例では12%の例で二次的な修正手術が必要であった．再手術となった原因は，指の偏位，母指内転拘縮，軟部組織の膨隆，関節不安定性，対立運動ができない，爪変形や関節の屈曲拘縮である．母指の偏位が最も頻度の高い追加手術の原因であり，86%を占める．偏位の原因としては，関節面の傾斜，側副靱帯の弛み，骨の長軸の偏位などであった．これらの変形は屈筋腱や伸筋腱の牽引力により成長とともに増強する可能性がある．

1）軟部組織の膨隆

皮膚の膨隆は橈側母指を切除した後にMP関節の橈側に起こりやすく，原因は中手骨頭の橈側の切除不足，あるいは皮膚や皮下組織の不十分な切除に起因する．中手型では，切除した橈側指の骨膜が残っていると，後に骨膜が骨化して膨らむ場合があるので，切除指の骨膜の取り残しには注意を払う．手術の各段階で橈側への膨らみのないことを確認しながら手術を進めることにより防ぎうると考えている．

2）関節不安定性

関節の不安定性は術前からの側副靱帯の弛みによるものや，切離した側副靱帯の不完全な修復によるものがある．この関節不安定性は，靱帯修復後に変形の矯正と靱帯の緊張のバランスが良好であることを確認し，関節をKirschner鋼線で仮固定することで防ぐことができる．固定したKirschner鋼線が術後の包帯交換の時に抜けることを防ぐ必要もある．そのためにはKirschner鋼線の先端がガーゼに巻き付いて引っ張られないようにする．著者はKirschner鋼線を曲げて切った後に皮膚の外に出ている鋼線の先端をステリストリップ™で覆うように皮膚に固定する．術前からの多方向性の不安定性は初回手術で靱帯の弛みを矯正することは困難であり，多くは二次手術が必要になる．初回手術時には橈側と尺側の側副靱帯を縦方向に切開して縫合糸で縫い縮める．このような操作で不安定性が改善しないものでは多数回手術が必要になる可能性があり，軟骨固定術や成長線を温存しての関節固定術も選択肢の一つとなる[2]．過剰指切除後に対立運動が不完全な例がある．母指の対立筋や短母指外転筋の低形成が術前から存在していた可能性があり，術前・術後の評価で見過ごさないよう注意する．対立再建術は二次手術として行ってもよいのではと考えている．

3）指の偏位

遺残変形のなかで最も頻度の高い指の偏位を予防するには，どの部位で偏位が起こっているかを把握することが大切である．そのためには術前に手の正面像ではなく，母指の正面X線像で，関節の偏位であるのか，骨軸の偏位であるのかを確認しておく必要がある．骨軸での偏位の場合には，矯正骨切り術を行う．関節での偏位であれば，前述の軟部組織の修復により矯正できる．重複部位より遠位の関節での偏位の場合は，関節の安定性を確認し，安定している場合には側副靱帯の弛みがないので，関節の偏位は関節面の傾きによるものと判断する．この場合は，術直前，麻酔下での関節造影で関節面の傾きを確認し，その関節の近位の骨の頚部で矯正骨切りを行う．

母指全体が尺側偏位して見える場合や，外転すると母指はまっすぐになるが力を抜くと内転位になることがある．この原因の多くは，母指あるいは第1中手骨の内転拘縮に起因しているので，原因を確認し，内転拘縮が軽度であればZ形成術，高度であればBrand法での矯正

を行う．その際，短縮している第1指間の筋膜を十分解離する必要がある．関節が不安定で偏位が容易に徒手矯正できる場合は，凸側の側副靱帯の縫縮と腱移行を含めた軟部組織による修復を行う．多方向性の不安定性がある場合は，軟部組織による安定化は多くの場合で不可能であり，二次的に成長線を温存した関節固定か，chondrodesis を行う．

4）切除指と連続する軟部組織および軟骨・骨組織の切除不足と過剰切除

生後6か月以前に手術する場合には，骨端は軟骨であるため指を切除する際の切離の方向や切除量には十分注意する．温存指の低形成は術後には矯正不可能である．術前に低形成の程度を評価して，爪の幅が示指より細い場合や反対側の母指の2/3以下の場合は，初回手術の際に軟部組織の付加（augumentation）や，Bilhaut 変法などにより母指の太さを修正する．Bilhaut 原法では爪変形と骨端線の早期閉鎖による指短縮の危惧がある．伸筋腱の癒着による遠位の関節の不完全な自動伸展も避けられない合併症である．

著者の母指多指症の分析結果によると，変形が初回手術の術前からあり手術で矯正できなかったものが50％，不十分な計画の手術により生じたと考えられる変形が41％，両者に起因するものが9％であった．多くの変形が初回手術を適切に行うことで防ぐことができる．そのためには術前の変形の評価，適切な手術適応と計画，注意深く確実な手術操作が必要である．加えて，生後10か月から1歳時に初回手術を行った場合，術直後の変形が自然回復することはほとんどない．そのため多方向性の不安定性と対立運動障害を除いた変形は，初回手術で矯正することが望ましい．

2 他の型の多指症

1）小指多指症

過剰指切除後の軟部組織の膨らみが，しばしばみられる．原因として，骨や軟部組織の不完全な切除あるいは皮膚縫合時の過剰皮膚の切除不足などが考えられる．術直後に変形がないことを確認しておくことが予防には必要である．

2）中央列多指症

ほとんどが隣接指との合指症を伴っている．2つの過剰な指から機能の良好な1つの指を再建するためには，多くの場合，初回手術で過剰指切除を行い，同時に指を分離する必要がある．過剰指に停止する筋腱は機能再建に用いる．しかし，術後の拘縮と自動運動制限は避け難い合併症である．

3 合指症

1）単純合指症

早期合併症としては，皮弁先端の壊死，遊離植皮片の生着不良がある．これらが起こると，合指症分離指間にみずかきが生じる．これらは予防可能な合併症であり，適切な皮弁のデザインと皮弁や植皮片の愛護的な扱いで避けることができる．Tie over による植皮片の固定も生着率を上げるのに有効である．晩期の合併症としては，指の屈曲拘縮，皮膚性拘縮，指間のみずかき形成，植皮片への色素沈着，爪変形がある．指の屈曲拘縮と指間のみずかき形成は皮膚性拘縮に起因することが多い．掌側のジグザグ皮切の先は指の掌側正中を越えるまで深く切るべきである．植皮片は従来は鼠径部や鼠径部外側から採取されていた．この部位からの植皮は色素沈着を生じやすいが，外果下方，内果下方や内側土踏まずからの植皮だと色素沈着は生じにくい．

爪変形の予防のために，爪縁を形成する方法が報告されている．先に述べたように，Buck-Gramcko[3] は小さな回転皮弁で爪縁を形成する方法を報告している．Sommerkamp ら[4] は骨性合指症の指尖部の分離に足の非荷重部から採取した皮膚と皮下組織の複合組織移植を推奨している．

van der Biezen ら[5] は手掌に double opposing flaps を作製して爪縁を形成する方法を報告している．これらの方法を用いても生下時からの爪変形を防ぐのは難しい．著者は合指症分離後の指尖の爪の側面に遊離植皮を行ってきたが，合指症分離後に爪変形による訴えはほとんどない．

手足のケロイド形成は稀である．しかし，合指症や多合指症の分離後に生じることがある[6]．とりわけ合指症に指の肥大を伴う場合の術後にはケロイドが形成されやすいと報告されている[7,8]．巨指症，片側肥大や Proteus 症候群に合併する合指症の分離の際には注意を要する．

2）骨性合指症

合指症の分離手術は2歳前後で行う．皮膚性合指症と異なる点は，骨性合指症の末節型では，末節骨の先端のみが癒合しており，両指の爪は癒合して一つになっており幅が広いことである．癒合指の爪には癒合した指のそれぞれの爪の弯曲が残っていて爪が癒合した跡があるものと，癒合した境界がわからない1枚の幅広い爪とがある．手術は前述の通り単純な皮膚性合指症と同様の手技で治療を行う．

末節骨の先端が癒合した骨性合指症の癒合部を分離すると末節骨の先端が遠位で離れて末広がりの変形が起こる．すなわち中環指合指症では，中指の DIP 関節が橈側に，環指の DIP 関節が尺側に偏位する．同じ変形が

中指と環指が完全合指症を呈する末節型の多合指症でも生じやすい．予防としては，癒合部分離後に偏位が徒手的に矯正されれば，DIP関節を伸展位でC鋼線を用いて4～6週間固定する．矯正できない場合は指節骨の頚部で矯正骨切りを行う．いずれの場合も伸筋腱の一部や近傍の軟部組織を用いて凸側の側副靱帯を補強する．

3）先端合指症

先端合指症に類上皮嚢腫が合併したり，合指症の分離後に瘻孔様の有窓部が皮下に迷入することがある．合指症分離の際に有窓部を開放することが大切である．先端合指症では，指の先端の分離は生後6～8か月の早期に行う．母指が合指症に含まれている場合も早期の指分離を行うほうがよい．先端合指症の指尖を分離した後に指間が浅いことがしばしばある．これは術前は目立たなかったのが術後に明らかになった変形である．患児や家族の希望を取り入れて，通常の合指症に準じて指間分離術を行うとよい．

4）合短指症

短指型の合短指症では，総指動脈から固有指動脈への分岐が遠位になることがあり，合指を分離する際に片方を結紮せざるをえないことがある．DIP関節の不安定性や指基部の骨性支持の不足が指間分離後に遺残することもある．DIP関節の不安定性は多方向性であり骨の低形成も加わっているため，靱帯再建で安定性を得ることは困難であり，成長線を温存した関節固定術やchondrodesisが適応になる．成長線を温存した指関節固定術は5歳くらいから可能である．

5）裂手症に伴う合指症

裂手症に伴う第1指間の合指症に対しては，軽度の例には深い指間陥凹の掌側からの回転皮弁(Snow-Litteler法[9])を移動して第1指間を広げて深くする．掌背側から2つの回転皮弁で指間を形成してもよい．皮弁先端が壊死になると合指症が再発するので注意する．

4 対立運動が可能な三指節母指

他に異常を伴わない対立運動が可能な三指節母指は母指多指症の一型と考えられている．裂手症に伴う対立運動が可能な三指節母指は母指と示指の癒合の結果生じたと考えられている．前者における偏位の方向は尺側であり，後者のそれは橈側であり，示指が欠損して見える．偏位の矯正には過剰指節骨の切除，骨端の部分切除，矯正骨切りを行う．骨端線閉鎖術や関節固定術によっても偏位を矯正することができる．

過剰指節骨の切除後は6週間の鋼線による関節の固定をするが，なかには偏位が再発する例もある[10]．再発の原因は不完全な指節骨切除や，靱帯の弛みなどが考えられる．

5 三角状骨（三角指節骨を含む）による斜指

偏位の矯正には，楔閉じ骨切り術(closing wedge osteotomy)，楔開き骨切り術(open wedge osteotomy)，あるいは指節骨の縦の骨端核の中央を切除して遊離脂肪移植を行い，自然矯正を待つ方法や脂肪移植を行わずに自然矯正を待つ方法(physiolysis)がある．指節骨の楔閉じ骨切り術では指節骨の短縮や成長線の早期閉鎖が生じることがある．楔開き骨切り術の後でC鋼線を抜去すると指節骨の骨切り部での圧壊が起こり変形が再発しやすい．指節骨の縦の骨端核の中央を切除して遊離脂肪移植を行う方法ではこれらの合併症は生じないが，小さな指節骨での脂肪移植は適切な位置に脂肪をとどめておくことが難しいため，ある程度の年齢まで手術を待つ必要がある[11]．

6 屈指症

屈指症の手術では皮膚，皮下組織，腱鞘，屈筋腱，掌側板などを解離する必要がある．屈曲拘縮の解離後によい成績を得ることは難しく，不完全な自動伸展，PIP関節の屈曲拘縮や屈曲制限が生じやすい．重度の合併症としてはPIP関節の強直が起こることもある．

7 風車翼手

風車翼手では，指のMP関節とPIP関節の屈曲拘縮と尺側偏位，握り母指変形(thumb in palm deformity)を伴いやすい．握り母指変形の外科的矯正は非常に難しい．術中に母指の神経血管束の緊張のためしばしばMP関節の完全伸展を得ることができず，術後も屈曲変形が持続する．成長線を温存した関節固定で中手骨を短縮すると，血管神経束への緊張を減らすと同時に，屈曲変形を矯正することができる．

8 短指症と横軸欠損

先天性の指短縮は，短指症，横軸欠損の短指型などの重症例，絞扼輪による指切断が原因で生じる[12]．これらに対して，つまみ機能再建や整容上の改善のために指延長術，遊離足趾趾節骨移植術や遊離足趾移植が各種の組み合わせで行われる[13]．

一期的延長術では，年少児では延長した骨の骨切り部の皮質骨の圧潰や移植骨の圧潰が生じる可能性がある．予防には，遠位骨片の近位への移動を防ぐ横止めの

Kirschner鋼線固定や，プレートによる固定などが必要である．年長児あるいは成人では骨切り部の遷延癒合や偽関節などが生じる可能性がある．遠位骨片の移動を容易にするために広範な剥離を行うと末梢骨片の循環障害が生じやすい．血行障害に加えて骨の脆弱性と延長による軟部組織の緊張のため骨の圧潰などの合併症が生じる可能性がある．持続延長法では，骨移植を併用する場合と仮骨延長法がある．両法ともに一過性の知覚障害を生じる危惧がある．年長児と成人では，仮骨延長による骨形成は良好とは言えず，遷延治癒や創外固定除去後に仮骨骨折を起こすこともある．著者は，成人で1cm以上の延長を必要とする場合は，仮骨延長法ではなく骨移植を併用する持続延長法を選択する．

遊離足趾趾節骨移植術では，移植趾節骨の骨吸収，骨端線早期閉鎖が起こる可能性がある．Carrollら[14]は骨膜下に摘出した趾節骨では成長は認められなかったと報告している．Goldbergら[15]は，骨膜，成長線，側副靱帯をつけて移植した場合は，骨端線の早期閉鎖は生じなかったと報告している．骨膜外での剥離，腱と側副靱帯をつけて移植し再縫着すること，1歳前に手術を行うことが成長線の開存を持続させ，骨の長軸成長を得るために必要であると報告している．Buck-Gramcko[16]とRadochaら[17]も同様の結果を報告している．しかし，骨端線の開存が骨の長軸成長を直接意味するわけではない．著者は，成長し大きくなった趾節骨を，年長になってから手に移植する方法でも問題はない印象を持っている．

9 橈側列欠損

1) 橈側内反手

橈側内反手の矯正に広く用いられている中心化術の合併症として，手関節橈側偏位の再発，尺骨遠位骨端線の早期閉鎖による成長障害がある．著者は成長障害を防ぐために，尺骨遠位端を最小限に剥離して，近位手根列の近位関節面を十分展開することで月状骨を尺骨の遠位端に乗せることを試みている．尺骨の骨切りによって前腕筋の牽引力を尺側に移動させるのも手関節内反の予防になる．Buck-Gramcko[18]が開発したradializationは尺骨遠位端を手根骨の橈側に移動する方法であるが，長期経過で手関節の脱臼や尺骨遠位端の転位が報告されており，手関節の不安定性が出る危惧がある．

2) 母指形成不全

Blauth分類2型[19]に対する小指外転筋による対立再建術後の合併症

母指球筋の低形成と母指の内転拘縮に対して，対立再建と第1指間を広げる治療が行われる．MP関節の不安定性がある例で第1中手骨の十分な外転が得られないと母指を外転した時にMP関節での橈屈偏位が生じる．Takayamaら[20]は移行した小指外転筋の停止部を母指の尺側に固定することによって本変形を予防している．著者は，MP関節の尺側側副靱帯の縫縮と示指伸筋腱による母指内転再建術で予防をしている[21]．

Blauth分類3型，Manske分類3B型[22]では，母指化術か，腱移行術と骨・関節移植を組み合わせた再建術を選択する．後者を選んだ場合，温存母指の低形成はそのまま残存する[23]．Blauth分類4，5型に対して行われる母指化術では，起こりうる合併症としては，指の循環障害がある．術中の操作を注意深く行うこと，術中・術後の指の血行を定期的に点検して，循環障害の徴候があれば早めに処置をすることが重度の合併症を防ぐために大切である．皮膚切開のデザインを間違えると一次縫合が困難になり，植皮が必要になる．母指化した指のCM関節での過伸展変形は従来の方法では頻度の高い合併症であったが，Buck-Gramcko[24]の方法で予防できる．母指化した指の骨間筋の低形成が術前にあると母指の内転および外転力が弱くなる．術中に筋の欠損あるいは高度の低形成が判明した場合には，腱移行による再建術を同時あるいは後日行うことを検討する．術後に十分な力がなくて機能障害があれば，同様の手術を追加する[25]．

10 先天性橈尺骨癒合症

1) 前腕骨の回旋骨骨切り術

前腕の肢位改善の目的で種々の骨切りが行われている[26]．癒合部の回旋骨骨切り術では，一過性の後骨間神経麻痺が発生することがある．癒合部での短縮を行わないで回旋させる従来の方法では，筋の阻血性拘縮など重度の合併症の報告がある．橈骨の単独骨切り術による回旋矯正では術後合併症を経験していない．不十分な矯正によって回旋不足にならないよう注意する[27]．

2) 前腕の授動術

癒合部分離後の再癒合，機能的ではない範囲の回旋運動性，橈骨頭の脱臼などが生じる危惧がある[28]．

■ 文献

1) Ogino T, Ishii S, Takahata S, et al: Long-term results of surgical treatment of thumb polydactyly. J Hand Surg Am 21：478-486, 1996
2) Ogino T: Arthrodesis of digital joints for congenital hand conditions. Tech Hand Up Extrem Surg 3：116-120, 1999
3) Buck-Gramcko D: Angeborene Fehlbildungen der Hand. In: Nigst H, Buck-Gramcko D, Millesi H (eds): Handchirurgie. s.12.1-12.115, Thieme, Stuttgart, 1981
4) Sommerkamp TG, Ezaki M, Carter PR, et al: The pulp plasty: a composite graft for complete syndactyly fingertip separations. J Hand Surg Am 17：15-20, 1992
5) van der Biezen JJ, Bloem JJ: The double opposing palmar flaps in complex syndactyly. J Hand Surg Am 17：1059-1064, 1992
6) Wood VE: Keloid formation in a simple syndactyly release: a case report. J Hand Surg Am 17：479-480, 1992
7) Endo T, Nakayama Y, Uchida A, et al: Keloid formation after surgery for release of polysyndactyly of the feet in a child. Br J Plast Surg 48：43-46, 1995
8) Muzaffar AR, Rafols F, Masson J, et al: Keloid formation after syndactyly reconstruction: associated conditions, prevalence, and preliminary report of a treatment method. J Hand Surg Am 29：201-208, 2004
9) Snow JW, Littler JW: Surgical treatment of cleft hand: Transactions of the Fourth International Congress of Plastic and Reconstructive Surgery, Rome 1967. pp.888-893, Excerpta Medica Foundation, Amsterdam, 1969
10) Ogino T, Ishii S, Kato H: Opposable triphalangeal thumb, clinical features and results of treatment. J Hand Surg Am 19：39-47, 1994
11) Vickers D: Clinodactyly of the little finger: a simple operative technique for reversal of the growth abnormality. J Hand Surg Br 12：335-342, 1987
12) Blauth W, Gekeler J: Zur morphologie und Klassifikation der Symbrachydaktylie. Handchirurgie 3：123-138, 1971
13) Ogino T, Kato H, Ishii S, et al: Digital lengthening in congenital hand deformities. J Hand Surg Br 19：120-129, 1994
14) Carroll RE, Green DP: Reconstruction of the hypoplastic digits using toe phalanges. J Bone Joint Surg Am 57：727, 1975
15) Goldberg NH, Watson HK: Composite toe (phalanx and epiphysis) transfers in the reconstruction of the aphalangic hand. J Hand Surg Am 7：454-459, 1982
16) Buck-Gramcko D: The role of nonvascularized toe phalanx transplantation. Hand Clin 6：643-659, 1990
17) Radocha RF, Netscher D, Kleinert HE: Toe phalangeal grafts in congenital hand anomalies. J Hand Surg Am 18：833-841, 1993
18) Buck-Gramcko D: Radialization as a new treatment for radial club hand. J Hand Surg Am 10：964-968, 1985
19) Blauth W: Der hypoplastische Daumen. Arch Orthop Unfallchir 62：225-246, 1967
20) Takayama S, Nakao Y, Ikegami H, et al: Modified abductor digiti minimi opponensplasty in congenital hypoplastic thumb with laxity of metacarpophalangeal joint. Tech Hand Up Extrem Surg 6：166-170, 2002
21) Ogino T, Minami A, Fukuda K: Abductor digiti minimi opponensplasty in hypoplastic thumb. J Hand Surg Br 11：372-377, 1986
22) Manske PR, McCarroll HR Jr, James M: Type Ⅲ-A hypoplastic thumb. J Hand Surg Am 20：246-253, 1995
23) Shibata M, Yoshizu T, Seki T, et al: Reconstruction of a congenital hypoplastic thumb with use of a free vascularized metatarsophalangeal joint. J Bone Joint Surg Am 80：1469-1476, 1998
24) Buck-Gramcko D: Pollicization of the index finger. Method and results in aplasia and hypoplasia of the thumb. J Bone Joint Surg Am 53：1605-1617, 1971
25) Ogino T, Ishii S: Long term results after pollicization for congenital hand deformities. Hand Surg 2：79-85, 1997
26) Murase T, Tada K, Yoshida T, et al: Derotational osteotomy at the shafts of the radius and ulna for congenital radioulnar synostosis. J Hand Surg Am 28：133-137, 2003
27) Ogino T, Hikino K: Congenital radio-ulnar synostosis: compensatory rotation around the wrist and rotation osteotomy. J Hand Surg Br 12：173-178, 1987
28) Kanaya F, Ibaraki K: Mobilization of a congenital proximal radioulnar synostosis with use of a free vascularized fascio-fat graft. J Bone Joint Surg Am 80：1186-1192, 1998

付　録

A　先天異常の用語

acheiria	手欠損，欠手症	intercalary deficiency	上肢の近位と遠位の中間部の欠損，肢中間欠損症
acrosyndactyly	2本以上の指の先端が癒合している．癒合した指の間には瘻孔状の sinus がある．先端合指症	longitudinal deficiency	長軸に沿った上肢の欠損，縦軸形成障害
		macro-	過剰な大きさ〔macrodactyly（巨指症）〕
adactyly	すべての指の欠損，無指症，欠指症	manus	手
agenesis	欠損，発育のない，無形成症，無発生症	megalodactyly	指の肥大
amelia	無肢，欠肢症	-melia	肢
amputation	四肢の末梢の欠損，切断	mero-	部分，あるいは，部分的
aplasia	特別な骨，複数の骨の欠損，無形成，発育不全	meromelia	肢の部分欠損
		meso-	中央
arachnodactyly	長い，細長い指，くも指症	micro-	減少した大きさ
baso-	基部の，近位の	micromelia	骨の欠損を伴わない短肢，小肢症
brachy-	短縮〔brachydactyly〔短指（趾）症），brachytelephalangia（末節骨短縮症），brachymesophalangia（中節骨短縮症），brachybasophalangia（基節骨短縮症），brachymetacarpia（中手骨短縮症）〕	microcheiria	手のすべての部分の低形成，小手症
		oligo-	少ない〔oligodactyly（乏指症）〕
		pero-	変形している，欠損している
		peromelia, hemimelia	断端で終わっている手，四肢重度先天異常，半肢症
camptodactyly	指の屈曲方向への拘縮，屈指症	phoco-	短い（phocomelia）
central defect	手の1ないし複数の中央指列の欠損（cleft hand あるいは lobster-claw hand と同義）	poly-	沢山の，あるいは，指の数の増加
		postaxial	上肢の尺側
-cheiria	手	preaxial	上肢の橈側
cleft hand	中央列欠損，中央指列欠損，裂手症	stereblo	捻れた
clinodactyly	手の面における指の偏位，斜指症	super digit Type 1	2本の中手骨が1本の太い基節骨を支えている変形
dactylia	指	super digit Type 2	1本の中手骨が遠位の2本の基節骨を支えている変形
delta phalanx	三角形の骨を意味するが，定義は成長線が縦方向に走る骨．三角指節骨		
		syn- or sym-	癒合，あるいは，一緒になる
di-	2つの	symbrachydactyly	合指症を伴った短指，合短指症
dys-	変形した，病気，悪い	symphalangia	指節骨の骨性癒合（端端癒合），指節骨癒合症
dystelephalangy	変形した末節骨，Kirner 変形．末節骨異形成		
ectro-	欠損〔ectrocheiria（欠指症），ectrodactyly（欠肢症），ectromelia, ectrophalangia〕	syndactyly	隣接指との癒合，合指症
		synonicha	爪の癒合症
		synostosis	骨癒合
hemi-	半分の	tele-	遠位，あるいは，終わりの
hypo-	低下した，減少した〔hypodactyly（乏指症），hypophalangia（指節骨減少症），hypoplasia〕	terminal deficiency	遠位の骨欠損
		transverse deficiency	上肢を横断するような欠損
hypogenesis	不完全な発達		
hypoplasia	特別な部分の不完全な成長．形成不全，発育不全，低成長，低形成		

B　先天異常における用語の使用上の留意点

　先天異常に従来用いられてきた疾患名は，外見上の形態から付けられた名称であり，本来，現症を表す用語である．一方，ある種の先天異常が同一原因により発現する場合，外見上の形態が異なっていても同じ疾患群という考えで同じ疾患名で呼ぶべきと考える．例を挙げると，絞扼輪症候群の絞扼輪，切断，先端合指はいずれも絞扼輪症候群の表現型と考えられており，先天性絞扼輪症候群の診断名が付けられる．病態によって付けられた疾患名と現症を表すために用いられている疾患名を表す用語が，分類上も混同して用いられているために混乱が

1 切断を示す先天異常

1)先天性絞扼輪症候群の切断型

指原基形成後の障害により生じる先天異常であり，絞扼輪，リンパ浮腫，先端合指症を伴うことが多い．いったん指が形成された後に障害が起こるので，外傷の切断に似ている．

Streeter(1930)は，intrauterine amputation と呼んでいる．これは，true amputation(外傷による切断)の性質を持つ．Patterson(1960)は，intrauterine amputation，あるいは true amputation，Glessner(1963)は，spontaneous intrauterine amputation と呼んでいる．Swanson(1976)は，先天性絞扼輪症候群に含んで考えており，true fetal amputation，あるいは intrauterine amputation と呼んでいる．Harry Meyer(1941)は，congenital amputation という名称で報告している．

2)横断性(横軸)形成障害(transverse deficiency)

四肢が部分的に形成されてない状態で，failure of formation of parts，developmental arrest と同義語として扱われる．しかし，teratology の分野では前者は部分的な形成障害であるのに対して，後者はある一定の時期まで正常に分化あるいは発育したものが，その状態で発育を停止する状態を示す．

Streeter(1930)は skeletal defects and agenesis of soft pats，Patterson(1960)は agenesis あるいは，developmental arrest，Glessner(1963)は retention of rudimentary digits，limb bud arrest，terminal deficiency，congenital amputation と呼んでいる．Swanson(1976)は congenital amputation と呼び，aphalangia から amelia までを含む．

日本手外科学会の改良分類法では，横断性形成障害という区分を設けて，絞扼輪症候群の切断型と区別している．横断性形成障害は切断ではないので，先天性切断という用語を用いるべきではない．

3)橈側列形成障害

同義語としては，① manus vara(内反手)，② radial club hand(橈側内反手)，③ radial ray deficiency(橈側列形成障害)，④ radial deficiency(橈側形成障害)，⑤ radial hemimelia(橈側半肢症)などがある．

①と②は外見上の形態を示し，③〜⑤は，縦軸形成障害の概念が加わった疾患名である．前者は，橈骨の低形成や欠損による手の変形を示しており，後者には橈側指の低形成，橈骨の欠損，それに両者が合併した場合の病態が含まれる．日本手外科学会の改良分類法では，③あるいは ④ の疾患名を用いている．

4)尺側列形成障害

橈骨列形成障害と同様のことが言える．ただし，尺側列形成障害では，橈側指列に多指症や合指症などの異常を合併することが少なくない．その場合，形成障害の主体がどこにあるかで分類するか，2つの項目に分類するかが問題になる．現時点では，形成障害の主体がどこにあるかで手の先天異常を分類して，合併症として橈側指の変形を記載しておくべきであろう．

5)中央列形成障害(central ray deficiency)，cleft hand，split hand(裂手症)

上記の病名は中央指列の欠損に対して用いられる．過去の分類や論文では，裂手症には，定型的裂手症と非定型的裂手症がある．前者は指欠損部にV字状の深い指間陥凹がある変形で，手板内の指放線の数の誘導異常が原因で起こる．指列誘導異常の一つの型と考えられる．後者は，横断性形成障害の一つの型として中央の3指列が欠損し，その部位に痕跡指や痕跡爪が存在する．その場合には母指も小指も低形成である．非定型的裂手症の用語は，国際手外科学会連合(IFSSH)先天異常委員会から用いないよう要請が出ている．

2 三指節母指

母指の指節骨が3つあれば三指節母指と呼ぶ．しかし，このなかには，① 母指多指症に伴ったもの，② 母指球の低形成を伴ったもの，③ 裂手症に伴うもの，④ 他の異常を伴わないものがある．① は母指多指症に伴った三指節母指，② は母指形成不全の三指節型，③ は裂手症に伴う三指節母指と呼ぶべきである．④ の他の異常を伴わないものは，対立可能な三指節母指と呼び，他の型と区別する．しかし，対立可能な三指節母指では，しばしば末節骨に多指症様変化が認められることから，多指症と同じ大項目に分類されている．② の母指形成不全の三指節型には母指の形態が他の指と同じように見えるものがあり，これは習慣的に五指手(five-fingered hand)と呼ばれている．

3 欠指症

国際手外科学会連合(IFSSH)の分類と日本手外科学会の改良分類法ともに，欠指症という名称は用いず，横断性(横軸)形成障害，縦軸形成障害，指列誘導異常，絞扼輪症候群の項目に分類されている．これらの分類法を用

いると欠指症は使用する必要がない用語である．Barskyは，欠指症を先天性の1本あるいは複数の指欠損と定義している．Partial ectrodactylyは，指節骨あるいは中手骨の欠損を意味する．

4 矮手症

Small handである．他の変形を伴わない大きさだけが小さい手が真に存在するかという疑問を呈している研究者もいる．

5 先天性握り母指症

Swansonはthumb web space contracture，Whiteはthumb clutched hand，難波は先天性握り母指，福田は先天性母指屈曲内転拘縮，三浦はcongenital clasped thumbと呼んでいる．

先天性多発性関節拘縮症，distal arthrogryposis，先天性伸筋欠損など原因がはっきりしている変形は握り母指様変形などと表現し，先天性握り母指症から除外すべきである．

6 Poland 症候群

Poland(1841)は，外腹斜筋の部分欠損，大胸筋胸肋部欠損，小胸筋欠損，前鋸筋欠損，手は節骨の欠損と基節骨高位の皮膚性合指症，手が健側に比べて短い変形を報告した．Patrick Clarkson(1962)はPolandが報告した症例を調べ直してPoland症候群という名称で報告した．その後，大胸筋欠損と手の先天異常の合併例の報告が続いた．

しかし，Poland症候群という名称が使われる前から，Pol(1921)，Brown & McDowell(1940)は大胸筋欠損と手の先天異常の合併例を報告している．合短指症の重症型にも大胸筋欠損を合併する．また，大胸筋欠損と母指形成不全の合併の報告もある．これらをPoland症候群と呼ぶか否かについては議論がある．

7 合指症

指が癒合していればすべて合指症と呼ぶ．合指症は本来は，外見上の現症を表す用語である．しかし，合指症の中には，指列誘導異常症候群の表現型で発現する場合，単独で発現する場合，symbrachydactylyの軽症例としての合短指症，先天性絞扼輪症候群の先端合指症，Apert症候群などの先天異常症候群の部分症としての合指症がある．

8 symbrachydactyly

Pol(1921)は合指症を伴った中節骨の形成障害をsymbrachydactylyと呼んだ．Müller(1937)，Blauth(1971)は，symbrachydactylyの概念を広げて，単純な合短指症から，非定型的裂手症を経て指全欠損(横断性形成障害)に至る変化をすべてsymbrachydactylyの概念に含んだ．この概念は広く認められており，symbrachydactylyが横断性形成性障害と同義語になっている．しかし，Symbrachydactylyの用語は，単純な短い指の合指症を思い起こさせる点で，横断性形成性障害という疾患概念の総称としては不適切な用語であると思われる．

索引

和文索引

あ
アヒルのクチバシ状変化　219
あざらし肢症　36, 234, 349

い
異骨症　326
異所性爪　82
異軟骨骨症　171, 173
遺残線維軟骨索状物　73
遺残偏位　336
遺残変形　355
　　──，三指節母指による　204
遺伝子異常　266
遺伝相談　13
一次骨核　69
一卵性双生児　266

う
右胸心　242
右示指斜指症　336

え
エナメル質形成不全　243
江川の分類　240
円錐骨端　320, 328
遠位あざらし肢症　36
遠位型背側重複　234
遠位関節拘縮症　124, 136, 148, 149
遠位指節骨癒合症　114
遠位肢節短縮　326
遠位中間肢異形成症　322
遠位橈尺関節の変異　111, 112
遠位分岐，指動脈の　25
遠位分岐型に対する治療，Wassel 5 型の
　　　　196
遠隔皮弁　244

お
横隔膜ヘルニア　234
横走骨　9, 269, 270, 283, 285, 290, 305
横断性（横軸）形成障害
　　　　3, 13, 86, 277-279, 302, 304, 362
　　── の末梢低形成　319

か
カットグッド　289
カニ爪様の変形　278
ガングリオン　353
下顎・顔面異骨症　94
下顎の突出　244
下腿絞扼輪　341
下腿弯曲　341
仮骨延長（法）　30, 32, 329, 344, 358
　　──，母指中手骨の　34
仮骨骨折　358
家系内発生　239, 240, 245
家族内発生　278, 327
家族への説明，母指多指症手術について
　　　　186
過形成と肥厚　82
過剰骨　270
過剰指　266
過剰指節骨　297, 357
過剰指節（骨）症　226, 227, 268, 323
過伸展位拘縮　309
過成長，均衡のとれていない　316
回旋骨切り（術）　78, 95, 318, 358
回旋代償運動　91, 93
回転皮弁　262, 291, 295, 318, 356, 357
回内位強直，前腕の　91
解離術，IP 関節運動制限に対する　52
外骨腫症　327
　　──，脛骨内側の　171
外耳変形　137, 349
外傷性切断　342
外性器異常　70
外転位変形，小指 MP 関節の　235
外転回旋骨切り術　318
外転回内運動　318
外転筋麻痺　24
外転骨切り術　54
外反股　246, 248
外反膝　248
外反手　67
外反肘　171
外反肘変形　110, 113
鉤爪　156, 234
鉤爪指　281, 282

鉤爪変形　287, 289, 298
鍵つまみ　318
片側肢骨端異形成症　315
片側肥大　356
肩関節可動制限　69, 244
肩関節脱臼　228
肩関節痛　81
完全あざらし肢症　36
完全合指症　240, 250, 253, 258
肝硬変　228
間葉細胞　103
感音性難聴　136
管状爪　156
関節拘縮　300
関節固定（術）
　　　　199, 270, 310, 312, 314, 355, 357
関節造影　184
関節不安定性　355
関節裂隙の狭小化　212
環指浅指屈筋腱移行術　80
環指多指症　266, 274
環状爪変形　300
眼間開離　244, 248
眼球突出　244, 245, 248
眼瞼下垂　245
眼瞼裂斜下　246, 248
眼歯指異形成症　327, 349
眼歯指症候群　242, 243
顔貌の異常　243
顔面
　　── の非対称　245
　　── の変形　227

き
ギプス固定　255
ギプスシーネ固定　346
気道確保法　124
奇形腫，脂肪線維性の　309
基節型中指多指症　272
基節骨骨切り　207
基節骨短縮症　320, 323
偽関節　358
偽性偽性上皮小体機能低下症　327, 349
偽性偽性副甲状腺機能低下症　321
偽性巨指症　150, 307, 309

偽性上皮小体機能低下症
　　　　　　　　321, 326, 327, 349
偽性副甲状腺機能低下症　321
逆 Kirner 変形　162
牛眼　245
巨指症　87, 150, 152, 260, 313, 356
── , 骨軟骨腫症を伴う　307
胸筋欠損　242
強剛母指　130
強直　42
矯正楔状骨切り術　197
矯正骨切り（術）
　　　　261, 289, 297, 336, 338, 355, 357
── , 尺骨弯曲に対する　47
鏡手　181, 228, 268
── の分類　230
鏡手様変形　229
鏡足様変形　229
極性化域因子　228
極性化活性帯　2
近位あざらし肢症　36
近位型背側重複　235
近位骨端（部分）切除術　224
近位指節骨癒合症　114
近位手根列切除術　230
近位橈尺関節授動術　96
近位橈尺関節癒合　37, 42
近位橈尺骨癒合　38
── , 先天性の　91
近位分岐型に対する治療, Wassel 5 型の
　　　　　　　　　　　　　197
筋緊張低下症, 良性の　123
筋欠損　78
筋腱形成障害　78
筋の脂肪変性　79
筋皮弁移行術, 広背筋の　81
筋肥大, 手の　152

く

クローバー葉頭蓋　246, 248
くも指症　349
楔状骨切り術　74
楔閉じ矯正骨切り術, 骨端核の　222
楔閉じ骨切り術
　　　　167, 271, 298, 312, 335, 357
楔開き骨切り術
　　　164, 167, 175, 208, 335, 337, 338, 357
屈曲拘縮　251, 305, 355-357
── , 肘関節の　69
屈曲伸展運動　239
屈曲制限　357
屈曲変形　298
屈筋腱停止部切除法　164
屈指症　110, 136, 142, 243, 281, 298, 357
── , 多数指罹患の　147
屈折異常　245

け

ケロイド　260, 261, 356
ゲンタシン®軟膏　255
形原　228
形成術　294
── , 指尖部と爪周囲の　251
形成障害　19, 279
形成不全症　135
脛骨側多趾症　216
脛骨列形成障害　70, 240, 284
脛骨列欠損　305
痙性麻痺手, 脳性麻痺による　130
痙攣発作　243
頚椎癒合　244
欠指症　19, 305, 320, 362
欠損症, 縦軸欠損における　7
血管奇形　307
血管造影, 上肢先天異常の　85
血管の発達　85
血管柄付き筋膜脂肪弁　96
血管柄付き趾（関節）移植術　26, 35, 62
血管柄付き脂肪移植　95
血管柄付き足趾関節移植術　60
血管柄付き遊離足指関節移植　49
血行障害　327, 358
結合織母斑　315
月状骨　171
月状骨-三角骨間癒合　98
肩甲骨　242
腱移行　356, 358
言語障害　243
減圧術, 頭蓋内圧亢進に対する　244

こ

呼吸障害　244
固有指動脈　357
五指手　40, 219, 228, 268, 318
口蓋裂　110, 226, 244, 349
口顔指症候群　243, 249, 349
広背筋移行術　125
抗アレルギー薬　260
拘縮解離手術　212
拘縮性くも指症　349, 136, 137, 148, 149
高口蓋　244, 248
絞扼輪　13, 242, 258, 305, 341
── の形成　258
── を伴うリンパ浮腫　341
絞扼輪症候群
　　　　22, 82, 87, 237, 242, 258, 305, 341
合指趾症　244, 349
合指症　87, 237, 239, 258, 261, 269, 270,
　　　　279, 302, 349, 356, 357, 363
── , 環指-小指間の　290, 296
── , 症候群に伴う　243
── , 母指-示指間の　290
── の外科的分類　239

合趾症　240, 244, 248, 260
合指症分離術　26, 249, 259
合短指症　3, 19, 20, 22, 25, 87, 92, 101, 114,
　　　　118, 119, 141, 239, 242, 258, 279, 303,
　　　　305, 318, 357
国際手外科学会連合（IFSSH）の改良分類法
　　　　　　　　　　　　　　15
骨移植　329, 338, 358
骨延長法　328
骨過形成　317
骨切り　270, 310, 328
── , 手根骨の　294
骨吸収　358
骨形成型巨指症　308, 309
骨形成障害　242
骨形成不全症　123
骨系統疾患　326
骨シンチグラフィ　26
骨性合指症　9, 239, 240, 244, 249-251, 253,
　　　　257, 261, 269, 279, 302, 341, 356
── の分離術　256
骨性障害　85
骨性癒合　258
── , MP 関節の　120
骨接合　273
骨短縮術　310
骨端症　327
骨端線切除術　310, 312
骨端線早期閉鎖　320, 326, 327, 358
骨端線の異常　238
骨端線閉鎖術　310, 311, 314, 357
骨端軟骨成長板　320
骨軟骨異形成症　326
骨軟骨腫　309
骨軟骨遊離体, 肘関節内の　308
骨ノミ　328
骨盤の異常　246
骨肥厚症　315
骨癒合, Y 字状の　285
骨癒合不全　141
痕跡型　215
── の小指多指症　217
── の母指多指症　182
痕跡指　20, 277, 342
痕跡爪　342

さ

サリドマイド胎芽症　36
鎖骨・頭蓋異形成症　328
鎖骨の偽関節　328
再建術, つまみ機能の　26
斎藤らの分類　285
臍ヘルニア　248
三角骨端（核）　182, 189, 221, 222
三角指節骨　9, 165, 237, 248, 269, 283, 289,
　　　　297, 320, 323, 330, 335, 337, 357
三角状骨　165, 244, 323, 330, 333, 357

三角状骨変形 248
三角皮弁 250, 258, 289
三叉手 326
三指節母指 7, 9, 40, 181, 201, 219, 237, 279, 282, 297, 305, 357, 362
——, 対立可能な 219
—— の治療 222
三指節母指症 219, 239
三指節母指多指症 266
三重複肢 232
三重複母指 212
三頭筋移行術 125

し

シェービング 187, 192
——, 関節軟骨の 212
シリコン 73
シリコンインキャップ 120
シリコンインプラント 120
シリコンガーゼ 255
ジグザグ皮切 244, 250, 258, 261, 270, 289, 344, 356
——, Bruner の 147
四肢短縮 349
指移動術 274
指延長術 26, 29, 105, 329, 344, 357
指間陥凹 1, 8, 234, 239, 240, 258, 265, 277, 279, 282, 300, 302, 341, 342, 357
——, V字状の 283
——, 深い 281
—— の閉鎖 289
指間形成術 249, 346
指間分離術 25, 258, 262
——, 中指多合指症の 273
指間の遠位移動 257, 259
指関節強直 114
指関節固定(術) 262, 357
——, 小児に対する 27
——, 先天異常手に対する 141
指欠損 70
指縮小術 310, 312
指神経
—— の異常 308
—— の切除 311
指切断 242, 312
指節化術 26, 28
指節骨 242, 326
—— の短縮 168
—— の低形成・無形成 120
指節骨癒合症 114, 118, 119, 154
指節癒合(症) 244, 246, 300, 323
指尖部形成, Buck-Gramcko 法による 253
指肥大 307
指放線 1, 23, 240
—— の数の誘導異常 266
指癒合 221, 305

指列移動 291
指列切除 270, 312
指列低形成 3
指列誘導異常 19, 181, 240, 279, 285, 305
——, 手の低形成を伴う 281, 302
指列誘導異常症候群 13
脂肪移植 208, 253, 274, 330, 337, 338
脂肪腫 150
脂肪浸潤 308
脂肪線維性肥大 150
脂肪増殖, 神経管内の 150
視神経圧迫症状 245
歯低形成 349
示指斜指変形 297
示指爪甲欠損症 82
示指多指症 266, 268
示指中節骨短縮症 320, 321
耳介低位 244, 248
自家腸骨 107
自家腸骨移植 73, 105, 329
自家遊離趾節骨移植術, 足趾からの 26
自動屈曲障害, 小指 MP 関節の 235
自動伸展運動 78, 298
持続延長法 29, 358
持続的指延長術 328
色素沈着 356
軸後性多指(症) 181, 215, 248, 266
軸前性多指症 181, 215, 266
失明 243
膝蓋骨脱臼 45
膝関節回旋亜脱臼 45
膝関節脱臼 226
斜指(症) 9, 45, 171, 243, 246, 297, 321, 323, 333, 338, 349, 357
——, 小指の 227
斜指変形 284
斜走指 154, 321, 333
—— を伴う爪変形 153
尺屈変形, 手関節の 73
尺骨
—— の異常 68
—— の完全欠損 69
—— の形成障害 69
—— の部分欠損 69
尺骨延長骨切り術 112
尺骨神経麻痺 353
尺骨形成障害 5
尺骨短縮術 173, 174
尺骨バリアント 111, 112
尺骨弯曲に対する矯正骨切り術 47
尺側外反手 67
尺側合指症 242, 243
尺側多指症 181, 216, 266, 268
尺側重複肢 228
尺側半肢症 67
尺側列形成障害 5, 36, 37, 67, 70, 86, 90, 100, 101, 278, 301, 305, 318, 362

尺側(列)裂手症 19, 70, 234, 281, 283, 285, 300
——, 日本手外科学会の改良分類法による 72
手関節
—— の(尺側)偏位 42, 73
—— の変形矯正 42
手関節安定化手術 47
手関節機能再建術, 血管柄付き遊離足指関節移植による 49
手関節尺屈変形に対する徒手矯正 73
手関節橈側偏位 358
手関節内反 358
手関節変形 73
手根型 23
手根管症候群 310
手根骨 349
—— の先天異常 98
—— の背側楔閉じ骨切り術 125, 127
手根骨癒合 89, 98, 100, 118, 120, 226, 244
手板内間葉細胞 103
銃剣様変形 171
循環障害, 末梢骨片の 358
小角膜 243
小顎(症) 70, 226, 248, 349
小眼球症 243, 349
小指外転筋移行(術) 51
小指球筋
—— の重複 151
—— の低形成 103
小指屈指症 349
小指斜指症 166, 323, 333, 337
小指斜走指変形 337
小指多指症 181, 184, 215, 216, 237, 266, 268, 349, 356
小指中手骨短縮症 320
小指中節骨短縮症 118, 170, 240, 320, 327, 333
小指の低形成 103, 300
小舌 248
小頭症 349
掌側オメガ皮弁 250
掌側回転皮弁 258
掌側皮膚の拘縮 149, 150
掌背側重複異常 236
上顎骨の低形成 244
上気道狭窄 244
上肢芽 1
上肢先天異常の血管造影 85
上肢肥大 307
上皮頂堤 1
上腕延長術 36
上腕骨滑車形成不全 353
上腕骨滑車(無腐性)壊死 353
上腕骨尺側顆形成不全症 353
上腕骨尺骨癒合症 110
上腕骨小頭の形成障害 110

上腕骨小頭離断性骨軟骨炎　92
上腕骨橈骨癒合　69, 120, 246
上腕骨内側上顆形成不全症　353
上腕尺骨関節関節斜走症　353
上腕尺骨癒合　89, 90
上腕橈骨癒合　69, 89, 90
上腕二頭筋　127
上腕二頭筋欠損　81
常染色体優性遺伝　215, 228, 240, 244-246, 249, 266, 278, 326
常染色体劣性遺伝　44, 79, 215, 227
食道閉鎖　244
心奇形　92, 226, 244, 245, 248, 349
心室中隔欠損　349
心房中隔欠損(症)　162, 349
伸筋腱欠損　78
伸筋腱再建術　78
伸筋腱膜形成異常　150
神経
　——の欠損　79
　——の脂肪線維性肥大　308
神経移植　311, 344
神経修復　311
神経切除　311
神経線維腫症　307-309
神経内脂肪線維腫　150, 308
神経剥離　344
神経縫合　344
神経麻痺　343
唇裂　110, 349
真の巨指症　307, 309
真の指節骨癒合症　100, 116
深横中手靱帯　290
　——の再建　296
深指屈筋欠損　80
深部静脈血栓症　317
進行性骨化性筋炎　327
新生突然変異体　246
鞍帯骨膜弁　186
腎奇形　242

す

ステロイド　260
ストッキネット Velpeau 固定　193
ステリストリップ™　187
水腎症　244

せ

正常手　1
正中神経脂肪腫　308
正中動脈の開存　69
成長障害　70, 208, 270, 358
成長線早期閉鎖　326
成長線閉鎖術　224
成長遅延　227
成長軟骨板　90
性染色体優性遺伝　249

性染色体劣性遺伝　227
精神運動発達遅滞　227, 244, 249
脊髄前角細胞の変性　122
脊柱骨端異形成症　326
脊柱側弯症　110, 171, 226, 315, 317
脊椎奇形　242
脊椎の癒合　246
石灰化　317
切断　13, 362
舌根沈下　226
先端合指症
　　　13, 87, 239, 242, 258, 262, 341, 346, 357
先端合趾症　341
先天異常手　101
先天異常症候群
　　　43, 67, 156, 216, 239, 286, 327
先天性鉤爪変形　82, 147
先天性下肢切断　70
先天性近位橈尺骨癒合症　92
先天性筋欠損　78
先天性筋短縮症　156
先天性欠損，指の　305
先天性拘縮性くも指症　150
先天性絞扼輪症候群　13, 117, 242, 341, 362
先天性骨癒合症　89
先天性指関節強直　117
先天性指関節形成障害の分類　119
先天性指欠損　3, 303
先天性指伸筋欠損症　135
先天性指節骨癒合症　326
先天性示指爪甲形成不全症　83
先天性示指爪欠損症　82, 83
先天性尺骨欠損　67
先天性伸筋腱欠損症　78, 128
先天性切断　3, 13
先天性爪形成異常　82, 153
先天性爪欠損症　82, 83
先天性爪甲欠損症　82, 83
先天性爪肥厚症　82, 153, 154
先天性多発性関節拘縮症　78, 114, 122, 128
先天性多発性関節脱臼　327
先天性肘関節強直　89
先天性肘関節屈曲拘縮症，橈骨頭脱臼を伴う　127
先天性肘関節拘縮症　127
先天性橈骨欠損　37
先天性橈骨頭脱臼　110
先天性橈尺骨癒合症　358
先天性内反足　242, 341
　——, 難治性の　123
先天性握り母指症　78, 363
先天性皮膚性尺側偏位　135, 138, 150
先天性皮膚性多発性屈指症　135, 138, 150
先天性片側性上肢筋肥大　152
先天性(片側)風車翼手　147, 152
先天性両側顔面麻痺　23
先天性リンパ浮腫　307

尖頭　244, 245, 246
尖頭合指趾症　239, 243, 244, 246, 248
尖頭合指症　94, 118
尖頭多合指趾症　247, 248
尖頭多合指症　94, 184
尖頭頭蓋合指症候群　100, 101
浅指屈筋腱移行　51
浅指屈筋の拘縮　144
染色体異常 XO　328
染色体断裂試験　44
線維芽細胞増殖因子受容体1(FGFR1)遺伝子　244
線維芽細胞増殖因子受容体2(FGFR2)遺伝子　244
線維性遺残物　69
線状瘢痕　259
遷延癒合，骨切り部の　358
全欠損　82
全周性の指の爪　234
全身合併奇形　149
全層植皮　259
前額毛髪線低位　245
前腕回旋授動術　95
前腕型　23
前腕矯正骨切り術　97
前腕骨回旋骨切り術　97
前腕骨短縮　173
前腕授動術　358

そ

ソマトメジン-C 受容器　309
爪・膝蓋骨症候群　233
爪移植　84
爪萎縮　82
爪縁　356
爪郭　253
爪形成異常　82
爪欠損　82
爪膝蓋骨症候群　128
爪低形成　82, 83, 349
爪変形　153, 300, 355, 356
爪無形成　82, 83
早期骨成熟　326
挿管法　124
創外固定器　30, 73
装具　73, 289
装具療法　78
総指伸筋欠損症　78, 135, 147
総指伸筋短縮症　157
総指動脈　357
足根骨癒合　120, 226, 244
足趾絞扼輪　341
足趾切断　341
足趾多趾症　216
足変形　246
側正中切開　297

た

ターニケット　295
ダイヤモンド型皮弁　289
他動伸展運動　75, 289, 298
田島の分類　95
田島法　313
多合指症　266
　──, 中央列の　274
多肢　232
多指症　103, 165, 301, 349
多指症変化　221
多数指罹患　142
多数重複肢　232
多田らの分類　285
多発性外骨腫　94, 171
多発性関節拘縮症　94, 100, 135
多発性屈指症　134
多発性骨端異形成症　326
多発性脱臼　349
多発性乳頭腫　249
多毛症　70
対立運動　355, 357
対立運動再建術　51
対立筋　355
大胸筋移行術　126
大胸筋欠損　5, 23, 92
大腿骨短縮　70
台形状骨　333
第1指間開大術　318
第1指間の狭小化　295
第1足趾多趾症　349
第1末節骨短縮症　326
第2趾短縮症　83
第2中節骨短縮症　326
第3中手骨短縮　328
第4中手骨　320
第4中足骨短縮症　320, 328
第4-5中手骨癒合症　73, 101, 102, 258, 296
第5中手骨　320
第5中手骨短縮症　321
第5中節骨短縮症　240, 326
縦軸形成障害　5, 19, 36, 100, 278
縦軸欠損　36
単指型　23
単指型横軸(横断性)形成障害　33
単指症　305
単指罹患　142
単純(性)合指　240, 261, 356
短指　166, 171, 227, 248, 320, 321, 326, 327, 330, 349, 357
　──, 橈側指の　226
短指症E型　326
短縮骨切り術　95, 310, 314
短縮症　320
短頭　244, 246, 349
短橈骨月状靱帯　173

短橈側手根伸筋障害　157
短母指外転筋　355
短母指伸筋欠損　78, 128
弾発母指, 脳性麻痺による　130

ち

知覚障害　358
知覚神経性聴覚障害　227
知的障害　70, 226, 245, 326, 349
恥骨結合の異常　328
遅発性尺骨神経麻痺　110, 112, 113
遅発性脊椎骨端異形成症　327
中央指列欠損　281, 303
中央尺側裂手症　285
中央橈側裂手症　285
中央部分岐型に対する治療, Wassel 5型の
　　　197
中央列形成障害　36, 239, 278, 362
中央列欠指　277
中央列指欠損　302
中央列多合指症　166
中央列多指症　9, 36, 181, 214, 237, 239, 240, 266, 268-270, 274, 279, 281, 302, 334, 356
中央列多趾症　240
中環指合指症　356
中間肢短縮型低身長症　171, 173
中指欠損　258
中指合多指症　86
中指多合指症の指間分離　273
中指多指症　266, 269, 274, 278
中指中手骨短縮症　329
中手型　23
中手骨　326
　──の低形成　342
　──の肥大　269
中手骨移動術　201, 291
中手骨短縮症　320, 321, 325, 326, 329, 349
中手骨癒合症　89, 101, 104, 237, 284, 296
中心化術　45, 48
中枢神経の異常　317
中節型中指多指症　271, 272
中節骨形成障害　19
中節骨欠損　242
中節骨短縮症
　　　45, 166, 242, 320, 321, 323, 333, 337
中節骨低形成　120, 349
虫様筋の停止部の異常　144
肘型　23
肘関節強直　244
肘関節拘縮　42, 69
肘屈曲再建術　125
肘上型　23
長軸形成障害　5, 36
長軸成長　34
長掌筋欠損　81
長橈側手根伸筋障害　157

長方形皮弁　250
長母指伸筋欠損　78, 128
重複　19
　──, 指背側の　283
　──, 掌側の　233
　──, 上肢の　232
　──, 背側の　233
　──, 腓骨の　228
重複手の分類　230
聴力障害　226
直線皮切　250

つ

つまみ機能　357
　──の再建術　26
つまみ動作　26, 73, 258, 283, 318
　──, 母指の　297
津下法　51, 312
爪
　──の異形成　233
　──の異常　120
　──の数の増加　82
爪・膝蓋骨症候群　110, 233
爪欠損, 末節骨短縮を伴う　83
爪変形, 斜走指を伴う　153

て

ティッシュ・エキスパンダー　251
デルタ指節骨　165
手
　──の異常　67, 72
　──の形成障害　72
　──の欠損　237
　──の発生　1
　──の変形　73
手の先天異常　3
　──の治療　15
　──の頻度と疫学　14
　──の分類法　14
手板　1
低形成　19, 20, 70, 245, 279, 323
低身長(症)　322, 326, 328, 349
定型的裂手症　8
点状石灰化　328
点状軟骨異形成症　328
点状軟骨無形成症　328
伝音性難聴　120

と

トラニラスト　260
島状皮弁　250
塔状頭蓋　244
頭蓋顔面形成術　244
頭蓋内圧亢進に対する減圧術　244
頭蓋縫合早期閉鎖　245
頭蓋縫合閉鎖不全　328
橈屈手　39

橈骨
　——の矯正骨切り術　173, 175
　——の楔状骨切り術　176
　——の楔閉じ骨切り術　174, 175
　——の弯曲　69
橈骨回旋骨切り術　98
橈骨形成不全　349
橈骨欠損　179
橈骨三角骨靱帯　173
橈骨低形成　179
橈骨頭
　——の亜脱臼　120
　——の形成障害　110
　——の整復　112
　——の前方脱臼　93
　——のドーム型変形　110
橈骨頭後方亜脱臼　93
橈骨頭切除術　113
橈骨頭脱臼　40, 42, 69, 92
橈骨動脈欠損　42, 69
橈尺骨癒合症　40, 89, 91, 246
橈側化術　47, 48
橈側多指症　181, 266
橈側内反手　37, 42, 358
　——, O型の　39
橈側半肢症　37
橈側偏位型母指多指症　183, 207
橈側裂手症　285
橈側列形成障害　7, 36, 37, 70, 86, 100, 101,
　　129, 162, 179, 278, 362
橈側列欠損　90, 358
特発性脊柱側弯症　228
特別な腫瘍　316

な

内眼角贅皮　243, 248
内転拘縮　355
　——, 母指の　212
内転足　248
内転内旋変形　126
内軟骨腫症　307
内反股　70
内反手　37
内反足　341
内分泌異常, 母指短指症の　326
中村らの分類　285
軟骨外胚葉異形成症　322
軟骨固定術　199, 355
軟骨性強直関節　184
軟骨無形成症　171, 322, 326, 349
軟部組織　267
　——の延長　47
　——の解離術　146
　——のバルーン変形　346
　——の膨隆　355
軟部組織母斑　307

に

二重爪　234
二重複肢　232
二分併合法　208, 271
　——, Wassel 3 型に対する　190
二枚貝様爪変形　234
日本手外科学会の改良分類法
　　15, 18, 19, 72, 236, 279, 304
握り動作　26
握り母指症　128, 136, 150
握り母指変形　142, 152, 357
乳房の形成障害　242

ね・の

捻曲性骨異形成症　327

濃化異骨症　328
嚢胞腎　228

は

バイクリルラピッド®　193
パラマイシン®軟膏　255
歯
　——の異常　243
　——のエナメル質形成不全　349
　——の変形　227
背側オメガ皮弁　250
背側楔閉じ骨切り術　164
　——, 手根骨の　125, 127
背側重複　234, 301
背側長方形皮弁　258, 270
肺形成不全　244
肺嚢法　317
肺ヘルニア　242
発育不全, 伸筋の　79
発育良好型　215
　——, 小指多指症の　216
伴性遺伝形式　79
伴性優性遺伝　248

ひ

ピンニング　312
皮切, 母指化術に対する　63
皮膚移植　253
皮膚性完全合指症　256
皮膚性合指症　3, 8, 19, 20, 239, 240, 242,
　　248, 249, 253, 258, 261, 276, 279, 282,
　　296
皮膚性拘縮　356
皮弁先端の壊死　356
肥厚性瘢痕　249, 260
肥満　349
非定型的裂手症　4, 20, 23, 242, 279
腓骨の重複　228
腓骨列形成障害　70
鼻根部の平坦化　244

膝の伸展不全　45
肘の異常　69
表皮母斑　315

ふ

ブスルファン　37
不完全合指症　240, 251, 258, 290, 349
不完全皮膚性合指症　245
不完全皮膚性合趾症　246
不整円錐骨端核　326
不正咬合　244
浮遊指　352
浮遊小指　5, 280, 284
浮遊中手骨　352
浮遊母指　40, 352
浮遊母指再建術　60, 62
風車翼手　134, 148-150, 152, 357
風車翼手変形　78, 123, 130
腹壁ヘルニア　248
複合組織移植, 皮膚と皮下組織の
　　253, 261
複雑合指症　240, 318
複雑多指症　268
藤田法　313
分化障害　19, 279
分層植皮　259

へ

片側切除法, Wassel 3 型に対する　190
変形矯正　125
変形性関節症　112, 310, 326
　——, 肘関節の　110
偏位矯正骨切り術　167

ほ

母指　248, 318
　——の内転屈曲変形　149
　——の内転拘縮　51
　——の分岐　181
母指化術　43, 62, 230, 291, 318
　——に対する皮切　63
母指球筋の低形成　51
母指形成不全　7, 40, 50, 70, 90, 92, 93, 129,
　　179, 219, 237, 349, 358
　——の Blauth 分類　18
母指伸展装具　78
母指対立再建術, 小指外転筋による　53
母指多指症　43, 66, 86, 166, 179, 181, 215,
　　219, 266, 268, 355
　——, Haas 型の　183
　——, 浮遊型の　182
　——の Wassel 分類　18
　——の合併症　210
母指内転筋再建術　51, 54
母指内転屈曲変形　150
母指内転拘縮　318, 355
　——, 母指多指症に伴う　212

母指末節骨　320
　——の変形　154
母指末節骨短指症　326
母指末節骨短縮症　320
母指末節骨重複　248
包帯固定　256
傍脊柱筋の障害　123

ま

麻酔の問題点　124
末梢骨片の循環障害　358
末梢神経麻痺　343
末梢低形成，横断性形成障害の　319
末梢低形成型　22, 304
末節型骨性合指症　256, 271
末節型中指多指症　271
末節型母指多指症　186
末節骨　301
　——の低形成　154, 328
末節骨短縮症　320, 328
末端異骨症　326

み・む

みずかき形成　22, 136, 261, 356
みずかき様，皮膚の　127

無指型　23, 86

め・も

メトトレキサート　260
眼の異常　243
迷入筋症候群　150

毛髪鼻指節異形成症　322, 326, 328, 349

や

矢部法　60, 61

山内法　60

ゆ

癒合，橈尺骨の　41
有茎筋膜脂肪弁移植　95, 97
有茎皮弁　244
有窓(性)合指症　13, 242, 342
有窓部，瘻孔様の　258
幽門狭窄　244
幽門肥大　228
遊離脛骨(片)移植　45
遊離血管柄付き筋膜脂肪弁移植　96, 97
遊離腱移植　57, 132
遊離趾節骨移植　258
　——，足趾の　26
遊離脂肪移植
　　　167, 174, 208, 289, 330, 335, 357
遊離植皮　130, 251, 273, 356
遊離全層植皮
　　　137, 150, 244, 250, 253, 256-258
遊離足趾移植　357
遊離足趾趾節骨移植術　357, 358
遊離足指節骨移植術　32, 33
遊離腓骨(頭)移植　45
遊離皮膚移植　250
優性遺伝　79, 239
指
　——の再癒合　259
　——の短縮　226, 242
　——の偏位　355
　——，凍傷による　333

よ

羊膜の絞扼　341
翼状肘　127
横軸形成障害　19, 100, 242, 303, 305, 362
横軸欠損　3, 242, 357

ら・り

ラリンジアルマスク　124

リザベン®　260
リハビリテーション　66, 146
リンパ浮腫　341, 346
　——，絞扼輪に伴う　242
立体的癒合　342
両眼接近　243
両眼離開　245
両示指斜指症　334
緑内障　243
輪状靱帯再建術　112

る

類骨の過形成　317
類上皮囊腫　262, 357
類上皮囊胞　258
類上皮母斑　316

れ・ろ

レチノイン酸　228
裂手/裂足奇形　12
裂手症　8, 87, 101, 166, 219, 237, 239, 240,
　　　258, 261, 269, 277-279, 284, 302, 303,
　　　305, 318, 357, 362
　——，指欠損を伴わない　265
裂足症　240, 278

肋骨欠損　242

わ

矮手症　19, 242, 319, 363
腕橈関節の異形成　308
腕橈骨筋　127

数字・欧文索引

数字

1 指型　23
2 指型　22
3 指型　22
4 指型　22
4-0 絹糸　255
5-0 絹糸　255
5-0 バイクリルラピッド®　187, 255
8-0 ナイロン糸　209
13 トリソミー　216

A

aberrant tendon muscle syndrome　150
abnormal induction of digital rays associated with hypoplastic hand　302
absent fifth metacarpal　102
acrocephalopolysyndactyly　94
acrocephalosyndactyly　94, 118, 244
acrodysostosis　326, 349
acrofacial dysostosis　45, 94
acrorenal 症候群　286
acrosyndactyly　13, 341
adducted thumb　137
AKT1　317
Al-Awadi 症候群　233, 234
Al-Awadi/Raas-Rothschild 症候群　234
Al-Qattan の分類　233
ankylosis
　── of digital joints　114
　── of the MP joint　114
anonychia　82
　── with ectrodactyly　286
Antley-Bixler 症候群　90
Apert 症候群　87, 90, 100, 101, 117, 118, 166, 239, 243, 244, 349
Apert-Crouzon 病　244
apical ectodermal ridge (AER)　1
aplasia　83
arthrogryposis　94
arthrogryposis multiplex congenita　122
assimilation hypophalangy　119
associated with clinodactyly　153
Atavistic contrahentes digitorum　151
attention deficit hyperactivity disorder (ADHD)　243
augmentation　356

B

Bardet-Biedl 症候群　216
Barsky 法　289, 312
Bayne と Klug の分類　40
Bayne の分類　72

Bayne の修飾分類　72
Beals 症候群　137, 147
Bell の分類　115, 322
benign hypotonia with joint laxity　123
biceps brachii defect　81
Biemond 症候群 II　216
Bilhaut 原法　208
Bilhaut 変法　184, 209, 271
　──, Wassel 3 型に対する　189, 190
　──, Wassel 6 型に対する　201
Bilhaut 法　311, 356
　──, Wassel 1 型に対する　187
　──, Wassel 4 型に対する　195
Bilhaut-Cloquet 変法　208
Blauth の分類　7, 18, 40, 358
　──, 2 型　67
　──, 3 型　56, 67
　──, 4 型　67
　──, 5 型　62, 67
　── の修飾分類　41
bone morphogenic protein (Bmp)　2, 233
bowstringing　140
brachybasophalangia　320
brachydactyly　320
Brachydactyly Type C　227
brachyhyperphalangism　226
brachymesophalangia　320
brachymesophalangy　333
brachymetacarpia　320
brachytelephalangia　320
Brand 法　29, 51, 53, 132, 137, 150, 193, 258, 355
Buck-Gramcko 法　60, 62, 253, 256, 257
bulbous finger　304
Bunnel 法　125

C

C 鋼線　192, 204
camptodactyly　142
　── with ulnar deviation　137
Carpenter 症候群　184, 240, 246-248, 349
cartilage derived morphogenetic protein-1 (CDMP1)　227
Catel-Manzke 症候群　226
central cleft hand　285
central polydactyly　214, 266
central ray deficiency　362
cerebriform connective tissue nevi (CCTN)　317
Chasin 分類　95
chondrodesis　199, 210, 356, 357
Chondroitin sulfate synthase 1 (CHSY1)　227

circumferential nail　154, 300
clam nail　300
clam nail deformity　154, 155
Clark 法　125
clasped thumb　128
claw nail　300
clawfinger　281, 282
Cleary らの分類　95
cleft　239, 258, 281
　── of the palm　265
cleft hand　277, 302, 362
clinodactyly　333
closing wedge osteotomy
　　　167, 175, 335, 357
CM 関節形成術, Wassel 6 型に対する
　　　205
Coffin-Siris 症候群　327
Cole and Manske の分類　72
complete syndactyly　240
complex polydactyly　268
complex syndactyly　240
complicated syndactyly　240
compound syndactyly　240
congenital atrophy of muscles　156
congenital claw-like fingers　154
congenital contractural arachnodactyly
　　　137, 150
congenital contractural arachynodactyly
　　　147, 148
congenital cutaneous multiple camptodactyly (CCMC)　135, 138, 147
congenital cutaneous ulnar drift (CCUD)
　　　135, 138, 147
congenital dislocation of the radial head
　　　110
congenital duplication of the palm　233
congenital flexion adduction deformity
　　　130
congenital muscle defect　78
congenital nail defect　82, 83
congenital palmar nail syndrome　154
congenital synostosis　89
congenital ulnar deviation (あるいは drift) of the fingers　134
connective tissue nevus　315
Cornelia de Lange 症候群
　　　67, 70, 128, 162, 327
correction of the deviation of the thumb
　　　297
craniocarpotarsal dysplasia　137
craniocleido dysplasia　328
craniofacial-skeletal-dermatologic dysplasia　246

cross bone　9, 86, 269, 283, 285, 305
Crouzon 病　244
crossed polydactyly　216
cutaneous syndactyly　239, 240

D

dactylymegaly　307
Davis の分類　240
de Lange 症候群　286
delta bone　165, 244, 323
delta epiphysis　189, 221, 222
delta phalanx　9, 165, 269, 283, 320, 323
déviation des doigts en coup de vent　134
diastrophic dysplasia　327
digitotalar dysmorphism　129
DIP 関節　333
DIP 関節強直　323, 337
DIP 関節固定術　25
disproportionate overgrowth　316
distal arthrogryposis
　　　　78, 123, 129, 136, 147, 148, 150
distal symphalangism　114
dome osteotomy　175
double dorsal　233, 301
double dorsal deformity of the finger　283
double epiphysis　238
double finger nails　154, 234
double opposing flaps　261, 356
double palmar　233
Down 症候群　184, 321, 327, 333
drinkwater brachydactyly major type
　　　　115
DTM 靱帯　290
duckbill appearance　183
duplication of upper limb　232
dyschondroplasia of the distal radial epiphysis　171
dyschondrosteosis　171
dysplasia　233
dysplasia epiphysealis hemimelica　315

E

ectrodactyly　278
ectrodactyly-ectodermal dysplasia-clefting (EEC) 症候群　286, 349
Ehlers-Danlos 症候群　110
Ellis-van Creveld 症候群　100, 216, 349
Emmett の分類　240
enchondromatosis and hemangiomata
　　　　307
Engrailed 1 (En-1)　233
epicanthal fold　243
epidermal nevus　316
epidermoid cyst　258
epiphyseal dysplasia hemimelica　309
epiphyseolysis　337
Escobar 症候群　128

extensor digitorum communis defect　78
extensor pollicis brevis defect　78
extensor pollicis longus defect　78

F

facial diplegia　23
failure of differentiation of parts　89
Falliner の分類　285
Fallot 四徴症　45
familial congenital posterior dislocation of both radial head　127
Fanconi 症候群　43, 44
Fanconi 貧血　184
Fanconi pancytopenia　349
Farabee 型　323
femur-fibula-ulna 症候群　67, 70
fenestrated syndactyly　13, 242, 342
FGF9 遺伝子の異常　120
FGFR1 遺伝子　246
FGFR2 遺伝子　244-246
FGFR3 遺伝子　245
fibroblast growth factor 10 (FGF10)　1
fibrillin-2 (FBN2) の異常　137
Fibroblastosis　154
fibrous anlage　69
fibular dimelia　228
filet flap　194
five fingered hand　268
flexor digitorum profundus defect　80
flexor digitorum superficialis (FDS)　144
floating finger　352
floating metacarpal　352
floating thumb　352
foot malformation　278
four flap Z 形成術　51, 130, 194
Freeman-Sheldon 症候群
　　　　129, 136, 147-150
Fuhrmann 症候群　233
fundal changes and cataract　286

G

gigantmegaly　307
GJA1 遺伝子　243
Gli3 遺伝子　215
Goltz 症候群　243, 248
Goodman 症候群　247, 248
Gordon 症候群　136
Graham の分類　268
Greig cephalopolysyndactyly 症候群　216
Growth differentiation factor 5 (GDF5)
　　　　227
────の異常　115, 120

H

Haas 型の母指多指症　183
Hajdu-Cheney 症候群　328
hamartoma　309

hand-foot-uterus 症候群　100
Hanhart 症候群　23
Hegemann 病　353
Hermann-Opitz 型　244
Hermann-Opitz 症候群　246
hidden polydactyly　268
hitchhikers thumb　327
Holt-Oram 症候群　43, 44, 349
Homeobox (Hox) 遺伝子　2
homozygosity　234
HoxD13 遺伝子　166, 266
humeroradial synostosis　90
humeroulnar synostosis　90
hyperostosis　315, 317
hyperostotic digital gigantism　308, 309
hyperostotic variety of macrodactyly　308
hyperphalangia　268
hyperphalangism　226
hyperphalangy　226
hypodactyly　304
hypoplasia
────of the nail　83
────of the trochlea of the humerus　353

I

IFSSH の改良分類法　15
Ilizarov 法　47, 128, 175, 317
incomplete epiphysis　238
incomplete syndactyly　240
index finger polydactyly　266
infant's persistent thumb-clutched hand
　　　　130
interosseous wiring 法　204
intraepiphyseal closing-wedge osteotomy
　　　　224
IP 関節　258
IP 関節運動制限　52
IP 関節固定術　80

J

James らの分類　40, 41
Japnaese modification　279

K

Kabuki make-up 症候群　117, 286
Kato らの分類　40
Kelikian の分類　82
key pinch　318
Kienböck 分類　95
Kirner 変形　82, 162
Kirschner 鋼線　30, 96, 104, 105, 107, 127, 147, 189, 291, 311
Klinefelter 症候群　110
Klippel-Trenaunay-Weber 症候群　307
koilonychia　82, 153
Kummel の分類　71

L

Langer-Giedion 症候群　327, 349
Langer type 中間肢節短縮症　173
Larsen 症候群　327, 328, 349
Lasso 変法　235
Lasso 法　287, 298
Laurence-Moon-Bardet-Biedl 症候群（LMS）　216
Laurin-Sandrow 症候群　228
Leri-Weil 症候群　171
leukonychia　82, 153
lipofibromatous hypertrophy of nerves or intraneural lipofibroma　308
Littler 法　52
LMX1B　233
lobster-claw or central oligodactyly　277
local gigantism　307
longitudinal deficiency　36, 278
longitudinal epiphyseal bracket（LEB）　165, 167, 283, 333, 334

M

macrodactylia simplex congenita　308
macrodactyly　307
macrodystrophia lipomatosa　307
macrodystrophia progressiva　308
Madelung 変形　171
Maffucci 症候群　307
mandibulofacial dysostosis with limb anomalies　45
mandibulo-facial dysostosis　94
Manske と Halikis の分類　285
Manske 分類　41, 358
────, 3B 型　67
Marfan 症候群　349
Matev 法　30
McCarroll&Manske の方法　139
McKusick-Kaufman 症候群　216
Meckel-Gruber 症候群　216
median nerve lipoma　308
medioradial cleft hand　285
medioulnar cleft hand　285
megalodactyly　307
megaspondyly　317
mesomelia　172
metacarpal transfer　201, 290
microcornea　243
microphathalmia　243
microstomia　136
Millesi 法　313
Milroy 病　307
mirror hand　228
Möbius 症候群　23, 128
modified interosseous wiring　298
Mohr 症候群　249
Mohr & Wriedt 型　323

Monteggia 骨折　111
morphogen　228
MP 関節亜脱臼, 温存母指の　199
MP 関節強直　114, 115
MP 関節固定術　138, 141, 150
MP 関節の骨性癒合　120
multiple exostosis　94
multiple pterygium syndrome（MPS）　128
multiple synostosis syndrome　100, 101, 115, 120, 327
Myelodysplasia　122
myositis ossificans progressiva　327

N

Nager 症候群　45, 94
nail defect associated with brachytelephalangia　83
nail deformity　153
nail dysplasia　82
nail formation in ectopic area　154
nail-patella（爪・膝蓋骨）症候群　110, 233
nerve territory oriented macrodactyly　308
Nevi　307
Nievergelt-Pearlman 症候群　94, 100, 101
Noack 症候群　184, 246, 247
NOG 遺伝子の異常　115, 120
non-classic mirror hand　229
Noonan 症候群　327
notching　238

O

Oberg らの分類法　15
oculodentodigital dysplasia　242, 243, 327, 349
Ogden の分類　71
Ogino and Kato の分類　72
Ollier 病　171, 307
one bone forearm 手術　74, 75
ongitudinally bracketed diaphysis　165
onychoatrophy　82
onychodysplasia　82, 83
onychodystrophy　82, 153
onychogryposis　82, 153
on-top plasty　29, 204, 270, 273, 290
open wedge　207
open wedge osteotomy　175, 335, 357
──── without bone graft　167
Opposable triphalangeal thumb　219
oro-digit-facial syndrome　349
oro-facial digital syndrome　243, 249
orofaciodigital（oro-digito-facial）症候群 III　216
osseous syndactyly　239, 240
osteoangiohypertrophy　307

P

$p63$ 遺伝子　286
pachyonychia　82
pachyonychia congenita　153
Pallister ulnar-mammary syndrome　155
Pallister-Hall 症候群　216
palmaris longus defect　81
peculiar duck-bill appearance　219
pentadactyly　268
peripheral dysostosis　326
Perthes 様変化　327
Pfeiffer 症候群　100, 117, 118, 244, 246, 349
phalangization　26, 28
phocomelia　36
physeolysis　208, 330, 337
physiolysis　174, 274, 289, 335, 336, 338, 357
Pierre-Robin 症候群　226
PIK3CA 遺伝子　309
PIK3CA cell signaling pathway　309
pill roller hand　134
PIP 関節強直　147, 323
PIP 関節形成異常　144
PIP 関節伸展位強直　116
PIP 関節罹患　114
Poland 症候群　20, 23, 242, 363
Poland-Möbius 症候群　24
pollex abductus　52, 66
pollex varus　130
polycystic kidney　228
polymelia　232
polysyndactyly　266, 267
postaxial polydactyly　215, 216
Prader-Willi 症候群　327
preaxial polydactyly　181, 215, 216
progressive synostosis with syndactyly　101
progressive type　308
progressive zone　2
Proteus 症候群　315, 356
proximal femoral focal deficiency（PFFD）　70
proximal symphalangism　114
pseudo macrodactyly　307
pseudoepiphysis　238
pseudohypoparathyroidism　327
pseudopseudohypoparathyroidism　327, 349
pterygium cubitale　127
pterygium syndrome　127
Pull out wire 法　132, 331
pullout 法　170
Pulp plasty　251
pycnodysostosis　328

R

radial aplasia-thrombocytopenia 349
radial cleft hand 285
radial deficiency 37
radial dimelia 232
radial opening wedge osteotomy 175
radialization 358
radioulnar synostosis 91
random vascularity 291
rebound 現象 128
reversed wedge osteotomy 167, 335, 338
Riordan の分類 71
Roberts 症候群 349
Rosenberg 法 313
Rubinstein-Taybi 症候群 184, 327, 349
Russell-Silver 症候群 307, 327

S

S 字状切開 107
Saethre-Chotzen 症候群 244, 245
Sakati-Nyhan 症候群 247, 248
Sandrow 症候群 228
Sauvé-Kapandji 法 175
Schinzel 症候群 67, 70, 155, 301
Schinzel-phocomelia 症候群 234
SF3B4 遺伝子 45
short rib-polydactyly 症候群 I 216
short webbed finger 279
SHOX 遺伝子の欠損 173
SHOX ホモ異常症 173
signal pathway 234
Silver 症候群 162, 307
simple syndactyly 240
Smith-Lemli-Opitz 症候群 216
Snow-Littler 法 258, 262, 291, 295, 357
sonic hedgehog(SHH) 2, 228, 233
specific tumors 316
split hand 277, 278, 362
　　── with perceptive deafness 286
split hand foot malformation (SHFM) 12, 266, 278
　　── with congenital nystagmus 286
split hand/split foot with mandibulo-facial dysostosis 286
spondyloepiphyseal dysplasia tarda 327
spoon-shaped nail 82
static type 308
Steindler 法 125, 127
Stelling の分類 266

Sugiura 分類 18
Sulamaa 手術 36
Summitt 型 244
Summitt 症候群 246
Super digit 237
surgical classification 239
Swanson の分類 71, 278
symbrachydactyly 3, 18, 19, 277-279, 304, 363
symphalangism 114, 244, 246, 300
syndactyly 239
synostosis 118
synpolydactyly (SPD) 266

T

Tada らの評価法 211
TBX3 遺伝子変異 156
TBX5(T-box transcription factor 5) 1, 44
　　── の変異 156
Temtamy preaxial brachydactyly syndrome 226, 227
tendon or muscle dysplasia 78
teratologic sequence 18, 301
thalidomide dysmelia 37
Thiemann 病 327, 349
Thrombocytepenia-absent radius (TAR) 症候群 43, 45
thumb in palm deformity 142, 357
thumb in palm position 78
thumb in the plane of the hand 283, 318
thumb polydactyly 266
thumb triplication 212
tie over 法 53, 132, 140, 255, 261, 356
transverse deficiency 3, 19, 278, 362
trapezoidal bone 333
triangular bone 333
triangular epiphysis 181, 182, 221
trichorhinophalangeal dysplasia 326, 349
triphalangeal thumb polydactyly 266
true macrodactyly 307, 309
true symphalangism 100, 115, 116
Turner 症候群 162, 171, 173, 321, 328
TWIST 遺伝子 245
typical symphalangism 114

U

ulnar cleft hand 234, 285, 300
ulnar deficiency 67
ulnar dimelia 181, 228, 268

ulnar mammary 症候群 67, 156, 234, 301

V

VACTERL 連合 43, 44
VATER 連合 44, 349
veno-accompanying fascio-cutaneous flap 96
Vickers 靱帯 173, 175, 177
Vickers 法 168
Vilkki 法 48, 49
Vogt cephalodactyly 244
von Recklinghausen 病 307

W

Waardenburg 型 244
Waardenburg 症候群 246
Wassel 1 型 186
Wassel 2 型 187
Wassel 3 型 188
Wassel 4 型 66, 191
Wassel 5 型 195
Wassel 6 型 201
Wassel 分類 179, 181, 268
　　──, 母指多指症の 18
web creep 257, 259
Weckesser らの分類 128
whistling face 症候群 129, 136
white nail 82
Wilkie 分類 95
windblown hand 134
windmill-vane fingers 134
Windmühlenflügelstellung 134
Wingless-type mouse mammary tumor virus integrated site family 7A (WNT7A) 2, 233
Wnt 1

X・Y

XXXXY 症候群 94
XXY 症候群 94

Y 字状の骨癒合 285

Z

Z 形成術 28, 51, 53, 130, 147, 197, 244, 258, 318, 344, 355
Z 変形 210
zone of polarizing activity (ZPA) 2